基金项目：云南省高层次卫生计生技术人才培养经费资助
——医学学科后备人才项目（H-2018092）

实用新生儿
专科护理及管理

SHIYONG XINSHENG'ER ZHUANKE HULI JI GUANLI

主 编 金丽芬 戴 艺 熊永英

辽宁科学技术出版社
LIAONING SCIENCE AND TECHNOLOGY PUBLISHING HOUSE

拂石医典
FU SHI MEDBOOK

图书在版编目（CIP）数据

实用新生儿专科护理及管理 / 金丽芬 , 戴艺 , 熊永英主编 . — 沈阳 : 辽宁科学技术出版社 , 2023.12

ISBN 978-7-5591-3138-6

Ⅰ . ①实… Ⅱ . ①金… ②戴… ③熊… Ⅲ . ①新生儿－护理 Ⅳ . ① R174

中国国家版本馆 CIP 数据核字 (2023) 第 149755 号

出版发行 : 辽宁科学技术出版社

北京拂石医典图书有限公司

地址 : 北京海淀区车公庄西路华通大厦 B 座 15 层

联系电话 : 010-57262361/024-23284376　E－m a i l:fushimedbook@163.com

印 刷 者 : 汇昌印刷（天津）有限公司

经 销 者 : 各地新华书店

幅面尺寸 : 185mm×260mm

字　数 : 548 千字　　　　　　　　　　印　张 : 27.25

出版时间 : 2023 年 12 月第 1 版　　　　印刷时间 : 2023 年 12 月第 1 次印刷

责任编辑 : 陈　颖　　　　　　　　　　责任校对 : 梁晓洁

封面设计 : 潇　潇　　　　　　　　　　封面制作 : 潇　潇

版式设计 : 天地鹏博　　　　　　　　　责任印制 : 丁　艾

如有质量问题，请速与印务部联系　　　联系电话 : 010-57262361

定　价 : 118.00 元

编委名单

主　编　金丽芬　云南省第一人民医院
　　　　戴　艺　云南省第一人民医院
　　　　熊永英　云南省第一人民医院
副主编　邓成菊　云南省第一人民医院
　　　　黄　琳　云南省第一人民医院
　　　　李　倩　云南省第一人民医院
　　　　孙凤玲　云南省第一人民医院
　　　　邓荣苹　云南省第一人民医院
编　委　（排名不分先后）
　　　　李梦娟　云南省第一人民医院
　　　　李　君　云南省第一人民医院
　　　　李燕波　云南省第一人民医院
　　　　张　英　云南省第一人民医院
　　　　周保慧　云南省第一人民医院
　　　　赵宇丹　云南省第一人民医院
　　　　李　艳　云南省第一人民医院
　　　　张媛媛　云南省第一人民医院
　　　　段歆瑜　云南省第一人民医院
　　　　唐颎颖　云南省第一人民医院
　　　　杨丽梅　云南省第一人民医院
　　　　林晓鸣　云南省第一人民医院
　　　　段颖晖　云南省第一人民医院
　　　　许小艳　云南省第一人民医院
　　　　耿　君　云南省第一人民医院
　　　　肖　艳　云南省第一人民医院
　　　　迟俊婷　云南省第一人民医院
　　　　郭　静　昆明医科大学第一附属医院

黄　茹　昆明医科大学第二附属医院

胡　雪　昆明医科大学附属延安医院

姚　娜　昆明市第一人民医院

郑玉婷　昆明市儿童医院

尹丽娟　昆明市儿童医院

朱丽波　昆明市儿童医院

胡　霆　昆明市妇幼保健院

张潍纤　云南省中医药大学

冯　楠　云南省妇幼保健院

秦世美　昆明市第一人民医院

王燕鸿　昆明市第二人民医院

龙小翠　红河州第一人民医院

蒋巧稚　大理州妇幼保健院

吕　樱　普洱市人民医院

万　丽　普洱市人民医院

刘换英　普洱市人民医院

张新美　丽江市妇女儿童医院

余　春　临沧市人民医院

张亚琼　曲靖市妇幼保健院

龙秋雨　曲靖市第一人民医院

吴艳华　曲靖市第一人民医院

文巧云　罗平县人民医院

黄海缨　文山州壮族苗族自治州人民医院

序

　　新生儿护理学是研究新生儿生长发育规律、疾病防治与护理，以促进新生儿健康的一门学科。随着新生儿理论的不断发展，新生儿医疗护理技术得到了迅猛发展，从体温管理、营养管理、呼吸支持及监护技术的进步，到护理模式逐渐演变发展到今天"以家庭为中心"的护理和发展性照顾，不仅关注宝宝的健康，而且关注母亲的临床康复，形成社会－家庭－医务人员－技术－孩子／母亲的医疗模式，最终实现母子共同健康，实现健康中国战略。

　　鉴于新生儿期特殊的病理生理特点，以及随着二孩、三孩政策的开放，高危早产儿的不断增加，如何更好地将护理与医疗相结合，在提高高危儿生存率的同时，使生存质量也得到明显提高，是目前新生儿护理需要面对的新挑战，也是健康中国大势下的新要求。全民健康起步于新生儿的健康，因此，发展新生儿专科护理，进一步发掘护理内涵，提供高质量的护理服务，合理利用医疗卫生资源，减少并发症是目前护理工作的主要目标。

　　本书结合云南省各地州新生儿专科护理发展的现状，针对新生儿专科护理的相关问题（病房设置、人员配备、人才培养、教学管理、院内感染管理，到各类疾病护理常规、技术操作规范等）做了系统的介绍，为云南省广大的护理同行提供临床指导，希望为云南省新生儿事业的发展尽一份绵薄之力。

　　由于编者水平及经验有限，编写过程中难免会存在一些问题和遗漏，敬请各位读者及同道予以指正。

2023 年 2 月 7 日

目 录

第一章

总 论

第一节 新生儿医学的发展

我国现代新生儿医学的发展主要从 20 世纪 50 年代开始，当时在上海、北京、南京、杭州、沈阳等部分大城市的少数医院开设了新生儿病室。到了 20 世纪 70 年代，开设了新生儿病房，但尚没有独立的新生儿科。虽然这 30 年间发展缓慢，但是却为我国新生儿医学的进一步发展奠定了很好的基础。

一、20 世纪 80 年代新生儿医学发展的重要标志

1985 年，中华医学会儿科学分会决定成立各专业学组，金汉珍教授负责组建新生儿学组，担任第一任组长。新生儿学组的成立使我国新生儿医学的发展有了组织保障。1987 年，在金汉珍教授的精心组织下，在上海举办了第一次全国新生儿学术会议，从此全国性的新生儿学术会议更加规范化。1990 年，金汉珍、黄德珉、官希吉教授主编的《实用新生儿学》正式出版。1986 年，北京大学第一医院创办了《中国新生儿科杂志》。1985 年前后，在上海、杭州、沈阳等地的医院分别建立了具有呼吸支持和心肺监护条件的新生儿重症监护室（neonatal intensive care unit, NICU），随后其他省会城市的医院也逐步开始建立 NICU。

二、20 世纪 90 年代新生儿医学的重要发展

1. 新生儿缺氧缺血性脑病（HIE）研究进展　HIE 是导致新生儿脑损伤和神经系统疾病不良预后的重要原因。20 世纪 80 年代，人们对 HIE 的认识还很肤浅。从 1990 年开始，学者对 HIE 的发病机制、病理生理进行了大量研究，对 HIE 的临床经过和诊断有了比较深入的认识，为后来的亚低温治疗奠定了坚实的基础。樊绍曾教授和韩玉昆教授为 HIE 的研究发展做出了巨大贡献。1998 年，樊绍曾教授在国内首次开展亚低温治疗 HIE 的研究。

2. 新生儿持续肺动脉高压（PPHN）治疗进展　1995 年以前，PPHN 几乎没有特别的治疗方法，病死率高。1995 年开始，孙波教授等率先开展吸入一氧化氮（NO）治疗

PPHN 的研究，取得显著疗效。目前 NO 已成为 PPHN 的主要治疗方法。

三、21 世纪新生儿医学的快速发展

从 2000 年开始，我国新生儿医学进入快速发展期，全国各地医院普遍建立独立的新生儿病房，地州级城市医院纷纷开设新生儿科。新生儿床位规模迅速扩大，NICU 设备越来越先进，诊治技术日趋成熟，新生儿死亡率显著降低。

1. 新生儿呼吸疾病诊治的发展　2001 年，我国从国外引进猪肺表面活性物质，随后国产牛肺表面活性物质也进入临床，从此，我国新生儿呼吸窘迫综合征治疗进入"肺表面活性物质时代"。随着机械通气技术普遍使用，新生儿呼吸疾病的病死率显著降低。2005 年，有条件的 NICU 逐渐开展体外膜氧合（ECMO）技术，这成为呼吸支持的最后手段。近年早产儿支气管肺发育不良逐渐受到重视，基础研究和临床多中心调研均有较多的开展。

2. 早产儿综合治疗　早产儿越来越成为新生儿科的重要问题，病例数逐年增加。2002—2003 年，对我国 77 家较大型医院的流行病学调查发现，产科出生早产儿发生率高达 7.8%。2006 年制定的《早产儿管理指南》，对早产儿诸多问题的诊治进行了规范。极低和超低体重儿的治疗水平有了很大的提高，目前在三甲医院超低体重儿存活率已达到 60% ～ 70%。

3. 新生儿感染的防治　随着 NICU 患者数量的显著增加，低体重早产儿存活率的提高，置管操作的增多，感染已成为新生儿科的重要问题，如何防治新生儿感染是我们面临的新挑战。

4. 新生儿营养支持　由于早产儿病例数显著增加，早产儿营养支持越来越重要，极低体重儿存活率的提高与营养支持技术的发展有密切关系。21 世纪初期，经外周置入中心静脉导管（PICC）技术在 NICU 逐渐开展，制定了《中国新生儿营养支持临床应用指南》，促进了极低体重儿存活率的提高。目前超低出生体重儿的营养支持仍然是重要问题。

四、新生儿医疗护理人才培训

随着我国新生儿医学进入全面发展期，对专业人才的培训更加迫切。近年来，各地均开展了多种形式的继续教育项目，培养了大批新生儿专业人才。其中，复旦大学附属儿科医院与加拿大合作，选拔培养国内新生儿学骨干，赴加拿大参加新生儿科医生培训，回国后对学科发展起到了很好的引领作用。为推进我国新生儿复苏工作，在叶鸿瑁、虞人杰等教授组织下，于 2004 年由卫生部（现为国家卫生健康委员会）妇幼司、中华医学会围产医学分会、中华护理学会等组织，建立新生儿复苏项目，对普及新生儿复苏技术起到很大作用。总之，经过半个多世纪的努力，我国新生儿医学迅速发展，逐渐接近世

界先进水平，新生儿死亡率显著下降，从 20 世纪 50 年代的 50‰～ 60‰下降到目前的
7‰～ 8‰。

第二节　新生儿护理学的发展概况

新生儿护理学（neonatal nursing care）是研究新生儿生长发育规律、疾病防治与护理，
以促进新生儿健康的一门专科护理学。

一、新生儿护理学的发展历程

现代新生儿学的发展始于 20 世纪中期。1948 年美国新生儿学会出版了第一本有关
新生儿的书籍——《新生儿医疗护理的标准与推荐》。1952 年，美国麻醉学家 Virginia
Apgar 向麻醉研究学会提交了一份关于分娩时新生儿评估正确与否对新生儿结局影响的
报告，促使新生儿专业获得更多的关注。随着新生儿理论的逐渐成熟，20 世纪中后期，
新生儿医疗护理临床技术迅速发展。20 世纪 80 年代是我国新生儿发展最迅速的十年，
新生儿护理的整体水平有了极大提高。随着 NICU 的建立、PICC 等护理新技术的培训和
开展、发育性支持护理等护理理念的更新，新生儿专科护理在护理领域扮演越来越重要
的角色。下面将从 8 个方面进行阐述。

（一）体温调控

1. 暖箱的使用　19 世纪时，新生儿监护技术十分有限。1878 年，法国发明的婴儿暖
箱成为提高早产儿成活率的重大技术突破。1940 年，塑料透明暖箱的问世改善了暖箱视
觉效果。1958 年，纽约哥伦比亚大学 William Silverman 及其同事证实，通过调控环境温
度保持体温可以显著降低低出生体重儿的死亡率。关于产热和散热平衡影响因素的研究，
揭示了辐射散热导致热量丢失，分娩室和早产儿室开始使用辐射式暖箱。有研究发现棕
色脂肪是产热的重要来源，以降低能量消耗、使新陈代谢率最低同时又维持正常体温的"中
性温度"理念的出现使新生儿体温调控走向技术精细化。

2. 袋鼠式和鸟巢式护理　"袋鼠式护理"又名皮肤接触护理，是 20 世纪 80 年代初发
展起来的主要针对早期新生儿的一种护理方式。1979 年，南美哥伦比亚的波哥大地区因经
济条件限制，保温箱数量严重不足，低体重新生儿的死亡率非常高。新生儿医生被迫开始
采用袋鼠式护理。母亲用自己的身体作为人工保温箱，维持新生儿体温的同时进行规律地
母乳喂养。实践证明，这一措施大大降低了新生儿的死亡率，确保了母乳喂养并缩短了住
院天数。1984 年，波哥大地区实施的袋鼠式护理得到"联合国国际儿童紧急救援基金会
（UNICEF）"的认可。1996 年，日本圣玛丽安娜医科大学将袋鼠式护理引入日本。

随着医学的不断发展，早产儿能存活的体质量和胎龄越来越小，其生命质量越来越
受到重视。创造安全、舒适的犹如胎盘及子宫里的环境，可促进早产儿生长发育，有利

于身心健康的"鸟巢式护理"应运而生，是近年来用于早产儿护理的一种安全有效的方法。创造一个类似鸟巢的自然环境，使早产儿体表热量聚集在小巢内不易散发出去，可以保持体温、降低热量消耗，带给早产儿安全感。

3. **完善保暖链** 20世纪70年代初，高危新生儿出生后从产科门诊转至NICU缺乏完善的转运设备，新生儿转运开始受到关注。多家医院建立了区域性危重新生儿转运系统，利用新生儿转运暖箱、呼吸机、监护仪等专用设备保障生命支持，实现保暖的不间断性。

（二）营养支持

1. **乳品** 1890年，将不同比例的蛋白质、脂肪和糖类加入牛奶中用于喂养，称为配方奶。近似母乳的配方奶于1920年上市。1983年，美赞臣公司推出复合配方的母乳强化剂。目前国际上已公认加母乳强化剂喂养是早产儿营养的最佳选择。

大量研究证实母乳有利于降低感染、坏死性小肠结肠炎、早产儿视网膜病等疾病发生率，能促进神经系统发育。1964年，牛津大学的学者提出早期微量母乳喂养，以促进早产儿胃肠动力和消化道成熟。近年来国内新生儿专家纷纷倡导在新生儿病房推行母乳喂养，但与发达国家相比，我国住院新生儿母乳喂养管理尚处于起步阶段，推广母乳喂养这一理念仍需不断努力。

2. **鼻饲喂养** 1851年即有报道使用柔软的红色橡胶管实施鼻饲，1950年引入聚乙烯胃管。对于极低出生体重儿，其胃肠道分泌、消化、吸收、动力和免疫功能极不成熟，胃肠刺激水平低，消化酶含量少且活性低，易发生胃肠不耐受，引起坏死性小肠结肠炎。实施重力喂养，能明显缩短使用静脉营养的时间。

3. **静脉营养支持** 由于早产儿胃肠道发育不成熟，常需禁食72小时甚至更长时间。静脉营养成为早产儿护理的一个重要转折点，微量输液泵的发明为静脉营养管理提供了保障。随着脂肪乳剂的应用，微量元素和维生素添加剂被用于早产儿营养支持。最初采用大的静脉血管和脐静脉输注营养液，至21世纪初，经外周置入中心静脉导管（PICC）成为安全、快捷、效果良好的静脉营养途径。

（三）呼吸支持

NICU呼吸治疗趋于精密化、尖端化。20世纪60年代，主要的呼吸支持是提供氧气，用氧越多越好，这种简单粗犷的治疗造成很多早产儿发生视网膜病。考虑到氧疗副作用，临床上开始禁止对早产儿使用100%纯氧，并制定早产儿合理用氧范围。60年代中期，开始尝试应用机械通气来治疗新生儿呼吸窘迫综合征。第一代新生儿呼吸机Baby Bird和Bournes BP200于1963年被引入临床。呼吸机相关的肺支气管发育不良（BPD）在1967年被首次描述。70年代，持续气道正压通气（CPAP）的改进促进了早产儿的呼吸支持发展。1980年，成功使用从牛肺提取的外源性表面活性物质治疗新生儿呼吸窘迫综合征（RDS），大大降低了死亡率。80年代初，高频通气（HFV）被用于重症新生儿尤其是未成熟儿的治疗。1987年，美国心脏协会（AHA）和新生儿学会（AAP）开发了新生儿复苏项目（NRP）以指导医护人员实施复苏，该项目迅速传至全世界，显著降低了新生儿窒息的病死率和致残率。

（四）监护技术

20世纪60年代以前，对生命体征的监测主要由护士根据患儿病情进行间断监测。由于延长的、频繁的呼吸暂停可能导致诸多不良预后，于是临床开始使用呼吸监护仪，其后又研发了经皮二氧化碳、脉氧饱和度、常规血气以及无创监护仪。1980年，脉搏血氧测定法运用于新生儿医学。随着脐动脉插管技术的成熟，建立了新生儿血压正常参考值。

（五）护理模式

1960年，第一个新生儿重症监护室（NICU）在美国建立，医务人员全面介入新生儿救治。新生儿医学的进步极大降低了早产儿和高危新生儿的死亡率，专业的健康照护者面临的挑战从保证婴儿的存活发展到使他们的生长发育和预后最优化。

1. 以家庭为中心的护理（family centered care, FCC） 20世纪60年代，美国医学界提出对新生儿照护应以家庭为中心的概念；从1985年开始，在美国的医学界、联邦基金机构以及私人基金会中得以推广；1993年，成立以家庭为中心的护理研究所，由范丽于2001年引入我国。以家庭为中心的护理模式是从传统的、以照护人员为中心的、完成照护任务为直接目的的护理，向整体化、个性化、建立医患合作关系为基础的新型护理模式转变。然而这种模式仅限于医护专业人员，父母更多地是作为一个旁观者，被允许参观或搂抱自己的婴儿。

2. 发展性照顾（develop-mental care,DC） 这是20世纪80年代发展起来的一种新生儿护理理念。该理论描述了婴儿个体的内在系统，包括自主系统、运动系统、意识状态系统、注意力活动系统以及自我调节系统。每个系统都有其不同阶段的发展目标，这些内在系统相互影响，也受环境影响。发展性照顾通过减少NICU不良的环境刺激对早产儿生长发育的影响，以促进其生长、发育并取得生理、肢体活动互动间的平衡。重点关注早产儿的生理需求，把早产儿视作一个独立个体，强调护理过程的个性化，提高早产儿和家庭舒适性。在我国，发展性照顾现已广泛应用于临床。相比以家庭为中心的护理，其父母的角色更为淡化。

3. 家庭参与式护理（family integrated care, FIC） 由国际著名的新生儿学专家、世界卫生组织（WHO）卫生政策指导专家、加拿大健康卫生研究院母婴健康研究分院院长Lee博士于2011年3月—2012年5月在加拿大多伦多医院率先开展，让家长进入NICU参与早产儿住院期间的生活护理。家庭参与式护理更多地支持和鼓励父母成为早产儿日常护理的核心，医务人员尤其是护士通过知识及技能培训，建立一种以早产儿-父母为中心的持续的护理模式。

目前国内关于以家庭为中心的护理和发展性照顾开展的研究较多，家庭参与式护理模式下的护理研究仅见于湖南省。这一现象的产生可能要归因于我国国情。NICU 封闭式的护理模式在此前相当长的医疗进程中起到了重要作用，但已不适合早产儿对父母及家庭的需要。

（六）NICU 的建立及危重新生儿区域性转运

近 10 年来，NICU 和新生儿专业医护人员的数量逐渐增多，承担了各省市地区的危重新生儿的救治任务，也培养了大批的新生儿护理专业人才。值得提出的是，我国在 NICU 发展、普及的基础上应该重视规范化水平的提高，参考相应的制度制定分级标准，进行区域规划和必要的人员培训，以提高国内 NICU 的整体水平。同时，以区域性 NICU 为中心的主动式转运系统也逐渐建立。虽然目前我国新生儿转运系统尚不规范，但新生儿急救转运系统（newborn emergency transport system，NETS）的建立为危重新生儿提供了快捷的生命通道，新生儿科护士随车进行转运，辅助新生儿医生进行危重新生儿的抢救、监护等，保持危重新生儿病情相对稳定，为进一步救治赢得时间。

（七）新生儿护理理念的更新

现代的医护理念已从单纯的救治患儿转向同时关注早期抢救与远期预后的新型模式，国内新生儿科尤其是 NICU 开始引进国外的新生儿个体化发育支持护理理念。护士逐渐认识到声音、光线、噪声等环境因素会影响新生儿的应激水平，鸟巢式护理、袋鼠式护理等新型的护理模式有助于促进早产儿的生长，改善患儿的远期神经发育预后。虽然新生儿个体化发育支持护理理念已经带来新生儿病房各种环境的改善，但是真正在 NICU 实现个体化的发育支持护理还存在一定的困难。如何进行相关人员的培训、如何将个体化发育支持理念渗透到每一名新生儿科护士的临床工作中都是需要考虑的问题。

（八）新生儿护理新技术的发展

随着 NICU 救治技术的成熟，极低出生体重儿和超低出生体重儿的存活率逐年提高，高危新生儿对治疗的要求促进了新生儿医疗技术的进步，如机械通气、外源性肺表面活性物质的应用、一氧化氮吸入治疗、亚低温治疗等，同时，医疗新技术的应用也对新生儿护理提出了新的要求。国外积累的许多关于极低和超低出生体重儿的护理管理经验值得国内临床护士借鉴，如呼吸的管理、环境温度与湿度的控制、医院内感染的预防与控制、动静脉置管技术的开展，其中由护士进行操作的 PICC 技术的应用解决了极低和超低出生体重儿需要长期静脉营养支持的问题。

二、新生儿护理学的发展趋势

随着新生儿医学与围产医学的发展，我国新生儿护理学的发展取得了很大的进步，但与发达国家相比，仍然存在很大的差距。新生儿科护士应不懈努力，引进国外的先进护理理念,开展以家庭为中心的护理、循证护理等新型护理模式,将新护理技术、护理方法应用于临床护理中,从而使我国新生儿护理得以更快地发展,真正进入国际先进行列。

1. 以家庭为中心的护理 高质量的新生儿护理必须遵循"以家庭为中心的护理(FCC)"模式。国外新生儿科医护人员已经认识到家庭在新生儿护理中的重要性,但是国内目前新生儿病房大多采用封闭式管理。国内医院应该把"以家庭为中心的护理"理念纳入管理标准,践行"家长是护理孩子的专家,是医护人员的合作伙伴"的理念。

2. 高危新生儿出院后随访 虽然危重新生儿的抢救成功率与存活率明显提高,但是各种后遗症的发生率也明显上升了。通过随访可以早期发现体格发育或神经发育偏离正常的儿童,及早干预,减轻伤残程度。对于高危新生儿来说,出院并不意味着治疗的结束,而是新的征程的开始。

3. 循证护理实践 循证医学的出现彻底改变了传统医学的实践模式,强调将研究证据、临床经验和患儿三者有机结合,作出临床决策。目前虽然我国在循证护理方面的探索逐渐增加,但是专门针对新生儿人群的循证护理实践少之又少。

4. 新生儿护理质量指标体系和持续质量改进 新生儿危重症医学是近年新生儿医学领域中迅速发展的一个学科,护理作为医疗体系中不可忽视的重要元素之一,其质量对新生危重患儿救治效果及预后的影响举足轻重。随着近年来护理学科的不断发展、护理内涵的不断延伸,我国早期制定的全国统一的护理质量评价标准在新生儿危重医学科缺乏有效性、可比性,不能全面、真实地反映新生儿危重症护理质量的全部情况。

第三节 新生儿护理学的任务和范围

随着医学模式和护理模式的转变,新生儿护理学的任务、范围不断扩展。新生儿护理已由单纯的疾病护理发展为以新生儿及其家庭为中心的护理,因此,为达到保障和促进新生儿健康的目的,新生儿护理工作者应该树立以家庭为中心的护理理念,不断学习新理论、新知识、新技术,以适应新生儿护理学的飞速发展。

一、新生儿科护士的角色

新生儿护理工作包括完成护理治疗、与健康团队其他成员合作、辅助医疗工作三个方面。新生儿科护士能够有能力识别问题并采取恰当的干预措施或指引;为新生儿的家庭提供有关新生儿生长发育的健康教育,为新生儿的健康创造舒适的环境;引导新生儿父母适应角色的转变;对新生儿进行病情观察;参与护理科研;参与护理教育和培训等。随着新生儿护理学的发展,新生儿科护士的角色有了更大范围的扩展,具有多元化。

1. 专业照护者 作为刚进入新生儿科的护士,首先要清楚自己的角色定位。由于缺乏经验以及新生儿科工作的特殊性，新进人员不能完全独立进行护理工作，应该在高年资护士的监督和帮助下完成患儿的基本护理，并能够辅助高年资护士完成较复杂的工作。随着经验的积累，护士逐渐能够独立完成临床护理工作，为新生儿及其家庭提供直接的专业照护，如药物的给予、感染的预防、心理的支持、健康的指导等以满足新生儿及其家庭健康的需要。

2. 健康协调者　护士需联系有关人员及机构，并协调相互关系，维持有效的沟通网络，以使诊断、治疗、救助、转运、随访等与新生儿有关的医疗护理工作得以相互协调、配合，保证新生儿及其家庭获得最适宜的整体性医护照顾。如护士需要与家属进行有效的交流，让家属参与新生儿护理过程；与医生联络讨论有关治疗和护理方案；与其他医疗机构人员沟通进行新生儿的转运；与营养室联系，讨论患儿营养及奶粉的安排。

3. 护理管理者　一个组织的发展，管理者的作用举足轻重。在护理组织中，由于护士与患儿零距离接触以及在患儿康复中的重要作用，其扮演的护理管理者的角色更为关键。护理管理者不仅自身要具备出色的临床专业技能，还要具备良好的领导技能。作为护理管理者，能够正确协调多团队协作中的功能和角色，发挥团队协作的最大效能；能够评估每一位护士的需求和潜能，给下属发展的机会，激发护士的工作积极性；制订科室护理发展的目标和工作计划；作为一名管理者，还应具有创新的思维，不断引进新的理念或者技术。

4. 护理研究者　一个学科的发展离不开新理论、新技术的支持。护士应积极进行护理研究工作，通过研究来验证、扩展护理理论和知识，发展护理新技术，指导、改进护理工作，提高新生儿护理质量，促进新生儿护理的专业发展。护士应该进行专业科研知识的培训，培养科研思维，把在临床上遇到的问题通过科研来解决，发现隐藏在新生儿疾病症状及行为下的真正原因，从而更实际、更深入地照顾新生儿。

二、新生儿护理在多学科协作中的作用

随着对疾病认识的深入以及医护双方对医疗流程和整体疗效需求的增加，多学科协作的综合治疗（multi-disciplinary treatment，MDT）医疗模式已经成为医学发展的趋势。由传统的个人经验性医疗护理模式转化为现代的团队协作规范化模式，从整体着眼从而寻求最优目标和方法，同时搞好局部抓住重点，集中精力处理好最关键的局部问题，规范化的诊疗策略与合理化医疗资源的整合配置，既可不断提高各个学科的专业水平，又可进一步提高多个学科的交叉发展，从而大大提升医院的诊疗护理能力。可以用哲学中部分与整体的原理来看待多学科协作：在疾病诊疗护理过程中各相关学科协同工作形成多学科综合治疗团队，这就成为一个整体；整体具有部分没有的功能，当各部分以合理的结构形成整体时，整体就具有全新的功能，其功能大于各部分功能之和。

随着新生儿专业化的发展，专科技术水平大幅度提高，但是实际工作中存在学科专

业化不易解决的问题。例如，危重新生儿抢救存活后的随访工作，需要新生儿科与儿童保健科、康复科、神经科、五官科、眼科、营养科等多学科的协作。又如在 NICU 中人们逐渐认识到环境对婴儿心理和行为的影响，主张采取减少声光刺激、采用镇痛措施、开展袋鼠式护理一系列个体化的发育支持护理，实现向"生理 – 心理 – 社会"的现代医学模式的转换，也需要多学科综合治疗的团队精神。而新生儿科护士作为多学科协作团队中的重要组成部分，需要在提供护理服务的过程中确认自己的价值，同时在协作团队中做好"桥梁"工作，为临床决策制定做出应有的贡献。

第四节　新生儿护理科研的发展

我国护士主要通过既往的经验或教训、临床权威、护士操作手册、教科书等途径获得知识指导自己的临床实践。但随着护理专业的发展，护士在为患儿提供高质量、安全的服务中所扮演的角色越来越受到重视。护士逐渐认识到以循证为基础的临床实践（evidence-based practice，EBP）能够得到最有利于患儿结局的结果。进行护理科研并把研究结果应用于临床决策的循证护理（evidence-based nursing，EBN）能够帮助护士用科学的方法寻求信息、分析信息、利用信息，以解决临床实践中的实际问题。

一、护理科研思路——循证护理

循证护理是指护士在计划其护理活动中审慎地、明确地、明智地将科研结论、临床经验、患儿愿望相结合，获取证据作为临床护理决策依据的过程。尽管护士可以通过很多资源获取证据和知识，但循证护理实践能够使诊断更准确，护理更有效率，结局更佳。根据循证护理的定义，循证护理的基本要素包括以下 4 项。①最佳证据：经过筛选获得最新、最佳护理研究证据；②护士的专业判断：护士对临床问题的敏感性以及充分运用其丰富的临床经验和实践技能做出专业决策；③患儿的需求：循证护理必须充分考虑患儿的需求；④应用证据的临床情境：证据的应用必须强调情境，在某一特定情境获得明显效果的研究结论并一定适用于所有的临床情境。

Pearson 教授等于 2006 年提出"JBI 循证卫生保健模式"。该模式认为实施循证实践包括以下 4 个步骤：①证据生成；②证据综合；③证据 / 知识传播；④证据应用。该模式中各个成分均相互影响，达到促进整体健康的目的。

有研究指出，能够有效提高循证实践的因素包括护士关于 EBN 重要性的信念、EBN相关知识、年资以及一些常用循证数据库的使用等。为了更好地促进 EBN 在新生儿护理中的使用,新生儿科护士应该接受护理科研的培训,应该能够有机会参与到研究项目中来,能够与同事合作，通过自己的临床实践促进循证问题的生成。同时，护士还应该积极争取行政管理层和决策机构对循证护理的认同和支持,加强与国内外循证实践机构的合作,加强与学校、公司等合作,获取基金支持,形成多学科团队,用共同的程序和方法开展与推广循证实践。

二、新生儿护理科研的现状

在过去的 30 年里,关于早产儿或高危新生儿及其家庭的相关研究不管从质量上还是数量上都有所提升,研究的主题包括新生儿对医院环境的反应、疼痛的管理、新生儿的刺激、新生儿的行为和发展。这些研究的结果都具有较强的效力,且切合临床实际,关注临床问题。另外,关于 EBN 的新生儿研究报道也越来越多,如在 NICU 实施发展性照护的循证实践项目,在极低出生体重儿中应用和评估喂养指南的循证实践项目,在早产儿中应用袋鼠式护理的循证实践项目等。在新生儿护理实践中开展循证护理,能够促进学科的发展,促进护理科研成果在临床上的应用和推广,促成护理水平新的飞跃。

第五节　新生儿护理伦理与法律

护理伦理学(nursing ethics)是伦理学和护理学相交叉的边缘学科,是伦理学的分支,是指用伦理学理论和原则来探讨和解决护理工作中人类行为的问题。其研究内容包括护理领域中的道德作用、意义和发展规律,护理道德规范,护理道德和人际关系等。随着围产医疗技术的发展、医学研究的深入以及新的生物医学学科的发展,包括超低出生体重儿在内的高危新生儿的存活率已经有了较大幅度的提高。这对新生儿科护士的理论和实践技能提出了更高要求,同时也使新生儿科护士面对更多的伦理和法律决策,如面对超早产儿、严重的缺氧缺血性脑病、先天畸形等用现在的治疗手段仍然不可逆时,需要决定开始、继续或者撤销生命支持治疗。同时伦理学决定往往与法律相关联,这也更增加了决策时复杂的程度。

一、伦理学原则

对于新生儿科护士来说,了解医学上的伦理原则能够帮助其在面临一些特殊情况或者伦理学问题时做出合适的选择。国外学者 Beauchamp 和 Childress 于 2009 年指出了医学伦理的四项基本原则:尊重自主性、行善、不伤害和公平公正。

1.尊重自主性原则　自主性(autonomy)是行为主体按自己意愿行事的动机、能力或特性。自主原则是充分尊重患者/受试者的人格和尊严,要取得他们自主的知情同意或者选择,而不能通过欺骗、强迫或利诱他们。自主性具有以下三个特性:

(1)自愿性:保证患者不是无可奈何地、被迫地接受,而是自觉自愿地参与医学护

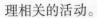

理相关的活动。

（2）目的性：确定排除了非理性的一时冲动，建立在理性基础上的选择。

（3）坚定性：坚持自己的目的，不因外界的干扰而妥协。在新生儿护理中做决定的不是患儿（新生儿）本身，而是新生儿的法定监护人。自主性原则反映了医护人员个人或者整个团队对患儿家长尊重的态度和行为。为了遵循自主性原则，医护人员应该最大限度地让新生儿家长参与到新生儿医疗护理决策中来。同时，为了能让父母做出真正对患儿有益的决策，新生儿科医护人员应该向患儿家长提供准确及时的信息，并确保患儿家长能够理解，其中也包括各种选择的后果。通常来说，护士并没有责任向家长提供这方面的信息，但是作为医生的合作者，护士应该确保患儿家长有机会获得准确及时的信息，同时在很多情况下，还要帮助患儿家长理解信息。

2. 行善（beneficence）原则　本质是做出对患儿最有利的选择，可以分为两个部分：积极的行善和实效。前者是为患儿提供最大的好处，后者需要评估这种好处并平衡缺点。行善原则具体体现为真诚的关心，以患儿健康利益为核心的客观利益和主观利益，同时提供最优化服务，努力使患儿受益。行善原则也与医学伦理的其他三项原则相通，新生儿科护士应该本着对患儿最有利的原则，采取合适的措施规避风险，同时在平衡家长、患儿各方面需求时还要尊重家长的自主性。

3. 不伤害（nonmaleficence）原则　也称有利无伤原则，是指在医疗活动中不使患儿的身心受到伤害。医疗护理技术的本身存在两重性，在目前的医疗护理实践活动中，任何医疗护理措施都是与患儿的健康利益和医疗伤害相伴而来的。医护人员在医疗实践活动中应该树立不伤害的理念，恪守不伤害的道德原则，一切考虑应基于对患儿是否有利，把可能的伤害降到最低。医护人员应该具备为患儿提供最佳治疗的能力，管理者授权十分重要，必须保证医护人员的职责在他们的能力范围之内，医护人员本身也需要认识到自己的能力限制。但有时医护人员还需要面对不伤害原则的双重效应，即某一行动的有害效应并不是直接的、有意的效应，而是间接的、可预见的效应。

4. 公平公正（justice）原则　是指每一名患儿具有平等享受卫生资源合理或公平分配的权利，而且对卫生资源的使用和分配也具有参与决定的权利。一方面要保证护患之间交往的公正，护士和患儿平等交往，对患儿一视同仁；另一方面要强调以公平优先、兼顾效率的基本原则，优化配置和利用医疗卫生资源。在医疗实践中，公正不仅指形式上的公正，更强调内容上的公正。如在稀有卫生资源分配上必须以每个人的实际需要、能力和对社会的贡献为依据。

二、新生儿伦理问题

新生儿科护士需要处理临床上各类问题，有些决策的制定不涉及伦理，但在某些情况下，面临多种选择甚至这些选择之间存在冲突时，护士需要决定在当前的形势下最好的选择。新生儿科护士应该具备识别伦理学问题的能力，进而能够做出合理的决策。

1. 新生儿选择性终止治疗的伦理问题　当面对一名全身脏器衰竭的患儿，重症监护已经不能显著延长其生命时，如果选择继续治疗，有较好的伦理学基础，但是缺乏患儿实际利益的支持；选择终止治疗，比较符合患儿及其家庭和社会的长远实际利益，但是缺乏伦理学的支持。在美国及其他发达国家，可以由多学科专家组成的医学伦理委员会帮助解决这类伦理问题，但是由于我国医疗体制不同，新生儿重症监护费用较高，某些家庭的确存在实际困难，医院在救治此类患儿时往往处于进退两难的困境，即使医疗上和伦理上认定应该继续治疗，但是如果家长提出放弃治疗，医疗活动也往往难以继续。可以说经济因素决定对部分早产儿放弃治疗是我国的特殊国情，从人道主义和伦理上讲应遭到非议，但目前需要找到解决问题的具体办法而不是简单指责父母的"弃婴"行为。著名澳大利亚围产医学专家 Yu 教授提出新生儿期选择性放弃治疗只要掌握以下三个原则，通常不会产生道义上和伦理上的非议。

（1）不可避免死亡：即无论给予什么治疗，患儿正逐步走向死亡，继续治疗是徒劳的，并不能代表患儿的最佳利益。例如多数出生体重 < 500g 或孕周 < 23 周的早产儿，严重呼吸衰竭或暴发性败血症，出现日益恶化的低氧血症、酸中毒、低血压，对各种治疗无反应的危重儿。

（2）无目的情形：即经过努力治疗，尽管死亡并非不可避免，但患儿如果存活，将冒极大风险留有严重的身体和智力的残疾，这种情况可以考虑放弃治疗，例如极早早产儿出现大面积双侧脑组织出血和（或）脑白质软化，足月儿严重围产期窒息伴重度缺氧缺血性脑病等。

（3）无法忍受的结果：当患儿生存下来伴有重度残疾 / 可能遭受长期痛苦，需要反复住院，终生接受侵入性治疗或夭折的可能，如高位脑脊髓膜膨出伴膀胱肌直肠失去自主控制、下肢瘫痪等。对这类情况大多数医生和父母认为无法忍受，儿童也将面对可怕的人生。

2. 新生儿安乐死　安乐死（euthanasia）的伦理问题是医学伦理学讨论最活跃和争论最激烈的一个问题。目前自愿地被动安乐死，即根据临终患者的要求不给予治疗或者撤除治疗，已经被许多国家的法律所承认，但是对于处于襁褓之中的婴儿实施安乐死还是一个禁区。2004 年荷兰提出了"残婴安乐死"的合法化草案，但是在我国，为新生儿安乐死仍属非法。新生儿没有行为能力，这与自愿的被动安乐死之间是否有性质区别，而且这种情况下死亡的原因是疾病还是行动，以及采取行动的人是出乎善意还是出乎恶意，种种问题都难以界定。对于有缺陷的新生儿，应该建立严格的缺陷新生儿安乐死实施制度，同时不断依据医学科学的发展及社会道德的提高来完善残疾婴儿处置法规的条例。

3. 新生儿科护士与伦理学决定 新生儿科护士在进行临床实践时应该遵循伦理学原则，但是由于个人观点的不同，伦理学原则并不能完全避免冲突，当专业的伦理与法律相冲突时，应该保证临床决策的制定不触犯法律。当需要做出伦理决策时，护士不能盲目遵从医生的医嘱，应该有自己的判断和自主性。伦理学问题是新生儿科每天都会遇到的问题，当提出"目前的情况下最正确的事情是什么"的问题时即需要进行伦理学决策。尽管这是个麻烦而且容易引起争议的问题，但是并不是没有办法解决，新生儿科护士应该了解并掌握四项伦理学基本原则，并参与到伦理学决策的过程中来。

第二章

新生儿重症监护及新生儿专科护士的发展

第一节　新生儿重症监护发展概况

新生儿重症监护是一种综合性多学科救治模式，是指对病情不稳定的危重新生儿给予持续护理、复杂的外科处置、连续的呼吸支持和其他较强的干预。新生儿重症监护室（NICU）是危重新生儿进行集中监护、治疗和护理的重要场所。NICU 的建立和新生儿重症监护技术的发展使许多危重新生儿尤其是极低、超低出生体重儿得到及时、有效的治疗，抢救成功率与存活率明显提高。

一、国外新生儿重症监护的发展

发达国家的 NICU 发展，大概经历了以下 4 个阶段。

1. 前 NICU 阶段（1960 年以前）　社会 - 家庭 - 母亲 / 孩子。在该阶段，尚未建立完善的新生儿医学体系，NICU 尚未真正建立，专业医务人员和技术环节薄弱。绝大部分新生儿由社会机构，如教堂和家庭直接照顾。这一阶段，危重新生儿尤其是早产儿病死率极高。大部分胎龄 < 30 周的早产儿无法存活。

2. 早期 NICU 阶段（1960 年至 1990 年）　社会 - 家庭 - 医务人员 - 技术 - 孩子。该阶段 NICU 逐渐建立，新生儿医学渐成体系，专业医务人员全面介入新生儿救治，保暖、保湿措施，呼吸、营养支持及感染控制等各项技术蓬勃发展，成为新生儿医学发展最为迅速的阶段。新生儿复苏技术普及，产前激素、肺表面活性物质的应用及日趋精密的有创、无创通气技术，使得危重新生儿特别是早产儿存活率明显提高，早产儿存活的最小胎龄和体重记录屡被刷新。但该阶段 NICU 多为封闭广场式病房，家庭被拒之门外。医务人员及医疗技术成为新生儿救治的核心环节。

3. "以家庭为中心"的 NICU 阶段（1990 年至今）　社会 - 家庭，医务人员 - 技术 -孩子。该阶段 NICU 的发展从单纯的救治技术转变为以家庭为中心，强调父母与孩子的亲情交流和照顾，突出发展性照顾理念，家庭尤其是父母成为新生儿救治的重要一环，一些护理工作由父母完成。在救治过程中，不仅仅关注存活，更多的是关注孩子情感体验和远期健康质量，人性化理念得以彰显。NICU 的设置也由封闭广场式病房过渡至家庭分隔式独立病房。NICU 对于空间环境、声、光，以及操作刺激等有了更高的标准及要求，鸟巢式和袋鼠式护理等人性化护理方式被应用于临床。其主要目的在于给患儿与正常新生儿一样完整的情感体验和最小的干扰，将宫外不利因素对患儿的影响降至最低，以提高其未来的生存质量，最终良好地回归社会。

4. 未来 NICU 阶段　社会 – 家庭，医务人员 – 技术 – 孩子 / 母亲。该阶段在以家庭为中心的 NICU 基础上，不但关注孩子的健康，亦将重病患儿母亲的临床康复和心理抚慰作为同样重要的内容予以关注。孩子及其母亲成为社会、家庭以及医务人员共同服务的中心，以最终实现母子共同健康。

以上 NICU 模式的转变，是符合生理 – 心理 – 社会医学模式的转变规律的。

二、国内新生儿重症监护的发展

1. 起步　我国的 NICU 建设起步于 20 世纪 80 年代，虽然起步较晚，但随着近年来社会和经济的飞速发展，其建设进入了一个黄金时期。尤其是进入 21 世纪的 20 多年里，各地 NICU 的建设如火如荼，成为新生儿领域最活跃，发展最为迅速的板块。危重新生儿转运救治网络在发达地区相继建立，救治技术迅速发展，相关临床与基础研究不断深入，重症新生儿特别是早产儿存活率不断提高。但与发达国家相比，我国的 NICU 建设在基本理念、分级管理、救治技术及研究状况方面仍然存在相当大的差距，求新、求发展之路依然漫长而遥远。

2. 现状　目前，我国的绝大多数 NICU 仍处于早期 NICU 阶段，过于强调 NICU 救治技术这一本体，更多地关注于重病患儿的存活率，而对于其存活后的远期健康和母子情感体验等关注相对不足。由于经济条件、医疗资源的限制以及对医院感染的忧虑，目前我国的 NICU 基本上都是封闭广场式 NICU，父母无法接触患儿，发展性照顾的理念难以真正实施，对于重病患儿是一种情感的缺失，势必影响其远期智能发育及心理健康。在重视 NICU 救治技术的同时，提高对重病患儿情感体验、母子交流及发育性护理的认识，完善高危儿出院后随访和指导体系，建立相应的社会群体干预机制，不仅是我国新生儿工作者的使命，也是政府以及相关社会机构义不容辞的责任。

3. 发达国家发展现状　发达国家的 NICU 设置已经由封闭广场式病房向以家庭为中心的独立病房过渡。国内目前限于经济状况和医疗资源，仍为封闭广场式病房。发达地区的三级 NICU，不妨在该方面率先进行一些尝试，为我国将来 NICU 的模式转变积累经验。

4. 差距　近年来，生物技术、信息技术、计算机微电子技术等的飞速发展和生物工程学、胚胎学、药理学、心理学、遗传学以及外科学等与新生儿医学的交叉渗透，使得

NICU 的救治技术日新月异，救治水平突飞猛进。国内 NICU 建设的 40 多年来，新生儿救治技术也取得了长足进步，除 ECMO 等少数技术尚未普及外，肺表面活性物质替代治疗，常频、高频机械通气以及无创通气技术等在许多 NICU 得到广泛应用，使治疗水平有较大提高。但应该清醒地看到，目前国内 NICU 的救治技术和水平与发达国家相比，在整体上仍有较大差距。

三、新生儿重症监护的未来发展方向

过去 60 年来，新生儿重症监护发展迅速，危重新生儿得到合理诊治，死亡率明显下降，生存质量显著改善。未来的新生儿重症监护中各学科间的渗透和交叉将日益明显，要求大兵团、多中心协同作战，诊治的规范化、对实施者的培训和管理将日趋加强；积极探索疾病病因和病理生理机制，将新技术、新治疗方法应用于临床，使监护水平和治疗技术得到进一步发展。例如，深入了解器官损伤和修复、血栓形成及其对先兆子痫和宫内发育迟缓（IUGR）的影响，建立人造胎盘及模拟分娩室，开展基因诊治及快速诊断感染性疾病等；将监护向出生前延伸，加强产科与新生儿科合作，使小儿在胚胎期、分娩期、新生儿期得到全程监护，提高生命质量。

第二节　新生儿病房的设置与管理

一、新生儿病房分级

1. 病房形式　新生儿病房形式可以根据医院实际需要和区域卫生规划设置为新生儿病室、新生儿病区或新生儿科。其中新生儿病室是新生儿或其他科室病区中与其他专业共用护理站的新生儿住院单元。新生儿病区是设有独立护理站的新生儿住院区域。新生儿科是由医疗机构直接领导的设有专门病区的独立临床科室。

2. 病房分级　按照中国医生学会新生儿专业委员会颁布的《新生儿病房分级建设与管理指南（建议案）》，依据新生儿病情复杂程度、危险程度、对诊疗护理水平的需求，以及与之相适应的资源配置、组织管理、诊疗技术等方面的条件和能力水平，新生儿病房可以分为Ⅰ级、Ⅱ级和Ⅲ级。Ⅰ级为新生儿观察病房；Ⅱ级为新生儿普通病房，根据其是否具有短时间辅助通气的技术条件和能力分为Ⅱ级 a 等（简称Ⅱa）和Ⅱ级 b 等（简称Ⅱb）；Ⅲ级为 NICU，根据其是否具有常规儿童外科等专业支撑，以及高级体外生命支持的技术条件和能力分为Ⅲ级 a 等（简称Ⅲa）、Ⅲ级 b 等（简称Ⅲb）和Ⅲ级 c 等（简称Ⅲc）。

原则上，设产科的医疗机构均应设有新生儿病房，县（市、旗）区域内至少应有 1

家医疗机构设有不低于Ⅱb的新生儿病房；地（市、州、盟）区域内至少应有1家医疗机构设有不低于Ⅲa的新生儿病房；省（市、自治区）区域内至少应有1家医疗机构设有不低于Ⅲb的新生儿病房；国家级各区域中心城市至少应有1家医疗机构设有Ⅲc的新生儿病房。

各级新生儿病房应当严格按照其相应功能任务，提供医疗护理服务，并开展规范的新生儿转运工作，以保证每个新生儿能够获得适宜的医疗服务。

二、新生儿病房的建设

新生儿病房应有自己独立的出入门户和可以控制的环境，并安装层流装置或其他通风系统。病房内的光线充足，室内温度保持在 22～24℃，早产儿室内温度保持在 24～26℃，湿度保持在 55%～65%。病区应邻近产科、手术室及电梯，并有院内转运的绿色通道。此外，病区将综合考虑患儿的胎龄、日龄、体重、感染、非感染等情况，分区放置和管理。

（一）监护病房

监护病房需要控制病房内的光线和声音，减少不必要的不良刺激，以保证早产儿的正常发育，减少后遗症，每个暖箱都应配有隔光的布帘，使早产儿处于一个相对幽暗的环境中；另外室内应严格控制音量，最好在45dB以下，也可以播放促进患儿成长的轻音乐。监护病房由抢救单元组成，每个抢救单元占地面积大于 $6m^2$，床间距大于1m，最好呈分散式布局，即将所有的抢救单元分散于几个小房间内，房间之间用玻璃隔开，每一小间安排1～2个抢救单元，这样不仅有利于观察和护理患儿，还可减少噪声影响和工作人员的流动，同时也在很大程度上减少交叉感染的机会，更方便父母和家庭成员的探视、参与护理、保护隐私等。

（二）恢复期病房或新生儿室

此类病房收治生命体征相对稳定的患儿，或病情好转脱离危险或处于恢复期等待出院的患儿。

（三）隔离病房

为避免交叉感染，应设立1～2间隔离病房，供隔离患儿使用。需要隔离的患儿主要有多重耐药菌感染、呼吸道传染病、新生儿腹泻病、破伤风、梅毒、HIV感染等。有条件须建立负压隔离病室。

（四）辅助用房

1. 医生办公室　每名医生应有1张办公桌，并配备1台电脑和各医疗文件等。

2. 护士工作台　应配备电脑、打印机、各医疗文件等。

3. 治疗室　配备有层流过滤装置的配药台，供配制输液、药品等使用。

4. 配奶室　　应分为无菌区和缓冲区。无菌区安置配奶操作台、消毒柜、冰箱、母乳储存柜以及配奶用的各种无菌用物等；缓冲区配备水池、洗手池等。

5. X 线室　　供需要做 X 线检查的患儿使用。

6. 消毒室　　供仪器设备及抢救用品的清洗消毒。

7. 仪器室　　存放已消毒和待用的仪器设备。

8. 储藏室　　可存放备用物品和药品等。

9. 工作人员生活区　　更衣室、休息室、洗漱室、卫生间等。

10. 家属接待室　　供医生接待家属，交代病情用。

11. 探视通道　　供家属探视患儿用。

12. 医护通道　　供医护人员使用。

（五）开展家庭式病房

随着医学模式的发展，从单纯满足治疗为目的的传统生物医学模式转向以人为本，建立生理、心理、社会三维的健康观念，医院和患儿及家属对新生儿病房有了更高的要求。家庭式病房受到越来越多的关注，这一护理模式强调父母与患儿的亲情交流和照顾，突出发展性照顾，这在新生儿救治中起重要作用。家庭式照顾包括母婴同室房间、陪护房间、客厅、厨房等家庭必须用房。此外，鸟巢式护理、袋鼠式护理等人性化的护理方式也应用于临床。其目的是给患儿同正常新生儿一样完整的情感体验和最小的干扰，使宫外不利因素对患儿的影响降至最低，以提高其未来的生存质量，最终良好地回归社会。

三、工作人员和设施配备

（一）工作人员配备

1. 各级新生儿病房应当根据其功能任务，配备资历、能力和数量适宜的医护人员，进修生等非固定人员不得超过同类人员总数的 40%。有条件的新生儿病房，可以根据需要配备适当数量的呼吸治疗师、心理咨询师、临床药师、临床营养师和辅助诊断技师、设备维修工程师等各类人员。

2. 新生儿病房负责人应当具有符合病房等级标准要求的专业技术职务任职资格和工作经历等。Ⅲ b 和Ⅲ c 新生儿病房护士长应当具有高级专业技术职务任职资格和 5 年以上新生儿专业工作经历，为国内或区域内较高学术权威。Ⅱ级和Ⅲ级新生儿病房的护士长应当具有中级以上专业技术职务任职资格，在新生儿专业工作 5 年以上，并具备一定的管理能力。

（二）设施配备

1. 新生儿病房应当按照服务对象和服务区域设置适宜的床位数量。所在医疗机构每年每出生 1000 个新生儿，Ⅰ级新生儿病房至少配置新生儿床位 2～4 张，Ⅱ级新生儿病房至少配置床位4～7张，Ⅲ级新生儿病房至少配置床位5～8张。承担区域内高危新生儿转运诊疗服务的，应当以所服务的各医疗机构每年出生新生儿数的总和为基数进行规划。

2. 从医疗安全角度考虑，新生儿病房每个管理单元以≤50张床位为宜；床位使用率若超过110%则表明新生儿病房的床位数不能满足临床需要，应增加新生儿病房单元数。

3. 新生儿病房应当按照功能任务要求系统化配置设备，保证各级新生儿疾病救治需要。有条件的应当购置使用新生儿专用设备，必要时包括新生儿转运车及车载便携系列设备。新生儿保暖箱内温度控制精度应在目标值±0.8℃以内。双层壁暖箱箱内湿度控制精度在目标值±5%以内。

4. 新生儿病房应设置在方便患儿转运、检查和治疗的区域，接近产房、产科病房、手术室、医学影像科、化验室和血库等。无法实现横向"接近"时，应当考虑楼上楼下的纵向"接近"。

5. 新生儿病房的整体布局应使放置病床的医疗区域、医疗辅助用房区域、污物处理区域和医务人员生活辅助用房区域等有相对的独立性，以减少彼此之间的互相干扰并有利于感染的控制。

6. 新生儿病房床位空间应当满足患儿医疗救治的需要，无陪护病室抢救单元每床净使用面积不少于6m²，间距不小于1m；其他床位每床净使用面积不少于3m²，间距不小于0.8m。有条件的医疗机构可以设立单间或家庭式病房。有陪护病室每床净使用面积不低于12m²。

7. 新生儿病房医疗用电和生活照明用电线路分开，应当采用双路供电或备用的不间断电力系统，保证应急情况下的供电。每个床位的电源应是独立的反馈电路供应。有条件的可以配备功能设备吊塔。

8. 新生儿病房地面覆盖物、墙壁和天花板应当符合环保要求，有条件的可以采用高吸音建筑材料。除患儿监护仪器的报警声外，电话铃声、打印机等仪器发出的声音等应当降到最低水平。原则上，白天噪声不超过45dB，傍晚不超过40dB，夜间不超过20dB。

9. 新生儿病房建筑装饰必须遵循不产尘、不积尘、耐腐蚀、防潮防霉、防静电、易清洁和符合防火要求的原则。应具备良好的通风、采光条件，有条件者应装配气流方向从上到下的空气净化系统，能独立控制室内温度和湿度。每个单间的空气调节系统应独立控制。

10. 新生儿病房应当配备必要的清洁和消毒设施；新生儿病房的洗手槽设计应保证洗手时不溅水、不积水。洗手槽的体积最小应为61cm×41cm×25cm，洗手槽上应贴有关于洗手说明的指示图。水龙头旁不能有通风设备，与洗手装置相连的墙壁不得疏松多孔，还应设有放置洗手液、纸巾及垃圾回收桶的空间。最好设置自动纸巾分发设备，以保证纸巾只在洗手过程中才与使用者接触。

11. 新生儿病房的建筑布局应当符合环境卫生学和医院感染预防与控制的原则，做到布局合理、分区明确、人物分流、标志清晰，以最大限度减少各种干扰和交叉感染，同时满足医护人员便于随时接触和观察患儿的要求。家属接待室设置应尽量方便家属快捷地与医务人员联系。探视通道不能直视到的区域应设置视频监控系统保证家长可观察到患儿。

12. 新生儿病房应建立完善的通信、监控、网络与临床信息管理系统。

四、新生儿病房的管理

1. 科室应当建立健全并严格遵守和执行各项规章制度、岗位职责和相关诊疗技术规范、操作流程，保证医疗服务质量及医疗安全。

2. 患儿如出现生命体征不稳定、病情危重需要重症监护，应进行必要的抢救后，及时转入重症监护室。

3. 科室应积极采取措施对有感染高危因素的新生儿进行相关病原学检测，避免造成院内感染。

4. 对高危新生儿、传染病或疑似传染病的新生儿、有多重耐药菌感染的新生儿应当采取隔离措施并作标识。

5. 应当严格执行查对制度，确保诊疗、护理和患儿的正确。

6. 应当严格限定探视时间和探视人员数，患传染性疾病者不得入室探视。还应当限制非工作人员的进入，无陪护病区、医疗区非卫生专业技术人员不得进入。

7. 应当执行配奶制度，配奶间工作人员应经过消毒技术培训且符合国家相关规定。配奶间环境设施应符合国家相关规定。

8. 设备应当定期检查、保养，保持性能良好。

9. 应当加强消防安全管理，安全使用和妥善保管易燃易爆设备、设施，防止发生火灾事故。

10. 应当制订并完善各类突发事件应急预案和处置流程，快速有效应对意外事件，提高防范风险的能力，确保医疗安全。

11. 工作人员应当按照病历书写有关规定书写有关医疗文书。

12. 医院应当加强对新生儿科室的质量控制和管理，医务管理部门应当指定专（兼）职人员负责新生儿科室的管理。

13. 医院应当建立新生儿科室质量管理追溯制度，完善质量过程和关键环节的管理，加强对新生儿诊疗不良事件的报告、调查和分析，提高医疗质量。

第三节　新生儿专科护士的发展与现状

随着社会经济的发展和人民群众需要的不断提高，护理观念逐步从以疾病为中心转向以人的健康为中心，护理工作的专业范围已拓展到预防疾病、保护生命、减轻痛苦和促进健康等方面。在此背景下专科护士应运而生，且不断发展。1980年，美国护理协会（American Nurses' Association，ANA）将专科护士（clinical nurse specialist，CNS）定义为在护理专业化进程中形成和发展起来的高级临床护理工作者，在某一特定护理专业领域具有熟练的护理技术和知识，并完成了专科护士所要求的教育课程的学习，经专门机构认定的合格护士。目前，随着医疗救治水平的提高，早产儿、极低出生体重儿的成活率显著提升，各国家对新生儿护理提出了更加严格的要求，并进一步提出了新生儿专科护士的概念。而且，不同国家根据具体国情还建立了相应的新生儿专科护士认证以及管理培训体系，这对新生儿专科护士的发展起到很大作用。

一、国外新生儿专科护士的发展

由于新生儿医学的发展，对高危新生儿的护理要求也逐渐提高。美国新生儿委员会（American Academy of Pediatrics，AAP）1977年建议在NICU建立专科护士准入制度。目前，国外普遍认可的新生儿专科护士是新生儿高级实践护士（advanced neonatal nurse practitioner，ANNP）或新生儿临床护理专家（neonatal clinical nurse specialist，NCNS）。ANNP是指在新生儿临床护理岗位上提供直接护理并且在教育、研究、质量控制、结果监测方面发挥领导作用，与其他护士和相关人员协作，工作在新生儿重症监护室、门诊、家庭和学校且具有新生儿护理专业知识的执业护士。NCNS是指在新生儿护理领域具有丰富的临床经验并取得硕士学位，经过系统的、先进的专科护理技能和管理知识培训的注册护士，具有精湛的实践技能和较强的决策能力、掌握先进的技术和解决临床实际问题的能力。

新生儿专科护士应该具备新生儿重症护理最新的知识技能，能对一般的护士进行指导并培养其解决问题的能力；具有实施个体化护理、促进神经行为发育、预防发生后遗症的能力；能够给予应激危机家庭心理指导，并与他们建立良好的合作关系；能科学评价护理实践，并不断探索和提高。专科护士拓宽了传统护士的工作领域，发展了为新生儿服务的新方向，具有更多的独立性和自主性。

二、国内新生儿专科护士的发展

我国新生儿专科护士的发展还处于萌芽阶段，尚未达到国外先进水平。目前我国对新生儿专科护士的定义为，具有10年以上新生儿护理工作经验，具有丰富的专科理论知识与娴熟的专科操作技能，并从事新生儿临床护理的人员。专科护士还要进行指导性和创造性的质量持续改进工作，同时一些地区和医院还要求新生儿专科护士应该具有在专业期刊上发表学术论文的能力。新生儿专科护士已经逐渐在各自的岗位发挥着重要的作用。但就我国新生儿专科护士现状而言，还存在诸多需要进一步解决、完善和探讨的问题。新生儿专科护士大部分具有丰富的临床经验，但是普遍学历较低，没有经过系统的培训，实践技能强，理论基础薄弱；新生儿专科护士的培训模式及课程设置大部分仍处于理论探索阶段，尚未形成统一的培训模式；缺乏规范化的管理体制和资格认证体制；对新生儿专科护士这一角色缺乏了解和定位。故与国外新生儿专科护士水平存在一定差距。

为了减少差距，积极面对 21 世纪的挑战和机遇，我们在提高新生儿专科护士学历的同时，应借鉴国外的管理和培训经验进行新生儿专科护士培养与研究，并结合我国国情，建立一套合理、规范、统一的培训体系、管理体制以及资格认证机制，使其成为促进我国护理专业发展的有力推动力；同时，重视专科人才的合理利用，将我国新生儿专科护士培养成具有丰富专业知识、精湛专科技能、较强组织协调能力的角色楷模，并逐步提升成为优秀的管理者。

第四节　新生儿科护士的心理健康状况与心理调适

新生儿重症监护室是集高危新生儿及精密仪器设备于一体，具有高护理风险、高责任的护理单元。其特殊的工作环境和独有的护理工作性质对护士心理健康状况造成很大影响。有研究表明，新生儿科护士工作压力大，工作环境特殊，应激因素多，心理压力大于普通科护士，心理健康状况差。

一、影响新生儿科护士身心健康的因素

1. 职业环境因素　职业环境造成的高度紧张、高危险度、高责任感是导致新生儿科护士心身疲惫的主要原因。新生儿科是一个相对封闭的科室，也是危重新生儿密集的场所，患儿病情重，无家属陪护，护理工作量大。患儿病情复杂、变化快，不确定因素多，使护士精神时刻处于高度紧张状态，易产生焦虑、疲劳、消极、悲观情绪，严重影响其心理健康。

2. 社会心理因素　由于新生儿护理工作的特殊性，对护士提出了很高的要求，既要求专业理论强、经验丰富，又要求护理技术水平高，还要具备分析问题、解决问题的能力。在高要求的同时护士的社会地位却没有提高。在我国，护士的社会地位仍较低，目前社会上普遍存在重医轻护的观点，认为护士的工作仅限于打针、输液、发药，无任何技术含量，护士的辛勤劳动得不到应有的承认和尊重，超负荷的劳动得不到相应的报酬，

使护士感受不到自我价值的实现，形成不良的身心疲劳状态，严重地影响了护士的工作积极性和心理健康。

3.生理性因素　护理工作是日夜倒班制，体力工作繁重，生活无规律，长期的超负荷工作使护士机体抵抗力下降。新生儿科室内集中了现代化的监测与治疗仪器设备，持续心电监护和床旁摄片增加了护士接受辐射的机会，长期接受辐射会引起人体生物学改变，机器的噪声常导致护士的身体和心理机能下降，出现躯体化症状，如头痛、睡眠障碍等。

4.职称晋升和继续教育方面的因素　由于社会进步、知识更新，以及激烈的社会竞争，职称晋升注重学历、科研文章、技术水平等项目。护士基础学历较低，为了职称晋升，在工作之余还要参加继续教育，写出高质量的论文，使其压力巨大，更易发生灰心、无力等一系列心理紊乱综合征。

5.其他因素　入住新生儿重症监护室的患儿医疗费用高，家长对收费不理解，经常表现出过激言行，家长看不到护士的付出，护士无成就感。工作要求新生儿科护士不断更新专业知识，不断学习国内外新的业务和技术充实自己，不断掌握先进仪器设备的使用，紧张的抢救工作要求护士反应迅速，医护之间配合默契，医生对护士的不满和挑剔均使护士心理压力增加。

二、新生儿科护士心理调适

1.提高心理素质　新生儿科护士要注意培养自己的自制性，学会自觉灵活地控制情绪，正确对待工作压力。提高自我放松意识，经常进行体育锻炼，丰富自己的业余生活，转移注意力，有效缓解心理压力、焦虑和抑郁情绪。在不被理解的情况下，培养良好的自控能力及适应力，掌握不良情绪的合理宣泄方法，提高自身的应激能力，有效调节情绪，乐观地面对生活。建立合理的自我期望值，客观地对待学习、晋升、职务，树立合理的奋斗目标，建立最佳的工作心态。

2.强化技术训练，提高抢救应急能力　能力的提升是舒缓压力、维持心理健康的有效途径。开展抢救应急训练，不断加强基础理论及基本技能的训练，熟练掌握各种护理操作技能。制订系统的理论培训计划，提高自身竞争能力，严格按抢救程序有条不紊地工作，有利于缓解抢救危重患儿时的心理压力。

3.领导重视　医院的护理管理者对新生儿科护士的工作应给予足够重视及肯定，应关注新生儿科护士的心理健康状况，制订减压计划，定期对新生儿科护士进行减压训练，使护士学会运用正确、积极的减压措施，以缓解心理压力。在排班上应考虑护士的感受，征求他们的建议，合理安排工作时间和工作量，做到合理、弹性排班。在继续教育和职称晋升上，医院领导要重视对新生儿科护士的分层次培养，多给予外出进修、学习的机会，在职称晋升时给予加分及优先聘用等政策倾斜。在工资、福利待遇方面注重物质和精神奖励，调动工作积极性。

4. 完善社会支持系统　取得社会、单位和家人的理解与支持，充分利用报刊、媒体等加强对新生儿科护士的正面宣传。在新生儿护理工作中要尽量减轻护士的工作压力，改善他们的心理状态，保证他们的身心健康。同时，护士们也应该积极学习，努力调节自身状况，学会自我减压的技巧，保证心理健康，提高护理质量和工作效率。

第三章

新生儿科护士管理

第一节　新生儿科护士分层管理办法及各层级护士岗位职责

一、新生儿科护士分层管理办法

（一）分层依据

根据护士的工作能力、专业技术水平、工作年限、学历、职称等要素，对护士进行全面评价，将护士分为五个层级十三个等级，即 N0 护士、N1（N1A、N1B、N1C）护士、N2（N2A、N2B、N2C）护士、N3（N3A、N3B、N3C）护士、N4（N4A、N4B、N4C）护士。

（二）任职资格及能力要求

1. N0 级护士任职资格及能力要求

（1）中专及以上学历，参加工作未满 1 年的护士。

（2）具有主动学习意识，主动学习护理专业知识。

（3）具有护理专业热情和良好的慎独、奉献精神，工作认真负责。

2.N1 级护士任职资格及能力要求

（1）从事临床护理工作的注册护士，护士及以上职称，满足下列条件之一：

N1C：硕士研究生学历，工作时间 1～2 年；本科学历，1～3 年；大专学历，1～4 年；中专学历，1～5 年。

N1B：硕士研究生学历，工作时间 2～3 年；本科学历，3～4 年；大专学历，4～6 年；中专学历，5～8 年。

N1A：硕士研究生学历，工作时间 3～4 年；本科学历，4～5 年；大专学历，6～7 年；中专学历，≥8 年。

（2）有一定的专科领域护理知识和技能，能独立评估和护理患儿。

（3）具有较好的沟通能力。

（4）有良好的学习态度，主动学习护理相关法律法规和规章制度。

（5）具有一定的风险评估及防范能力。

（6）具有护理专业热情和良好的慎独、奉献精神，工作认真负责。

3.N2 护士任职资格及能力要求

（1）从事临床护理工作的注册护士，满足下列条件之一：

N2C：硕士研究生学历，工作时间≥4年，护师及以上职称；本科学历，≥5年，护师及以上职称；大专学历，≥7年，护师及以上职称；中专学历，10～15年，护师及以上职称。

N2B：硕士研究生学历，工作时间5～6年，护师及以上职称；本科学历，7～8年，护师及以上职称；大专学历，≥9年，护师及以上职称；中专学历，15～20年，护师及以上职称。

N2A：硕士研究生学历，工作时间≥6年，护师及以上职称；本科学历，≥8年，护师及以上职称；大专学历，≥10年，护师及以上职称；中专学历，≥20年，护师及以上职称。

（2）具有较强的专科领域护理知识和技能，能独立评估和护理重症患儿。

（3）具有良好的人际交往沟通和协调能力。

（4）熟悉护理相关法律法规和规章制度。

（5）具有良好的风险评估及防范能力。

（6）具有一定的预防和处理应急情况的能力。

（7）具有良好的临床护理教育能力。

（8）具有护理专业热情和良好的慎独、奉献精神，工作认真负责。

4. N3 护士任职资格及能力要求

（1）从事临床护理工作的注册护士，满足下列条件之一：

N3C：硕士研究生学历，工作时间≥8年，主管护师职称；本科学历，10～13年，主管护师职称；大专学历，12～15年，主管护师职称；中专学历，≥25年，主管护师职称。

N3B：硕士研究生学历，工作时间12～15年，主管护师职称；本科及以上学历，13～17年，主管护师职称；大专学历，15～18年，主管护师职称。

N3A：硕士研究生学历，工作时间15～18年，主管护师职称；本科及以上学历，17～20年，主管护师职称；大专学历，≥18年，主管护师及以上职称。

（2）有扎实的专科领域护理知识和技能，能够发现和解决本专科领域或患者个体和群体的护理问题。

（3）能够积极接受、应用和推广新业务、新技术，能独立评估、解决患者临床护理问题，具有良好的人际交往沟通和协调能力。

（4）熟悉护理相关法律法规和规章制度。

（5）具有良好的风险评估及防范能力。

（6）具有良好的预防和处理应急情况能力。

（7）具有良好的临床护理教育能力。

（8）具有一定的科研能力。

（9）具有护理专业热情和良好的慎独、奉献精神，工作认真负责。

5.N4护士任职资格及能力要求

（1）从事临床护理工作的注册护士，满足下列条件之一：

　　N4C：硕士研究生学历，工作时间≥18年，主管护师职称；本科学历，≥20年，主管护师职称；本科学历，≥18年，主管护师职称，同时具备专科门诊资质（护理部备案）。

　　N4B：副主任护师职称；本科及以上学历、工龄不限。

　　N4A：主任护师职称；本科及以上学历、工龄不限。

（2）有深厚的专科领域护理知识和技能，能够发现和解决本专业领域或患者个体和群体的护理问题。

（3）能够积极接受、应用和推广新业务、新技术，能独立评估、解决患者临床护理问题，具有良好的人际交往沟通和协调能力。

（4）熟悉护理相关法律法规和规章制度。

（5）具有良好的风险评估及防范能力。

（6）具有良好的预防和处理应急情况能力。

（7）具有良好的临床护理教育能力。

（8）具有一定的科研能力。

（9）具有护理专业热情和良好的慎独、奉献精神，工作认真负责。

（三）护士分层表

见表3-1-1。

表3-1-1　护士分层表

层级	等级	基本条件			
		学历	工龄	职称	其他
N4	A	本科及以上	不限	主任护师	
	B	本科及以上	不限	副主任护师	
	C	本科	≥20年	主管护师	
		本科及以上	≥18	主管护师	具备专科门诊资质或硕士学历（护理部备案）

续表

层级	等级	基本条件			
		学历	工龄	职称	其他
N3	A	硕士	15～18年	主管护师	
		本科及以上	17～20年	主管护师	
		大专	≥18年	主管护师及以上	
	B	硕士	11～15年	主管护师	
		本科及以上	13～17年	主管护师	
		大专	15～18年	主管护师	
	C	硕士	≥8年	主管护师	
		本科	10～13年	主管护师	
		大专	12～15年	主管护师	
		中专	≥25年	主管护师	
N2	A	硕士	≥6年	护师及以上	
		本科	≥8年	护师及以上	
		大专	≥10年	护师及以上	
		中专	≥20年	护师及以上	
	B	硕士	5～6年	护师及以上	
		本科	7～8年	护师及以上	
		大专	≥9年	护师及以上	
		中专	15～20年	护师及以上	
	C	硕士	≥4年	护师及以上	
		本科	≥5年	护师及以上	
		大专	≥7年	护师及以上	
		中专	10～15年	护师及以上	

续表

层级	等级	基本条件			
		学历	工龄	职称	其他
N1	A	硕士	3～4年	护士及以上	
		本科	4～5年	护士及以上	
		大专	6～7年	护士及以上	
		中专	≥8年	护士及以上	
	B	硕士	2～3年	护士及以上	
		本科	3～4年	护士及以上	
		大专	4～6年	护士及以上	
		中专	5～8年	护士及以上	
	C	硕士	1～2年	护士及以上	
		本科	1～3年	护士及以上	
		大专	1～4年	护士及以上	
		中专	1～5年	护士及以上	
N0		硕士/本科/大专/中专	＜1年		

注：学历指护理专业系列学历水平，职称指取得职称系列资格证书。

二、各层级护士岗位职责

1. N0级护士岗位职责

（1）在护士长领导和带教老师的指导下完成本层级不同岗位护理工作。

（2）认真执行各项护理制度和技术操作规程，严格执行查对制度，防止护理不良事件发生。

（3）按护理程序做好基础护理和心理护理，按时巡视病房，密切观察病情变化，发现异常及时报告。

（4）积极参加护理部及科室组织的继续教育、业务学习、护理查房、疑难病例讨论及学术活动。

（5）遵守劳动纪律和护理考勤制度，服从科室管理。

（6）按轮转培训、考核计划要求完成论文等各种资料。

2. N1 级护士岗位职责

（1）在护士长领导和上级护士的指导下完成本层级不同岗位护理工作。

（2）按照各项护理制度、护理质量评价标准和技术操作规程落实护理工作，正确执行医嘱，防止护理不良事件发生。

（3）按护理程序落实分管患者所有治疗、检查、告知，做好基础护理、心理护理和健康教育，规范记录护理文书。

（4）按时巡视病房，密切观察病情变化，发现异常及时报告，在上级护士指导下完成危重患儿护理、专科护理、抢救配合工作。

（5）积极参加业务学习、护理查房、疑难病例讨论及学术活动，参与护理科研，积极撰写论文。

3. N2 级护士岗位职责

（1）在护士长领导和上级护士的指导下完成本层级不同岗位护理工作。

（2）按照各项护理制度、护理质量评价标准和技术操作规程落实护理工作，正确执行医嘱，防止护理不良事件发生。

（3）按护理程序落实分管患者所有治疗、检查、告如，做好基础护理、心理护理和健康教育，规范记录护理文书。

（4）按时巡视病房，密切观察病情变化，发现问题及时解决，做好危重患儿护理、专科护理、抢救配合工作，完成一定难度的护理技术操作。

（5）参加护理查房和病例讨论，协助护士长开展护士业务培训，参与护理科研，积极撰写论文。

（6）参与并承担进修、实习护士临床带教工作。

4. N3 级护士岗位职责

（1）在护士长领导下完成本层级不同岗位护理工作。

（2）按照各项护理制度、护理质量评价标准和技术操作规程落实护理工作，正确执行医嘱，防止护理不良事件发生。

（3）按护理程序落实分管患者所有治疗、检查、告知，做好基础护理、心理护理和健康教育，规范记录护理文书。

（4）掌握病情，按时巡视，发现问题及时解决，做好危重患儿护理、专科护理、抢救配合工作，承担难度较大的护理技术操作，解决本科护理业务上的疑难问题。

（5）组织护理查房和病例讨论，协助护士长制定、开展护士业务培训、护理科研。

（6）承担进修、实习护士的教学任务。

（7）学习并开展新业务、新技术，撰写具有较高水平的科研论文、文献综述。

（8）协助护士长做好质量控制、行政管理工作。

5. N4级护士岗位职责

（1）在护士长领导下完成本层级不同岗位护理工作。

（2）按照各项护理制度、护理质量评价标准和技术操作规程落实护理工作，正确执行医嘱，防止护理不良事件发生。

（3）按护理程序落实分管患者所有治疗、检查、告知，做好基础护理、心理护理和健康教育，规范记录护理文书。

（4）掌握病情，按时巡视，发现问题及时解决，做好危重患儿护理、专科护理、抢救配合工作，承担难度较大的护理技术操作，解决本科护理业务上的疑难问题。

（5）承担进修、实习护士的教学任务。

（6）协助护士长制定、开展护士业务培训、护理科研，引进并推广新业务、新技术，撰写具有较高水平的科研论文、文献综述或专著。

（7）组织和指导本专业疑难病例护理查房、会诊，根据医院安排承担专科护士门诊工作。

（8）协助护士长做好质量控制、行政管理工作。

第二节 新生儿科护士准入制度及履职要求

一、新生儿科护士准入制度

1. 有中华人民共和国护士执业资格证书。

2. 具有较强的责任心、敏锐的观察能力、应变能力和爱心，能对自我情绪进行调节和控制。

3. 进入新生儿科室前需学习新生儿科室护理质量标准、重症新生儿护理规范、安全管理制度、病室规章制度、消毒隔离制度、各班工作职责、工作流程、工作标准。

4. 一对一带教学习时间不少于1个月，熟悉新生儿护理专业理论、专科护理知识及急救知识；掌握新生儿专科护理操作技能（如新生儿洗澡、喂奶、换尿裤，新生儿复苏、吸氧、吸痰、鼻饲、洗胃、灌肠、雾化吸入等）和应急预案。

5. 能熟练使用新生儿暖箱、辐射保暖台、光疗仪、心电监护仪、输液泵、呼吸机等仪器设备。

6. 主动、及时地掌握本专科领域护理新理论、新知识、新技术和新方法，积极参与各类教学活动，完成学习目标。

7. 学习态度认真，学习作风严谨，保证学习目标的实现，定期接受测评及反馈。

8. 尊重老师, 团结同事, 积极参与科室各项工作, 并提出意见和建议。

二、新生儿科护士履职要求

1. 医学院校护理专业中专及以上学历。

2. 取得护士执业资格证书。

3. 经过医院规范化培训, 从事护理工作 1 年以上, 在上级护士指导下参加夜班至少6 个月者。

4. 具有在新生儿独立工作所需的专业技术能力, 能独立完成急危重症抢救配合工作; 具有病情观察与处理能力; 具有规范、准确、及时、客观书写护理文书的能力。

5. 具有良好的慎独精神。

6. 经新生儿专科岗位培训, 综合考核成绩合格者。

第三节　新生儿科护士培训办法

一、新护士规范化培训

(一) 新护士规范化培训制度

1. 新护士应接受科室规范化培训。

2. 科室成立新护士规范化培训领导小组, 根据护士规范化培训要求及科室护理工作的实际情况, 制订培训、考核计划, 并督促实施, 定期检查培训效果。

3. 科室有明确的人员负责培训工作, 有培训计划和具体措施。安排 N2 及以上层级护士且具有一定教学能力者担任带教老师, 按培训计划落实教学任务, 护士长定期督查教学情况。

4. 护士长和带教老师负责新护士政治思想、职业素质、医德医风、临床操作技能、专业理论知识等方面的系统培训。新护士定期进行自我总结, 带教老师进行理论、操作考核并写出鉴定意见, 护士长审查。考核成绩记录归档, 确保规范化培训的有效实施和培训质量。

5. 培训结束, 根据科室情况担任临床工作。

(二) 新护士培训计划

新护士培训以岗位需求为导向, 以胜任力为核心, 突出专业内涵和人文素养, 旨在提高临床护理水平, 进一步深化专业知识和技能, 适应发展需求, 为未来发展奠定坚实基础。

1. 培训目标　通过培训, 新入职护士能具备为患儿提供连续、全程和优质护理服务的能力；掌握新生儿常见症状的基本理论、基本知识、基本技能；熟悉新生儿常见疾病的诊断及处理；熟悉新生儿常见疾病的护理常规；能在病房独立管理新生儿常见病患儿；具有为患儿及家属进行疾病预防、治疗和康复相关的健康教育及健康指导的能力，从而提高其新生儿常见疾病护理的思维分析及解决问题的能力；同时能具备良好的职业道德素养、沟通交流能力、应急处理能力，增强人文关怀和责任意识。

2. 培训对象　取得护士执业资格证书并分配到科室的新入职护士。

3. 培训方式及培训时间

（1）培训方式：采取集中授课、小组讨论、网络学习、视频观看、操作示范等方式完成培训。

（2）培训时间：1～1.5年。

4. 培训内容和培训评价

（1）培训内容：

①基本培训内容：新生儿病房概况、规章制度、岗位职责、工作流程、应急预案等。

②专科评估：a.正确评估新生儿常见症状如高热、发绀、黄疸、惊厥、呕吐、腹泻、呼吸困难等。b.掌握所管患儿的病情并能正确评估患儿的主要症状。

③专科护理：a.掌握新生儿常见疾病，如早产、新生儿黄疸、新生儿缺氧缺血性脑病、新生儿肺透明膜病、新生儿肺炎、脐炎等的病因、症状、体征、处理原则。b.熟悉新生儿常见急危重症患儿的急救配合要点。

④专科技能：a.掌握PICC及脐动静脉置管的维护、雾化吸入、鼻导管吸氧、心电监护、微量泵使用等。b.掌握更换尿布法、人工喂养法、新生儿沐浴法、新生儿气道护理、脐部护理、臀部护理等。c.掌握暖箱、辐射抢救台、蓝光治疗仪、经皮黄疸仪等的使用及消毒方法。d.熟悉静脉输液、静脉采血、吸痰、新生儿心肺复苏方法等。e.熟悉常用实验室检查结果的意义，如血常规、尿常规、便常规、血胆红素、血气分析等。f.掌握常用祛痰药、镇静药、抗菌药及急救药的相关知识。

⑤健康指导：掌握新生儿疾病的健康指导。

（2）培训评价：培训评价方式分为培训过程的形成性评价与终结性评价。

①培训过程评价：引入形成性评价方法，是对培训对象在接受规范化培训过程中各种表现的综合评价。

②培训结束评价：对培训对象在培训结束后实施的专业评价，包括理论知识评价和临床实践能力评价。a.理论知识评价内容：包括基本理论知识和专业理论知识。通过试题测试完成。b.临床实践能力评价内容：i.整体护理评价，以标准化患者或个案护理的形式，抽取临床常见病种，根据患儿的病情及一般情况，要求新护士对患儿进行专业评估，提出主要的护理问题，从病情观察、协助治疗、心理护理、人文沟通及教育等方面提出

有针对性的护理措施，并评估护理措施的有效性；ii. 评价其中 2 项常见临床护理操作技术以及现场提问。

5. 新护士带教老师选拔

（1）参选者条件：学历为本科及以上；职称为护师及以上；层级为 N2A 及以上。

（2）相关知识和技能：有较扎实的护理专业基础知识，娴熟的基础护理和专科护理技能，良好的人际关系和协调能力，良好的书面和口头表达能力。

（3）个人发展：知识更新和自学能力强，每年参与不同类型的专业学习和培训，使自己的专业知识和技能能够满足临床教学岗位的需求。

6. 新护士职责说明

（1）在科室护士长、带教老师指导下完成临床及学习任务。

（2）接受科室及带教老师安排的考核任务。

（3）及时查阅、完成学习计划，认真记载教学及临床实践活动，对自己的专业发展状况及时做出总结。

（4）努力发挥自己的"主体"作用，提高综合素质，临床实践结合理论、技能、沟通技巧、应变能力，积极参与各类教学活动，完成学习目标。

（5）每月参与科室教学查房、业务学习及技能训练。

（6）学习态度认真，学习作风严谨，保证学习目标的实现，定期接受测评及检查并不断改正存在的不足。

（7）尊重老师，团结同事，积极参与科室各项工作，并提出意见和建议。

（8）努力钻研业务，储备知识，圆满完成理论、操作及临床实践考核。

二、新护士规范化培训计划样例

（一）《新护士规范化培训手册》使用说明

1. 培训手册使用

（1）本手册涵盖新护士培训期间主要培训内容及相关评价的记录。

（2）若在培训过程中遇到病、产假，休假结束后培训计划将顺延，直至完成本手册规定的培训。

（3）本手册由新护士个人保存，是新护士申请独立上岗的重要依据之一。培训结束后，手册上交科室由科室审核盖章并存档。

2. 培训手册填写

（1）本手册培训部分由新护士本人填写，涉及评价部分由科护士长、病区护士长及带教老师填写，填写时字迹工整清楚，一律使用蓝黑色签字笔。

（2）入科第一周内护士长需要完成入科基础能力评估表，初步判断是否具备胜任新科室岗位的能力，若有不合格项目，则需要再次进行培训，1周内复评。

（3）新护士培训需要严格按本手册要求落实，及时进行培训及评价，并做好相应的记录。请结合科室及病房特点，表格中没有涉及的内容可以自行补充。

（4）科室、病房层面按本手册规定的内容完成相应的考核评价，并及时做好相应记录。科护士长、病区护士长以及带教老师定期对手册进行审核，确保记录的及时性和完整性。

（二）个人情况登记表

个人情况登记表见表3-3-1。

表 3-3-1　个人情况登记表

姓名		性别	
最高学历		政治面貌	
出生年月		民族	
参加工作时间		联系方式	
工牌号		邮箱	
毕业院校			
学习经历	时间	就读院校	学位或证书情况
奖惩情况			
个人专长			

（三）培训考勤记录表

培训考勤记录表见表 3-3-2。

表 3-3-2　培训考勤记录表

时间	考勤内容	带教老师签字
年 月 日至　 年 月 日		
年 月 日至　 年 月 日		
年 月 日至　 年 月 日		
年 月 日至　 年 月 日		
年 月 日至　 年 月 日		
年 月 日至　 年 月 日		
病假：		
事假：		
备注：		

（四）基本理论知识培训记录表

基本理论知识培训记录表见表 3-3-3。

表 3-3-3　基本理论知识培训记录表

培训内容	时间	培训教师	培训效果自我评价
护理不良事件分析及上报			好　一般　欠佳
输液渗漏护理			好　一般　欠佳
过敏性休克的识别及护理			好　一般　欠佳
与新生儿家属的沟通技能			好　一般　欠佳
新生儿复苏			好　一般　欠佳
有创动脉血压监测			好　一般　欠佳
呼吸机使用护理			好　一般　欠佳
雾化吸入			好　一般　欠佳
其他：			好　一般　欠佳
			好　一般　欠佳
			好　一般　欠佳
			好　一般　欠佳
			好　一般　欠佳

（五）基本理论知识培训记录表

基本理论知识培训记录表见表3-3-4。

表3-3-4 基本理论知识培训记录表

培训内容	时间	培训教师	培训效果自我评价
新生儿坏死性小肠结肠炎（NEC）的护理			好 一般 欠佳
新生儿感染性疾病护理			好 一般 欠佳
早产儿护理			好 一般 欠佳
新生儿高胆红素血症护理			好 一般 欠佳
新生儿缺血缺氧性脑病（HIE）护理			好 一般 欠佳
新生儿窒息护理			好 一般 欠佳
新生儿呼吸窘迫综合征（NRDS）护理			好 一般 欠佳
亚低温治疗护理			好 一般 欠佳
胎粪吸入综合征（MAS）护理			好 一般 欠佳
早产儿视网膜病（ROP）护理			好 一般 欠佳
家长参与式护理			好 一般 欠佳
新生儿转运			好 一般 欠佳
危重新生儿监护			好 一般 欠佳
新生儿院内感染管理与防控			好 一般 欠佳
新生儿常见症状的评估与护理			好 一般 欠佳
新生儿皮肤护理			好 一般 欠佳
新生儿肺炎			好 一般 欠佳
新生儿肺出血			好 一般 欠佳
气漏综合征			好 一般 欠佳
支气管肺发育不良（BPD）护理			好 一般 欠佳
新生儿胃食管反流			好 一般 欠佳
母婴分离下母乳采集运送及储存			好 一般 欠佳
心血管、血液、泌尿系护理			好 一般 欠佳
其他：			好 一般 欠佳
			好 一般 欠佳
			好 一般 欠佳
			好 一般 欠佳
			好 一般 欠佳

（六）常见操作技术培训记录表

常见操作技术培训记录表见表 3-3-5。

表 3-3-5　常见操作技术培训记录表

培训内容	时间	培训教师	培训效果自我评价
新生儿复苏技术			好　一般　欠佳
PICC 的维护			好　一般　欠佳
脐动静脉置管的维护			好　一般　欠佳
雾化吸入技术			好　一般　欠佳
新生儿沐浴技术			好　一般　欠佳
新生儿人工气道护理			好　一般　欠佳
静脉输液技术			好　一般　欠佳
动静脉采血技术			好　一般　欠佳
吸痰技术			好　一般　欠佳
留置针留置技术			好　一般　欠佳
洗胃鼻饲技术			好　一般　欠佳
人工喂养技术			好　一般　欠佳
有创血压（IBP）监测技术			好　一般　欠佳
晨间护理			好　一般　欠佳
灌肠技术			好　一般　欠佳
生命体征监测			好　一般　欠佳
常见药物配置技术			好　一般　欠佳
各注射技术			好　一般　欠佳
氧气吸入技术			好　一般　欠佳
留置导尿技术			好　一般　欠佳
新生儿换血疗法			好　一般　欠佳
呼吸机管路连接			好　一般　欠佳
其他：			好　一般　欠佳
			好　一般　欠佳
			好　一般　欠佳
			好　一般　欠佳
			好　一般　欠佳
			好　一般　欠佳

（七）病房层面培训重点内容

病房层面培训重点内容见表3-3-6。

表3-3-6 病房层面培训重点内容

培训内容	时间	培训教师	掌握情况
病房病室概况：			
基本环境			好 一般 欠佳
办公区域			好 一般 欠佳
消防安全			好 一般 欠佳
基础设施			好 一般 欠佳
其他：			好 一般 欠佳
			好 一般 欠佳
			好 一般 欠佳
			好 一般 欠佳
病房规章制度：			
工作行为规范			好 一般 欠佳
各登记本书写规范			好 一般 欠佳
文件书写规范			好 一般 欠佳
护理信息系统使用			好 一般 欠佳
医嘱系统使用			好 一般 欠佳
冰箱使用管理			好 一般 欠佳
查对及身份识别			好 一般 欠佳
毒麻药品使用、管理			好 一般 欠佳
危急值登记报告制度			好 一般 欠佳
病房探视管理制度			好 一般 欠佳
其他：			好 一般 欠佳
			好 一般 欠佳
			好 一般 欠佳
			好 一般 欠佳
			好 一般 欠佳

续表

培训内容	时间	培训教师	掌握情况
			好 一般 欠佳
本病房护理安全目标			好 一般 欠佳
本病房各班工作职责			好 一般 欠佳
护理工作流程：			
入院护理表单填写			好 一般 欠佳
护理交接班			好 一般 欠佳
口服给药护理			好 一般 欠佳
静脉输液护理			好 一般 欠佳
静脉输血护理			好 一般 欠佳
临床标本采集			好 一般 欠佳
出院护理			好 一般 欠佳
门诊就诊流程			好 一般 欠佳
危重症急救配合流程			好 一般 欠佳
其他：			好 一般 欠佳
			好 一般 欠佳
			好 一般 欠佳
			好 一般 欠佳
			好 一般 欠佳
			好 一般 欠佳
			好 一般 欠佳
			好 一般 欠佳
			好 一般 欠佳
			好 一般 欠佳
			好 一般 欠佳
			好 一般 欠佳

续表

培训内容	时间	培训教师	掌握情况
			好　一般　欠佳
			好　一般　欠佳
			好　一般　欠佳
			好　一般　欠佳
			好　一般　欠佳
			好　一般　欠佳
			好　一般　欠佳
			好　一般　欠佳
			好　一般　欠佳
本病房重点应急预案：			
1. 停电			好　一般　欠佳
2. 停负压			好　一般　欠佳
3. 火灾			好　一般　欠佳
4.			好　一般　欠佳
5.			好　一般　欠佳
6.			好　一般　欠佳
医院感染管理：			
标准预防			好　一般　欠佳
七步洗手			好　一般　欠佳
消毒液配制、监测			好　一般　欠佳
常用物品消毒处理			好　一般　欠佳
紫外线使用及监测			好　一般　欠佳
医疗垃圾分类、处理			好　一般　欠佳
其他：			好　一般　欠佳
			好　一般　欠佳

续表

培训内容	时间	培训教师	掌握情况
			好 一般 欠佳
仪器设备使用及故障排除：			
输液泵、注射泵			好 一般 欠佳
心电监护			好 一般 欠佳
新生儿暖箱			好 一般 欠佳
血糖仪			好 一般 欠佳
其他：			好 一般 欠佳
			好 一般 欠佳
			好 一般 欠佳
			好 一般 欠佳
			好 一般 欠佳
			好 一般 欠佳
			好 一般 欠佳
其他病房相关重点培训内容：			
			好 一般 欠佳
			好 一般 欠佳
			好 一般 欠佳
			好 一般 欠佳
			好 一般 欠佳
			好 一般 欠佳
			好 一般 欠佳
			好 一般 欠佳
			好 一般 欠佳

（八）阶段性评价表

阶段性评价表见表 3-3-7。

表 3-3-7　阶段性评价表（每 3 个月由带教老师填写）

评价日期：

项目	评价内容	评价方法	评分等级 I	II	III	IV	V	备注
个人表现评价（50分）	仪表规范，诚实守纪，具有慎独精神	不定期抽查，根据抽查结果及工作表现综合评定	10	8	6	4	2	
	态度和蔼，尊重医护同事，患者及家属		10	8	6	4	2	
	团结协作，积极参加各种活动		10	8	6	4	2	
	具有责任心，服从安排，以集体利益为重		10	8	6	4	2	
	具有进取心，能虚心接受批评与建议并加以改进		10	8	6	4	2	
专业发展评价（50分）	按规定参加各种培训	查看培训及考勤记录	10	8	6	4	2	
	主动学习专业新知识	查看培训记录	10	8	6	4	2	
	能够发现护理异常事件及安全隐患，并积极主动上报		10	8	6	4	2	
	能够为病区合理提出建设性意见及改进工作的方法	结合日常表现评定	10	8	6	4	2	
	具有成本意识，爱惜公物，避免浪费		10	8	6	4	2	
总评								

续表

评价日期：

项目	评价内容	评价方法	评分等级					备注
			I	II	III	IV	V	
整体护理能力评价（100分）	系统地评估入院患儿并收集资料，正确填写各评估表	现场查看	10	8	6	4	2	
	能为患者进行详细、全面地入院介绍	现场查看	10	8	6	4	2	
	了解患者一般情况（主要诊断、既往史、过敏史、护理级别，阳性体征和辅助检查、主要治疗和用药情况）	随机抽取患儿现场查看	10	8	6	4	2	
	能根据患者的疾病制订针对性的整体护理计划，评估患者护理重点并确认优先顺序	现场查看	10	8	6	4	2	
	能根据评估的重点准确合理地落实相关护理措施	现场查看	10	8	6	4	2	
	能正确及时地执行医嘱	现场查看	10	8	6	4	2	
	能准确、简明、完整地完成护理记录	现场查看	10	8	6	4	2	
	能够与患者家属进行有效沟通，给予患者家属护理健康指导		10	8	6	4	2	
	基础护理落实到位	现场查看	10	8	6	4	2	
	能介绍出院后疾病相关注意事项（康复指导和随访信息）		10	8	6	4	2	
总评								

（九）迷你临床演练（Mini-CEX）评估量表

迷你临床演练（Mini-CEX）评估量表见表3-3-8。

表3-3-8 迷你临床演练（Mini-CEX）评估量表（每月由新护士与带教老师共同填写）

考核日期：

患儿姓名：　　　　　性别：　　　　　年龄：　　　　　住院号：　　　　　是否为新患者：

主要诊断：

演练及评估重点：□病史采集　　□体格检查　　□沟通宣教　　□临床判断
　　　　　　　　□专业素养　　□组织效能　　□整体表现

评估项目	考评结果			
	未符合要求	符合要求	表现优秀	未评
病史采集	确认身份，自我介绍，恰当称呼患儿家属，鼓励患儿家属叙述病史，恰当引导及提问，仔细倾听并回应			
	劣 □1□2□3	□4□5□6	□7□8□9优	
体格检查	手卫生，告知检查目的及范围，用具选择合适，体位指导合适，操作步骤正确，谨慎适当处理患儿不适			
	劣 □1□2□3	□4□5□6	□7□8□9优	
沟通宣教	显示关心与礼貌，时间场合合适，说明清楚、有条理，使用对方能理解的语言，健康宣教到位			
	劣 □1□2□3	□4□5□6	□7□8□9优	
临床判断	能归纳病史及资料，能判读相关检查结果，具有鉴别诊断的能力，临床判读具有合理性及逻辑性，能评估护理措施的益处、风险与费用			
	劣 □1□2□3	□4□5□6	□7□8□9优	
专业素养	以患儿为中心，认真负责，尊重患儿，保护隐私，适当满足需求			
	劣 □1□2□3	□4□5□6	□7□8□9优	
组织效能	护理过程有系统性和逻辑性，顺序合理，及时且适时，历练而简洁			
	劣 □1□2□3	□4□5□6	□7□8□9优	
整体表现	注意确保患儿安全，显示良好的临床知识、判断能力和技术，适当使用设备和资源			
	劣 □1□2□3	□4□5□6	□7□8□9优	

直接观察时间：　　　　分钟；反馈时间：　　　　分钟。

教师对此次测评满意程度：
　　　　劣 □1□2□3 □4□5 □6□7□8□9优

新护士对此次测评自我满意程度：
　　　　劣 □1□2□3 □4□5 □6□7□8□9优

教师评语：

（十）操作技能直接观察（DOPs）评价表

操作技能直接观察（DOPs）评价表见表 3-3-9。

表 3-3-9　操作技能直接观察（DOPs）评价表（每月由新护士与带教老师共同填写）

考核日期：

患儿姓名：　　　性别：　　　　年龄：　　　　　　住院号：　　　　　是否为新患者：

主要诊断：　　　操作项目：　　难度系数：简单　一般　困难

考核项目	未达标准	达到标准	优秀	未评
1. 相关知识	掌握操作适应证、目的、相关解剖生理学及操作步骤			
	□1□2□3	□4□5□6	□7□8□9	
2. 知情同意	告知操作内容及目的，告知时机与场合恰当，传递信息明确完整，便于理解，恰当正确地回答问题，确保患儿家属理解和同意			
	□1□2□3	□4□5□6	□7□8□9	
3. 操作准备	评估，准备（患儿、操作者、用物、环境）			
	□1□2□3	□4□5□6	□7□8□9	
4. 镇静镇痛	适当的镇静镇痛			
	□1□2□3	□4□5□6	□7□8□9	
5. 操作技术	操作准确、熟练、规范，正确查对，步骤正确			
	□1□2□3	□4□5□6	□7□8□9	
6. 无菌技术	遵守无菌原则，手卫生			
	□1□2□3	□4□5□6	□7□8□9	
7. 观察患儿反应及处置	观察患儿反应并积极处理不适，必要时寻求帮助			
	□1□2□3	□4□5□6	□7□8□9	
8. 操作后处置	整理床单位及用物，记录，健康教育，适当处理及监测患儿情况			
	□1□2□3	□4□5□6	□7□8□9	
9. 沟通技巧	自我介绍，恰当称呼患儿，有医疗以外的寒暄，显示关心与礼貌，说明清楚、有条理，使用对方能理解的语言，仔细倾听并回答			
	□1□2□3	□4□5□6	□7□8□9	
10. 专业素养	以患儿为中心，认真负责，尊重患儿，保护隐私			
	□1□2□3	□4□5□6	□7□8□9	
11. 整体表现	注意确保患儿安全，显示良好的临床知识、判断能力和技术，适当使用设备和资源			
	□1□2□3	□4□5□6	□7□8□9	
本次考核满意度	低　　　　　　　　　　　　　　高			
教师	□1　□2　□3　□4　□5　□6　□7　□8　□9			
学生	□1　□2　□3　□4　□5　□6　□7　□8　□9			
备注				
考核时长	反馈时长	总分	不合格	合格	优秀

教师评价（优缺点及改进措施）：

（十一）病例个案讨论（CbD）评价表

病例个案讨论（CbD）评价表见表 3-3-10。

表 3-3-10 病例个案讨论（CbD）评价表（每 3 个月由新护士与带教老师共同填写）

考核日期： 患儿姓名： 性别： 年龄：

住院号： 主要诊断：

考核项目	未达标准	达到标准	优秀	未评
1.护理记录	客观、真实、准确、及时、完整			
	□1□2□3	□4□5□6	□7□8□9	
2.护理评估	正确使用评估工具，评估全面、真实、细致，体现个性化和专科化，为护理诊断提供依据			
	□1□2□3	□4□5□6	□7□8□9	
3.护理诊断	诊断正确、排序合理，相关因素明确且表达妥当			
	□1□2□3	□4□5□6	□7□8□9	
4.计划实施	护理目标可实现、可测量，护理措施具有针对性、可行性、安全性，根据病情及时调整修正，措施到位			
	□1□2□3	□4□5□6	□7□8□9	
5.护理评价	评价工具合适，评价与制定的目标相适应，能提供患儿健康状况有所改善的证据			
	□1□2□3	□4□5□6	□7□8□9	
6.专业素养	以患儿为中心，认真负责，尊重患儿，保护隐私，体现人文关怀			
	□1□2□3	□4□5□6	□7□8□9	
7.整体表现	对该个案的护理和汇报的总体评价			
	□1□2□3	□4□5□6	□7□8□9	
备注				
考核时长	反馈时长	总分	不合格	合格	优秀

学生自我评价：

1.针对该患儿护理，你从中学到什么？

2.对该患儿护理存在哪些不足之处？如何改进？

教师评价：

（十二）阶段性自我评价表

阶段性自我评价表见表 3-3-11。

表 3-3-11　阶段性自我评价表（每3个月）

评价内容	优 4分	可 2分	需加强 1分	得分
1. 能否独立完成护理操作项目？				
2. 对专科知识的掌握程度如何？				
3. 护理文书的书写程度如何？				
4. 体温单掌握程度如何？				
5. 护理记录单掌握程度如何？				
6. 输液卡、单掌握程度如何？				
7. 医嘱掌握程度如何？				
8. 药物基本作用掌握程度如何？				
9. 学习主动性如何？				
10. 接受其他护士指导时态度如何？				
11. 工作主动性如何？				
12. 特殊技术操作完成效果如何？				
13. 输液穿刺成功率如何？				
14. 基础护理完成如何？				
15. 对患儿病情掌握程度如何？				
16. 按时完成各项治疗护理的能力如何？				
17. 处理突发事件的能力如何？				
18. 医患沟通能力如何？				
19. 工作中的错误频率如何？				
20. 在工作中解决问题的能力如何？				
21. 对患儿及家属的心理护理能力如何？				
22. 接待患儿及家属的态度如何？				
23. 患儿家属的评价如何？				
24. 健康教育能力如何？				
总得分：				

（十三）每周反思 smile card

每周反思 smile card 见表 3-3-12。

表 3-3-12　每周反思 smile card（每周检查记录）

每周反思、周安排			周一	周二	周三	周四	周五	周六	周日
SENSITIVITY	临床判断	评判性思维能力							
		应急应变能力							
MORALITY	执业素养	工作认真负责							
		仪表礼仪规范							
INTERACTION	人际沟通	护患沟通							
		师生沟通							
LEARNING	专业成长	学习新知识新技能							
		发现问题创新工作							
EMPATHY	同理心	关心尊重患儿							
		知情同意保护隐私							

充实的一天即将结束之前请反省个人表现：

认为自己不合格就给予 ，要加油哦！

认为自己基本合格就给予 ♥，持续改进，更加完美！

认为自己表现优秀就给予一颗 ☆，非常棒，持续保持！

 smile，开心工作、学习每一天！

（十四）学习笔记

学习笔记（2 周 / 次，带教老师检查并评价）

日期：

题目：

主要内容：

总结：

教师评语：

教师签名：
　时间：

（十五）每月／日常反思笔记

每月／日常反思笔记见表 3-3-13。

表 3-3-13　每月／日常反思笔记（带教老师检查并评价）

时间	所在病区：
警示 关键词 主要想法或问题	反思内容 引起自己反思的事件、案例等
总结：	
评语：	

主要包括知识技能、过程方法、情感态度、问题反思等。

每月反思主要包括：阶段性回顾和整体性总结，每月收获与不足，自我审视如学习工作态度、执业看法、工作感受、内心体验等，设立下个月的奋斗目标。

日常反思主要包括：遇到的临床案例，汲取经验教训，反思自我言行，临床工作启发，印象深刻的人或事，护理工作中遇到的困难或问题，提出改进意见或建议，护患、医护之间的沟通问题等。

（十六）总结

总 结
（整体结束后填写，包含各种意见和建议）

三、各层级护士培训

（一）N0 级护士培训

1. 培训目标　掌握院内及科室的各项规章制度、各班职责，巩固在校理论知识，加强新生儿专业知识。

2. 培训重点　三基（基本知识、基本技能、基本理论），各项规章制度、岗位职责、突发事件处置。

3. 培训方法　专人带教；科室小讲课；示范培训；晨会提问形式；鼓励参加继续教育学习班或学历教育；自学专科护理有关书籍、期刊。

4. 培训内容　配奶及更换尿裤；各种标本的采集；呼吸气囊的使用；徒手心肺复苏；床旁心电监护仪的使用；常用护理操作（吸氧、吸痰、鼻饲、洗胃、灌肠、雾化吸入、新生儿沐浴、口腔护理、暖箱应用及蓝光治疗、皮下注射、皮内注射、肌内注射、小儿头皮穿刺及浅静脉留置针留置、静脉采血）；穿脱隔离衣及手卫生；出入院患者的处置及出院指导；各种应急预案；基础护理理论。参加全院、片区及科室组织的护士业务学习，年终验证学分合格。

（二）N1 级护士培训

1. 培训目标　基础知识和基本技能的培训，提高临床护理业务水平。

2. 培训重点　在 N0 级的基础上增加专科知识和技能的培训、岗位职责、突发事件处置。

3. 培训方法　科室小讲课；晨会提问形式；完成继续教育学分；自学专科护理知识；参加护理专业的夜大或高等教育自学考试等其他学历提升教育。

4. 培训内容　呼吸气囊的使用；徒手心肺复苏；呼吸机患者气道的管理；常用护理操作（在 N0 级的基础上掌握浅动脉留置针穿刺、动脉采血）；专科护理理论及危重疑难患儿管理；新生儿常见疾病的护理常规及健康教育；各种应急预案；基础护理理论。参加全院、片区及科室组织的护士业务学习，年终验证学分合格。

（三）N2 级护士培训

1. 培训目标　承担危重患儿护理和临床护理教学工作，进行专科护理知识讲课。

2. 培训重点　在 N1 级的基础上增加危重、疑难专科护理技能培训。

3. 培训方法　科室小讲课；晨会提问形式；以自学为主；侧重专科教学、管理及科研知识；参加护理教学；撰写护理论文。

4. 培训内容　呼吸气囊的使用；徒手心肺复苏；呼吸机患儿气道的管理；危重症患儿的护理程序、常用护理操作（在 N1 级的基础上掌握新生儿换血疗法）；专科护理理论及危重疑难患儿管理；新生儿常见疾病的护理常规及健康教育；各种应急预案；护理新技术、新业务的学习；病房仪器设备的管理；基础护理理论。参加全院、片区及科室组织的护士业务学习，年终验证学分合格。

（四）N3级护士培训

1.培训目标　加强专科护理能力的培训，提高专科护理水平。解决临床专科护理问题，指导危重疑难患儿护理计划的制订与实施。

2.培训重点　在N2级的基础上增加对本病房安全及护理质量控制的培训。

3.培训方法　科室小讲课；晨会提问形式；以自学为主；专科进修培训；侧重专科教学、管理及科研知识；参加护理教学；撰写护理论文。

4.培训内容　呼吸气囊的使用；徒手心肺复苏；呼吸机患儿气道的管理；常用护理操作（在N2级的基础上熟练掌握新生儿换血疗法）；专科护理理论及危重疑难患儿管理；新生儿常见疾病的护理常规及健康教育；各种应急预案；护理新技术、新业务的学习；病房仪器设备的管理；病房质量控制；基础护理理论（专业知识、核心制度、专科护理、业务学习、在职学习、进修培训及案例分析）。参加全院、片区及科室组织的护士业务学习，年终验证学分合格。

（五）N4级护士培训

1.培训目标　加强专科护理能力的培训，提高护理管理水平。解决临床专科护理问题，指导危重疑难患儿护理计划的制订与实施。

2.培训重点　在N3级的基础上增加对本病房护理质量控制与护理管理的培训。

3.培训方法　组织护理查房，业务授课、健康教育讲座，对危重疑难患儿主要护理问题及本专业护理新知识、新技术进行研究，承担教学、科研设计和护理管理工作，组织科室内护理科研申报，撰写护理论文。

4.培训内容　熟练掌握呼吸气囊的使用；徒手心肺复苏；呼吸机患儿气道的管理；常用护理操作；专科护理理论及危重疑难患儿管理；新生儿常见疾病的护理常规及健康教育；各种应急预案；护理新技术、新业务的学习；病房仪器设备的管理；病房质量控制与管理。参加全院、片区及科室组织的护士业务学习，年终验证学分合格。

第四节　新生儿科护士岗位说明

一、新生儿科护士工作职责总则

1.正确履行工作职责、工作权限，严格按照工作流程、工作标准、工作质量考核标准进行工作。

2.严格执行病室各项规章制度如消毒隔离制度、无菌技术、查对制度、操作规范等，防范、避免差错事故发生。以保证护理质量、护理安全为原则。

3. 根据职责，认真、按时完成所分管患儿时间段内所有治疗、护理工作，保证诊疗、护理工作准确、及时、安全、不间断地进行。

4. 保持使用中的设备仪器整洁及病区环境安静、整齐、舒适。

5. 做到床头交接班。

6. 具有高度的责任心及良好的慎独精神。

二、高级责任护士（高责护士）岗位说明书

岗位名称	高责护士		所属科室		新生儿
主管部门			岗位代码		
修订时间			执行时间		
岗位任职条件	1. 资质要求：取得中华人民共和国护士执业资格证书，N2A 层级及以上护士。 2. 体能要求：身体健康，具备胜任本岗位职责的工作能力。				
工作职责	1. 在护士长的领导下负责分管患者的护理工作，各项护理质量达标。 2. 严格执行各项护理规章制度和操作规程，遵守职业道德规范。 3. 应用护理程序对患者实施整体护理，全面落实分管患者的基础护理、专科护理和心理护理等工作，提供优质护理服务。 4. 准确执行医嘱，及时完成分管患者各项治疗、护理，做好各项护理记录。 5. 严格按分级护理要求巡视患者，密切观察病情变化，掌握所分管患者的"十知道"，发现异常及时报告和处理，做好危、急、重症患者的抢救工作。 6. 严格执行查对、交接班等核心制度，做好患者风险评估，防止护理不良事件的发生，出现护理不良事件及时上报。 7. 做好病房管理及各阶段患者健康教育工作；征求患者家属意见，改进护理工作。 8. 主动协助医生进行各种诊疗工作，协调好医、护、患之间关系。 9. 指导和检查下级护士各项护理工作的落实并协助下级护士做好危重患者管理。 10. 协助护士长组织护理查房、护理病例讨论，发现问题，及时解决。 11. 协助护士长完成临床教学、病区管理及科室的质量控制等工作。				
工作标准	1. 掌握分管患者的"十知道"，严格执行患者护理常规、专科护理常规及各项操作规程，交接班清楚。 2. 熟练运用护理程序对患者实施整体护理，计划落实效果好，患者满意度达标。 3. 根据分级护理要求，按时巡视患者，密切观察病情变化，发现异常及时报告；做好基础护理、专科护理和心理护理，保持患者"三短""六洁"，保持患者舒适卧位及各种管道通畅，基础护理和分级护理合格率达标。 4. 严格执行各项规章制度，准确及时地执行医嘱，患者风险评估率达标。 5. 严格遵守无菌技术原则，做好消毒隔离工作，无交叉感染发生。 6. 与护理有关的特殊治疗、特殊检查、特殊用药等落实告知程序。 7. 护理记录及时、准确、完整，体现患者的动态变化；护理文件书写合格率达标。 8. 根据不同阶段的患者做健康教育和康复指导，覆盖率达标，知晓率达标。 9. 病房做到规范化管理（整洁、安静、舒适、安全），物品放置合理。 10. 完成对下级护士的护理工作指导，下级护士各项护理质量达标，无护理不良事件发生。 11. 完成护士长指派的护理查房和教学、培训考核及各项质控管理任务。				

三、责任（白班）护士岗位说明书

岗位名称	责任（白班）护士	所属科室	新生儿
主管部门		岗位代码	
修订时间		执行时间	
岗位任职条件	1. 资质要求：取得中华人民共和国护士执业资格证书，经医院及科室培训、考核合格，具备独立当班资格。 2. 体能要求：身体健康，具备胜任本岗位职责的工作能力。		
工作职责	1. 在护士长及高责护士的指导下负责分管患者的护理工作，各项护理质量达标。 2. 严格执行各项护理规章制度和操作规程，遵守职业道德规范。 3. 应用护理程序对患者实施整体护理，全面落实分管患者的基础护理、专科护理和心理护理等工作，提供优质护理服务。 4. 准确执行医嘱，及时完成分管患者各项治疗、护理，做好各项护理记录。 5. 严格按分级护理要求巡视患者，密切观察病情变化，掌握所分管患者的"十知道"，发现异常及时报告和处理，做好危、急、重症患者的抢救工作。 6. 严格执行查对、交接班等核心制度，做好患者风险评估，防止护理不良事件的发生，出现护理不良事件及时上报。 7. 做好病房管理及各阶段患者健康教育工作；征求患者家属意见，改进护理工作。 8. 主动协助医生进行各种诊疗工作，协调好医、护、患之间的关系。 9. 参与护理查房、护理病例讨论，发现问题，及时解决。 10. 参与临床教学工作，完成下级护士、实习护士、进修护士等的临床带教及指导任务。		
工作标准	1. 掌握分管患者的"十知道"，严格执行患者护理常规、专科护理常规及各项操作规程，交接班清楚。 2. 熟练运用护理程序对患者实施整体护理，计划落实效果好，患者满意度达标。 3. 根据分级护理要求，按时巡视患者，密切观察病情变化，发现异常及时报告；做好基础护理、专科护理和心理护理，保持患者"三短""六洁"，保持患者舒适卧位及各种管道通畅，基础护理和分级护理合格率达标。 4. 严格执行各项规章制度，准确及时地执行医嘱，患者风险评估率达标，无护理不良事件。 5. 严格遵守无菌技术原则，做好消毒隔离工作，无交叉感染发生。 6. 与护理有关的特殊治疗、特殊检查、特殊用药等落实告知程序。 7. 护理记录及时、准确、完整，体现患者的动态变化；护理文件书写合格率达标。 8. 根据不同阶段的患者做健康教育和康复指导，覆盖率达标，知晓率达标。 9. 病房做到规范化管理（整洁、安静、舒适、安全），物品放置合理。 10. 完成护士长及高责护士指派的护理查房和教学等任务。		

四、出院结算护士岗位说明书

岗位名称	出院结算护士	所属科室	新生儿
主管部门		岗位代码	
修订时间		执行时间	
岗位任职条件	1. 资质要求：取得中华人民共和国护士执业资格证书，经医院及科室培训、考核合格，具备独立当班资格。 2. 体能要求：身体健康，具备胜任本岗位职责的工作能力。		
工作职责	1. 在护士长的指导下负责分管的护理工作，各项护理质量达标。 2. 严格执行各项护理规章制度和操作规程，遵守职业道德规范。 3. 严格执行病区物品管理制度，负责病区物品领取、保存、交接、清点、登记等管理工作。 4. 负责出院患者的账目核对，树立以患者为中心的服务理念，提供优质护理服务。 5. 认真执行医院、科室的各项消毒、灭菌规章制度，负责办公区域、治疗室等的清洁卫生管理工作。 6. 主动协助医生进行各种诊疗工作，协调好医、护、新生儿家长之间的关系。 7. 参与护理查房、护理病例讨论，发现问题，及时解决。 8. 参与临床教学和质控工作，完成下级护士、实习护士、进修护士等的临床带教及指导任务。		
工作标准	1. 严格执行各项规章制度，医嘱能准确、及时得到实施，无护理不良事件，交接班清楚。 2. 做好消毒隔离工作，无交叉感染发生。 3. 病房物品管理做到"四定"，分类存放符合院感要求，标识清楚，数量和种类满足临床需要。 4. 账实相符、收费合理。 5. 药品、物品摆放正确无误。 6. 办公区域、治疗室等清洁、整齐。 7. 完成护士长指派的护理查房、教学和质控等任务。		

五、医嘱处理护士岗位说明书

岗位名称	医嘱处理护士	所属科室	新生儿
主管部门		岗位代码	
修订时间		执行时间	
岗位任职条件	1. 资质要求：取得中华人民共和国护士执业资格证书，经医院及科室培训、考核合格，具备独立当班资格。 2. 体能要求：身体健康，具备胜任本岗位职责的工作能力。		

续表

工作职责	1. 在护士长的指导下负责分管的护理工作，各项护理质量达标。 2. 严格执行各项护理规章制度和操作规程，遵守职业道德规范。 3. 认真执行查对制度，负责医嘱的查对、审核、分解等工作，防止护理不良事件的发生。 4. 严格执行病区药品管理制度，做好病区药品的领取、保存、交接、清点、登记等管理工作。 5. 负责科室急救车、急救药品、物品的清点、交接、登记及封条规范管理工作。 6. 负责科室各类仪器设备的清点、交接、登记、清洁、保养、维护等管理工作。 7. 负责办公区域的清洁卫生管理工作。 8. 主动协助医生进行各种诊疗工作，协调好医、护、新生儿家长之间的关系。 9. 参与护理查房、护理病例讨论，发现问题，及时解决。 10. 参与临床教学和质控工作，完成下级护士、实习护士、进修护士等的临床带教及指导任务。
工作标准	1. 严格执行各项规章制度，医嘱能准确、及时得到实施，无护理不良事件，交接班清楚。 2. 病区药品管理规范，定基数、无裸放、无混装、无过期、无变质，标识清楚，有清点、交接、使用记录。 3. 急救器材及药品管理做到"五定一及时"，班班交接，记录规范，完好率100%。 4. 仪器设备定期维护保养，记录规范，处于功能备用状态。 5. 办公区域清洁、整齐。 6. 完成护士长指派的护理查房、教学和质控等任务。

六、责任（夜班）护士岗位说明书

岗位名称	责任（夜班）护士	所属科室	新生儿
主管部门		岗位代码	
修订时间		执行时间	
岗位任职条件	1. 资质要求：取得中华人民共和国护士执业资格证书，经医院及科室培训、考核合格，具备独立当班资格。 2. 体能要求：身体健康，具备胜任本岗位职责的工作能力。		
工作职责	1. 在护士长的领导下负责分管患者的护理工作，各项护理质量达标。 2. 严格执行各项护理规章制度和操作规程，坚守岗位、遵守职业道德规范。 3. 掌握病区动态和急危重、手术患者的情况，准确执行医嘱，按时完成各项治疗、护理工作，负责接收新入院患者。 4. 应用护理程序对患者实施整体护理，全面落实分管患者的基础护理、专科护理和心理护理等工作，提供优质护理服务。 5. 严格按分级护理要求巡视患者，密切观察病情变化，严密观察危重患者，做好各项护理记录；发生病情变化时及时报告和处理，做好危、急、重症患者的抢救工作。 6. 严格执行查对、值班、交接班等核心制度，防止护理不良事件的发生。 7. 做好病区管理工作，遇有重大问题，及时向护士长及相关人员请示报告。 8. 督导护工和保洁员工作，保持治疗室、办公室清洁、整齐，物品定位。 9. 在交班前完成本班各项护理工作和记录，整理好物品，特殊情况详细交班。		

续表

工作 标准	1.严格执行患者护理常规、专科护理常规及各项操作规程。 2.根据分级护理要求，按时巡视患者，密切观察病情变化，发现异常及时报告；做好基础护理、专科护理和心理护理，保持舒适卧位及各种管道通畅，基础护理和分级护理合格率达标。 3.严格执行各项规章制度，准确及时地执行医嘱，无护理不良事件。 4.严格遵守无菌技术原则，做好消毒隔离工作，无交叉感染发生。 5.护理记录及时、准确、完整，体现患者的动态变化；护理文件书写合格率达标。 6.夜间各项治疗、护理任务完成到位，患者情况、治疗、护理、物品交接清楚。

七、教育护士岗位说明书

岗位名称	教育护士	所属科室	新生儿
主管部门		岗位代码	
修订时间		执行时间	
岗位任职 条件	1.资质要求：取得中华人民共和国护士执业资格证书，护师及以上职称，本科及以上学历，层级为N2A及以上，经医院及科室培训、考核合格，具备独立当班资格。 2.体能要求：身体健康，具备胜任本岗位职责的工作能力。		
工作 职责	1.在科室护士长指导下，承担和负责科室教育教学工作。 2.按计划带教，并认真记录带教活动。 3.实施考核，总结经验；接受上级部门对带教工作的督查与考核。 4.重视学员综合素质培养，临床实践结合理论、技能、沟通技巧、应变能力，积极参与教学活动，完成教学目标。 5.按"对应培训计划"要求，通过看、听、做，指导学员临床实践，做到理论联系实际，培养其分析问题、解决问题的独立工作能力。 6.合理安排带教计划，组织教学查房、业务学习及技能训练。 7.教学态度认真，教学作风严谨，保证教学目标的实施，定期进行测评及反馈，检查其工作完成情况。 8.尊重学员，增进相互交流，做学员的良师益友，听取学员的意见和要求，总结教学质量和学习效果，不断提高带教质量。 9.努力钻研业务，储备知识，积极进行教学改革，有创新精神，做到教学内容充实、教学方法新颖、教学效果优良。 10.掌握学员的工作作风、业务能力、服务态度、劳动纪律及规章制度执行情况，及时向领导反馈，实事求是写出评语，记录带教手册。		

续表

工作 标准	1. 严格按照医院教学管理相关规定及要求开展教学工作，保证教学计划的落实。 2. 掌握带教计划，严格按照科室带教计划完成教学任务。 3. 以身作则，专业引领。 4. 及时检查学员培训计划完成情况、培训手册的登记情况，指导和督促学员参加各项医疗护理活动和教学活动。 5. 关注学员的思想、学习、工作和生活，注重培养学员的责任意识、质量意识和服务意识。 6. 服从安排，积极参加医院组织的不同层次的教学培训、讲课比赛、护理查房等活动，不断提高自身素质，提高教学能力。 7. 在临床教学工作中不断总结，积极撰写教学相关论文，勇于进行教学改革，促进学员教学质量不断提高。

第五节 新生儿护理教学及科研管理

一、实习护生教学管理

临床实习是护理教育的一个重要阶段，是护生将学校所学知识与临床实践有机结合，顺利走上工作岗位的必要途径。

（一）教学目标

通过实习，巩固和加深医学理论基础知识，培养学生系统观察病情能力和临床思维，从而掌握新生儿常见病、多发病的临床表现和护理措施、观察重点。在临床带教中重点培养学生救死扶伤的人道主义精神和全心全意为人民服务的工作作风，加强医学道德修养，使学生遵纪守法，成为全面发展的应用型护理人才。

（二）教学要求

任何一项操作，先讲理论知识（目的、原因、操作步骤、注意事项），后操作演示，了解学生的能力，评估其是否能完成此项操作，并做到放手不放眼。

（三）教学内容

1. 操作项目　新生儿更换尿裤技术、新生儿喂养、新生儿病室常用仪器设备的使用及报警处理、光疗、生命体征测量、雾化吸入、肌内注射、药液配制、经口鼻吸痰技术、鼻饲技术、静脉留置针操作技术。

2. 理论知识

（1）值班交接班制度、新生儿病室消毒隔离制度。

（2）责任护士工作职责及白班、夜班工作流程。

（3）新生儿的分类，足月儿、早产儿的护理措施，黄疸、肺炎、胎粪吸入综合征、窒息、早产儿常见并发症的定义、临床表现、护理常规、观察要点。

（4）手卫生指征。

（5）新生儿正常的生命体征及测量的方法和注意事项。

（6）患儿喂养注意事项。

（7）护理文书的书写。

（8）光疗指征。

（9）新生儿常用药物的剂量换算及配伍禁忌。

（10）常见给药途径及青霉素皮试液的配制。

（11）小儿生长发育的特点。

（12）呼吸暂停的定义及处理。

（13）雾化吸入原理。

（14）输液渗漏的识别。

（15）血液标本的采集要求、顺序。

（16）桡动脉及股静脉的定位。

（四）实习护生教学管理思维导图

实习护生教学管理思维导图见图3-5-1。

二、轮转护士教学管理

以提升轮转护士的综合素质，使其尽快适应临床护理工作为目标，促进其由护生到护士的角色转变，缩短胜任临床各种护理活动所需的时间。

（一）教学目标

全面熟悉新生儿病房的工作环境和各岗位职责，掌握新生儿的工作性质及工作程序。掌握新生儿的基础理论知识和专科技术操作，掌握各类疾病的病情观察及记录方法。

（二）教学内容

根据轮转大纲，制定具体的学习内容。

1.基本内容　了解病房布局、岗位职责、工作流程、核心制度、消毒隔离、职业防护、应急预案等。

2.专科护理　了解新生儿常见疾病，如早产儿、新生儿黄疸、新生儿缺氧缺血性脑病、新生儿肺透明膜病、新生儿肺炎、脐炎等的病因、症状、体征、处理原则。

3.专科技能

（1）掌握新生儿雾化吸入、鼻导管吸氧、心电监护、微量泵使用等。

（2）掌握更换尿布法、人工喂养法、新生儿沐浴法、新生儿气道护理、脐部护理、臀部护理等。

（3）熟悉暖箱、辐射抢救台、蓝光治疗仪、经皮黄疸仪等的使用及消毒方法。

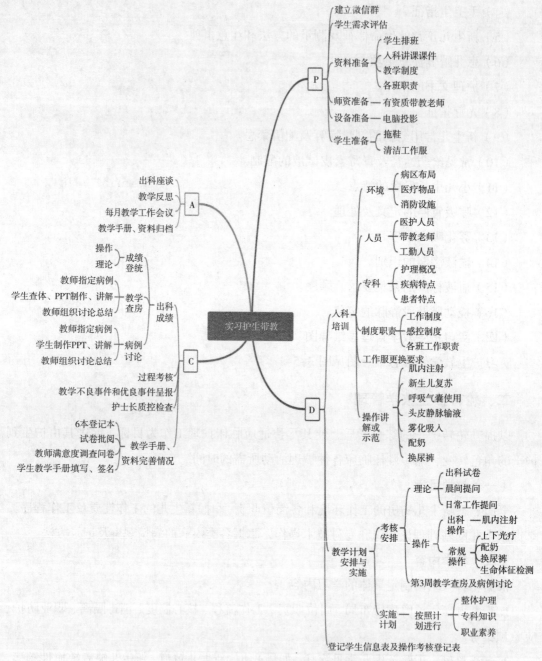

图 3-5-1　实习护生教学管理思维导图

（4）熟悉静脉输液、静脉采血、吸痰、新生儿心肺复苏方法等。

（5）熟悉常用祛痰药、镇静药、抗菌药及急救药的相关知识。

4. 健康指导　了解新生儿常见疾病健康指导。

5. 护理文书　对体温单、评估单、护理记录单等有了解，并能掌握部分文书书写方法及要点。

（三）轮转护士带教月计划表

样表见表3-5-1。

表3-5-1 轮转护士带教月计划表

病区： 带教老师： 轮转护士：

时间	学习需求	规章制度	专科理论知识、用药	临床护理操作及突发情况应对		健康教育及沟通	急救知识（抢救药、设备）	考勤	效果评价		护士长督管
				护理操作	突发情况处理				带教老师评价	自我评价	
第一周		查对、交接班制度；工作流程、职业防护	新生儿分类、早产儿、黄疸、轮状病毒性肠炎等常见病的临床表现、处理原则；新生儿生命体征正常值	基础护理（鸟巢及水枕水床的制作、新生儿擦浴及沐浴法、口腔、脐部、臀部护理、人工喂养、更换尿裤、生命体征测量）、皮下注射、雾化吸入、皮内注射、光照疗法	呛奶窒息	出入院流程	1:10 000肾上腺素配制方法				
第二周		新生儿病室管理制度	NRDS、MAS、窒息、肺炎等常见病临床表现、处理原则及护理；口服给药、皮下注射、肌内注射、雾化吸入、灌肠相关知识；常用药物的配置方法及使用（抗菌、镇静镇痛、急救药）	胃管、鼻氧管、气管导管、尿管等管路的固定方法；配奶、经口鼻吸痰、洗胃、吸氧、呼吸机及持续气道正压通气（CPAP）管路的连接；考核：气管插管护理；人工气道护理；氧气吸入	呼吸暂停	医护沟通	心电监护仪、输液泵、血压计、血糖仪、吸氧等装置的使用				
第三周		新生儿病室感染管理制度	常用仪器的使用方法及消毒方法（暖箱、辐射台、辐射仪、光疗仪、心电监护仪、输液泵微量泵、血糖仪）	静脉输液、动静脉采血技术	火灾、停电、停氧、停负压	出入院宣教	吸痰器、气管插管配合、医（喉镜叶片的使用）				

病区：　　　带教老师：　　　轮转护士：

时间	学习需求	规章制度	专科理论知识、用药	临床护理操作及突发情况应对		健康教育及沟通	急救知识（抢救药、设备）	考勤	效果评价		护士长督查
				护理操作	突发情况处理				带教老师评价	自我评价	
第四周		分级护理制度	NEC、HIE、BPD等常见疾病的临床表现处理原则及护理	PICC、脐静脉导管（UVC）、脐动脉导管（UAC）的规范维护，考核：有创动脉血压监测；肌内注射	输液并发症（过敏、渗漏等）	护患沟通	强心药、血管活性药、血液制品的使用；急救车管理				
第五周		输血安全制度	静脉输血观察要点、记录	简易呼吸气囊的使用、新生儿复苏，肺表面活性物质（PS）注入技术	停水、漏水	随访指导	简易呼吸气囊的使用、新生儿复苏配合				
第六周		掌握护理文书书写	呼吸机的使用原则及消毒	医嘱系统的使用，护理文书的书写；考核：新生儿心肺复苏技术	导管滑脱	母乳喂养宣教	呼吸机、CPAP的使用				
第七周		不良事件上报	症状评估及护理（惊厥、呼吸困难、胃食管反流、高热、发绀、黄疸、呕吐、腹泻）	长程视频脑电图及亚低温治疗仪的使用、气管导管内吸痰技术	肺出血	带氧出院患儿指导	患儿转运				
第八周		毒、麻、精神类药品管理制度		导尿术、新生儿换血疗法	仪器、设备故障	情景模拟沟通					

注意：带教过程中根据临床所遇情况及轮转护士基础进行适当调整，穿插学习，其最终目的是在完成带教学习计划的同时实现教学相长，相互收益，相互进步。

三、进修护士教学管理

采用以成人教育理论为指导，以需求为导向的临床路径式教学模式，经过个性化、有步骤、分阶段的进修培训，学习四新（新理论、新知识、新方法、新技术），更新专业理论知识，提升临床实践能力，成为具有临床、教学、管理及科研素养的骨干人才。

（一）教学目标

熟悉病区工作环境，掌握各班工作程序及职责，在带教老师指导下完成常规护理工作，熟悉新生儿理论知识及专科护理技术操作，能熟练应用各种常用仪器及抢救仪器，协助带教老师抢救危重新生儿，学习并掌握新技术、新方法、新理论等，了解新生儿病区的管理。

（二）教学计划

1. 进修护士入科后填写《进修护士学习计划表》（表 3-5-2），以需求为导向，根据进修计划，制定具体的学习内容，因人而异，重点突出。

2. 入科后由护士长或高年资护士进行详细的入科指导，包括科室的规章制度、病房环境、病区护理管理、消毒隔离制度、急救物品药品的放置，对进修护士的要求及注意事项等内容。

3. 安排职业素质好、业务水平高的高年资护士担任带教老师，负责带教和指导等工作。

4. 每月参加科室安排的业务学习和护理查房。

（三）进修护士学习计划表

样表见表 3-5-2。

表 3-5-2　进修护士学习计划表

您好：

感谢您选择我院进修新生儿护理相关知识，为了加强进修管理、提高学习成果及提升我们的带教质量，请您在入科后 1 周内填写如下表格并打印后交科室带教老师，谢谢！

姓名		职称		学历	
年龄		专业		工作年限	
进修时间				电话	
推荐单位					
您的专长					
您希望得到的收获	理论方面				
	操作方面				
	专科技能				
	其他				
您对科室带教的评价、意见或建议（学习中、学习后）					
带教老师评价					

四、继续教育学员教学管理

（一）教学要求

1. 带教老师要求

（1）带教老师应具备优良的品德，具备高尚的医德、师德，具有全心全意为患儿服务的意识，工作中以身作则，既要有言传又要有身教。

（2）要具有较丰富的专科护理专业知识，要具有熟练的专科操作技能，严格执行操作规程，认真带教，严格要求。带教时做到放手不放眼。

（3）要有良好的沟通能力。能与学员很好地沟通，对学员提出的问题要耐心、清晰地解答。

（4）带教方法要灵活多样，启发每一名学员多做、多练、多说。

2. 学员要求

（1）学员须遵守医院的规章制度，服从实习基地的工作安排。

（2）严格遵守考勤纪律，如遇特殊原因需要离岗，须提前向实习基地带教老师请假。

（3）学员在实习期间，做到衣帽整齐，仪表大方，态度和蔼。

（4）讲文明、懂礼貌，尊敬实习基地带教老师、医护人员及医院领导，尊重患者。

（5）实习评价分为优、良、合格、不合格。实习期间无故缺勤超过 1 天者，不得评"优"。

（6）出现以下情况者不予颁发相关培训证书：①临床实习期间发生护理纠纷和事故；②严重违反实习医院的各项规章制度；③临床实习期间未提前请假，擅自离岗或缺勤 3 天。

（二）教学目标

1. 能够运用新生儿重症护理的理论知识和操作技能，对新生儿患者按护理程序进行评估或护理，并能识别存在或潜在的护理问题，采取有效的护理措施。

2. 能够熟练掌握新生儿重症监护室仪器的使用，并能识别各种报警参数的临床意义及报警处理、仪器基本故障的排除。

3. 能准确判断病情，正确书写护理记录单。

4. 能够掌握新生儿重症监护室常用专科护理操作技术。

5. 能够熟悉新生儿重症监护室各种插管的用物准备及配合。

6. 了解新生儿重症监护室收治病种的范围、常见疾病的病理生理，熟悉临床表现及护理原则。

7. 为患儿及家属提供健康教育。

（三）新生儿重症监护专科护士培训手册

样册如下。

新生儿重症监护专科护士培训班
学员手册

学员姓名:

单位名称:

实习医院:

实习日期:　　月　　日—　　月　　日

新生儿重症监护专科护士培训班
学员须知

一、理论授课

（一）时间

年 月 日— 月 日（线上/线下授课 周）

（二）上课形式

采取线上/线下结合授课，线上授课登录指定APP进行理论学习。

（三）纪律要求

1.培训期间严格执行考勤制度，在网课开放期间按照课表时间准时完成所有课程学习，不得缺勤，如遇特殊原因需请假者：因公，由学员所在工作单位提前出示公函；因病，须提交诊断证明。无故缺勤者，取消其学习资格。

2.未征得教师同意，不得对在线授课进行录音、录像和传播，以保护授课教师知识产权不被侵犯，以及确保计算机的使用安全。违反规定者，取消其培训资格。

二、考试安排

（一）总成绩组成

理论考试成绩30%+操作考核成绩30%+实习评价20%+考勤20%

（二）理论考试

1.时间： 年 月 日

2.地点：

3.考试须知：

（1）考试请携带本人身份证、蓝黑笔。

（2）学员须字迹清晰，保持卷面干净整洁。

4.考场纪律：

（1）考生须提前15分钟入场完毕。将本人身份证置桌子右上角，以便监考教师核对。考生不得冒名顶替、弄虚作假，一经发现，取消该考生考试资格。

（2）严格遵守考试时间，在宣布考试开始后方可答卷，监考老师宣布时间到后立即停笔，违规者取消考试成绩。

（3）考生需严格遵守考场纪律，不得携带与考试有关的任何书籍、资料入场，不得有作弊行为。一经发现，取消其考试资格，通知其所在工作单位，通报批评。

（4）考生在答题过程中，如遇问题需举手向监考教师示意。考生之间不得交头接耳，违规者按作弊处理。

（5）考生需自觉维护考场秩序及环境，不得大声喧哗，关闭移动电话；不乱丢垃圾，保持考场环境卫生；违反规定者，取消其考试资格。

（三）操作考核

1. 时间：　　年　　月　　日

2. 地点：

三、考核指南

（一）理论考核

（二）操作考核

内容：

1. 新生儿复苏与简易呼吸器配合的操作技术

2. 新生儿气管插管内吸痰操作技术

3. 新生儿有创呼吸机操作技术

4. 新生儿无创呼吸机操作技术

5. 新生儿辐射台、保温箱操作技术

6. 新生儿口/鼻胃插管术＋鼻饲＋胃肠减压操作技术

7. 新生儿亚低温操作技术

8. 新生儿换血操作技术

9. 新生儿振幅整合脑电图操作技术

10. 新生儿动脉采血操作技术＋有创动脉血压的监测

11. 新生儿 PICC 的置管与维护

12. 新生儿抚触技术

13. 新生儿各导管固定方法

14. 新生儿腹膜透析技术

15. 新生儿电除颤技术

16. 床旁交接班

17. 静脉留置针穿刺及冲封管技术

四、临床实习

（一）时间安排及注意事项

1. 实习周期：　　年　　月　　日—　　年　　月　　日

2.注意事项

（二）实习地点

儿科新生儿重症监护室。

（三）临床实习大纲

1.实习目标：

（1）能够应用新生儿危重症护理的理论知识和操作技能，对新生儿患者按护理程序进行护理，并能识别存在或潜在的护理问题，采取有效的护理措施。

（2）能够熟练掌握新生儿重症监护室常用仪器的使用，并能识别各种报警参数的临床意义及处理报警、排除仪器基本故障。

（3）能准确判断病情，正确书写护理记录。

（4）能够掌握新生儿重症监护室常用专科护理操作技术。

（5）能够熟悉新生儿重症监护室各种插管的用物准备及配合。

（6）了解新生儿重症监护室收治病种的范围、常见疾病的病理生理，熟悉临床表现及护理原则。

（7）为患儿及家属提供健康教育。

2.临床实习内容：见表3-5-3～表3-5-5。

3.实习要求：

（1）学员须遵守医院各规章制度，服从实习基地工作安排。

（2）严格遵守考勤纪律，如遇特殊原因需要离岗，须提前向实习基地主带教老师请假。

①因公请假：由学员所在工作单位出示公函。

②因病请假：提交诊断证明。

③原则上不批准事假。请假超过2天者，需要在实习结束后补充实习时间。

④临床实习期间未提前请假，擅自离岗或缺勤3天以上者，须第二年重新参加实习。

（3）学员在实习期间，做到衣帽整齐，仪表大方，态度和蔼，时刻注意自己的言行举止。

（4）讲文明、懂礼貌，尊敬实习基地带教老师、医护人员及医院领导，尊重患者。

（5）实习评价分为优、良、合格、不合格。实习期间无故缺勤超过1天者，不得评"优"。

（6）出现下列情况者不予颁发新生儿重症监护专科护士培训证书：①临床实习期间发生护理纠纷和事故；②严重违反实习医院的各项规章制度；③临床实习期间未提前请假，擅自离岗或缺勤 3 天以上。

　　注：请各位学员仔细阅读本须知，谢谢合作！

个人实习总结

总结人签名：

实习医院盖章：

日期：　　年　　月　　日

表3-5-3　新生儿重症监护专科护士培训临床实践带教计划表（样表）

病区：　　　　　带教老师：　　　　　专科护士：

时间	专业知识	专科用药	专科疾病健康宣教	临床实践能力 操作技能	临床实践能力 急救知识（急救药品、设备）	临床实践能力 抢救应急能力	带教老师评价（优秀、合格、不合格）职业素养 职业行为习惯	沟通能力	学习能力	考勤	自我评价	护士长督查
第一周	专科基础知识											
	RDS护理常规		早产儿健康宣教	长程视频脑电图仪器使用、静脉输血及输血加温器使用	急救车药品、物品使用和管理	发生吐奶、呛奶、误吸处理、立克急救法						
	使用PS护理	抗生素用药及药品配伍禁忌	母乳喂养知识宣教、新生儿颅内出血健康宣教			患儿发生导管滑脱应急处理						
	新生儿电解质紊乱临床表现											
	MAS护理常规											
第二周	腹胀患儿观察要点	精神、毒麻药（咪达唑仑、巴比妥钠、芬太尼）	新生儿黄疸健康宣教	胃管、鼻氧管、气管导管固定		输液渗漏处理						
	NEC护理常规		尿布性皮炎健康宣教	IBP监测技术		发生输液反应处理						

续表

第三周	血糖异常临床表现	血制品（人血白蛋白、人免疫球蛋白）、肺表面活性物质（猪肺磷脂、牛肺磷脂）、枸橼酸咖啡因（治疗原发性呼吸暂停）	新生儿溶血病健康宣教	经口、鼻、气管内吸痰技术	输液泵、注射泵报警处置	过敏性休克处理				
	新生儿肺出血护理常规		新生儿腹泻健康宣教、新生儿低血糖健康宣教	脐动、静脉置桥技术及维护技术	心电监护仪报警处置					
	气胸护理常规									
第四周	新生儿脓毒症休克护理常规	高危药品（10%氯化钠、10%硫酸镁、10%氯化钾、50%葡萄糖、氨基酸、脂肪乳、葡萄糖酸钙、盐酸罗普帕酮、肝素钠注射液、利多卡因）		PICC维护技术	T组合器使用	新生儿呼吸暂停处理				
	BPD护理常规		新生儿肺炎健康宣教、新生儿脓疱疮健康宣教	亚低温治疗仪器使用	转运箱的使用	危重新生儿转运（院内、院外）				
	ROP护理常规				简易呼吸器的使用					
	新生儿窒息的护理常规		新生儿脓疱疮健康宣教	脐静脉穿刺、动、静脉采血		收治急危重症患儿应急处理				

填表说明：

自我评价由学员根据自己对每项内容的掌握情况填写（①完全掌握；②基本掌握；③未掌握）

表3-5-4 新生儿重症监护专科护士培训临床实践评价表（由实习科室填写）

实习日期： 年 月 日— 年 月 日

一、基本情况

姓名		性别		年龄		学历		职称	

二、临床实践

1.临床实践考勤情况（10分）	事假	病假	迟到	早退	旷实习	夜班	全勤	综合评分

2.操作考试成绩评分（60分）	必考项目（40分）		新生儿复苏技术	
	抽考项目（20分）		项目名称	

三、综合评价（30分）	※综合素质（20分）	临床思维及判断能力（5分）	实际操作及临床动手能力（5分）	综合评分

实习科室评语：

带教老师签名： 护士长签名： 日期： 年 月 日

备注	※综合素质包括：1.着装仪表符合要求（2分）；2.遵守纪律和规章制度（3分）；3.工作主动性和责任心（3分）；4.服务态度、医德医风（3分）；5.学习态度及刻苦性（3分）；6.护理文件书写质量（3分）；7.医、护、患沟通能力（3分）；8.实习期间差错事故（单项否决）。

表 3-5-5 新生儿重症监护专科护士培训实习基地反馈表

1. 网络课程观看时长安排

非常满意　　　　　满意　　　　一般　　　　不满意　　　　非常不满意

2. 视频画面/字体清晰

非常满意　　　　　满意　　　　一般　　　　不满意　　　　非常不满意

3. 课程框架清晰、完整

非常满意　　　　　满意　　　　一般　　　　不满意　　　　非常不满意

4. 培训内容层次分明、重点突出

非常满意　　　　　满意　　　　一般　　　　不满意　　　　非常不满意

5. 培训内容实用性强

非常满意　　　　　满意　　　　一般　　　　不满意　　　　非常不满意

6. 培训内容难易度适中

非常满意　　　　　满意　　　　一般　　　　不满意　　　　非常不满意

7. 理论培训整体学时设置合理

非常满意　　　　　满意　　　　一般　　　　不满意　　　　非常不满意

8. 教师讲课思路清晰，重点突出

非常满意　　　　　满意　　　　一般　　　　不满意　　　　非常不满意

9. 与以往面授课程相比，您更愿意选择哪种培训方式？

网络培训　　　　　集中面授培训　　　　　　网络培训与面授培训相结合

10. 您觉得操作课程安排的内容如何？

非常满意　　　　　满意　　　　一般　　　　不满意　　　　非常不满意

11. 您最满意的课程有哪些（理论课、操作课）？

12. 您不满意的课程有哪些（理论课、操作课）？

13. 您还希望设置哪方面的课程（理论课、操作课）？

14. 您对本次培训课程有何意见和建议？

五、科研管理

1. 设立科室护理科研小组，由护士长担任组长，推选科研能力较强的护士担任组员。

2. 设立对外科研联络员 1～2 名。

3. 结合医院科研要求、护理部要求、片区要求制订、更新科室科研计划，每半年检查一次科研进度。

4. 注册科室公用图书馆账号，方便资料查取。

5. 每年年底对科室科研情况进行数据分析、汇总，汇总科室本年度发表所有论文、专利、开题报告并进行分析，讨论新的护理科研课题，同时大家相互沟通最新信息。

6. 根据科研需求聘请院内外指导老师进行知识培训，有记录。

7. 建立奖惩制度，鼓励科室护士积极参与到科研项目中。

第六节　新生儿科辅助岗位工作职责

一、助理护士工作职责

1. 按配奶操作规程完成配奶工作，查看患儿特殊自备奶粉是否需要购买，并提醒责任护士打电话通知家属。

2. 收取住院患儿家长送至病房的母乳（做好母乳质量监督）并做好记录及妥善保存。

3. 收取住院患儿家长送至病房的患儿用物并清点记录，与责任护士做好交接。

4. 做好配奶间奶粉及一次性奶瓶出库、入库清点、记录管理。

5. 每日监测病区消毒液浓度是否达标。

6. 每日更换氧气湿化瓶，备用氧气湿化瓶保持干燥并注意防尘；检查病房内使用的手消液有效期并及时添加；整理各床单位心电监护、输液泵、辐射台、暖箱线路及其他设备，保持病房环境整洁。

7. 协助添加一次性用物，收纳整理药品。

8. 协助责任护士做好患儿晨间护理。

二、护工工作职责

1. 用 0.5‰ 的含氯消毒液擦拭配奶台台面及奶车。

2. 配合配奶人员做好奶液配制准备工作。

3. 清洗、包装可重复使用奶具待消毒。隔离患儿按要求单独清洗、消毒。

4. 喂奶后清洗消毒奶车、奶筐并放置于规定位置；奶车、奶筐用 0.5‰ 的含氯消毒液擦拭一遍后再用清水冲洗晾干备用。

5. 及时更换患儿尿裤。

6. 在班期间保持工作区域整齐、清洁，物品完好。做好交接班。

三、技工工作职责

1. 每天 2 次用乙醇擦拭听诊器、量尺等。

2. 每天用0.5‰的含氯消毒液擦拭暖箱及辐射台外壁2次,待30分钟后再用清水擦净;或用专用消毒湿巾擦拭;暖箱及辐射台内壁用灭菌注射用水擦拭2次。如遇特殊感染或污染时暖箱及辐射台内外壁均应进行消毒。

3. 每天更换暖箱湿化水,做好暖箱的终末消毒,正确填写登记本。

4. 清洗、消毒吸痰瓶及更换吸引管。

5. 做好呼吸机、CPAP、辐射台、心电监护、小床等的终末消毒。

6. 清点患儿用后衣服、毛巾、包被并打包待消毒。

7. 督促检查并协助保洁员工作。

8. 及时送消病区使用后的各类穿刺、置管用物及可重复使用呼吸机管路。

9. 对仪器使用中发现的问题做好记录并及时上报。

四、保洁员工作职责

1. 保持病区内清洁,按规定处理污染地面。

2. 每天用0.5‰的消毒灵溶液湿式打扫病区全域地面、病床、治疗车、壁柜表面及病历车、病历夹2次,做到卫生用具专用。

3. 打扫医生办公室、护士站、治疗室等治疗及非治疗辅助区域。

4. 清洗婴儿澡盆并将其包好放于规定位置待消。

5. 清洗、消毒婴儿洗澡池、护理台面。

6. 做好病区垃圾出区管理。

7. 清洗并消毒室内拖鞋。

8. 保持病区环境的清洁。

9. 协助技工进行出院小床的终末消毒。

10. 每周进行彻底清扫及刷地1次,每月大扫除1次。

第七节　新生儿护理质量管理

为确保科室安全运行,提高护理质量和患儿家属满意度,科室按照医院《护理质量管理评价标准》从护理管理、护理服务、护理安全、护理文书、特级护理、专科护理六个方面进行质量管理。

一、护理质量管理评价标准

（一）护理管理质量评价标准

见表3-7-1。

表3-7-1　护理管理质量评价标准

项目	质量标准
行政管理（40分）	按照国家卫生法律、法规、规章、诊疗护理规范开展诊疗护理活动
	有护理核心工作制度及护理管理制度，专科工作制度体现专科特色，定期修订补充完善，有修订标识及培训考核，护士知晓，并有效落实
	有专科疾病护理常规和专科护理技术操作规程，适时修订完善，护士知晓，并有效落实
	有职业防护制度和上报流程，并严格落实
	根据专业特点，有细化、量化的优质护理服务目标和内涵，措施落实，护士知晓率100%
	实施目标管理，签订护理目标管理责任书，定期督导和总结
	有年和月计划、月重点、周安排，工作能有效体现计划内容，有工作总结，资料完整
	有护理质量评价标准及专科护理质量评价标准，适时修订完善，护士知晓
	病房有护理管理质量控制小组，职责明确，成员经过相关培训，具有一定的管理能力
	运用质量管理工具有效开展质量管理，每周全面质量自查，每月质量讲评一次，体现持续改进，记录规范
	开展业务学习、护理业务查房、操作培训及疑难、死亡病例讨论每月各一次，资料齐全，记录规范
	对护士进行相关法律、法规知识培训，各类应急预案和处理流程的培训、演练及考核（半年一次），记录规范，护士知晓
	每月一次工休座谈会，记录规范
	开展护理科研，严格执行新技术、新业务准入制度，记录规范
	护士长工作手册填写及时、完整、规范
	资料分类归档、定位放置，定期整理，文档规范管理
人力资源管理（14分）	护士具有执业资格，按国家要求开展执业活动；具有执业资格的进修人员在上级护士指导下执业
	护士分层级管理，落实岗位责任制
	有岗位职责、岗位技术能力要求和工作标准，护士知晓，有效落实
	实行责任制整体护理，每名责任护士分管一定数量的患者，职责明确，有效落实护理工作

续表

项目	质量标准
	护士长科学调配护理人力，兼顾临床需要和护士意愿，弹性排班
	有病区紧急护理人力资源调配规定，调配合理，记录规范
	实行有效的岗位管理与绩效考核，绩效分配体现同工同酬
	护工经岗前培训合格后上岗比例不低于95%
岗位培训（11分）	有各层级护士岗位培训计划及实施方案，护士知晓
	落实分层岗位培训，有培训计划，有落实、有考核、记录规范，护士学分达到相应层级要求
	按照《新护士岗位规范化培训考核手册》的要求对轮转护士实施教学，记录规范
	有新进护士独立上岗前培训计划，有效落实、记录规范
	有专科护士培训方案和培训计划，对培训效果有追踪和评价机制
	按医院进修、实习生管理规定实施教学，记录规范
	专人负责临床带教工作，有效落实临床师资培训计划，定期对临床师资进行评价考核和调整，有记录
环境和设备管理（32分）	病室清洁、整齐、安静、安全及舒适
	有效落实探视陪伴管理制度，病房管理有序
	病房基础设施配备齐全、完好，呼叫系统功能正常
	一览表、床头牌等标识醒目，信息准确，及时更新，无过期信息
	"七室一库"（医护办公室、示教室、值班室、治疗室、换药室、抢救室、处置室、库房）及医疗辅助用房陈设规范，固定资产半年清点，账物相符
	物品管理做到"四定"（定点放置，定人管理，定时检查，定期清洁、消毒、灭菌），分类存放符合院感要求，标识清楚，数量和种类满足临床需要，有出入库记录，无过量库存及过期
	急救器材及药品管理做到"五定一及时"，班班交接，记录规范，完好率100%
	有常用仪器设备使用制度、操作规程（SOP）、使用意外的应急预案和处理措施，有培训考核并记录，护士知晓，且落实到位
	仪器设备定期维护保养，记录规范，处于功能位
	计量器具有计量检测合格标识，计量检测在有效期内
	医疗废物分类、处置符合院感要求，有回收登记
	病区用氧、用电及环境安全管理落实到位，无安全事件发生
（3分）	病区对上述工作有自查、总结、讲评、改进与记录
合计	

（二）护理服务质量评价标准

见表 3-7-2。

表 3-7-2　护理服务质量评价标准

项目	质量标准
行为规范（12分）	遵守职业道德、规章制度和医疗护理工作技术规范
	仪表端庄，举止稳重规范，着装整洁符合要求，佩戴胸牌及工作用表上岗
	实行首问负责制，服务主动热情，礼貌待人、耐心解答，语言文明规范，使用普通话，无冷、硬、顶、推、拖现象，满足患者需要
	坚守岗位、遵守劳动纪律；上班不看非业务书籍、不玩手机、不做私活、不闲谈，操作时不接听电话
入住院及转诊服务（29分）	有效落实患者就诊（急诊、门诊）、住院、转科、转院、出院服务流程和相关制度
	急诊患者入院制度与流程合理便捷，危重患者应先抢救并及时办理入院手续
	患者健康教育落实到位，健康教育覆盖率100%，健康教育知晓率≥80%；根据患者需要提供出院随访、预约诊疗服务
	为患者提供入院、出院、转科、转院指导和多种便民服务
	为患者提供护士站入院手续办理和出院结算服务，执行率≥90%
	定期或不定期对急诊、门诊、住院、出院患者进行满意度调查，对存在问题有持续改进，记录规范
	病区对上述工作有自查、讲评、总结、改进与记录
应急服务（3分）	对突发公共卫生事件救治效果有分析、整改、评价及记录
特殊人群绿色通道（4分）	有特殊人群就医绿色通道管理制度和服务流程，护士知晓
	为特殊人群提供就医便利
患者合法权益（13分）	保护患者合法权益，护士履行告知义务
	对护士进行患者合法权益、知情同意和告知的培训（半年一次），有记录，护士知晓
	开展实验性临床护理技术应严格遵守国家法律、法规及部门规章，有审核管理程序，并征得患者书面同意
	保护患者隐私权，措施落实到位
	尊重患者民族习惯和宗教信仰，措施落实到位
投诉管理（18分）	有投诉管理相关制度及处理流程，护士知晓
	公示投诉渠道、投诉电话，患者知晓
	专人负责受理、处理投诉，处理及时有效
	投诉记录内容完整、有分析，对存在的问题有持续改进的措施，记录规范
	至少每半年对护士进行纠纷防范及处理的培训，有效果评价和记录，护士知晓
	病区无投诉

续表

项目	质量标准
满意度及护理延伸服务（18分）	患者对护理工作满意度≥92%
	医生对护理工作满意度≥92%
	护士对护理工作满意度≥92%
	根据专科特点开展护理延伸服务；出院随访率≥80%
（3分）	病区对上述工作有自查、总结、讲评、改进与记录
合计	

（三）护理安全质量评价标准

见表3-7-3。

表 3-7-3　护理安全质量评价标准

项目	质量标准
组织管理（5分）	有护理质量与安全管理小组，职责明确，有工作计划、监管记录及分析、讲评与改进措施
	有护理质量与安全管理制度及风险防范措施，有培训，护士知晓
	有临床护理技术操作常见并发症的预防与处理规范，有培训，护士知晓
	有重点环节应急管理制度，有紧急意外情况的应急预案与处理流程，有培训或演练，护士知晓
	护士对上述制度、职责、措施、流程、预案等落实到位，无安全隐患及不良事件
身份识别（12分）	有患者身份识别、腕带使用管理、转科交接、转诊交接等制度，有培训，护士知晓
	严格执行患者身份识别与"查对制度"，在进行诊疗活动时，主动邀请患者或其近亲属陈述患者姓名，并使用至少两项信息（姓名及住院号/门诊号）核对患者身份，核对方法正确
	对无法进行身份确认的无名患者，有身份识别的方法和核对流程，护士知晓，落实到位
	严格执行腕带使用管理制度，住院、门诊输液、急诊抢救和留观患者佩戴"腕带"。对新生儿及意识不清、语言交流障碍、镇静期间的患者进行治疗和处置时必须严格核对
	患者转科、转诊前实施病情评估，危急重症患者转科或转诊应备好急救药品/物品，有医护人员护送，做好患者身份核对、病情及病历资料等交接并有记录
	无因身份识别错误发生的不良事件

续表

项目	质量标准
有效沟通（13分）	有开具医嘱相关制度与流程（模糊不清、有疑问或口头医嘱等），有培训，护士知晓
	严格执行使用口头医嘱的相关制度，无违规执行口头医嘱
	严格执行医嘱查对流程，无违规执行有疑问或模糊不清的医嘱
	医嘱班班核查处置、执行情况有签名，护士长/高年资护士每天查对医嘱处置、执行情况有签名
	正确执行医嘱
	严格执行临床危急值报告制度与流程，接获非书面危急值报告有记录，动态观察
	严格履行告知义务，患者接受护理有创操作（如 PICC 等）及保护性约束前，主动与患者/家属沟通，并履行书面同意手续
	患者接受热疗、冷疗及保护性约束前，主动告知患者/家属治疗目的及注意事项，患者/家属知晓
	无烫伤、冻伤及约束不当等导致的不良事件
安全用药管理（13分）	病区备用药品管理规范，定基数、无裸装、无混装，无过期、无变质，有清点、交接、使用记录等
	毒麻药品存放区域、标识和储存方法符合管理要求，定基数、双人、双锁、专柜保管、班班交接，有使用及销毁记录，销毁双人签字
	高危药物（高浓度电解质如氯化钾、高浓度氯化钠、细胞毒性药、肌松剂等）定基数、专区放置，标识清楚，有交接记录；按要求管理危险品
	冰箱药品管理规范，使用中的药品有开启时间及责任者，温度每日监测符合要求，有记录
	用药医嘱在处置和执行时严格核对，有执行者签名；执行给药医嘱的护士资质符合要求
	按给药时间分次发放口服药，并告知患者药物服用方法及注意事项，记录规范
	病区无给药错误发生
跌倒管理（9分）	有预防患者跌倒/坠床的相关制度与措施、跌倒/坠床等意外事件报告制度、处置预案与工作流程，护士知晓率≥95%
	护士掌握评估工具，高危患者入院时跌倒/坠床风险评估率100%，根据病情、用药变化等进行动态评估
	根据风险评估情况有相应防范措施，措施到位，有记录
	有跌倒/坠床的质量监控数据收集和分析，根据总结分析，完善防范措施
	无患者发生跌倒/坠床

续表

项目	质量标准
压力性损伤管理（11分）	有压力性损伤风险评估与报告制度、工作流程、压力性损伤诊疗与护理规范，有培训，护士知晓
	护士掌握评估工具，高危患者入院时压力性损伤风险评估率100%，根据病情变化进行动态评估
	根据风险评估情况有相应防范措施，措施到位；压力性损伤创面观察处理规范；有记录
	有压力性损伤管理质量监控数据收集，对发生压力性损伤案例有分析及改进措施，成效明显
	落实压力性损伤预防措施，无非预期压力性损伤发生
导管管理（9分）	有预防非计划拔管的相关制度与措施，非计划拔管等意外事件报告制度、处置预案与工作流程，护士知晓
	护士使用评估工具对置管患者导管滑脱风险评估并根据病情变化等动态评估
	根据风险评估情况有相应防范措施，措施到位，有记录
	对发生非计划拔管案例有分析，根据总结分析，完善防范措施
	无患者非计划拔管
安全输血管理（10分）	有临床输血管理相关制度、流程、预案并培训，护士知晓
	护士按要求采集血标本及送输血科
	取血人员资质符合要求，规范取血和运送，血液取出后，在30分钟内输注
	严格执行临床输血规范；输血前和床旁输血时分别双人核对输血信息及血液质量，双方在输血记录单上签字
	规范使用输血器；全血和成分血出库后，应在4小时内完成输注
	观察生命体征，发现输血不良反应按要求及时报告处理，有记录
	输血完毕血袋处置符合要求
	无输血不良事件发生
手卫生管理（7分）	有手卫生管理相关制度和实施规范，对护士提供手卫生培训，有记录
	护士知晓手卫生规范及标准预防相关知识，知晓洗手时机
	手卫生设备和设施配置有效、齐全、使用便捷
	医护人员手卫生依从率≥95%
	医护人员洗手正确率≥95%。手术室、新生儿等重点科室手卫生正确率达100%
	有护理不良事件报告制度与流程、鼓励上报的激励机制及上报途径，有培训，护士知晓率100%

续表

项目	质量标准
不良 事件 管理 （8分）	严格执行不良事件非惩罚上报制度，无缓报、瞒报
	病区对护理不良事件进行讨论分析，实施具体有效的改进措施
	病区无护理不良事件发生
（3分）	病区对上述工作有自查、讲评、总结、改进与记录
合计	

（四）护理文书质量评价标准

见表3-7-4。

表3-7-4　护理文书书写质量评价标准

项目	质量标准
组织 管理 （1分）	有符合医院实际的《护理文书书写要求》，有培训，护士知晓
体温单 （19分）	一般患者每日测2次体温、脉搏、呼吸
	腋温≥38.6℃，至少每4小时测1次体温、脉搏、呼吸；腋温37.1～38.5℃，每日测4次体温、脉搏、呼吸，待体温正常3天后改为每日测2次
	腋温≥38.6℃，药物或物理降温处理后半小时复测体温并有降温标识
	腋温＜35℃，在35℃线下写"不升"
	患者外出，在35℃以下相应时间栏内写"患者不在"
	各种特殊标记绘制正确
	入院时测量患者身高有记录（无法测量用"不详"表示）
	入院时测量患者血压有记录
	住院期间根据病情或医嘱测量血压并记录，每周至少1次血压记录
	入院时测量患者体重有记录（无法测量用"扶行、平车、轮椅"表示）
	住院期间每周或根据医嘱测量体重并记录（无法测量用"卧床"表示），每周至少1次体重记录
	入院当日有大小便记录
	根据病情或医嘱记录出入量

项目	质量标准
医嘱单 （14分）	医嘱处理及时、正确
	实时打印，签名符合病历要求
	临时医嘱开具与处理时间不超过 15 分钟
	抢救患者时医生下达的口头医嘱，执行后应在 6 小时内补记签名
	药敏试验结果标记及时、正确，有双签名
	输血医嘱双人核对，有双签名
护理 记录单 （28分）	患者病情变化有观察记录，对护理措施进行效果评价，体现专科特点
	抢救患者时，护理记录应在抢救结束后 6 小时内补齐
	观察并记录各种管道通畅情况和引流液的色、质、量，准确、规范记录 12 小时、24 小时总结或出入量
	患者特殊检查 / 治疗有观察与护理措施记录
	患者特殊用药后有观察记录
	输血有记录（血型、成分、量；开始、15 分钟、结束和过程观察）
	患者连续 3 天无大便有护理措施记录
	发生突发事件有记录
	无不当的复制、粘贴、缩写或专有名词，无错字；记录频次符合要求
	CA 电子签名规范
输血 记录单 （5分）	双人核对，记录起止时间，核对及执行有双签名
输液记录 单及 护理病历 （5分）	输液及时巡视，记录起止时间，签名字迹清晰
	患者入院本班内完成入院评估，项目填写客观、真实、齐全
	过敏史阳性标记有记录（病历夹封面、床头卡、手腕带），与医疗相符
	分阶段性提供符合患者个体需求的疾病及健康指导
	依据患者需求制订个体化的出院计划，有患者或家属签名

项目	质量标准
护理评估及告知单（12分）	患者入院本班内进行自理能力（Barthel 指数）评分
	病情变化及时评估自理能力，评估分值与患者实际相符
	高危患者入院本班内进行跌倒／坠床风险评估，风险评估率100%
	跌倒／坠床高风险患者根据病情、用药等进行动态评估并记录
	跌倒／坠床高风险患者有预防措施
	高危患者入院本班内进行压力性损伤风险评估，风险评估率100%
	压力性损伤高风险患者根据病情变化进行动态评估并记录
	压力性损伤高风险患者有预防措施
	导管评估符合要求
	危重患者入院或病情变化时本班内完成危重患者护理风险评估，项目填写客观、真实、齐全
	癌痛患者有疼痛动态评估
	及时告知相关项目，有护士签名，患者／家属签名及手印，符合逻辑性
交接及手术清点记录单（6分）	转科／手术交接项目填写齐全，有交接护士签名
	手术包灭菌监测指示卡、体内植入物条形码粘贴符合要求
	手术前后器械、物品、敷料清点及记录及时、清楚
	术中器械和敷料数量清点核对无误，有巡回护士和器械护士共同签名
结果指标（10分）	护理文书书写目标值93分／份
	页面整洁，项目填写完整、正确、无缺项、漏项，字迹清晰
	无涂改、编造或提前记录，无缺页
合计	

（五）特级护理质量评价标准

见表3-7-5。

表3-7-5 特级护理质量评价标准

项目	质量标准
组织护理（3分）	有符合病区实际的特级护理分级标准
	有特级护理服务内容及要求的公示
	有专科疾病护理常规

项目	质量标准
基础护理（15分）	帮助患者清洁面部
	帮助患者整理头发
	必要时帮助患者床上洗头
	帮助患者清洁皮肤
	必要时帮助患者床上擦浴
	帮助男性患者剃胡须
	帮助患者剪指 / 趾甲
	帮助患者清洁口腔
	帮助患者清洁会阴
	帮助失禁患者清洁、保护肛周
	帮助患者清洁手 / 足部
	帮助患者进食 / 水
	根据病情需要更换体位
	为患者及时更换衣服
	为患者及时更换床单
病情观察（25分）	24 小时专人守护
	动态评估患者病情、安全风险、自理能力及营养状况，记录准确
	严密监测体温、脉搏、呼吸、血压、意识及其他病情观察指标，记录准确
	观察记录患者用药与治疗反应
	准确记录出入量
	应用护理程序，实施整体护理，掌握患者"十知道"：姓名年龄诊断、主要病情（症状和体征、目前主要阳性检查结果）、治疗（手术名称，主要用药名称、目的、注意事项）、饮食、睡眠、排泄、心理状况、护理措施（护理要点、观察要点、健康指导）、潜在危险及预防措施
	护理级别符合患者病情及自理能力等级

续表

项目		质量标准
专科护理及健康指导（47分）	入院	本班内完成患者病情及自理能力评估
		本班内完成患者安全风险评估
		本班内完成患者入院指导
	住院期间	有效落实专科护理措施
		护理安全风险评分与措施相符合
		正确、及时按医嘱实施各种治疗处置（注射、服药、吸氧、雾化、鼻饲、输血等）
		输液记录准确，滴速与患者病情或医嘱相符合
		治疗处置过程中患者隐私保护到位
		各类导管标识清楚，护理规范
		PIVC 置管 / 维护重点措施执行规范
		PICC 置管 / 维护重点措施执行规范
		CVC 置管 / 维护重点措施执行规范
		患者卧位安全舒适，符合病情需要，记录准确
		严格床旁交接班，患者各项信息准确
		患者接受有创护理操作前告知患者 / 家属治疗目的及注意事项，并履行书面同意手续
		患者接受保护性约束前告知患者 / 家属目的及注意事项，并履行书面同意手续
		根据患者 / 家属需求开展多种形式（个别指导、集体讲解、图文宣传、座谈会等）的健康指导
		告知患者 / 家属适宜的饮食、活动，治疗目的及特殊检查前后注意事项
	出院	告知患者出院后医疗护理、康复措施、随访及生活注意事项
结果指标（10分）		措施落实到位，无护理并发症
		PIVC 置管 / 维护重点措施执行率达标
		PICC 置管 / 维护重点措施执行率达标
		CVC 置管 / 维护重点措施执行率达标
		基础护理目标值 93 分 / 人次
		分级护理目标值 93 分 / 人次
合计		

（六）新生儿专科护理质量评价标准

见表 3-7-6。

表 3-7-6　新生儿专科护理质量评价标准

项目	质量标准
组织管理（10分）	有新生儿护理工作制度、工作流程
	有新生儿护理常规
	有新生儿护理专业技术规范、清洁消毒规范
	有新生儿突发事件的应急处理预案
	有新生儿各类、各层级护士工作职责
	新生儿科护士与床位的比例不低于 0.6∶1，NICU 护士与床位的比例达（1.5～1.8）∶1
	1 名护士负责 4～6 名普通患儿或 2～3 名重症患儿
	护士长具备主管护师及以上专业技术职务任职资格且有 2 年以上新生儿护理工作经验
	新生儿科护士专业理论考核合格
	新生儿科护士专业技术考核合格
功能布局（3分）	建筑布局和工作流程符合医院感染预防与控制要求
	配备光疗箱、保温箱、辐射式抢救台、新生儿监护仪或有创/无创呼吸机等基础设施设备，符合《新生儿病室建设与管理指南》要求
	每床使用面积不少于 3m²，床间距不小于 1m
业务管理（63分）	对护士进行新生儿专业理论培训和考核，有记录
	对护士进行新生儿专业技能培训和考核，有记录
	对护工及保洁员进行岗位培训与考核，每年 2 次，有记录
	护工不单独从事危重患儿的生活护理
	对工作人员进行突发事件的应急演练，有记录
	使用"腕带"作为新生儿身份识别的标识
	新生儿入、出暖箱、蓝光箱有记录
	有效落实新生儿光疗、氧疗护理
	有效落实皮肤护理，观察有无红臀、皮疹、破损、脓疱疹等
	新生儿保暖措施落实到位
	新生儿体位护理落实到位
	落实呼吸机相关性肺炎的预防和控制措施
	落实中央导管相关血流感染的预防和控制措施
	落实导尿管相关尿路感染的预防和控制措施

项目	质量标准
	开展个性化喂养，按需喂养，方法正确
	贯彻落实《促进医疗机构母乳喂养成功十项措施》和《国际母乳代用品销售守则》，规范开展母乳喂养
	严格执行医嘱，规范配制配方奶、早产奶、母乳等
	开展早产儿发展性照护（如鸟巢式护理、婴儿抚触、非营养性吸吮护理）及指导
	有效落实新生儿入、出院交接流程，与家属确认签字并记录入、出院时间
	新生儿入、出病室对接送人员进行身份确认，做好病情、资料及物品交接，有记录
	开展新生儿出院随访
	仪器设备专人负责日常管理，保养和维修有记录
	按医院感染预防与控制要求落实各项措施及监管
质量管理（11分）	建立由科主任、护士长与相关人员组成的质量与安全管理小组，成员分工及职责明确
	对呼吸机相关性肺炎预防与控制措施的落实情况有监管，对发病率有统计分析与改进
	对中央导管相关血流感染的预防和控制措施的落实情况有监管，对发病率有统计分析与改进
	对导尿管相关尿路感染预防和控制措施的落实情况有监管，对发病率有统计分析与改进
	运用质量管理工具开展质量管理与持续改进
结果指标（10分）	无喂养不当造成的不良事件
	使用"腕带"识别新生儿身份落实率100%
（3分）	对上述工作有自查、总结、讲评、改进与记录
合计	

二、护理质量管理组工作职责

（一）护理管理及新生儿专科质量组

1.科室护士长负责落实行政管理、人力资源管理及护士岗位培训相关内容符合质量评价标准。

2.小组成员在护士长领导下，参与科室护理质量改进工作，根据护理部质量及安全目标，完善科室管理制度及质量标准，制定出本年度质量目标。在日常工作中，做自我质量控制的典范，主动发现质量及安全问题，并积极向护士长提出合理的病室管理建议。

3.负责科室病房室内外布局、卫生的督促检查。

4.按照检查标准，对科室内的环境、基础设施、仪器设备、物品管理、急救器材及药品管理、医疗废物分类处置、用氧用电环境安全管理、各类标识等进行检查，现场反馈被查问题督促整改。

5.对照质控标准对科室内患者的治疗落实情况及卧位、吸氧、监护、管道、病情观察等情况进行检查，有记录及整改措施。

6.负责仪器设备的使用培训，每月检查病室仪器设备使用情况，及时更新设备动态，及时维护，保证运转正常。

7.严格按计划落实检查，做到有检查、有反馈、有整改措施，完成年、季、月质控总结。

8.对检查中存在的问题，定期研究讨论，找出原因，提出整改措施，促进护理质量的持续改进和提高，并每月向科室护士长反馈检查结果和改进措施。

（二）护理文书质量组

1.负责对科室的护理文书书写进行环节质量控制。

2.按照计划每周严格检查护理文书书写情况，包括体温单、医嘱单、护理记录单、输血记录单、输液记录单及护理病历、护理评估及告知单、交接及手术清点记录单；检查以上项目书写是否规范、完整、正确，做到有检查、有反馈、有整改措施，完成年、季、月质控总结。

3.负责检查医嘱核对、执行、签字的落实情况，做到有检查、有反馈。

4.对护理表格的优化提出合理化建议。

5.对检查中存在的问题，定期研究讨论，找出原因，提出整改措施，促进护理质量的持续改进和提高，并每月向科室护士长反馈检查结果和改进措施。

（三）感染管理质量组

科室感染管理小组由科主任、护士长及本科兼职监控医生、护士组成，在科主任领导下开展工作。其主要职责是：

1.负责本科室院感管理的各项工作，根据科室院感的特点，制定管理制度并组织实施。

2.研究并确定本科室的院感重点环节、重点流程、危险因素以及采取的干预措施。

3.对院感病例及感染环节进行监测，采取有效措施，降低本科室院感发病率；发现有院感流行趋势时，及时报告医院感染管理科，并积极协助调查。

4.对科室清洁、消毒灭菌与隔离、无菌操作技术、手卫生、医疗废物管理等工作提供指导。

5.根据本科室病原体特点和耐药现状，配合医院感染管理委员会提出合理使用抗菌药物的指导意见。

6.组织本科室预防和控制院感知识的培训。

7.对医务人员预防医院感染的职业卫生安全防护工作提供指导，科室人员发生经血源性传播病原体职业暴露和锐器伤时及时报告感染管理科。

8. 做好探视者或来访人员的卫生学管理。

9. 定期完成科室环境监测，每季度组织本科室预防和控制医院感染知识的培训，督查感控措施落实情况。

10. 要有检查、有记录、有整改措施，完成年、季、月质控总结。

11. 对检查中存在的问题，定期研究讨论，找出原因，提出整改措施，促进护理质量的持续改进和提高，并每月向科室主任及护士长反馈检查结果和改进措施。

（四）护理服务质量组

1. 负责护士服务行为规范落实情况检查，包括仪容仪表、接诊患者服务态度、劳动纪律等。

2. 检查入住院及转诊服务、应急服务、特殊人群绿色通道服务流程、保证患者合法权益措施等的落实。

3. 每月抽查护士投诉管理相关制度及处理流程知晓情况，对投诉事件的分析、整改、记录的完善情况进行检查。

4. 每半年对护士进行纠纷防范及处理的培训，且有效果评价和记录。

5. 每月按要求填写护理服务质控检查表，统计每月满意度及随访率。

6. 要有检查、有记录、有整改措施，完成年、季、月质控总结。

7. 对检查中存在的问题，定期研究讨论，找出原因，提出整改措施，促进护理质量的持续改进和提高，并每月向科室护士长反馈检查结果和改进措施。

（五）护理安全质量组

1. 督促指导所在科室患者护理安全相关制度执行情况，及时发现存在的问题并适时提出修改建议。

2. 对照护理质量标准，每周从身份识别、有效沟通、安全用药管理、跌倒管理、压力性损伤管理、导管管理、安全输血管理、手卫生管理、不良事件管理等方面进行检查，发现问题，及时反馈给责任护士进行整改。

3. 督促护士认真执行各项规章制度及操作规程，遵医嘱执行各项操作、特殊治疗及各项检查告知，保障患者安全。

4. 及时发现本科室护理安全工作过程中存在的问题、安全隐患，要有检查、有记录、有整改措施，完成年、季、月质控总结。

5. 针对存在的护理安全的相关问题进行分析讨论，提出改进意见并落实整改措施，促进护理质量的持续改进和提高，并每月向科室护士长反馈检查结果和改进措施。

（六）分级护理质量组

1. 负责按分级护理质量评价标准每周对科室患者进行督促检查，包括基础护理（如生活护理、皮肤护理等）、病情观察（生命体征、病情、出入量）、专科护理措施及健康指导（入院、住院期间、出院）落实情况。

2. 抽查护士分管患者"十知道"掌握情况。

3. 要有检查、有记录、有整改措施，完成年、季、月质控总结。

4. 对检查中存在的问题，定期研究讨论，找出原因，提出整改措施，促进护理质量的持续改进和提高，并每月向科室护士长反馈检查结果和改进措施。

新生儿科工作制度

第一节　护理工作制度

一、病区管理制度

1.科室应根据相关规定制定岗位职责、规章制度、操作规程、应急预案等。

2.严格执行《新生儿病房建设与管理指南》《医院感染管理规范》《医疗机构消毒技术规范》《传染病防治法》的相关规定。

3.医护人员进入新生儿病区必须更衣、换鞋，戴帽、口罩。接触新生儿前后洗手或进行手卫生。非本科室人员未经许可禁止入内。

4.新生儿科护士应经过专业理论与技术培训并考核合格。

5.严格执行查对制度，使用腕带作为身份的核对。

6.严格执行值班、交接班制度。严密观察新生儿病情，有异常变化及时通知医生处置，危重新生儿应加强观察并客观记录病情变化。

7.加强设施设备、仪器、物品、药品管理。科室内物品不得外借,器械、药品应固定专用,定点放置。建立设施、设备管理档案,定期检查、维护,对暖箱、辐射台、输液泵等定期进行检测。贵重仪器应有专人负责管理并有使用记录。

8.落实新生儿入院及出院制度。新生儿入院、出院时应认真核对患儿身份信息。

9.定期对新生儿病房中的空气、物体表面、医护人员手、消毒液采样做细菌总数监测。

◆ 病房 8S 管理模式 ◆

1.概念　8S 管理模式,包括整理（seiri）、整顿（seiton）、清扫（seiso）、清洁（seiketsu）、素养（shitsuke）、安全（safety）、节约（save）、学习（study）8 个相互关联、相互影响的方面,是推行精益工作的基础,也是医院降低管理成本和提高管理效率最为直接的手段和方法。

（1）整理：是将工作场所的物品分为要与不要的东西，把不要的东西清理掉。

（2）整顿：就是科学布局，取用快捷，将要用的东西依照规定定位定量放置。

（3）清扫：是将工作场所及各设备清扫干净，保持工作场所清洁及设备处于功能备用状态。

（4）清洁：是通过整理、整顿、清扫后认真地维护和保持环境整洁。

（5）素养：即养成习惯。素养是提高人员的自身修养，养成严格遵守规章制度的习惯和作风，培养自身良好的工作心态，积极主动地工作。

（6）安全：是指关爱生命，以人为本，确保生产安全及人身安全。在工作过程中注意自身安全及生产质量安全，杜绝安全隐患，防止差错事故的发生。

（7）节约：是指减少医院的人力成本、空间、库存、物料消耗等因素。

（8）学习：即深入学习知识，从实践或书本中获得知识和技能。

2. 8S 管理模式方法的实施

（1）整理、整顿：主要对科内现有的物品、仪器设备进行统计整理，对病室内存在物品随意放置、杂乱无章的现象，做到物品按类有序放置、仪器设备定点放置，保持床单位及病室环境整洁。

（2）清扫、清洁：制定科室器械、物品的清洁、消毒制度并严格执行，将执行结果纳入科室质控内容中。科内仪器、设备的导线按统一方法缠绕，方便取用。保证仪器、设备处于完好状态，随时备用。

（3）素养：小组成员以身作则，带头做好相关制度的执行情况，使科室成员养成良好的工作习惯，将相关制度以最快速度融入日常护理工作中。

（4）安全、节约：以患儿安全为出发点，对于存在的潜在危险问题及时反馈、上报，定期召开科室会议讨论分析存在的问题并提出改进措施；在计划与实施过程中尽最大努力减少整理岗位设置，降低整理班次人员的耗时，避免不必要的成本浪费。

（5）学习：小组成员加强病区管理相关知识的学习，通过现场教学、情景演练等培训方法做好对全科人员的培训。

二、分级护理制度

1. 患者入院后，医生根据患者病情严重程度确定病情等级。护士根据 Barthel 指数总分，确定患者自理能力的等级。

2. 医护人员根据患者病情和（或）生活自理能力共同制定护理级别，在患者一览表和床头卡上做好相应标识。

3. 责任护士根据患者的护理级别和诊疗计划提供相应护理服务，落实专科护理措施。

4. 患者住院期间，根据病情和自理能力的变化动态调整护理级别。

5. 护理级别分为特级护理、一级护理、二级护理和三级护理。

（1）特级护理：①分级依据：符合以下情况之一，可确定为特级护理。a.维持生命，实施抢救性治疗的重症监护患者；b.病情危重，随时可能发生病情变化需要进行监护、抢救的患者；c.各种复杂或大手术后、严重创伤或大面积烧伤的患者。②护理要求：a.严密观察患者病情变化，监测生命体征；b.根据医嘱，正确实施治疗、给药措施；c.根据医嘱，准确测量出入量；d.根据患者病情，正确实施基础护理和专科护理，如口腔护理、压力性损伤护理、气道护理及管路护理等，实施安全措施；e.保持患者的舒适和功能体位；f.实施床旁交接班。

（2）一级护理：①分级依据：符合以下情况之一，可确定为一级护理。a.病情趋向稳定的重症患者；b.病情不稳定或随时可能发生变化的患者；c.手术后或者治疗期间需要严格卧床的患者；d.自理能力重度依赖的患者。②护理要求：a.每小时巡视患者，观察患者病情变化；b.根据患者病情，测量生命体征；c.根据医嘱，正确实施治疗、给药措施；d.根据患者病情，正确实施基础护理和专科护理，如口腔护理、压力性损伤护理、气道护理及管路护理等，实施安全措施；e.提供护理相关的健康指导。

（3）二级护理：①分级依据：符合以下情况之一，可确定为二级护理。a.病情趋于稳定或未明确诊断前，仍需观察，且自理能力轻度依赖的患者；b.病情稳定，仍需卧床，且自理能力轻度依赖的患者；c.病情稳定或处于康复期，且自理能力中度依赖的患者。②护理要求：a.每2小时巡视患者，观察患者病情变化；b.根据患者病情，测量生命体征；c.根据医嘱，正确实施治疗、给药措施；d.根据患者病情，正确实施护理措施和安全措施；e.提供护理相关的健康指导。

（4）三级护理：①分级依据：病情稳定或处于康复期，且自理能力轻度依赖或无依赖的患者，可确定为三级护理。②护理要求：a.每3小时巡视患者，观察患者病情变化；b.根据患者病情，测量生命体征；c.根据医嘱，正确实施治疗、给药措施；d.提供护理相关的健康指导。

三、护理值班、交接班制度

1.科室设昼夜值班制，值班人员坚守岗位，履行职责，保证诊疗、护理工作准确、及时、安全、不间断地进行。

2.值班人员做好病区管理工作，遇重大问题，及时向护士长及相关人员请示报告。

3. 值班人员掌握病区动态和急危重、手术患儿的情况，按时完成各项治疗、护理工作，严密观察危重患儿，负责接收新入院患儿，检查指导护工及保洁员工作。

4. 值班者应在交接班前完成本班各项护理工作和记录，整理好物品，特殊情况应详细交接班。白班应为夜班做好充分的工作准备，如抢救药品、物品及常规用物等。

5. 按时交接班，接班者提前 15 分钟到科室，清点交班物品及药品、查看病区动态表及护理记录等。在接班者未接清楚之前，交班者不得离开岗位。接班者在接班中如发现问题，应由交班者负责；接班后因交接不清，发生差错事故或物品遗失，应由接班者负责。

6. 每日早晨集体交接班，由科主任或护士长主持，全体在班人员参加，值班护士报告患儿流动情况和新入院、危重、手术前后、特殊检查等患儿的病情，领导讲评并布置当日工作。

7. 严格执行交接班查对制度，按常规做到四看五查一巡视。

（1）四看：①看医嘱情况，有无未处理、未执行医嘱，医嘱是否执行无误。②看病区动态表，包括病区动态，新入、危重、手术患儿。③看体温单，高热或突然发热患儿是否按要求测体温。④看各项护理记录是否正确，有无遗漏或错误。对新入、危重、手术以及有病情变化的患儿，所给予的医疗处理及护理措施等记录是否完整。

（2）五查：①查新入院患儿的初步处理是否妥善，病情有特殊变化者是否已处理。②查手术患儿准备是否完善，各种须带去手术室的物品是否备齐。③查危、重、瘫痪患儿是否按时翻身，床铺是否平整，有无异常情况。④查大小便失禁患儿处理是否妥善，皮肤、衣被是否清洁干燥。⑤查大手术后患儿创口有无渗血，敷料是否妥帖，是否排气排尿，引流管是否畅通。

（3）一巡视：对危重、大手术及病情有特殊变化的患儿，交接班人员应共同巡视，进行床旁交接班。

8. 做到三接七不接。

（1）三接：①接患儿床头接；②接治疗现场接；③接物品见物接。

（2）七不接：①治疗不清不接；②危重抢救患儿病情交代不清不接；③输液出故障不处理不接；④护理相关记录不清楚不接；⑤物品不清不接；⑥床单潮湿、不清洁不接；⑦办公室不清洁不接。

护理交接班标准

1. 交接班概念 护理交接班是指交班护士以口头或书面的形式向接班护士报告本病房患儿情况并交代护理工作，以保证患儿获得连续及时的护理，保障病房工作顺利完成。护理交接班形式有集体交接班、床旁交接班和日常交接班。

（1）集体交接班：指交班护士就值班期间的工作情况，向当日在岗护士进行的口头及书面报告的过程。

（2）床旁交接班：指交班护士与当日接班护士在住院患儿床旁进行重点口头交接班，对危重、新入院、术后、病情有特殊变化、特殊检查治疗前后患儿的护理情况交接和确认的过程。

（3）日常交接班：指除集体交接班、床旁交接班等以外的其他各班次的交接班形式，是交班护士与接班护士就值班期间患儿护理情况交接和确认的过程。

2. 交接班内容

（1）患儿流动情况：包括当日留院患儿总数，出院（转院、转科）、入院（转入）、手术、死亡患儿人数。

（2）重点病情：交班护士向接班护士交代本病房重点患儿的疾病变化情况及存在的护理问题。如新入院患儿的姓名、年龄、入院时间/原因/诊断、入院后阳性症状体征；分娩方式；当日手术患儿的生命体征、手术名称、麻醉方式、术前准备情况；术后患儿回病房时间及回病房后的生命体征、专科观察、术后治疗；危重症患儿的生命体征、病情变化，与护理相关的异常指标、特殊用药情况、管路及皮肤状况；死亡患儿的抢救经过、死亡时间。

（3）检查治疗（次日特殊检查、治疗）：交班护士交代已经接受特殊治疗、检查后患儿的病情，并交代当日将准备接受特殊治疗、检查患儿的床号、姓名、治疗检查项目、准备情况等。

（4）护理要点：按护理程序，针对患儿的主要护理问题，交班护士向接班护士交代观察重点及已采取的护理措施和要继续采取的护理措施等。

（5）物品清点：交、接班护士移交科室物品和药品。交班护士与接班护士当面清点科室所规定的必查物品和药品，并有记录签名，如精神麻醉药品、贵重药品、急救物品、医疗仪器等。

3. 交接班注意事项

（1）接班护士与交班护士应共同到危重患儿床旁，查看患儿的意识、皮肤、各种管路及交接实施护理措施后的效果。

（2）护士长应对交接班内容、工作情况进行综合评价，并准确、清晰地提出当日护理工作重点及应注意的事项；针对交接班中发现的问题，提出改进措施，并评价前一日针对护理问题采取措施后的效果，以达到持续改进的目的。

四、查对制度

在临床诊疗、护理操作过程中，须严格确认患儿身份，履行"查对制度"，至少同时使用姓名、住院号门诊号两项核对患儿身份。禁止仅以房间或床号作为识别的唯一依据。确认患儿身份时应让患儿或其近亲属陈述患儿姓名。对新生儿及意识不清、语言交流障碍致无法向医务人员陈述自己姓名的患儿，让患儿陪同人员陈述患儿姓名。为无名患儿进行诊疗活动时，须双人核对，确保对正确的患儿实施正确的治疗。

（一）医嘱查对制度

1.护士处置医嘱，打印执行单，经核对确认无误后方可执行，执行完毕再次核对并签字。

2.班班核查医嘱执行情况。白班医嘱由护士长或指定高年资护士核查，中班医嘱由夜班护士核查，夜班医嘱由次日白班护士（护士长或指定高年资护士）核查。

3.日常诊疗活动中，不执行口头或电话医嘱。

4.抢救患儿时，对医生下达的口头医嘱，执行者必须复述一遍，确认无误后方可执行。抢救结束后，及时补充记录并核对签字。

（二）服药、注射、输液、操作查对制度

1.服药、注射、输液、操作必须严格执行"三查八对一注意"（三查：操作前查、操作中查、操作后查；八对：对床号、姓名、药名、剂量、浓度、时间、用法、有效期；一注意：注意用药反应）。

2.清点和使用药品前，应检查药品质量、标签、失效期和批号，不符合要求的不得使用。

3.给药前询问有无过敏史。使用毒麻精神药品须反复核对，用后保留安瓿。

4.输液应注意查对：①液体名称及有效期；②瓶口有无裂痕、松动；③液体有无变色、混浊、沉淀；④一次性输液器是否清洁，有无过期，有无异物，包装有无破损、漏气；⑤使用多种药物时注意配伍禁忌及用药后反应；⑥发药、注射、输液、操作时，如患者提出疑问，应及时查对，无误方可执行。

五、医嘱执行制度

（一）医嘱执行制度

1. 用于患儿的各种药品、各类检查和操作项目，医生均应下达医嘱。护士处置和执行医嘱必须准确、及时。

2. 医生开具医嘱后，由护士审核、确认。对可疑医嘱应及时与医生澄清后方可执行。

3. 执行药物过敏试验、输血医嘱时，必须由 2 名医护人员认真核对并签名。

4. 抢救患儿时，医生下达的口头医嘱，执行者必须复述一遍，双方确认无误后方可执行。抢救结束后，要及时补充记录并核对签字。

5. 凡需要下一班护士执行的临时医嘱应交接清楚，并做好记录。

（二）口头医嘱执行制度

1. 除紧急抢救急危重症患儿外，不得执行口头医嘱。

2. 护士在抢救患儿时执行口头医嘱，应向医生复述一遍，双方确认无误后方可执行。

3. 保留所用安瓿，经两人核对后，方可弃去。

4. 抢救结束后医生及时、据实记录医嘱，护士核对签名。

六、探视制度

1. 患儿家属凭出入卡、探视卡、身份证等探视。

2. 患儿有特殊病情变化时医生随时电话联系家属，病情无变化时按规定时间探视。

3. 探视时家属出示出入卡、探视卡、身份证等，按顺序探视后向医生了解患儿病情。

4. 探视方法根据患儿病情及环境设置灵活运用，可为床旁探视、隔窗探视或视频探视等。

5. 病情危重患儿如需要床旁探视时，在确认探视家长无传染性疾病后更换隔离衣和戴口罩帽子后在工作人员带领下进入。

第二节　新生儿安全管理制度

一、新生儿"十大安全管理目标"

1. 有效识别患儿身份。

2. 防范窒息、烫伤、损伤等意外事件。

3. 预防和减少感染。

4. 防液体渗漏。

5. 防导管滑脱。

6. 提高安全用氧意识，防治氧中毒。

7. 防压力性损伤。

8. 完善母乳的储存、运送和使用。

9. 确保用药与用血安全。

10. 仪器设备、信息系统安全使用与管理。

二、新生儿护理高危风险因素及防范措施

见表 4-2-1。

表 4-2-1 新生儿护理高危风险因素及防范措施

高危风险因素	防范措施
（一） 身份识别错误	1. 患儿入院时，责任护士与患儿监护人共同核对患儿手腕带信息（科室、床号、姓名、性别、年龄，操作前后均应核对患儿手腕带及床头卡信息，无误后方可执行 2. 患儿出院时，责任护士与患儿监护人共同核对手腕带信息无误后方可摘除 3. 应用条码扫描等身份信息识别技术 4. 保证一人一箱（台、床）使用 5. 及时更换字迹不清、大小不合适的手腕带 6. 进行集中沐浴时沐浴台面上不可多名患儿同时进行沐浴护理 7. 有相应护理应急预案及处理措施
（二） 窒息、烫伤、损伤等意外伤害	1. 给患儿喂水、奶、药时取合适的体位，专人照护，完成后取侧卧位 2. 时刻保持气道通畅 3. 做好基础护理，及时修剪指甲 4. 光疗时为患儿戴好眼罩、手套、脚套并加强巡视 5. 操作规范，防止遗漏的针头、针帽、注射器等刺伤、划伤患儿 6. 需要使用热水时注意温度，避免过高 7. 及时巡检、校准仪器设备 8. 有相应护理应急预案及处理措施
（三） 感染	1. 加强对工作人员的培训，提高工作人员的感控意识 2. 严格执行出入室流程，提高手卫生依从性 3. 加强暖箱及患儿的物品管理，严格执行一人一用一消毒 4. 加强呼吸机使用管理，及时更换管路 5. 加强体位管理，抬高床头 30° 6. 加强深静脉、动脉置管管理 7. 加强母乳喂养管理 8. 加强医疗废物的管理及患儿排泄物、分泌物等的消毒处理 9. 严格按各操作流程、标准执行操作，加强无菌观念，使用合格的医疗物品 10. 执行相同病种归类入住 11. 严格按照层流病房管理要求，每日湿式清洁 2 次 12. 严格掌握抗生素应用指征 13. 加强一次性使用物品管理 14. 加强感染监控 15. 有相应护理应急预案及处理措施

高危风险因素	防范措施
（四） 液体外渗	1. 正确选择穿刺部位和静脉，提高穿刺成功率，正确固定和拔针 2. 使用刺激性强、高浓度等药物时，必须确保血管良好且回血畅通才能滴入药物，必要时行 PICC 置管或脐静脉置管 3. 发现药物外渗或疑似外渗情况时，立即停止给药，减压拔针，并做对应处理以减轻损伤 4. 有相应护理应急预案及处理措施
（五） 导管滑脱	1. 妥善固定和放置并悬挂防导管滑脱的标识卡 2. 对于高危患儿及时填写住院患者高危导管滑脱护理评估表，采用相应的防范措施 3. 遵医嘱给予镇静，进行适当的约束 4. 加强对医务人员管路安全的培训 5. 及时处置管路事件，减少伤害 6. 有管路事件的报告流程并鼓励主动上报，对管路事件的发生原因及时进行分析和改进，有效减少管路事件的发生
（六） 用药与 用血安全	1. 规范药品管理流程，对高警示药品、易混淆药品有严格的贮存、识别及使用要求 2. 严格执行麻醉药品、精神药品、自备药品的使用与管理规范 3. 严格执行医嘱审核、查对、执行流程 4. 严格执行静脉用药调配中心操作规范、审核、查对、安全配送制度与流程 5. 严格执行输血制度和流程，实行输血信息系统全流程管理 6. 有相应护理应急预案及处理措施
（七） 压力性损伤	1. 保持患儿皮肤清洁，按时更换体位，保持床单位干燥、清洁、平整并加强巡视 2. 对于高危患儿及时填写住院患者压力性损伤危险护理评估表，采取相应的防范措施，如水枕、安普贴保护膜等 3. 增进局部血液循环，改善营养状况 4. 及时正确处理皮肤损伤，并及时上报，填写相应报告单
（八） 潜在医患纠纷	1. 患儿入院时详细讲解探视制度及有关注意事项 2. 及时与家长沟通患儿病情，住院期间定期开展家长课堂，介绍病区环境、疾病预防及护理知识 3. 出院时详细介绍出院后喂养及护理知识、随访注意事项 4. 如遇（潜在）纠纷者，及时检查完善记录，并通知科室及相关部门
（九） 电子信息系统 使用不当	1. 按护理级别要求及时巡视、记录 2. 确保录入内容的标准、完整及准确，避免由于复制、粘贴所致的错误 3. 如遇抢救等特殊情况时有原始记录并及时补录信息 4. 如遇系统故障时应用纸质版文书记录归档，系统修复后无须补录

高危风险因素	防范措施
（十） 母乳存储、使用不当	1. 完善母乳的储存、运送、使用指引 2. 使用一次性储奶袋储存母乳 3. 储奶前，必须在容器上标明床号、姓名、住院号、采集日期及时间 4. 储存时以 1 次喂奶量为单位 5. 指导家长将装有母乳的储奶袋放入清洁防水袋内，防止储奶袋直接接触冰块，在保温盒内再加上冰块保存母乳，确保母乳储存于低温环境，如室温放置时间＞4 小时，冷藏时间＞24 小时或污染者拒绝接收 6. 母乳接收时需要消毒外包装后进入病房 7. 母乳存储冰箱定期消毒、监测、校准温度 8. 母乳喂养前需要进行消毒、复温，避免污染，严格专人专用
（十一） 仪器、设备故障	1. 仪器、设备在使用过程中，应加强巡视，严格遵守操作规程。出现意外情况，应立即检查，积极寻找故障原因并予处理 2. 不明原因的报警或故障报警不能及时解决时，责任护士需要立即停用该设备，并使用正常运转的设备替换。如没有可供替换的设备，则积极寻找其他替代方法。故障仪器设备注明故障原因，告知当天质控班，上报设备科，并做好相关维修送检记录 3. 仪器设备使用过程中，如出现不良反应或导致意外突发事件，本着以"患者安全第一"的原则，迅速采取补救措施。将对患者的损害降到最低程度 4. 视具体情况及时上报护士长、科主任，逐级上报护理部、医务科，并将导致不良事件的仪器、设备立即封存，妥善保管，以备故障原因鉴定。如不按规定报告、隐瞒不良事件，视情节轻重，予以批评教育或处理

三、输液安全制度

（一）确保输液用具安全

1. 输注药物前应认真检查输液用具有效期、包装完整性，不符要求则不能使用。

2. 根据《静脉治疗护理技术操作规范》及药物说明书合理选择输液器具。

（二）保护患儿的血管及周围组织

主动评估患儿血管情况，根据输注药物的 pH 值、渗透压对血管及周围组织的刺激性、治疗时间、患儿病情等，合理选择穿刺血管及血管通道器材。

（三）药物的安全使用

静脉输液治疗流程中药物的领取、摆药、配置、查对、更换液体等步骤均存在安全隐患，必须确保每个步骤安全，才能保证输液的安全。

（四）严格执行查对制度

1. 医嘱查对　药物在使用前须由 2 人核对医嘱，确认医嘱无误后方可执行。执行医嘱前须打印好输液瓶签、输液执行单，由专人负责摆液。

2. 溶液查对

（1）摆药者须检查每袋（瓶）溶液的质量。

（2）准确粘贴输液瓶签。

（3）由静配中心调配的输液应对输液质量进行检查，并检查输液瓶签上调配、成品复核等环节的签章是否齐全，无异常方能执行。

3. 配药 配药者在配药前须再查对，确认药名、浓度、剂量无误后严格无菌操作加药，药液做到现配现用，配好的药液放置不能超过2小时，配制后暂时不用的药液应贴瓶口贴。

4. 更换液体

（1）检查更换瓶的液体有无混浊、沉淀等。

（2）查对前后两组液体有无配伍禁忌，更换后应仔细观察两者的反应，是否有沉淀、混浊现象出现，如有应立即更换输液器。

（3）对两种已知有配伍禁忌的液体不能前后输入，中间应有其他的液体间隔，如无其他补液，应用生理盐水间隔。

（4）药液输入后，应检查茂菲氏滴管液平面及输液管道是否通畅，并查看穿刺部位有无渗出，根据医嘱及病情调整滴速，并做相应宣教。

（五）用药观察

1. 有无药物不良反应。

2. 药物输液滴速。

3. 识别输液外渗。

（六）药物不良反应处理

按药物不良反应处理流程进行处理。

四、输血安全制度

1. 输血前，由2名医护人员共同执行"三查九对"（三查：查血制品有效期、血制品质量、输血装置是否完整。九对：对床号、姓名、住院号、血袋号、血型、交叉配血试验结果、血制品种类、剂量、有效期）。对新生儿及意识不清、语言交流障碍等原因致无法向医务人员陈述自己姓名的患儿，让患儿陪同人员陈述患儿姓名，无名患儿须反复确认，核对无误后双人签名。

2. 取血后复温15分钟，在30分钟内开始输注，1个单位的全血或成分血应在4小时内输完，不得自行贮血。

3. 输血前和床旁输血时应分别双人交换核对输血信息，无误后方可输注。

4. 输血前将血袋内的成分轻轻混匀，避免强烈震荡，血液制品不应加热，不应加入其他药物。

5. 输血应遵照医嘱，严格进行无菌操作技术，将血液或血液成分用标准输血器进行输注。

6. 输血前、输血过程中按要求对患儿进行生命体征监测并记录，观察穿刺部位有无血肿、渗血及其他不良反应。

7. 连续输注不同供血者的血液时，前一袋血输尽后，用生理盐水冲洗输血器，再接下一袋血液继续输注。

8. 输血应遵循先慢后快的原则。输血起始速度宜慢，应观察 15 分钟无不适后再根据患儿病情、年龄及输注血制品的成分调节滴速。输血过程中应严密观察有无输血不良反应，出现异常情况及时处理。

9. 输血完毕应有记录。空血袋应低温保存 24 小时，交叉配血报告单及输血记录单归入病历中保存。

五、输血不良反应报告、处理制度

1. 出现输血不良反应情况应及时处理。

（1）立即减慢或停止输血，用生理盐水维持静脉通路。

（2）立即告知值班医生和输血科值班人员，及时检查、治疗和抢救，并查找原因，做好记录。

2. 遵医嘱进行必要的对症治疗，完整地保存未输完的血液和全部输血器材待查。

3. 详细了解受血者的输血史及输血不良反应的临床表现，以便协助医生迅速做出初步诊断，必要时请输血科技术人员协助诊断。

4. 怀疑血型不合引起的输血不良反应应执行以下程序：

（1）核对用血申请单、血袋标签、交叉配血试验记录。

（2）核对受血者及供血者血型。

（3）立即抽取受血者血液送检。

（4）如怀疑细菌污染性输血反应，抽取血袋中血液做细菌学检验。

（5）尽早检测血常规、尿常规及尿血红蛋白。

（6）必要时，溶血反应发生后 5 ～ 7 小时测血清胆红素含量。

5. 科室认真记录输血不良反应后的处理及各项送检试验结果，输血反应反馈卡完整填写后报送输血科。

六、临床危急值报告制度

"危急值"是指当某种检验结果出来时，表明患儿可能处于有生命危险的边缘状态，临床医生需要及时得到检验信息，迅速给予患儿有效的干预措施或治疗，就可能挽救患儿生命，否则可能出现严重后果，失去最佳抢救机会。

1. 接收"危急值"报告实行首接负责制。

2. 护士接获"危急值"报告,应在"危急值接收登记本"上完整、准确记录患儿识别信息、危急值内容和报告者信息,按流程复核确认无误后,立即报告主管医生/值班医生,并在"危急值接收登记本"备注栏记录汇报医生时间和接受报告医生姓名,同时做好护理记录。

3. 根据医嘱积极处理,落实相应护理措施,做好护理动态观察、记录与交班。

七、护理安全(不良)事件报告制度

护理不良事件是指在护理工作中,不在计划中、未预计到或通常不希望发生的事件,包括患儿在住院期间发生的烫伤、跌倒、坠床、用药错误、走失、误吸、窒息、非预期压力性损伤、管道滑脱、护理投诉及其他与患儿安全相关的意外或突发事件等。

(一)不良事件分级

1. 警告事件 非预期的死亡,或是非疾病自然进展过程中造成永久性功能丧失。

2. 不良事件 在疾病医疗过程中因诊疗活动而非疾病本身造成的患儿机体与功能损害。

3. 未造成后果事件 虽然发生了错误事实,但未给患儿机体与功能造成任何损害,或有轻微后果而不需要任何处理可完全康复。

4. 隐患事件 由于及时发现错误,未形成事实。

(二)护理不良事件报告的意义

1. 通过报告不良事件,及时发现潜在的不安全因素,可有效避免护理差错与纠纷,保障患儿安全。

2. 不良事件的主动报告,有利于发现护理安全系统存在的不足,提高护理安全系统水平,促进主管部门及时发现事故隐患,不断提高对错误的识别能力。

3. 不良事件报告后的信息共享,可以使相关人员从他人的过失中吸取经验教训,以免重蹈覆辙。

(三)护理不良事件报告的原则

1. 坚持非惩罚性、主动报告的原则。鼓励护士主动、自愿报告护理不良事件,包括报告本人的或本科室的,也可以报告他人的或其他科室的,可以实名报告也可以匿名报告。

2. 对主动报告的科室和个人的有关信息,护理部将严格保密。

(四)护理不良事件报告的时限

早发现早报告。一般不良事件报告时间为 24 小时内;严重不良事件或情况紧急者立即报告,在处理事件的同时先口头上报相关部门,事后在 24 ~ 48 小时内填写不良事件报告单。

(五)护理不良事件报告的处置流程

1. 不良事件发生后,当班护士应及时向护士长及当班医生汇报,本着患儿安全第一的原则,迅速采取补救措施,必要时报告医务处组织院内会诊进行救治,尽量避免或减轻对患儿健康的损害，或将损害降到最低程度。

2.发生护理不良事件的各种有关记录、检验报告、药品、器械等均应妥善保管，不得擅自涂改、销毁，必要时封存，以备鉴定。

3.采取护士长—片区护士长—护理部逐级上报的原则。护士长要逐级上报不良事件的经过、原因、后果，片区护士长或护理部及时了解情况，给予处理意见，尽量降低对患儿的损害。

4.科室组织护士进行原因分析和讨论，提出处理意见和改进措施，定期对护士进行安全警示教育。

（六）护理不良事件处理流程

见图4-2-1。

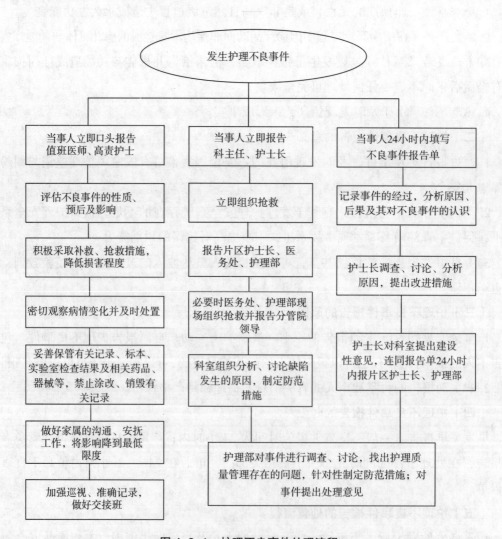

图4-2-1 护理不良事件处理流程

八、毒、麻、精神类药品管理制度

1.毒、麻、精神类药品应根据中华人民共和国卫生健康委及国家药品监督管理局有关规定执行。

2.病区毒、麻、精神类药品只能供住院患儿按医嘱使用,其他人员不得私自取用、借用。

3.实行双人双锁、专柜(保险柜)管理、专用处方、专册登记,按需保持一定基数。

4.使用《毒、麻、精神一类药品交接登记本》,每班交接,交接班时账物相符。

5.使用《毒、麻、精神一类药品使用登记本》,用后凭处方、空安瓿领取。

6.用量必须严格按处方限量执行,剩余药液须经两人核对后销毁,共同签名确认。

7.外出执行临时任务,确须携带毒、麻、精神类药品时,须经医务处批准,预领一定基数,严格使用管理,填写登记清楚。完成任务后,凭处方、空安瓿报销。

8.此类药品标签有明显标记,在标签显著位置上分别注明"毒"或"麻"的字样,定期检查以防失效、过期。

九、急救药品、物品管理制度

(一)急救车

1.各科室须备有急救车,车内急救药品、物品做到"五定一及时",即定品种数量、定点放置、定人管理、定时检查、定期消毒灭菌、及时维修补充。

2.急救车上不得放置任何杂物,保持清洁,处于良好备用状态,车内药品、物品一律不予外借。

3.急救车内备有规定的抢救药品和物品,可根据专科特点配备其他抢救用物,基数品种和数量应账物相符,报护理部及药剂科备案。

4.急救药品应分别按目录编号定位放置,注明药品剂量、浓度及有效期;每种急救药盒内的药品应按使用有效期排列(由近至远);高危及相似药品有相应标识。

5.使用《急救药品、物品交接登记本》,交接人员按要求清点并签名。封闭管理的急救车应每周开封检查登记,每班进行交接(封条完好,标明日期及责任者)并做好记录。护士长每月检查一次,并记录检查情况。

6.开封使用后应及时补充各种药品、物品,清理、消毒用后物品备用,由于特殊情况不能及时补充者,应进行登记并交班。

(二)其他急救物品

均应处于良好备用状态。

1.氧气吸入装置清洁保存,氧气枕按规定放置。

2.吸引装置清洁消毒备用,如有电动吸引器,应保持功能良好状态,无灰尘。

3.应急灯照明性能良好。

4. 复苏板置于抢救车固定位置，随手易取。

5. 护士能熟练掌握常用急救仪器使用、消毒、保养方法。独立值班前须考核合格。

十、压力性损伤管理制度

压力性损伤是位于骨隆突处、医疗或其他器械下的皮肤和（或）软组织的局部损伤。可表现为完整皮肤或开放性溃疡，可能会伴疼痛感。损伤是由于强烈和（或）长期存在的压力或压力联合剪切力导致。软组织对压力和剪切力的耐受性可能会受到微环境、营养、灌注、并发症及软组织情况的影响。压力性损伤包括医院获得性（院内压力性损伤）和社区获得性（院外压力性损伤）。

医院获得性压力性损伤（院内压力性损伤）是指患儿在住院期间获得的压力性损伤，即患儿入院 24 小时后新发生的压力性损伤，也包括社区获得性压力性损伤（院外压力性损伤）患儿在住院 24 小时后又发生了新部位的压力性损伤。入院 24 小时内发生的压力性损伤应纳入社区获得性压力性损伤（院外压力性损伤）。

压力性损伤可影响疾病的转归甚至威胁患儿的生命。规范压力性损伤管理流程以及压力性损伤报告、会诊等制度，实施三级护理管理和监控，是有效预防和管理压力性损伤的关键措施。

（一）压力性损伤管理组织架构

1. *护理部组织管理* 实行"护理部 - 片区护士长 - 护士长"三级压力性损伤管理架构。

（1）三级管理：护理部成立压力性损伤护理质量管理小组，由具有丰富压力性损伤护理理论和经验的专家组成，负责对全院的压力性损伤进行监控、会诊、指导及管理。

（2）二级管理：片区护士长负责对所管辖护理单元的压力性损伤进行监控、指导及管理。

（3）一级管理：护理单元护士长负责对本护理单元的压力性损伤患儿进行监控、指导及管理。

2. *护理单元组织管理*

（1）护士长：负责对本病区压力性损伤进行监控、指导及管理。

（2）责任护士：负责对所管病床的压力性损伤患儿进行监控和管理，必要时报告上级护士。

（二）压力性损伤的评估

患儿入院后，及时使用新生儿皮肤风险评估量表（NSARS）进行评估，以筛查高危人群进行重点预防见表 4-2-2。根据 NSARS 得分进行管理，见表 4-2-3。

表 4-2-2　NSARS

一般情况	□ 4 胎龄 < 28 周	□ 3 28 周≤胎龄 < 33 周	□ 2 33 周≤胎龄 < 38 周	□ 1 胎龄≥ 38 周
意识状态	□ 4 完全受限 由于意识减弱或处于镇静状态对疼痛反应迟钝（没有退缩、抓、呻吟、血压升高或心率升高）	□ 3 严重受限 仅对疼痛刺激有反应（退缩、抓、呻吟、血压升高或心率升高）	□ 2 轻度受限 昏睡	□ 1 不受限 警觉的和活跃的
移动	□ 4 完全受限 没有辅助下身体或肢体完全不能移动	□ 3 严重受限 身体或肢体位置偶尔轻微改变，但不能独自频繁改变	□ 2 轻度受限 能独自频繁但只能轻微改变身体或肢体位置	□ 1 不受限 有辅助下能频繁改变体位（如转头）
活动	□ 4 完全受限 在辐射台上使用透明塑料薄膜	□ 3 严重受限 在辐射台上不使用透明塑料薄膜	□ 2 轻度受限 在暖箱里	□ 1 不受限 在婴儿床上
营养	□ 4 完全受限 禁食需静脉营养	□ 3 严重受限 少于满足生长需要的奶量（母乳 / 配方奶）	□ 2 轻度受限 管饲喂养能满足生长需要	□ 1 不受限 每餐奶瓶 / 母乳喂养能满足生长需要
潮湿	□ 4 完全受限 每次移动或翻身，皮肤都是潮湿的	□ 3 严重受限 皮肤时常潮湿但不总是潮湿，每班至少更换一次床单	□ 2 轻度受限 皮肤偶尔潮湿，每天需加换一次床单	□ 1 不受限 皮肤通常是干燥的，床单只需 24 小时更换一次

表 4-2-3　据 NSARS 评分管理新生儿皮肤风险

NSARS	风险性	评估频次		与家属沟通	记录	上报护士长
		病情稳定者	病情变化者			
> 18 分	—	一次即可	病情变化时动态评估	必要时	必要时	必要时
15 ~ 18 分	轻度危险	1 ~ 2 次 / 周		沟通并签字	记录	上报
13 ~ 14 分	中度危险					
10 ~ 12 分	高度危险					
≤ 9 分	极高度危险	1 次 / 天				

（三）压力性损伤的管理

1. 凡有压力性损伤发生（院内发生或院外带入），应使用新生儿皮肤风险评估量表（NSARS）进行评估。查找原因，制订并落实护理措施，做好护理记录，科室有压力性损伤登记资料。

2. 报告护士长、主管医生，与家属沟通并签字；24小时内上报片区护士长，并填写《压力性损伤报告单》，片区护士长及时查看指导。

3. 对于他科转入的压力性损伤患儿，护理单元之间应做好交接、记录并双方签字确认。详细记录压力性损伤的发生部位、面积、局部情况等。

4. 如有疑难、特殊及有争议的病例，片区护士长会诊后根据需要安排压力性损伤管理护理小组会诊。

5. 对已患压力性损伤患儿，动态评估压力性损伤情况并按照《压力性损伤诊疗与规范》进行护理。

（四）难免压力性损伤申报管理

1. 申报　符合条件者需要及时申报。

2. 申报程序　护理单元及时上报并填写《难免压力性损伤申报表》，片区护士长或压力性损伤管理小组进行床旁审核，并给予审核意见及护理指导，上报护理质量与安全管理委员会。

3. 跟踪处理　护理单元应进行动态评估，落实护理措施，片区护士长或压力性损伤管理小组持续监控护理措施的落实。

（五）压力性损伤缺陷管理

1. 科室对压力性损伤组织讨论、分析，完善防范措施及管理缺陷，及时上报片区护士长，并填写《压力性损伤报告单》交护理部。

2. 住院患儿发生院内压力性损伤纳入院对科责任目标考核。

3. 对特殊、有争议的院内压力性损伤，由护理质量与安全管理委员会和压力性损伤管理小组讨论后定性。

4. 对瞒报院内压力性损伤者，一经核实，按责任目标考核扣分，并与护士长工作质量考核挂钩。

（六）压力性损伤护理质量管理与持续质量改进

1. 有压力性损伤风险评估与报告制度、工作流程、压力性损伤诊疗与护理规范，有培训，护士知晓。

2. 护士掌握评估工具，高危患儿入院时压力性损伤风险评估率达100%，根据病情变化再评估。

3. 高风险患儿有防范措施、警示标识、健康教育，措施到位，记录规范，与家属沟通良好。

4. 有压力性损伤管理质量监控数据收集，对发生压力性损伤案例有分析及改进措施，措施有成效。

5. 落实预防压力性损伤措施，无非预期（非难免）压力性损伤发生。

十一、预防导管滑脱管理制度

1. 凡住院期间因病情需要留置各种导管的患儿，均应采取安全措施。

2. 入院时、转入时、手术后及病情需要留置各种导管的患儿，护士均应进行危险度的首次评估，填写《管路滑脱危险因素评估表》。

3. 危险度评分：Ⅰ度＜8分，有可能滑脱；Ⅱ度8～12分，容易滑脱；Ⅲ度＞12分，随时滑脱。

4. 评估时机：Ⅰ度危险1次/周，Ⅱ度危险1次/3天，Ⅲ度危险1次/天；出现病情变化随时评估，直至拔管。

5. 高危患儿床头悬挂"防导管滑脱"警示标识，做好防护，防止意外脱出。

6. 不同导管种类粘贴相应医用管道标识，做好妥善固定。

7. 做好导管监测记录，根据病情、置管情况进行动态评估。

8. 按要求巡视，严格交接班，及时检查导管位置、深度、固定方法及引流情况。

9. 对意识不清、躁动患儿可酌情给予适当约束，根据医嘱适当给予镇静处理。

10. 患儿在活动或护士为其翻身、移动时，活动幅度不宜过大，避免导管受牵拉脱出。

11. 一旦发生非计划拔管，立即通知医生做相应处理，协助采取必要的补救措施，并做好相应记录。24小时内填写《护理不良事件报告单》上报护理部，严重者立即口头报告。

12. 护士长组织科室人员认真讨论，分析发生原因，并提出处理意见和改进措施。

13. 医用管道标识使用规范：

（1）凡来院就诊的门诊及住院患儿，一旦置管，护士均应贴上统一的医用管道标识，准确分类，正确粘贴管道标识位置。

（2）根据管道的种类选择相应的医用管道标识。粘贴位置常规距管道外侧口5cm，粘贴时边缘对齐，使用过程中以不损伤患儿为原则。

（3）管道标识填写内容字迹应清晰可辨，不得涂改，一律使用黑色字体标明导管名称、置管日期、内置长度、置管者签名等。更换导管时应及时更换标识，如标识脱落、破损、污染应及时重贴。

（4）进行护理操作时，需要认真查对管道标识，必要时与医生共同核查，杜绝连接错误。

14. 导管滑脱护理质量管理与持续质量改进：

（1）导管滑脱预防措施及时正确。

（2）及时评估预报导管滑脱的高危人群，高危患儿入院时导管滑脱的风险评估率≥100%。

（3）相关人员对发生导管滑脱的处理措施及报告程序知晓率≥95%。

（4）与患儿/家属沟通良好。

（5）导管滑脱后处理措施积极正确有效。

（6）科室护士长每年至少开展2次以上全科追踪活动，并做好记录。

（7）护理部每月对导管滑脱管理进行监控、指标数据收集和分析，持续质量改进。

十二、外用、口服药管理制度

（一）外用药管理制度

1. 制作统一外用药标签，颜色醒目、标识清楚，将外用药集中专柜存放。

2. 外用药做到不混放，无过期，无失效，由专人定期清点并签名，护士长不定期检查并签字。

3. 外用药做到开启后有开启日期、责任者，根据药品说明在有效期内使用。

4. 责任护士严格执行"三查八对"制度，遇到特殊情况导致药物未及时执行的，要与下一班交接清楚，以免遗忘。

5. 患儿出院时由责任护士将剩余的外用药物交还患儿家属，并交代外用方法及注意事项。

（二）自备口服药管理制度

1. 自备口服药品是指患儿住院期间由家属带入院内而非本院药学部供应的口服药品。

2. 原则上，不允许住院患儿使用自备口服药品。仅在病情确实需要，但本院无此药或同类药物的特殊情况下，经科主任同意、医务处批准，可遵照医嘱使用。

3. 特殊情况下住院患儿使用自备口服药品，按以下程序处理：

（1）确保患儿自备口服药品安全可靠、性质稳定并且在有效期内，方可开具医嘱，并在医嘱上注明"自备"，写明用法和用量。

（2）自备口服药品由责任护士统一收取并注明床号、姓名、住院号、收取日期，检查药品质量，在自备药品登记本中详细记录自备药品的名称、规格、数量、效期等，由护士和家属双方签名。按药品说明书规定的条件储存。

（3）医务人员不得保管药品标签不清晰、过期、变质的自备药品。

十三、奶粉奶瓶存储、使用制度

1. 科室不得大量存储奶粉、奶瓶，需要按照月计划进行领取后适量保存。

2. 奶粉保质期内保持新鲜，奶粉、奶瓶开封前置于阴凉、干燥、清洁处，勿存放在日光照射或高温、潮湿之处及冰箱内。

3. 专人专柜管理，领取、出库有登记，按照有效期先进先出使用。

4. 奶粉开罐后有效期为 30 天，存放在阴凉干燥处，并注明开启日期及时间责任者，过期不得使用。

5. 一次性奶瓶使用前按照无菌物品要求检查后再撕开外包装使用，可重复使用奶瓶按照消毒级别要求检查后再撕开外包装使用。

6. 奶粉匙使用后不得再放入罐内，宜另行保存，勿使用沾水的量匙量取奶粉。

7. 使用中注意检查奶粉、奶瓶是否被污染，有无杂质、霉菌等，发现异常及时处理，必要时留取样本检验。

8. 严格按照配奶流程冲调奶粉，已冲调好的奶粉在未使用过的情况下，常温存放不能超过 2 小时，冰箱冷藏不超过 24 小时。

9. 一次性奶瓶使用后按生活垃圾处理，特殊感染的患儿使用后的奶瓶按特殊医用垃圾处理；可重复使用奶瓶用后按消毒隔离原则处置。

第五章

新生儿医院感染控制与管理

第一节　新生儿感染预防与控制

一、医院感染与控制管理制度

第一条　新生儿病房应加强医院感染管理，建立并落实医院感染预防与控制相关规章制度和工作规范，按照医院感染控制原则设置工作流程，降低医院感染危险。

第二条　新生儿病房应通过有效的空气质量控制、环境清洁管理、医疗设备和手术器械的消毒灭菌等措施，减少发生感染的危险。

第三条　新生儿病房空气要清新与流通，每日通风不少于 2 次，每次 15 ~ 30 分钟，有条件者可使用动态空气消毒器。

新生儿科工作人员上班时要衣帽整齐、换工作鞋、洗手，进入治疗室及进行各项操作时一律要求洗手、戴口罩，必要时戴帽子、护目镜、手套。未穿工作服不能随意在病房走动。

第四条　按照规定建立新生儿医院感染监控和报告制度，定期对空气、物体表面、医护人员手、使用中的消毒剂进行细菌学监测。监测结果不合格时，应分析原因并进行整改，如存在严重隐患，应立即停止收治患儿，并将在院患儿转出。

第五条　新生儿使用器械、器具及物品，应当遵循以下原则：

1. 手术使用的医疗器械、器具及物品必须达到灭菌标准。

2. 接触患儿皮肤、黏膜的器械、器具及物品应当一人一用一消毒。

3. 一次性使用的医疗器械、器具应当符合国家有关规定，不得重复使用。

4. 新生儿使用的被服、衣物等应保持清洁，污染后及时更换。患儿出院后床单位要进行终末消毒。

第六条　病室每日清洁拖地不少于 2 次，拖布专室专用，如疑似污染用 500mg/L 含氯消毒液擦拭；病室窗台、床头桌等物体表面每日擦拭 2 次，一桌一布；各种仪器表面、门把手、洗手池等物体表面每天清洁擦拭，如有污染随时消毒。

第七条　医务人员在实施诊疗过程中，严格执行手卫生规范及无菌技术操作，实施标准预防。患有感染性疾病工作人员应调离新生儿病房，防止交叉感染。

第八条　发现特殊感染或传染病患儿，按传染病的有关规定实施单间隔离、专人护理，并采取相应消毒措施，同类患儿可相对集中。所用物品必须专人专用专消毒，不得交叉使用。

第九条　任何人在接触患儿前后均应认真洗手或使用快速手消毒液。每日各项操作先由早产儿开始，隔离患儿最后接受治疗。接触血液、体液、分泌物、排泄物等可疑污染操作时应戴手套，操作结束后应立即脱手套并洗手。

第十条　医疗废弃物管理应当按照《医疗废物管理条例》及有关规定进行分类、处理。

二、手卫生制度

第一条　医护人员在下列情况下必须认真按照"七步洗手法"（图5-1-1）进行手卫生：

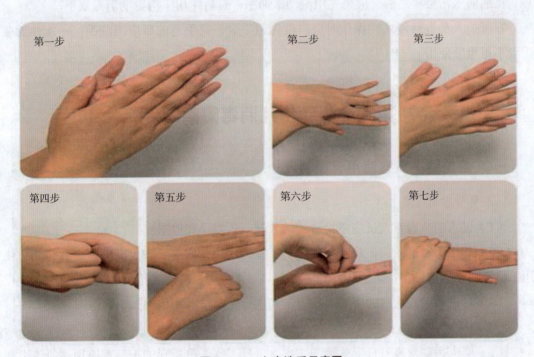

图 5-1-1　七步洗手示意图

1.直接接触病人前后，接触不同病人之间，从同一病人身体的污染部位移动到清洁部位时，接触特殊易感病人前后。

2.接触病人黏膜、破损皮肤或伤口前后，接触病人的血液、体液、分泌物、排泄物、伤口敷料之后。

3. 穿脱隔离衣前后，摘手套后。

4. 进行无菌操作前后，处理清洁、无菌物品之前，处理污染物品之后。

5. 当医护人员的手有可见的污染物或者被病人的血液、体液污染后。

第二条 医护人员进行手卫生时可使用液体皂液及速干型手消毒剂，应当彻底清洗容易污染微生物的部位，如指尖、指甲缝、指关节等，并不得佩戴饰物。

第三条 医护人员在下列情况时必须进行手消毒：

1. 检查、治疗护理免疫功能低下的病人之前。

2. 出入隔离病室、重症监护病室、烧伤病室、新生儿重症病室和传染病病室等医院感染重点部门前后。

3. 接触具有传染性的血液、体液和分泌物以及被传染性致病微生物污染的物品后。

4. 双手直接为传染病病人进行检查、治疗、护理或处理传染病病人污物之后。

5. 需要双手保持较长时间抗菌活性时。

6. 医护人员手被感染性物质污染以及直接为传染病病人进行检查、治疗、护理或处理传染病病人污染物之后，应当先用流动水冲净，然后使用手消毒剂消毒双手。

7. 医护人员进行侵入性操作时应当戴无菌手套，戴手套前后应当洗手。一次性无菌手套不得重复使用。

第二节 新生儿消毒隔离制度

一、层流洁净病室使用管理制度

1. 人员管理

（1）进入洁净病室人员应更换清洁的衣鞋，戴帽子和口罩。

（2）严格限制进入层流病室工作人员。室内应保持安静，减少开关门次数，禁止使用手机等移动通信设备。

（3）对进入层流病室的所有人员应定期进行无菌技术和相关知识的培训。

2. 环境管理

（1）层流病室常规每日湿式清洁2次。每日工作人员所穿的拖鞋都应用含氯消毒液浸泡后再使用；洁净病室的清洁、消毒物品应分区分类放置，标识清楚；拖布、抹布应使用不易掉纤维的织物材料制作，拖布应使用片状形式，用后立即洗净、消毒、烘干。

（2）所有进入层流病室物品、设备，均应拆除外包装、在缓冲间内擦拭消毒处理后方可进入。

（3）洁净病室内只允许放置必需的设备设施或家具等；物品摆放要避开回风口，尽量做到送风口与回风口的直线中无任何阻挡，以保证空气回流流畅。

（4）洁净层流空调系统初次使用必须连续运行24小时，空气细菌培养2次合格方可使用。

（5）地面等被血液或排泄物污染时，应采取"覆盖消毒"措施，即采用沾有消毒溶液（以不流淌为宜）的布类或其他用物覆盖污染物，覆盖消毒时间30～60分钟，并采用沾有同样消毒溶液的布类或其他用物，由污染物外四周2cm处向内擦抹，随同覆盖布一同丢弃，然后再用清水清洁卫生。消毒剂可根据污染物性质进行选择，如血液推荐使用75%乙醇溶液，呕吐物等建议选用有效氯浓度为5000mg/L的含氯消毒剂溶液。

（6）中央控制面板的维护：中央控制面板包括计时钟、温湿度控制器、照明、空调机组、对讲系统等。护士操作时要掌握要领，正确操作。

（7）电动门的维护：电动门开关方式包括电动、感应和手动3种。如果出现故障时需要关闭电源，利用手动，并及时联系维修。工作人员合理安排工作程序，避免增加不必要的开门次数。

（8）定期进行卫生大扫除，尤其是送风、回风口，定期对洁净病室空气、物体表面及工作人员的手等进行细菌培养。

（9）专人维护，定期监测：空调系统应有专人负责，定期检查、维修、保养，对过滤网及时清洗并检查净化效果，发现不合格及时找出原因，并采取有效措施。

二、消毒隔离制度总则

1. 每个床单位均须配置效期内可安全使用的快速手消毒，治疗、检查每名患儿前后均应洗手或快速手消毒。

2. 新生儿衣被、床单、浴巾、暖箱罩一人一套一用，不得挪用，及时更换，专袋送洗消毒；清洁消毒后的衣物密闭式运送至病房，储于清洁柜内备用。定期抽检衣物消毒结果。

3. 婴儿床、辐射台及暖箱每日用消毒液或消毒湿巾擦拭2次，遇有污染及时擦净。终末消毒时应卸下一切可卸下的部件彻底消毒；每日更换暖箱湿化水。

4. 使用一次性吸氧管，湿化瓶送供应室消毒，湿化水每日更换；听诊器、量尺专人专用，每日消毒擦拭2次。

5. 吸痰器用后应清洁消毒，及时更换连接管道。

6. 洗澡用物应一人一盆一巾一消毒。

7. 呼吸机管路每周更换1次，湿化水每天更换，如遇污染及时更换，用后连同呼吸机病人单元一同送供应室消毒。

8. 感染性疾病患儿用物单独打包放置，并注明感染性质。

9. 严格垃圾分类处理。

三、隔离病室消毒隔离制度

1. 重症感染及传染病患儿要单独安置，病室内悬挂隔离衣，备齐口罩、帽子、鞋套、手套等用物。

2. 为隔离患儿进行操作时穿隔离衣，操作完脱去隔离衣并洗手或消毒双手。

3. 隔离患儿设备物品专用，一次性用物使用后装入黄色医用垃圾袋密封后送离病房，可重复使用物品用后彻底消毒。

4. 凡厌氧菌、铜绿假单胞菌等特殊感染患儿应严格隔离，用过的器械、被服要灭菌。

5. 隔离病室有隔离标识，并限制人员出入。"黄色"为空气传播的隔离，"粉色"为飞沫传播的隔离，"蓝色"为接触传播的隔离。不同种类传染病患儿应分室安置，疑似患儿应单独安置，如条件限制，同种疾病患儿可安置于一室，两病床之间距离不少于1m。

6. 患儿转科、出院或死亡后进行终末消毒。

四、配奶间消毒隔离制度

有条件的医院可将新生儿配奶工作交由膳食科、营养科等配置，没有条件的医院，新生儿配奶工作由科室自行完成时，需要注意以下事项：

1. 凡患有痢疾、伤寒、病毒性肝炎等消化道传染病，活动性肺结核，化脓性或渗出性皮肤病的工作人员，不得从事配奶和喂奶工作。

2. 非配奶人员不得进入配奶间，配奶间内不得堆放杂物。

3. 配奶所用奶具用后必须及时清洁、消毒、晾干后保存备用。

4. 每次配奶前后先用0.05%的含氯消毒液毛巾擦拭配奶台面后再用清水擦拭一遍，或用消毒湿巾擦拭。

5. 配奶前后应清洗双手，穿专用衣服，戴口罩、帽子。

6. 配奶室应保持清洁，配奶垃圾一次一出，杜绝堆积存放。

7. 配奶室洁具专用，不得共用或挪用。

8. 每天用0.05%的含氯消毒液拖地2次，每班保持清洁。

9. 配奶时严格按操作流程执行操作，做到现配现用。

10. 定期对空气、奶瓶、奶嘴、奶刷进行抽检并记录。

11. 喂奶后奶筐、奶车先用0.05%的含氯消毒液擦拭一遍后再用清水冲洗或擦拭晾干备用，擦拭毛巾保持清洁，标识清楚，分开放置，及时更换。

12. 母乳冰箱、母乳复温箱严格按使用制度进行使用、监管。

13. 特殊、自备奶粉加强交接班。

14. 使用纯净水配置奶液。

五、奶瓶、奶具消毒隔离制度

1.严格执行奶瓶、奶具的清洁消毒规范。

（1）使用前工作人员按要求着装，检查奶瓶、奶具。

（2）使用后将奶瓶、奶具回收至处置间，在流动水下用专用清洗剂清洗（有条件者可送消毒供应中心处置），一次性奶瓶直接放入垃圾袋内，不可重复使用。

（3）晾干后检查有无破损、裂纹，确认完好后打包送供应室压力蒸汽灭菌。

2.奶瓶一人一用，不得共用或挪用。

3.保持奶瓶、奶具清洁完好，及时更替。

4.定期对奶瓶、奶嘴、奶刷、奶缸、搅拌器进行抽检并记录。

5.奶刷煮沸 30 分钟后使用。

6.奶瓶、奶具使用过程中如有污染及时更换。

六、沐浴室管理制度

1.沐浴室应保持清洁，沐浴前后用 0.05% 的含氯消毒液毛巾擦拭台面后再用清水擦拭一遍，或使用一次性消毒湿巾擦拭。

2.操作前后须行手卫生，指甲不过肉际，不戴戒指、手表等饰物；检查沐浴用品是否符合要求，衣服口袋内避免有坚硬物品。

3.严格查对制度，必须核对患儿手腕带与床头卡；操作台面不可同时放置多于 2 名以上患儿。

4.沐浴过程中注意观察病情、全身皮肤、肢体活动情况，防止受凉、烫伤、摔伤等意外情况发生，发现异常立即终止沐浴，并报告医生给予及时处理。

5.用物做到洁污分开，避免交叉感染，一人一用一消毒，用后规范放置。

6.沐浴室洁具专用，不得共用或挪用。每日用 0.05% 的含氯消毒液拖地 2 次，每班保持清洁。

7.定期对空气、被服、毛巾、盆具及工作人员手进行细菌学监测、记录。

第三节　医务人员职业防护与职业暴露处置流程

一、标准预防的概念与措施

（一）概念

标准预防是指视所有患者的血液、体液、分泌物、排泄物均具有传染性,需要进行隔离,不论是否有明显的血迹污染或是否接触非完整的皮肤黏膜，接触上述物质者必须采取防护措施。根据传播途径采取接触隔离、飞沫隔离和空气隔离。

（二）标准预防措施

洗手是预防医院感染成功而有效的措施。标准预防应用于所有患者和所有医务人员，以防止患者之间的传播和患者与医务人员之间的传播。

1. 医务人员进行每一次可能导致污染的接触时都必须戴手套，手部有皮肤破损者戴双层手套。

2. 衣服或面部可能污染时应当穿隔离衣，戴口罩和眼罩或面屏。

3. 接触感染物品后脱手套立即洗手，必要时手消毒。

4. 正确处理使用后的锐器：

（1）使用后的锐器直接放入耐刺、防渗漏的锐器盒。

（2）禁止将使用后的一次性针头重新套上针套。

（3）禁止用手直接接触使用后的针头、刀片等锐器。

5. 正确处理被感染性物品污染后的医疗器具，根据污染物的种类及污染程度进行有效的消毒或灭菌处理。

二、职业暴露的局部处理

1. 锐器伤

（1）在伤口旁从近心端到远心端尽可能挤出损伤处血液，注意挤压力度要适中，禁止进行伤口局部的过度挤压；再用肥皂液和流动水进行冲洗。

（2）受伤部位的伤口冲洗后，用75%乙醇或0.5%碘伏进行消毒。

2. 黏膜暴露　用大量生理盐水反复冲洗污染的黏膜，直至冲洗干净。

三、职业暴露的报告

1. 职业暴露的医务人员应在30分钟内报告部门负责人。

2. 正常上班期间，科室应在2小时内上报医院感染管理科；节假日及非正常上班时间立即通知医院总值班进行处理。

3. 若暴露源为HIV阳性或疑似患者的，应当在暴露发生后立即上报。

4. 职业暴露人员应填写"职业暴露个案登记表"。

四、评估与预防

1. 感染管理科接到报告后尽快评估职业暴露情况，并尽可能在24小时内采取预防措施。

2. 立即给发生职业暴露的医务人员开具 HBsAg、抗 –HBs、抗 –HCV、抗 –HIV、TPHA 检查单。

3. 若患儿一切标志物表达未知，应立即为患儿开具全部检验报告单；其他情况时，发生职业暴露的医务人员应根据患儿检验结果进行处理。

（1）患儿 HBsAg（+）：①医务人员抗 –HBs ＜ 10mIU/ml 或抗 –HBs 水平不详，应立即注射 HBIG 200 ～ 400U，并完成全套乙肝疫苗接种。②医务人员抗 –HBs ≥ 10mIU/ml 者，可不进行特殊处理。③暴露后 3 个月、6 个月应检查 HBsAg、抗 –HBs。

（2）患儿抗 –HCV（+）：发生职业暴露的医务人员抗 –HCV（–），暴露后 3 个月、6 个月应检查抗 –HCV、ALT，并根据复查结果进行相应抗病毒治疗。

（3）患儿抗 –HIV（+）：由疾病预防控制中心进行评估及预防指导，根据暴露级别和暴露源病毒载量水平决定是否实施预防性用药方案。暴露后 1 个月、2 个月、3 个月、6 个月应检查抗 –HIV。

（4）患儿 TPHA（+）：①推荐方案：苄星青霉素，240 万 U 单次肌内注射，1 次 / 周，连续 3 周。青霉素过敏者：②多西环素（强力霉素）100mg，2 次 / 天，连用 4 天；头孢曲松最佳剂量和疗程尚未确定，推荐每天 1g，肌内注射，连用 8 ～ 10 天；或阿奇霉素 2g，单次口服，但已有耐药报道。

五、随访和咨询

1. 感染管理科督促职业暴露当事人按时接受疫苗接种和进行实验室检查，并负责追踪确认实验室检查结果和服用药物，配合医生进行定期监测和随访。

2. 职业暴露医务人员在追踪期间出现身体不适，随时报告医院感染管理科进行相关检查及接受治疗。

3. 在处理过程中，感染管理科应为职业暴露人提供咨询。

4. 医院和有关知情人应为职业暴露当事人严格保密，不得向无关人员泄露职业暴露当事人的情况。

六、相关疾病职业暴露处置流程

1. 乙型肝炎职业暴露处置流程　见图 5-3-1。

2. 丙型肝炎职业暴露处置流程　见图 5-3-2。

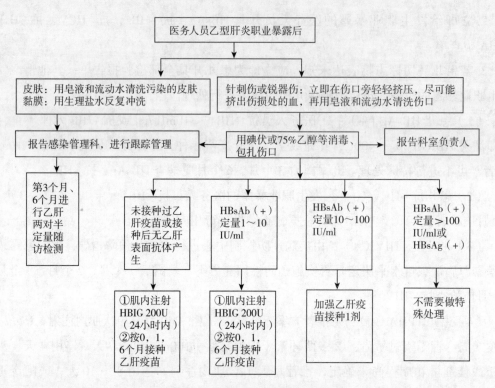

图 5-3-1 乙型肝炎职业暴露处置流程

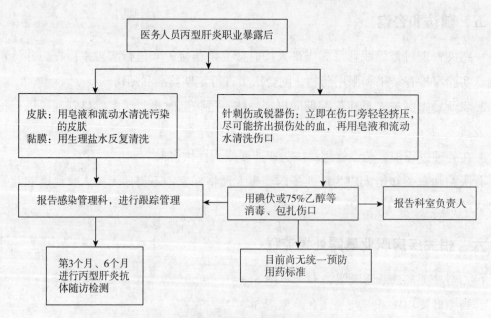

图 5-3-2 丙型肝炎职业暴露处置流程

3.梅毒职业暴露处置流程　见图5-3-3。

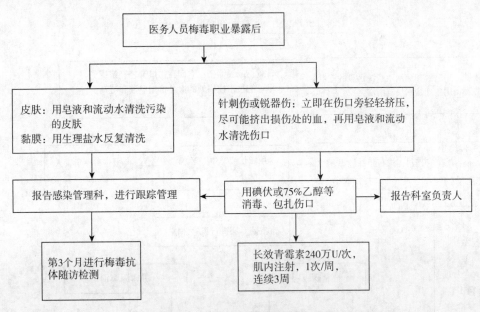

图 5-3-3　梅毒职业暴露处置流程

4.艾滋病职业暴露处置流程　见图5-3-4。

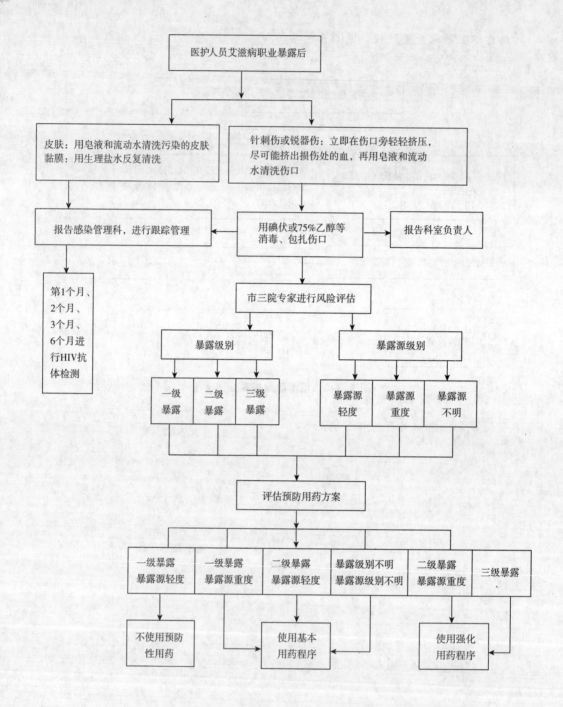

图 5-3-4 艾滋病职业暴露处置流程

第四节 新生儿医院感染暴发的预防及处理

一、医院感染暴发的概念

医院感染暴发是指在某一医院或某一科室的住院患儿中，同时或短时间内出现3例或以上医院感染病例的现象。医院感染暴发是医院感染流行的一种特殊形式，在空间与时间上暴发比流行更趋于集中。

二、医院感染暴发的原因

1. 新生儿免疫功能低下　新生儿本身抵抗力差，是医院感染的高危人群，病情进展快，易暴发流行，病死率高，社会影响大。胎龄越小，出生体重越低，感染率越高，病情更易恶化。

2. 侵入性操作　为了提供更好的营养支持和药物治疗，常需要对危重患儿进行中心静脉置管（CVC、PICC）、脐动静脉置管（UAC、UVC）、气管插管等，而这些侵入性操作往往与血行感染有关。

3. 肠外营养　是早产儿晚发性败血症的危险因素之一。延迟喂养影响肠道正常菌群的建立，破坏了肠黏膜上皮的屏障功能，潜在的病原菌可能穿过结构不完善的肠黏膜入血导致感染。

4. 不合理使用抗生素　可导致耐药菌株增加使院内感染难以控制，抗生素使用时间过长会增加患儿（特别是早产儿）发生真菌性败血症的危险。

5. 医院因素　病房面积较小、仪器设备多、环境拥挤、医务人员人力紧张也是导致院内感染的因素之一。

因此，新生儿病房是院内感染暴发的高发区域。院内感染暴发往往导致较高的病死率。院内感染暴发流行后，对于医院的经济效益、社会效益必然产生极大的负面影响。

三、医院感染暴发的预防

（一）新生儿病房院内感染的监测

1. 院内感染监测的定义及目的　院内感染监测（hospital infection surveillance）是指长期地、系统地、连续不断地观察、收集和分析院内感染在一定人群中的发生和分布及其影响因素，并对监测结果进行系统地分析和总结，以掌握院内感染的发病率、多发部位、高危因素等，为更有效地预防及控制院内感染的发生提供科学依据。

通过对新生儿病房院内感染的监测可以获得院内感染的第一手资料，以便采取有效的控制措施，以达到减少医院感染及避免发生院内感染暴发的目的。

2. 院内感染监测的方法

（1）资料收集：资料收集的途径有很多，主要包括查房、查阅病历和微生物学检验报告等。通过查房，院感专员能及时发现院内感染的患儿，以便及时采取相应的控制院感发生及暴发的措施。

（2）资料整理：通过对资料信息的整理、分析、比较，可从中找出医院感染的高危因素，从而制定有效的控制院内感染发生及发展的措施。

（3）资料分析：资料分析的主要内容包括新生儿病房医院感染总的发生率、不同系统疾病的医院感染的发生率、不同部位的医院感染的发生率、医院感染高危因素的分析、医院感染病原学及耐药性特点分析、医院感染的趋势分析。

（4）资料报告：监测的资料通过整理和分析后，应写成有关报告向相关领导进行汇报，以便采取相应的防控措施来预防及控制院内感染的发生及发展。

（二）采取有效的控制措施预防院内感染的发生及暴发

1. 建立完善的院内感染管理制度　成立由科主任、护士长及本科兼职监控医生、护士组成的科室感染管理小组。科室感染管理小组根据医院的消毒隔离工作制度、医院无菌技术操作原则、医院感染及流行暴发监测管理制度、医院感染应急预案、多重耐药菌监测报告与防控管理制度等，负责制定新生儿病房相应的感染控制管理制度，定期开展医院感染教育与培训，通过不断培训，促使医务人员养成良好习惯，认真履行工作职责，落实规章制度，减少医源性感染；定期对所有医务人员进行消毒隔离、院内感染及手卫生相关知识的培训及考核，以提高医务人员对院内感染的认识，从思想上重视院内感染。

2. 环境及布局　病房应设在环境清洁、相对独立的区域，便于清扫和消毒。有条件的话，应尽量采用层流系统以达到空气消毒净化的目的。通过空气过滤、层流，以及维持室内正压状态来维持无菌环境，程度应达 10 万级以上。保持病房环境舒适，病室安静、整洁、空气清新，温湿度适宜。床上、床下、窗台等无杂物。垃圾箱及时清理，周围保持干净。各个工作间物品按标准要求分类放置，管理有序。根据病情和工作需求设立不同的病区，如 NICU、早产儿室、感染室、非感染室、隔离室、配奶室、沐浴室、治疗室等，并有相应的管理制度。

3. 侵入性操作应严格掌握适应证　新生儿病房中许多严重的院内感染都是由于侵入性操作导致的。在应用侵入性治疗和检查时，要严格掌握适应证，并加强对侵入性装置的维护，严格按照无菌操作规程进行操作；尽可能缩短侵入性干预时间，一旦病情恢复，及时撤除。

4. 重视物体表面的清洁工作　物体表面的擦拭消毒是控制新生儿感染的重要环节。如暖箱表面外侧壁每天用含氯消毒液及消毒湿巾擦拭，内侧壁用灭菌注射用水擦拭。每天更换湿化水。科室感控专员随机对暖箱内壁、水槽内湿化水进行采样监测，出现问题及时纠正，并动态监测。加强配奶环节的管理，检查高压灭菌后的奶瓶，定期检测存放奶的冰箱功能。一旦患儿出现轻微腹泻症状，立即警觉，查找原因，积极应对，避免严重的感染发生。

5.重视每次物体表面采样的结果　是预防感染的必要环节。在工作状态下随机采样能反映消毒隔离的真实情况。要重视每次物体表面采样结果，对每一项的阳性结果要给予高度重视并及时整改。

6.提高警惕性

（1）早期诊断是控制院内感染，防止其流行、暴发的重要手段。而早期诊断关键在于提高警惕性。新生儿感染往往缺少特有症状及临床表现，可能不一定有明显的体温升高，因此要注意观察细微变化：如患儿全身皮肤颜色的变化、突然喂养困难、有潴留、拒食、血氧饱和度不稳定、低体温、血糖异常、呼吸暂停或窘迫、腹胀等；还要定期检查、监测感染状况。

（2）对以下高危儿保持警惕性：低体重儿或早产儿、具有胎膜早破出生史的患儿；低出生体重儿，有 PICC、脐静脉等中心静脉导管的患儿及有第三代头孢菌素应用史者；极低出生体重儿、住院时间长及有静脉营养史的患儿；曾在有院内感染医院就诊过的患儿，在进入新生儿病房之前先隔离观察。

7.提高医务人员的洗手依从性　手卫生与医院感染之间的关系非常密切，加强医务人员的手卫生是预防医院感染的主要措施。正确洗手可降低通过手传播疾病的可能性，最终达到降低医院感染发生率的目的。

四、新生儿院内感染暴发的处理

新生儿病房院内感染暴发流行复杂、高危、难预见、难控制，可能造成巨大损失，应引起高度警惕，提高对各种病原体院内感染的警觉性，一旦发现有院内感染的暴发，在及时采取有效控制措施的同时，还需要及时上报有关部门并积极协助处理。

1.立即隔离并积极治疗患儿　对于监测到发生院内感染的患儿应立即按照相应的隔离要求隔离患儿，尽可能将患儿放置于单独隔离间，并安排专门的医务人员进行治疗和护理，避免发生交叉感染导致新生儿病房院内感染的暴发。同时暂停接收新入院患儿直到院内感染完全控制为止，住院患儿能离院者给予尽早办理出院。对于发生院内感染的患儿应积极治疗，根据微生物学检验报告选择相应的抗生素。

2.寻找并控制传染源　应从固定设施受污染及流动传染源两方面积极寻找传染源。固定设施包括医疗设备、医用空气源及氧气源、水槽、配奶间、奶液加热器、配药室、呼吸机管道和湿化器水源等；流动传染源包括患儿、医务人员（包括后勤人员、保洁人员等）、球囊复苏器等。寻找传染源应当采用拉网式、倒金字塔形方式，争取尽快确定并隔离传染源，防止新生儿病房院内感染的暴发。对发生院内感染的病房进行各类医疗设备、医务人员的手、各类物品的表面、奶制品等进行细菌采样，根据细菌学报告来寻找传染源以便采取有效措施更好地控制院内感染的暴发。

3. 切断传播途径　大量研究表明，医务人员的手在院内感染的传播过程中起了重大作用，洗手习惯及意识在切断传播途径方面极为重要。洗手水龙头应为感应式，采用擦手纸擦干双手。对于新生儿病房的医务人员应定期培训消毒隔离、院内感染及手卫生的相关知识，尽量选择对皮肤刺激性小的洗手产品以提高医务人员的洗手依从性。对于隔离患儿，在检查、治疗及护理时必须戴一次性手套、口罩、帽子和穿隔离衣进行操作。对于患感染性疾病的医务人员即使症状轻微，也应立即调离新生儿室。对于发生院内感染的病房必须进行彻底病房环境、相关器械及呼吸机的消毒，并对相关器械进行细菌学监测，检查结果阴性后方可再次使用。

4. 积极留取感染的证据　尽可能留取患儿血液、大便、分泌物及器官组织等样本，有实验条件可直接送检，如无条件可暂时冰冻保存待检。可进行细菌和（或）细胞培养及血清学检查等方法寻找病原体，为患儿尽快进行针对性的治疗和流行病学调查提供依据。

第五节　新生儿导管相关的感染预防和管理

一、经外周中心静脉置管的感染预防和管理

经外周中心静脉置管（PICC）因其能减轻患儿痛苦，提高医务人员工作效率及具有较长的留置时间等优点在临床被广泛应用，但患儿因置管发生感染的危险性也会增加，导致相关血行感染是长期静脉置管的重要并发症。美国疾病控制与预防中心报道，美国平均导管相关性血流感染（CRBSI）感染率为 5.3/1000 导管留置日，感染患儿中平均死亡率为 12% ～ 25%。因此，应建立由专人组成的 PICC 小组并对导管进行严格管理。PICC 小组集中管理可以使导管相关性血流感染的发生率下降。具体管理措施包括：

1. 严格执行手卫生　护士在执行 PICC 置管、更换敷贴、更换输液管、给药及检查穿刺点、评估 PICC 导管时均须严格进行手部皮肤清洁，必须严格按照"七步洗手法"进行手卫生。指甲的清洁也是手部卫生的重要部分，医护人员应保持指甲短而整齐，不涂指甲油，防止指甲残留过多细菌。操作时，不得佩戴手表、首饰、戒指等任何饰品。

2. 防止微生物入侵　执行 PICC 穿刺时采用最有效的防护措施防止微生物入侵，包括执行穿刺的人员应戴帽子、口罩，帽子要遮盖全部头发，口罩应遮盖住口鼻，穿无菌隔离衣，

戴无菌手套。穿刺时，建立最大化的无菌区域。

3. 应用有效消毒剂 有研究显示氯己定葡萄糖酯比其他消毒剂的效果好，对革兰阳性、阴性细菌均有效，其消毒速度快、效果稳定，但是新生儿慎用。中国疾病预防控制中心推荐碘酊、碘伏、75%乙醇可作为氯己定替代品使用。消毒时应采用以穿刺点为中心向外环形消毒的方法，消毒剂自然待干后再进行穿刺。

4. 严格掌握置管指征 由 PICC 小组成员置管，置管前充分评估患儿病情及各项实验室检查指标，置管时应建立最大化无菌区域，规范洗手，严格消毒需要置管的部位。

5. 更换输液管时严格无菌操作 应严格按照无菌操作规程进行操作。

6. 每天对 PICC 置管部位及敷料进行检查 评估 PICC 置管穿刺点有无红、肿、热、痛、渗血、渗液等表现，评估敷料有无卷边、污染，如有异常及时给予相应处理。

7. 及时拔管 每天评估患儿中心静脉导管留置的必要性，根据患儿的临床表现应尽可能减少中心静脉导管留置时间。结束全肠外营养（TPN）治疗后及时拔管。一旦有临床感染症状或实验室感染依据，即使明确为其他原因引起的血流感染，也应尽早拔管。

8. 加强对临床护士的教育 护士教育对于预防导管相关性血流感染的发生非常重要。有研究显示，举办有关穿刺技术及感染控制的培训课程可以使相关性血流感染发生率下降28%。教育应动态、持续，并不断学习最新的指南知识。

9. 充分发挥质量控制组的作用 质控组应由临床护理专家组成，严抓 PICC 操作的每一个环节，强化环节质量控制，通过持续质量改进，预防相关性血流感染发生，减少 PICC 置管相关并发症。

二、中心静脉导管的感染预防和管理

1. 建立中心静脉导管（CVC）操作制度 CVC 操作直接关系到导管的留置时间长短和感染发生率，通过 CVC 操作资格认证的医务人员才能进行此操作。应完善 CVC 操作流程，严格掌握适应证、禁忌证，科学选择置管部位、导管型号。

2. 细化环节管理 经 CVC 进行输液、注药、测压等操作都可能引起污染。因此，操作环节应按流程和无菌原则规范操作。在导管置入和留置使用过程中及时评估、严格落实维护措施，发现异常及时处理，预防感染的发生。具体方法同 PICC 的感染预防和管理。

三、脐动脉置管、脐静脉置管的感染预防和管理

脐动、静脉置管技术是 NICU 救治危重新生儿的重要技术，在胎龄小、出生体重低、需要气管插管高级生命支持、多次外周静脉穿刺均不成功等情况下，脐动脉置管（UAC）和脐静脉置管（UVC）是重要的治疗手段，但也存在导管血流感染的并发症风险。只有

做好置管的感染预防和管理，才能保障患儿救治成功率和良好预后。具体措施包括：

1. 保持脐部干燥清洁，脐部暴露，妥善固定，注意观察脐根部，及早发现脐部有无感染征象如脐红肿、渗液等，有异常及时处理。

2. 每 24 小时更换一次输液器具，严格执行无菌操作。正压接头每周按时更换，更换时应建立最大化无菌区域，规范洗手，严格消毒。导管的肝素帽、三通接头至少每周更换一次，如有血凝块及污染时应及时更换。

3. 严格落实脉冲式冲管和正压封管，如有堵塞时，禁止暴力推注。

4. 脐静脉输液时注意观察，输液时防止空气进入，每次治疗时注意输液系统各接头处连接紧密，防止发生空气及血栓栓塞。

5. 通过脐静脉导管给药、更换输液装置时均需要严格执行无菌操作规程，严格按要求执行手卫生。

6. 如发现导管松脱征象应及时严格消毒，重新缝扎固定。

7. 推荐使用 X 线联合床旁超声辅助定位，建议置管后 24 ～ 78 小时和 7 天再次应用影像学检查（有条件时床旁超声优先）监测导管尖端位置。

8. 导管留置过程中严密观察患儿生命体征，评估导管功能及留置的必要性，尽早拔除。建议脐动脉导管留置时间为 7 ～ 10 天，脐静脉导管留置时间为 7 ～ 14 天。

四、气管导管的感染预防和管理

1. 呼吸机相关性肺炎的概念 呼吸机相关性肺炎（ventilator associated pneumonia，VAP）指因非肺部感染性疾病经气管插管行机械通气 ≥ 48 小时，或因感染行机械通气 ≥ 48 小时肺部出现新的感染（临床表现及实验室检查证实），属院内感染性肺炎。危险因素包括胎龄小、出生体重低、反复气管插管、气管内吸引、胃内容物反流至上呼吸道等。VAP 是机械通气后的一种严重并发症，发病率高达 9% ～ 70%，而 VAP 所导致的病死率可达 27% ～ 43%。因此，应采取有效措施来预防及控制 VAP 的发生。

2. 新生儿 VAP 的预防和管理

（1）建议采用一次性呼吸机管路及湿化罐，每 7 天更换一次，污染时随时更换，并记录更换时间。可重复使用的呼吸机管路及患者单元使用后送消毒供应中心灭菌处理，并对仪器表面进行终末消毒。

（2）合理温湿化，并根据痰液性质及时调整。

（3）细菌培养或气管插管末端培养有泛耐药致病菌的患儿立即进行单间隔离，防止交叉感染。

（4）按需吸痰，建议采用密闭式吸痰管进行浅层吸痰，严格无菌操作。及时倾倒呼吸机冷凝水，保持呼吸机回路的位置低于气管插管水平，防止冷凝水倒流发生误吸。

（5）体位护理：气管插管患儿床头抬高 30°，根据患儿病情给予适宜卧位（侧卧、仰卧或俯卧位）。

（6）口腔护理：使用灭菌注射用水，每 4～6 小时进行一次口腔护理（擦拭内颊部、上颚、牙龈、舌上下）。

（7）抗生素及营养支持：根据药敏试验合理选择抗生素；给予肠内、外营养，保证营养供给。

（8）根据病情及时撤机或改无创通气模式。

五、留置导尿管的感染预防和管理

导尿管相关尿路感染（catheter-associated urinary tract infection，CAUTI）是指患者留置导尿管后或拔除导尿管 48 小时内发生的泌尿系统感染。

1. 严格掌握留置导尿管的适应证，合理选择尿管型号，每天评估留置导尿管的必要性，尽早拔除尿管。

2. 严格遵循无菌操作技术原则，动作轻柔，避免损伤尿道黏膜，不可强行插入，避免损伤。

3. 保持尿道口清洁，每天用低浓度含碘溶液消毒外阴及尿道口周围 2 次，每次大便后及时消毒会阴及擦洗尿道口，保持尿管清洁。

4. 采用密闭式引流装置，保持尿液引流装置密闭、通畅。避免尿管与集尿袋处断开，集尿袋定期更换。长期留置导尿管患者，不宜频繁更换导尿管。

5. 妥善固定，避免打折、弯曲，保证集尿袋高度低于膀胱水平，避免接触地面，防止逆行感染。

6. 保持皮肤及患儿床单位的清洁，观察尿液的色、质、量。

7. 密切观察病情变化：监测患儿的生命体征尤其是体温的变化。

8. 教育与培训：对护士进行教育培训能有效降低 CAUTI 的发生率。①定期对医护人员进行有关导尿管置入、维护及拔除的技术操作方面的培训，并提供有关 CAUTI、其他留置导尿管并发症及留置导尿管替代方案的教育；②评估护士使用、护理和维持导尿管的能力，确保只有经过专业培训的护士才能进行留置导尿和导管维护的操作，确保护士在工作中能有效识别 CAUTI 的危险因素，并在临床工作中实施预防与控制 CAUTI 的相关措施。

新生儿病房各类导管的留置在临床上存在一定风险，包括导管相关性血流感染、非计划性拔管等。为了防范各种并发症的发生，护士必须严格按照相关操作规程对各类导管进行有效管理，在执行操作时要严格遵守原则和操作规程，不断学习新知识、新技术。护理管理者要注重护士的培养以及临床护士的继续教育，严抓质量管理，不断总结经验，从而提高护理质量，减轻患儿的痛苦，降低医疗费用支出。

第六节　新生儿多重耐药菌医院感染预防与控制

一、多重耐药菌定义

多重耐药菌（multidrug resistent organism，MDRO）主要是指对临床使用的三类或三类以上抗菌药物同时呈现耐药的细菌。常见多重耐药菌包括耐甲氧西林金黄色葡萄球菌（MRSA）、耐万古霉素肠球菌（VRE）、产超广谱 β - 内酰胺酶（ESBL）细菌、耐碳青霉烯类抗菌药物肠杆菌科细菌（CRE）[如产 I 型新德里金属 β - 内酰胺酶（NDM-1）或产碳青霉烯酶（KPC）的肠杆菌科细菌]、耐碳青霉烯类抗菌药物鲍曼不动杆菌（CR-AB）、多重耐药/泛耐药铜绿假单胞菌（MDR/PDR-PA）和多重耐药结核分枝杆菌等。

二、多重耐药菌的检测及报告

1. 临床科室　医生在接诊感染性疾病患儿后，应送检相应的病原学标本，并追踪检验结果，及时发现、早期诊断多重耐药菌感染患儿和定植患儿。若属于医院感染散发，则于 24 小时内填写医院感染登记表并报感染管理科。

2. 检验科　微生物实验室检测到多重耐药菌株，应及时发出书面报告，在报告单上盖上"多重耐药菌株"的红章，同时电话通知感染管理科及所在科室，并做好记录，每天报感染管理科。

3. 感染管理科　按照微生物实验室上报相关内容及前瞻性调查，到科室指导消毒隔离工作。

4. 微生物实验室　应定期向全院公布临床常见分离细菌菌株及其药敏情况，感染管理科定期汇总监测资料，向全院公布。

5. 医院感染突发事件　当发现有多重耐药菌株医院感染暴发或流行可能时，立即向分管院长报告，进行相应处置。

三、多重耐药菌的预防与控制措施

1. 正确安置患儿：耐万古霉素的金黄色葡萄球菌感染患儿单间隔离。其他多重耐药菌感染患儿首选单间隔离；受条件限制不能单间隔离时，同种病原感染患儿可安置于一室，病床间距宜大于 1m。隔离病房不足时才考虑进行床旁隔离，但不能与气管插管、深静脉留置导管、有开放伤口或者免疫功能抑制患儿安置在同一房间。当感染者较多时，应保护性隔离未感染者。

2. 限制人员出入：医护人员相对固定，专人诊疗护理。

3. 隔离标识清楚：进行床边隔离或单间隔离，应在隔离房间门上标贴接触隔离标识，以提醒医务人员。当实施床旁隔离时，应先诊疗护理其他患儿，多重耐药菌感染患儿安排在最后。

4. 正确使用防护用品：近距离操作如吸痰、插管等时，戴防护镜；可能污染工作服时穿隔离衣；接触耐万古霉素的金黄色葡萄球菌感染患儿应穿一次性隔离衣。

5. 诊疗用品（如听诊器、体温计、输液架等）应专用，用后清洁消毒。其他不能专人专用的物品，在每次使用后用 1000mg/L 含氯消毒剂进行擦拭消毒。

6. 对患儿接触的物体表面、设备设施表面，应每天进行清洁和擦拭消毒。

7. 正确处置医疗废物，防渗漏密闭容器运送。

8. 标本运送：密闭容器运送。

9. 解除隔离时间：多重耐药菌感染者，隔离至临床症状好转或治愈即可解除隔离；耐万古霉素的金黄色葡萄球菌感染患儿还需要患者标本连续 2 次（每次间隔＞ 24 小时）培养阴性，或感染已经痊愈且无标本可送，方可解除隔离。

四、监督与处罚

感染管理科专职人员定期或不定期到临床科室监督指导多重耐药菌感染控制措施的落实情况，发现问题及时进行反馈。必要时对多重耐药菌感染患儿进行追踪监测。

科室对多重耐药菌感染控制措施的落实情况将与责任目标考核挂钩；没有认真落实多重耐药菌感染控制措施而造成医院感染暴发的，将由科室负责人承担相应的责任。

第六章

新生儿护理应急预案与处理流程

一、停电和突然停电应急预案

（一）预防措施及主要准备

1. 病区内合理用电，预防用电超负荷、跳闸等情况。

2. 病区应备应急灯、手电筒、移动蓄电电源等，定期检查应急灯、便携式或充电式的各种仪器设备充电情况，保持其功能备用状态。

3. 使用呼吸机的患儿，备好简易呼吸气囊；使用暖箱、辐射台、蓝光治疗的患儿，提前做好患儿的保暖。

4. 备冰袋，为冰箱停电时做准备。

5. 病区人员应掌握设备有无蓄电功能及续航时间。

6. 有条件时可准备移动储电装备。

7. 病房应有相应应急预案，定期组织演练。

（二）应急处理流程

停电和突然停电应急处理流程见图6-1。

二、停止中心供氧应急预案

（一）预防措施及主要准备

1. 病房应常规备有适量氧气瓶及流量表、充好气的氧气袋等以供急需时使用。

2. 发现中心供氧突然中断时，医护人员应立即查看用氧患儿，改用氧气瓶或氧气袋供氧；对使用氧气驱动呼吸机的患儿，需要改用简易呼吸气囊，并尽快将呼吸机与氧气瓶连接供氧，待运转正常后再与患儿连接。

3. 医护人员应注意观察患儿的面色、心率、血氧饱和度情况。巡视过程中密切观察患儿有无缺氧症状以及病情变化。

4. 立即与有关部门联系，医院总值班迅速采取措施解决问题，尽快恢复供氧；如中心供氧短时间无法修好，需要联系供氧中心及时为患儿调配氧气瓶，保障供氧。

（二）应急处理流程

停止中心供氧应急处理流程见图6-2。

三、停止中心供应负压应急预案

（一）预防措施及主要准备

1.定期检查中心负压吸引装置或吸引器情况，确保设备运转良好，做好维修、维护登记。

2.备好替代用物，如电动吸引器、50ml注射器。

3.配备电动吸引器，定人、定点、定期检查、维护，保持其功能备用状态。

（二）应急处理流程

停止中心供应负压应急处理流程见图6-3。

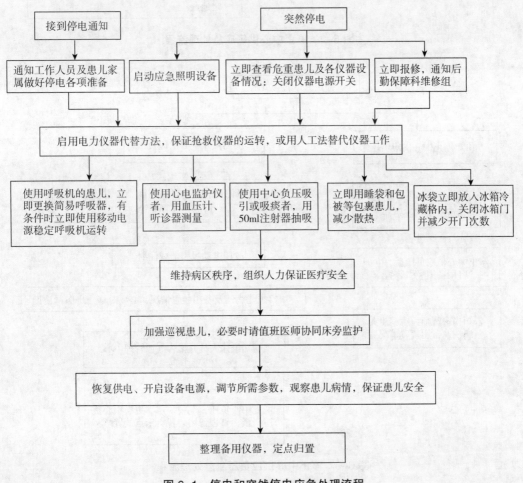

图6-1 停电和突然停电应急处理流程

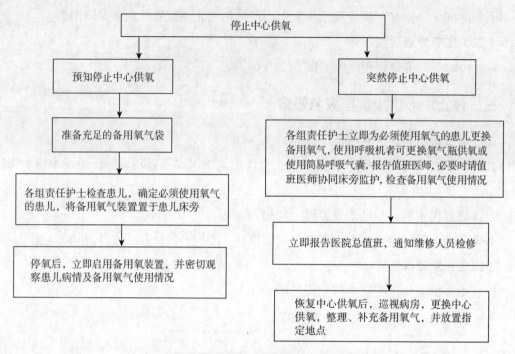

图6-2 停止中心供氧应急处理流程

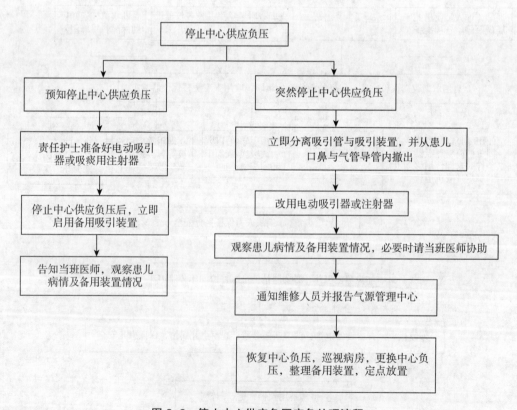

图6-3 停止中心供应负压应急处理流程

四、发生火灾应急预案

（一）预防措施及主要准备

1. 风险防范措施

（1）定期维护病区用电设施。

（2）病区应备有灭火设备，如干粉灭火器、消火栓等。

（3）发现供电系统故障，及时报告电工班维修。

（4）总值班、电工班、消防中心电话号码应标识于电话附近显眼处。

（5）成立火灾应急指挥小组，定期组织工作人员培训、演练，明确发生火灾时的职责分工、撤离流程。

（6）定期检查消防灭火设备，保证其功能备用状态。

（7）病区备急救撤离车、火灾新生儿转运裙、消防衣等工具，保持消防通道畅通。

2. 突然失火时的措施

（1）评估火情并及时联系总值班和保卫科，必要时联系消防部门。

（2）积极配合各部门进行灭火、人员疏散及患儿转移工作。

（3）转移患儿时做好病情观察。

（二）应急处理流程

发生火灾应急处理流程见图6-4。

五、发生破坏性地震应急预案

（一）预防措施及主要准备

1. 护士学习有关地震的知识，掌握自救、救护方法。

2. 护士熟悉本科室电源、水源总闸位置。

3. 病区的走道、安全通道无杂物堆放，保持畅通状态。

（二）应急处理流程

发生破坏性地震应急处理流程见图6-5。

六、医院感染应急预案

（一）预防措施及主要准备

1. 医务人员应掌握医院感染诊断标准，发现特殊或不明原因感染患儿、发生医院感染病例（或可疑医院感染病例），及时上报。

2. 落实手卫生管理，加强职业卫生防护。

3. 保持病房整洁，做好患儿管理工作。

4. 病区备好防护用品（口罩、手套、脚套、帽子、隔离衣、防护服等）。

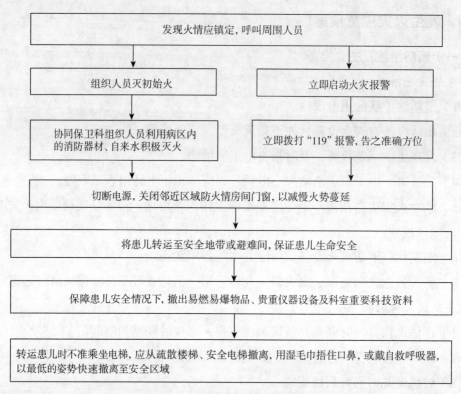

图6-4 发生火灾应急处理流程

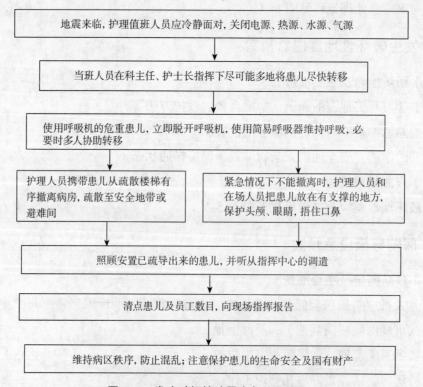

图6-5 发生破坏性地震应急处理流程

5.为保障患儿安全，新生儿病房各级各类人员必须严格执行以下感染预防控制措施：

（1）执行标准预防和保护性隔离措施。

（2）严格执行各项规章制度及手卫生。

（3）分病种管理患儿。

（4）密切观察病情变化，发现可疑感染患儿时，搬至隔离室观察，采取有效隔离措施，保护易感患儿。

（5）确诊的法定传染病按规定进行报告，必要时转传染病医院救治。

（6）医务人员定期做身体检查（如咽拭子、鼻拭子培养），患有或疑似患有感染性疾病时，调离新生儿病房。

（二）应急处理流程

医院感染应急处理流程见图6-6。

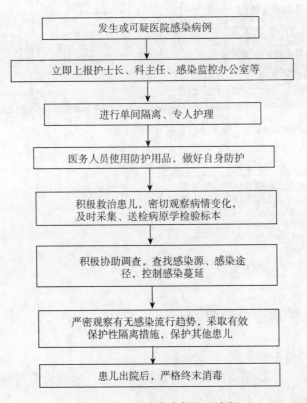

图6-6 医院感染应急处理流程

七、护士应急调配预案

（一）预防措施及主要准备

1.科室应制订紧急情况下护士调配方案，护士需要严格遵守规章制度、劳动纪律。

2.护士长根据患儿数量、开放床位、床位使用率实行弹性排班。

3.护士长合理安排本科室的人力资源，并确保备班人员电话通畅。

4.全科护士为科室储备人员，随时听命于医院及科室在紧急情况下的调配。

（二）应急调配流程

护士应急调配流程见图6-7。

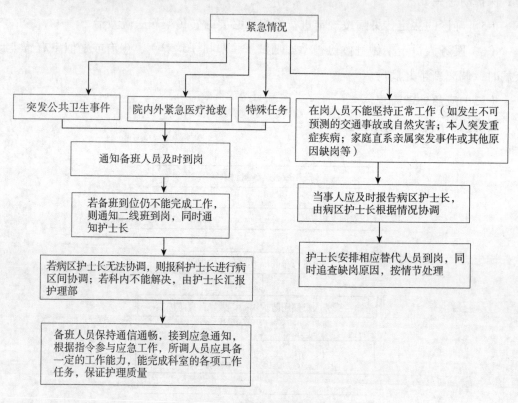

图6-7 护士应急调配流程

八、危重患儿护理应急预案

（一）预防措施及主要准备

1.成立危重患儿工作小组：组长为科室行政主任，副组长为科室分管行政副主任，成员为护士长、质控护士、质控医生。

2.危重患儿工作小组有计划、有组织、有系统地对科室人员进行培训，提高其理论知识、实践技能及应急反应能力。

3.急救药品、物品做到"五定一及时"，完好率100%，以备使用。

4.使用后的转运暖箱及时消毒，保证其处于功能备用状态。

（二）应急处理流程

危重患儿应急处理流程见图 6-8。

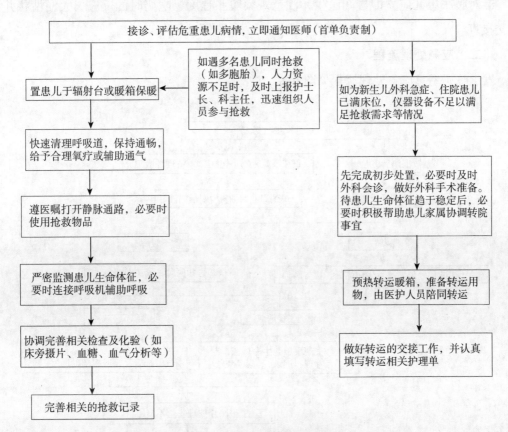

图 6-8　危重患儿应急处理流程

九、发生呛奶窒息护理应急预案

（一）预防措施及主要准备

1.建立和完善新生儿喂养指引。

2.喂奶时，控制速度，选择合适的奶嘴（人工喂乳的奶嘴孔不可太大，以将奶瓶倒置时奶液呈滴状流出为宜）。

3.喂奶时及喂奶后取头高侧卧位（床头抬高 30°），喂奶时奶瓶底高于奶嘴（奶液必须充满奶嘴），防止吸入空气。

4.留置胃管患儿，鼻饲奶前先回抽胃液，确认胃管在胃内，给患儿取合适体位后方可注奶，观察胃潴留情况。

5.喂奶时专人看护，禁止离岗，如需要离开应暂停喂奶；喂养过程中观察患儿面色、吸吮情况，对曾发生过呛咳的新生儿更应严密观察。

6. 喂奶后轻拍患儿背部促其打嗝，并保持呼吸道通畅。

7. 喂奶后加强巡视，及时发现吐奶、呛奶情况并处理。

8. 对腹胀患儿应立即告知医生，注意观察腹胀程度、吃奶时的反应、大便性状并做好交接班。

（二）应急处理流程

发生呛奶窒息应急处理流程见图 6-9。

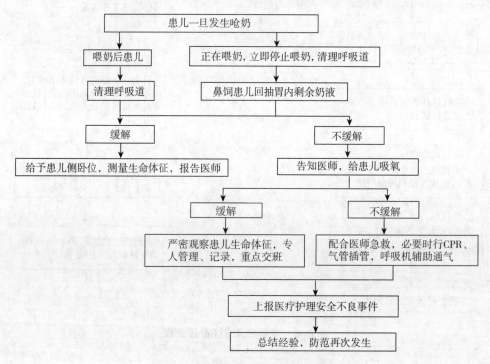

图 6-9　发生呛奶窒息应急处理流程

十、发生呼吸暂停护理应急预案

（一）预防措施及主要准备

1. 护士遵守各项规章制度，坚守岗位，根据患儿病情及时有效巡视患儿，及早发现病情变化，尽快采取急救措施。

2. 做好基础护理，预防感染；维持患儿体温稳定、维持患儿有效呼吸、合理喂养、做好体位管理。

3. 急救药品、物品做到"五定一及时"，完好率100%，以备使用。

（二）应急处理流程

发生呼吸暂停应急处理流程见图 6-10。

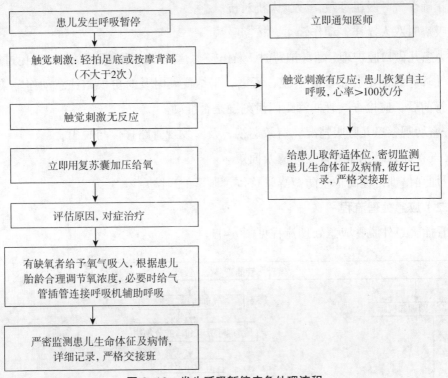

图 6-10 发生呼吸暂停应急处理流程

十一、气管插管意外脱管护理应急预案

（一）预防措施及主要准备

1. 气管插管后，听诊肺部呼吸音，评估插管位置、深度（新生儿气管插管位置：$T_2 \sim T_4$）。

2. 气管导管选择：气管导管内径（mm）= 体重（kg）/ 2+2 或见表 6-1。

表 6-1 气管导管选择参照表

体重	导管内径
< 1000g	2.5mm
1000 ~ 2000g	2.5 ~ 3.0mm
2000 ~ 3000g	3.0 ~ 3.5mm
> 3000g	3.5 ~ 4.0mm

3. 内置深度（cm）测量：①采用 NTL 方法，即鼻中隔至耳屏距离 +1cm；或②体重（kg）+（6 ~ 7）并记录。

4. 交接班时认真查看气管导管刻度，导管固定是否妥善。

5. 遵医嘱给予镇静、镇痛药物。

145

6. 正确设置呼吸机参数，减少人机对抗。

7. 吸痰时双人操作，动作轻柔，按需吸痰。

8. 为患儿做口腔护理、翻身拍背时，操作轻柔，专人管理呼吸机管路，避免过度牵拉。

9. 气管导管固定胶布潮湿松脱、污染、干结变硬时及时更换，注意动作轻柔，重新固定导管前后，应检查气管插管距门齿刻度是否准确。

10. 密切观察患儿呼吸情况，有效巡视，及时发现管路移位与脱出。

11. 气管插管患儿床旁备复苏囊及面罩。

12. 加强培训，提高护士防范导管移位、脱落的风险意识。

（二）应急处理流程

气管插管意外脱管应急处理流程见图 6-11。

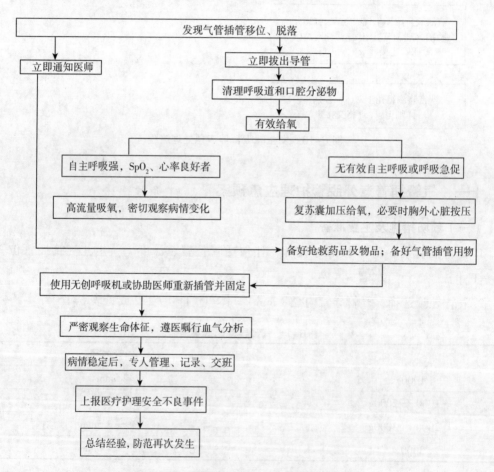

图 6-11 气管插管意外脱管应急处理流程

十二、中心静脉堵管护理应急预案

（一）预防措施及主要准备

1. 妥善连接管路各接口，保持管路通畅。

2. 输液泵速度低于 2ml/h 时，酌情在 TPN 液体加入肝素溶液，0.5U/（kg·ml）。

3. 正压封管、定时脉冲式冲管：如持续输液，酌情定时用 NS（0.9%NaCl 注射液）冲管；如输液结束，先用 NS 冲管后再用 5U/ml 肝素溶液封管；输注高渗性、强酸强碱、高刺激性药物前后应以 NS 冲管。

4. 输液过程中应使用精密过滤输液器。

5. 避免增加胸腔压力。

6. 注意药物配伍禁忌。

7. 注意事项：禁止输注全血、血管造影剂；加药间歇杜绝回血。

8. 病房备肝素、尿激酶。

9. 溶栓时运用"负压技术"，抽取浓度为 5～10U/ml 肝素生理盐水 2ml，用另 1 副 10ml 的注射器通过三通接头进行回抽，经过三通接头的调节，回抽后导管中的负压会将肝素液吸入，反复多次使血凝块溶解。或将每瓶 5 万 U 的尿激酶溶解为 10ml，抽取 2ml，采用与上相同的方法使药液进入导管，保留 30 分钟至 1 小时后回抽，如此反复直至抽到回血。若未能复通，可重复使用，直至复通。导管堵塞后应在 6 小时内处理。

10. 若血栓脱落导致机体其他部位栓塞应进行全身溶栓。如导管堵塞无法复通，则建立外周静脉通路进行全身溶栓；若溶栓不成功，根据病情决定是否手术切开取出栓子。

（二）应急处理流程

中心静脉堵管应急处理流程见图 6-12。

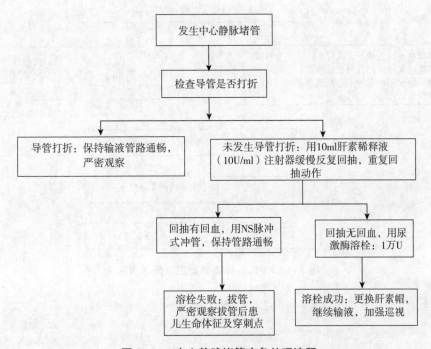

图 6-12　中心静脉堵管应急处理流程

十三、PICC 意外断管护理应急预案

（一）预防措施及主要准备

1. 导管外露部分呈 S 形并与圆盘一起妥善固定，防止导管受到牵拉。

2. 日常护理中应规范操作，避免粗暴动作。

3. 推注药物有阻力时，应查找原因，切忌强行推注，防止导管断裂。

4. 封管用 10ml 以上注射器，避免导管破裂。

5. 拔除导管时双人核查导管完整性并记录。

（二）体内断管应急处理流程

PICC 体内断管应急处理流程见图 6-13。

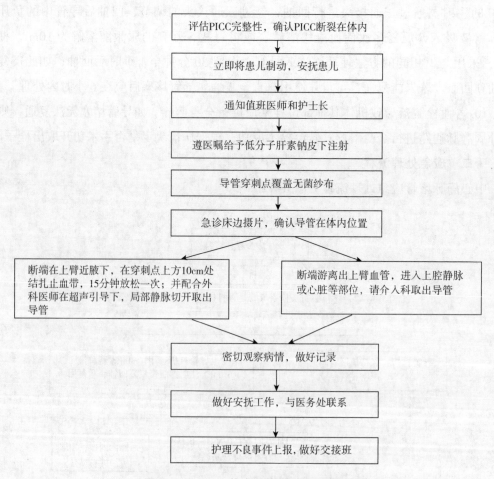

图 6-13　PICC 体内断管应急处理流程

十四、发生输液反应护理应急预案

（一）预防措施及主要准备

1. 给药前了解患儿有无药物过敏史，确认过敏试验结果。

2. 严格执行"三查八对一注意"及无菌技术操作。

3. 规范贮存药品，使用前检查药品及输液用具质量，药液现配现用。

4. 注意配伍禁忌，合理安排输液顺序，根据病情及医嘱调整输液速度。

5. 规范使用避光、精密等输液工具，持续输液24小时以上者应定时更换输液装置。

6. 急救药品、物品做到"五定一及时"。

（二）应急处理流程

发生输液反应应急处理流程见图6-14。

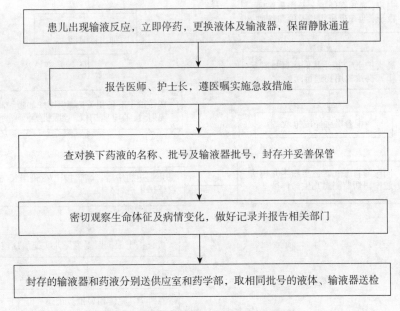

图6-14　发生输液反应应急处理流程

十五、高危儿产时急救护理应急预案

（一）预防措施及主要准备

1. 定期检查转运箱，保证转运箱处于功能备用状态。

2. 定期检查陪娩箱内物品、药品，保证其功能备用状态。

3. 抢救物品及药品做到"五定一及时"。

4. 建立科室转运记录本。

5. 加强演练，掌握新生儿转运相关流程及转运设备的使用。

6. 加强新生儿复苏技术的培训。

（二）应急处理流程

高危儿产时应急处理流程见图 6-15。

新生儿复苏流程见图 6-16。

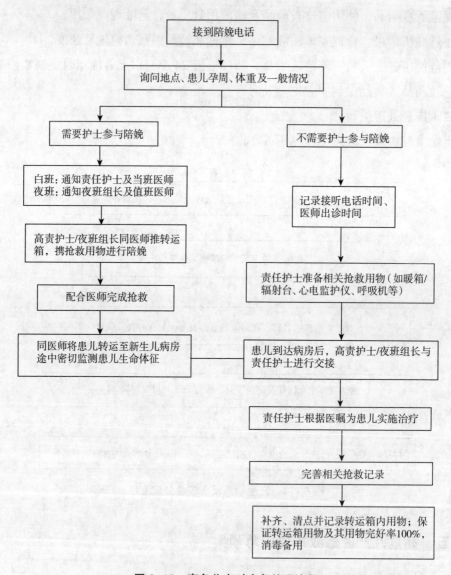

图 6-15　高危儿产时应急处理流程

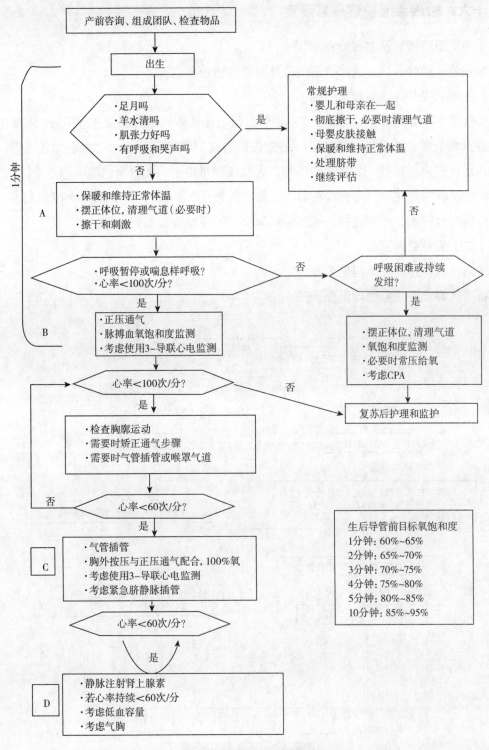

图 6-16　新生儿复苏流程

十六、输液渗漏护理应急预案

（一）预防措施及主要准备

1.输液前做好评估，选择合适的静脉通路和输液器具。

2.熟练掌握并提高静脉穿刺技术。

3.合理选择穿刺部位，选择粗、直血管，避免在肢体屈曲的部位进行穿刺；需要中、长期静脉输液的患儿或输注高渗性、强酸强碱、高刺激性药物，选用中心静脉置管；高渗透压药物应进行稀释，如葡萄糖酸钙、人免疫球蛋白、人血白蛋白等。

4.为烦躁的患儿进行静脉输液时，注意安抚患儿，必要时可用保护性约束。

5.输液过程中，严密巡视、观察穿刺部位，发现异常，及时处理。

（二）应急处理流程

输液渗漏应急处理流程见图 6-17。

特殊药物外渗应急处理流程见图 6-18。

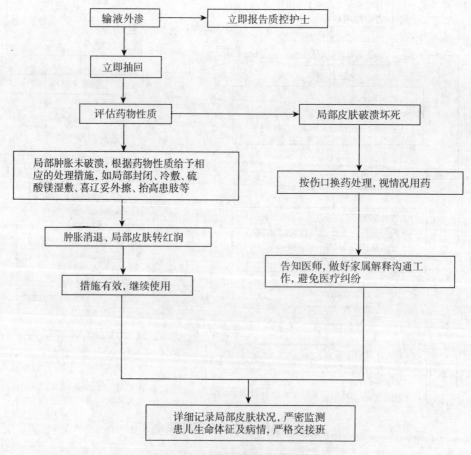

图 6-17　输液渗漏应急处理流程

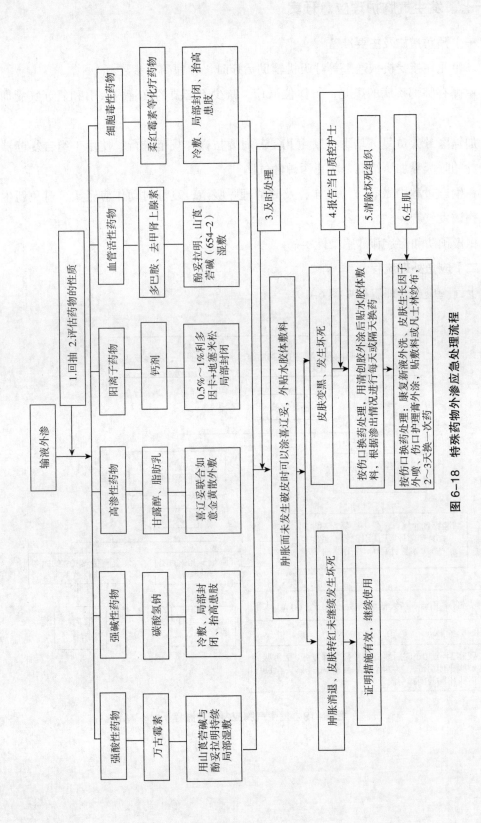

图 6-18 特殊药物外渗应急处理流程

十七、发生气胸护理应急预案

（一）预防措施及主要准备

1. 新生儿在接受机械通气等呼吸机辅助治疗时，合理调节参数。

2. 单侧有肺部疾病的患儿，行体位治疗，减少不必要的气管内吸引和复苏气囊加压通气。

3. 加强医务人员复苏培训，新生儿复苏时要按操作规范进行，使用T组合复苏器或带压力计的呼吸囊加压给氧，防止医源性气胸。

4. 在生产过程中做好防护工作，及时清理呼吸道，复苏时动作应轻柔，避免新生儿胸部外伤诱发气胸。

5. 积极预防和治疗肺部感染性疾病。

（二）应急处理流程

发生气胸应急处理流程见图6-19。

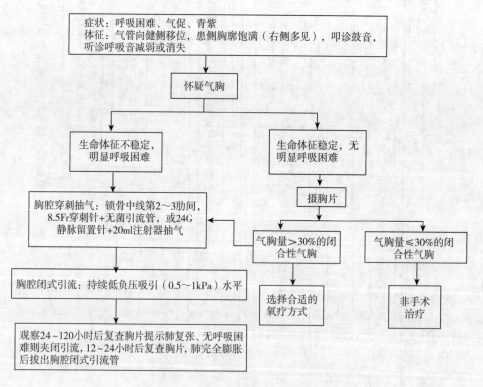

图6-19　发生气胸应急处理流程

十八、胸腔闭式引流管意外滑脱护理应急预案

（一）预防措施及主要准备

1. 评估患儿，预见引流管脱出的可能性。

2. 加强巡视，观察引流管情况，严格交接班。

3. 规范固定引流管。

4. 对于躁动不安、意识障碍的患儿，专人看护，给予必要的肢体约束，或遵医嘱给予镇静药物。

5. 为患儿实施治疗操作时（如翻身、拍背、吸痰、更换引流装置等）应妥善固定引流管，避免牵拉、脱垂等以防引流管脱落。

6. 备好相应急救药品、物品。

（二）应急处理流程

胸腔闭式引流管意外滑脱应急处理流程见图6-20。

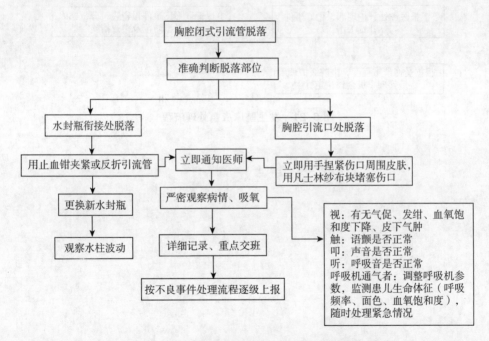

图 6-20　胸腔闭式引流管意外滑脱应急处理流程

十九、发生坠床护理应急预案

（一）预防措施及主要准备

1. 对躁动的患儿应加强巡视并给予安抚，恰当约束，注意观察皮肤情况，避免造成损伤。

2. 操作前、中、后确保暖箱门、辐射台挡板关闭良好，避免意外发生。

（二）应急处理流程

发生坠床应急处理流程见图 6-21。

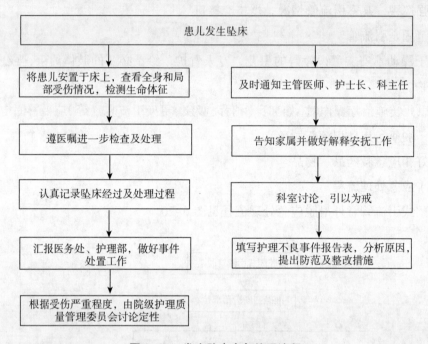

图 6-21　发生坠床应急处理流程

第七章

新生儿常用仪器设备使用管理及操作规程

第一节 常用仪器设备使用管理

一、常用仪器设备安全使用制度

1. 护士严格按照操作程序正确使用各种医疗仪器设备，不熟悉仪器设备性能和操作规程者不得使用，尤其是生命支持仪器设备。

2. 科室应制定相关医疗仪器设备操作规程和保养制度。

3. 科室建立医疗仪器设备使用登记本，对使用情况及出现的问题做详细登记。

4. 专人负责医疗仪器设备管理，定期进行维护、保养、检查，并有登记。

5. 非工作人员严禁拆装各相关仪器设备，不得私自删除、拷贝、更改仪器设备上各种程序及记录。

6. 病区备一定数量的备用仪器。操作人员在医疗仪器设备使用过程中需要观察医疗仪器设备运行情况。对发生故障的仪器设备应立即停用并寻找正常运转仪器设备替代或使用其他替代方案并及时告知仪器设备管理组成员，悬挂"设备故障"标识，待故障排除后方可继续使用；使用中的仪器设备，应做好交接。

7. 爱护仪器设备，不得违规操作，如发生因违规操作造成仪器设备损坏等责任性事故，应立即报告科室领导及仪器设备管理部门，并按规定对相关责任人做出相应的处理。

8. 仪器设备使用过程中，如出现不良反应或导致意外突发事件，本着以"患者安全第一"的原则，迅速采取补救措施，将对患者的损害降到最低程度。

二、机械通气仪器设备使用管理制度

1. 科室对各种机械通气仪器设备进行分类编号，由专人负责保管及日常维护保养、检查，保持仪器设备处于良好备用状态。

2. 定点放置、专人管理，定时清点，定期检查维修，呈功能备用状态。

3. 建立检查维修登记本、使用记录登记本（上机、撤机均应登记），如管理人员工作调动，应及时办理移交手续。

4. 新仪器在使用前进行操作及管理培训，了解仪器的构造、性能、使用及维护方法。

5. 使用人员要严格按照仪器的说明书和操作规程进行操作。

6. 使用完毕，应做好消毒隔离，定点放置。

7. 仪器保持完好，发现仪器运转异常时，应立即查找原因，及时排除故障，严禁带故障使用。故障仪器上应挂"仪器故障"标识，做好登记并上报设备科联系维修。

8. 机械通气仪器设备除全院调配外，未经科室负责人同意，不得随意外借挪用。

9. 严格执行消毒隔离制度，仪器表面每日用消毒湿巾擦拭，保持仪器上无杂物及尘垢，呼吸机管路、湿化器每周更换一次，湿化水 24 小时更换；使用后的湿化器及呼吸机管路送供应室终末消毒。

第二节 各类仪器设备使用操作规程

一、新生儿辐射保暖台使用操作规程

【评估】

1. 患儿 病情、胎龄、日龄、体重及基本情况。

2. 辐射保暖台 功能良好。

3. 环境 安静、安全、舒适、整洁，光线适宜。

【准备】

1. 护士 着装整洁，洗手、戴口罩。

2. 用物 辐射保暖台、硅胶床垫、棉垫、婴儿被服、水枕。

3. 环境 安静、安全、清洁，温度 24 ~ 26℃、湿度 55% ~ 65%。

4. 位置 辐射保暖台放置位置合理。

【方法】

1. 使用 处置医嘱并查对→洗手、戴口罩→检查辐射保暖台消毒有效期→检查电线接头有无漏电、松脱→接通电源，打开电源开关→各项显示均正常，辐射保暖台预热至36℃→选择自动控制→根据患儿的实际情况调节床温→调整床头高度（床头抬高 30°）→铺好包被（鸟巢），待温度升高到所需温度→核对患儿身份（检查患儿手腕带、床头卡、抱被卡），放置患儿于舒适体位→为患儿修剪指甲，必要时戴手足保护套→肤温探头固定于患儿的腹部→设定肤温→关好挡板→将患儿相关用物合理放置于辐射保暖台→及时巡视、密切监测患儿生命体征→洗手→记录辐射保暖台温度和患儿体温。

2. 停用 停辐射保暖台保暖→将患儿包裹并妥善放置于婴儿床→辐射保暖台终末消毒→检查辐射保暖台功能，如有异常及时报修，使其处于功能备用状态。

【评价】

1. 辐射保暖台功能良好，使用安全。

2. 护士动作轻柔，操作规范。

3. 辐射保暖台温度设置合理。

4. 患儿体位舒适，体温正常。

【注意事项】

1. 检查辐射保暖台功能良好、各项显示正常。

2. 加强巡视，防止压力性损伤、烫伤、坠床、体温过低/过高。

3. 保证辐射保暖台挡板关闭妥善，锁紧脚轮，防止移动。

4. 保持辐射保暖台清洁，污染时及时清洁。

5. 温度探头妥善固定，做好体温监测并记录。

二、新生儿暖箱使用操作规程

【评估】

1. 患儿 病情、胎龄（孕周）、出生体重及基本情况。

2. 暖箱 功能良好。

3. 环境 安静、安全、舒适、整洁，光线适宜。

【准备】

1. 护士 着装整洁，洗手、戴口罩。

2. 用物 新生儿暖箱、灭菌注射用水 1000ml、患儿衣被、棉垫、暖箱罩。

3. 环境 安静、安全、清洁，温度 24～26℃、湿度 55%～65%。

4. 位置 暖箱放置位置合理。

【方法】

1. 使用 处置医嘱并查对→洗手、戴口罩→检查暖箱消毒有效期→检查电线接头有无漏电、松脱→将灭菌注射用水加入暖箱水槽中至水位指示线→接通电源，打开电源开关→各项显示均正常，暖箱预热 →根据患儿的孕周、日龄、体重调节暖箱温度、湿度→调整床头高度（床头抬高 30°）→铺好包被（鸟巢），待暖箱温度、湿度升至所需温度、湿度→核对患儿身份（检查患儿手腕带、床头卡），置患儿于舒适体位→将患儿相关用物合理放置于暖箱→盖暖箱罩→密切监测患儿体温→洗手→记录暖箱温度、湿度和患儿体温。极早及超早早产儿推荐湿度设置见表 7-2-1。新生儿适中温度设定见表 7-2-2。

表 7-2-1　极早及超早早产儿推荐湿度设置

孕周＜25w		25w ～ 29w+6d		30w ～ 31w+6d		32w ～ 36w+6d	
天数	湿度	天数	湿度	天数	湿度	天数	湿度
d1	85%	d1	80%	d1	65%	d1	60%
d2	85%	d2	80%	d2	65%	d2	55%
d3	85%	d3	80%	d3	65%	d3	55%
d4	85%	d4	80%	d4	60%	d4	OFF
d5	85%	d5	80%	d5	55%		
d6	85%	d6	80%	d6	55%		
d7	80%	d7	75%	d7	55%		
d8	75%	d8	70%	d8	55%		
d9	70%	d9	65%	d9	OFF		
d10	65%	d10	60%				
d11	60%	d11	55%				
d12	55%	d12	55%				
d13	55%	d13	55%				

表 7-2-2　新生儿适中温度设定

日龄及体重（或孕周）	温度（℃）		日龄及体重（或孕周）	温度（℃）	
	开始设定	设定范围		开始设定	设定范围
0 ～ 6h			12 ～ 24h		
＜ 1200g	35	34 ～ 35.4	＜ 1200g	34	34 ～ 35.4
1200 ～ 1500g	34.1	33.9 ～ 34.4	1200 ～ 1500g	33.8	33.3 ～ 34.3
1501 ～ 2500g	33.4	32.8 ～ 33.8	1501 ～ 2500g	32.8	31.8 ～ 33.8
＞ 2500g（＞ 36w）	32.9	32 ～ 33.8	＞ 2500g（＞ 36w）	32.4	31 ～ 33.7
6 ～ 12h			24 ～ 36h		
＜ 1200g	35	34 ～ 35.4	＜ 1200g	34	34 ～ 35
1200 ～ 1500g	34.1	33.5 ～ 34.4	1200 ～ 1500g	33.6	33.1 ～ 34.2
1501 ～ 2500g	33.1	32.3 ～ 33.8	1501 ～ 2500g	32.6	31.6 ～ 33.6
＞ 2500g（＞ 36w）	32.8	31.4 ～ 33.8	＞ 2500g（＞ 36w）	32.1	30.7 ～ 33.5

续表

日龄及体重 （或孕周）	温度（℃）		日龄及体重 （或孕周）	温度（℃）	
	开始设定	设定范围		开始设定	设定范围
36 ～ 48h			5 ～ 6d	30.9	29.4 ～ 32.3
< 1200g	34	34 ～ 35	6 ～ 8d	30.6	29 ～ 32.2
1200 ～ 1500g	33.5	33 ～ 34.1	8 ～ 10d	30.3	29 ～ 31.8
1501 ～ 2500g	32.5	31.4 ～ 33.5	10 ～ 12d	30.1	29 ～ 31.4
> 2500g（> 36w）	31.9	30.5 ～ 33.3	12 ～ 14d		
48 ～ 72h			< 1500g	33.5	32.6 ～ 34
< 1200g	34	34 ～ 35	1501 ～ 2500g	32.1	31 ～ 33.2
1200 ～ 1500g	33.5	33 ～ 34	> 2500g（> 36w）	29.8	29 ～ 30.8
1501 ～ 2500g	32.3	31.2 ～ 33.4	2 ～ 3w		
> 2500g（> 36w）	31.7	30.1 ～ 33.2	< 1500g	33.1	32.2 ～ 34
72 ～ 96h			1501 ～ 2500g	31.7	30.5 ～ 33
< 1200g	34	34 ～ 35	3 ～ 4w		
1200 ～ 1500g	33.5	33 ～ 34	< 1500g	32.6	31.6 ～ 33.6
1501 ～ 2500g	32.2	31.1 ～ 33.2	1501 ～ 2500g	31.4	30 ～ 32.7
> 2500g（> 36w）	31.3	29.8 ～ 32.8	4 ～ 5w		
4 ～ 12d			< 1500g	32	31.2 ～ 33
< 1500g	33.5	33 ～ 34	1501 ～ 2500g	30.9	29.5 ～ 32.2
1501 ～ 2500g	32.1	31 ～ 33.2	5 ～ 6w		
> 2500g（> 36w）			< 1500g	31.4	30.6 ～ 32.3
4 ～ 5d	31	29.5 ～ 32.6	1501 ～ 2500g	30.4	29 ～ 31.3

2. 停用　准备小床 / 辐射保暖台→核对患儿身份→将患儿包裹妥善放置于婴儿床 / 辐射保暖台→暖箱终末消毒→检查暖箱功能，如有异常及时报修，使其处于功能备用状态。

【评价】

1. 暖箱功能良好，使用安全。

2. 护士动作轻柔，操作规范。

3. 暖箱温湿度设置合理。

4. 患儿体位舒适，体温正常。

【注意事项】

1. 根据患儿孕周、日龄、体重合理设置温湿度。

2. 检查暖箱功能良好、各项显示正常。

3. 加强巡视，防止压力性损伤、坠床、体温过低/过高。

4. 保证暖箱挡板关闭妥善，锁紧脚轮，防止移动。

5. 保持暖箱清洁，污染时及时清洁。

6. 做好体温监测并记录。

7. 暖箱的维护：

（1）终末消毒：①消毒后未使用的暖箱有效期为7天，满7天未使用按终末消毒原则处理。②使用中的暖箱有效期为7天，满7天按终末消毒处理，如暖箱被患儿血液、体液、排泄物污染时立即清洁消毒。③暖箱内的垫子采用臭氧消毒30分钟；衣被（每日更换，被血液、体液、排泄物污染时立即更换）、暖箱罩（每7天更换）清洁消毒。

（2）常规清洁：使用中的暖箱，每天2次用消毒湿巾擦拭暖箱外壁，灭菌注射用水擦拭内壁，每天清洁水槽、更换湿化水。

（3）定期对暖箱进行检测，使暖箱处于功能备用状态。

三、输液泵及注射泵使用操作规程

【评估】

1. 输液泵/注射泵　功能良好。

2. 环境　安静、安全、舒适、整洁，光线适宜。

【准备】

1. 护士　着装整洁，洗手、戴口罩。

2. 用物　输液泵/注射泵、输液器/注射器、延长管、已配置好的药液。

3. 环境　安静、整洁，光线适宜，适合操作。

4. 位置　输液泵/注射泵放置位置合理。

【方法】

（一）输液泵

1. 使用　检查输液泵，将输液泵固定于专用输液架上→插上电源，打开电源开关，听到"嘀"一声表示内部电路自检完毕，输液泵处于待机充电状态→将输液瓶挂于输液架上，排尽空气，关闭输液器开关→轻拉输液泵右侧门开关，打开输液泵的阀门→将输液管路按从上往下的顺序平整嵌入内侧门上的所有卡槽内，关上阀门，听到"嘀"一声表示门已完全关闭→设置输液速度（ml/h）→设置要求输液的总量→输液泵管下端与患儿静脉通路相连，松开输液器的手动开关→按开始／停止（START/STOP）键，开始输液→巡视查看输液泵的工作状态，及时排除报警（气泡、阻塞、完成等）故障（如示阻塞，查看输液管道及注射部位有无异常；如示气泡，需要查看管道内有无空气，有则及时排除）。

2. 停用　输液结束时按 START/STOP 键停止输液，取下输液器，关闭电源。

（二）注射泵

1. 使用　检查注射泵，将注射泵固定于专用输液架上→插上电源，打开电源开关，注射泵处于待机充电状态→将注射器与延长管连接，排尽空气并安装在注射泵上→设置输液速度（ml/h）→按开始（START）键，开始输液→及时排除报警（阻塞、完成等）故障。

2. 停用　输液结束时按停止键（STOP）停止输液，取下注射器，关闭电源。

【评价】

1. 准确执行查对制度和无菌操作规程。

2. 输液泵速、总量设置合理。

【注意事项】

1. 护士了解输液泵／注射泵的工作原理。熟练掌握其使用方法。在使用输液泵控制输液的过程中，护士应加强巡视。及时处理输液泵／注射泵报警：①阻塞报警，先按暂停键停止输液，排除报警原因（调节器未开、输液管折叠、输液渗漏等），再重新启动输液；②气泡报警，先按停止键停止输液，排除报警原因（输液管内有气泡、空瓶、输液管未正确安装到气泡感应器部位），再重新启动输液；③超时报警，先按静音键消除报警，再按启动键开始输液；④开机时出现错误，先按静音键消除报警，再按正确方法重新安装输液管。

2. 输液管道须保证安装正确，避免打折、扭曲。

3. 在仪器自动检查过程中，不可按动任何按键，以免干扰仪器自检，同时观察报警音、指示灯功能是否正常。

四、心电监护仪使用操作规程

【评估】

1. 患儿　基本情况、病情及胸腹部皮肤情况。

2. 心电监护仪　功能良好。

3. 环境　操作环境、光照情况及有无电磁波干扰。

【准备】

1. 护士　着装整洁，洗手。

2. 物品　心电监护仪 1 台、电极片数个、手消液、污物缸、75% 乙醇纱布、护理记录单等。

3. 环境　安静、整洁，无电磁波干扰，保护患儿隐私。

4. 患儿　取平卧位，注意保暖。

【方法】

1. 使用　核对医嘱→携用物至患儿床旁→核对患儿信息→连接监护仪电源→打开电源开关→检查监护仪性能及各导联线连接正常→监护导联线与电极片连接→手消→75%乙醇纱布清洁患儿粘贴处皮肤→正确粘贴电极片（三导联、五导联）→必要时将血压袖带捆绑于上臂正确位置→连接氧饱和度探头→调整监护仪参数→合理调节各报警界限及音量大小→整理线路、床单位→手消→遵医嘱记录。

2. 停止　洗手→携用物至床旁→查对→关机→断电源→取下电极片→清洁局部皮肤→整理床单位及用物→手消→记录→携用物回治疗室，处理用物→洗手。

【评价】

1. 操作熟练，动作轻柔，符合操作流程。

2. 参数设置合理，报警音量适中。

3. 及时巡视，导联无脱落，报警及时处理。

【注意事项】

1. 正确连接心电导联，按要求贴电极片。

（1）三导联：①正极，左锁骨下，靠近左肩；②负极，右锁骨下，靠近右肩；③接地极，左下腹（新生儿还可在左大腿外侧）。

（2）五导联：① RA，胸骨右缘锁骨中线第 2 肋间；② LA，胸骨左缘锁骨中线第 2 肋间；③ RL，右锁骨中线剑突水平处；④ LL，左锁骨中线剑突水平处；⑤胸导 C，胸骨左缘第 4 肋间。

2. 连续使用监护仪，电极片应每 3 ～ 4 天更换，注意观察贴电极片处皮肤情况。

3. 正确捆绑血压袖带，松紧适中，测量位置应与右心房同一水平。

4. 操作过程中注意患儿保暖，妥善处置导联线。

五、有创呼吸机使用操作规程

【评估】

1. 设备　呼吸机功能良好，氧源、气源、电源可正常使用。

2. 患儿　病情、生命体征、气管插管情况。

3. 环境　安静、安全、舒适、整洁，光线适宜。

【准备】

1. 护士　着装整洁，洗手、戴口罩。

2. 用物　呼吸机及管路（常频/高频呼吸机）、灭菌注射用水、复苏囊、面罩、听诊器、模拟肺、过滤膜（高频呼吸机）、呼吸机使用登记本。

【方法】

1. 使用　核对医嘱→携呼吸机至床旁→核对患儿信息→连接电源→连接空气、氧气气源→连接呼吸机各管路→湿化罐内倒入灭菌注射用水至水位线→开机→连接模拟肺→检测呼吸机→检查有无漏气→调节呼吸机参数→ 连接气管导管→妥善固定呼吸机管路→观察患儿生命体征、血氧饱和度以及呼吸机运转情况→手消→整理用物→登记呼吸机使用本→记录护理记录单。

2. 停用　核对医嘱→携鼻导管/无创呼吸机至床旁→连接好给氧装置→充分拍背吸痰→评估患儿，确认患儿病情平稳、符合撤机指征→断开呼吸机管路与气管导管→将呼吸机调至待机状态→拔除气管导管→连接鼻导管/无创呼吸机→遵医嘱用药（静脉用药、雾化吸入）→关闭呼吸机开关→ 断开呼吸机氧气、空气气源→断开电源线→将呼吸机及管路进行终末消毒处理→洗手→记录撤机时间及患儿生命体征。

【评价】

1. 遵循标准预防、消毒隔离、安全原则。

2. 患儿通气、氧合功能改善。

3. 呼吸机运转正常，管路通畅，参数调节符合病情需要。

4. 患儿受压处皮肤完好。

【注意事项】

1. 抢救人员沉着冷静，有条不紊，配合默契且动作轻柔、熟练。

2. 预防医院感染及呼吸机相关性肺炎。

3. 气管导管选择正确，呼吸机管路连接正确，无漏气、打折；维持呼吸机的正常加温湿化，保障患儿吸入气体的温湿度适宜。

4. 患儿体位正确（无禁忌证患儿保持床头抬高30°），必要时给予保护性约束，防止导管滑脱。

5. 做好撤机评估，尽早撤机。

6. 使用呼吸机高频模式时，要避免因管路过多弯曲造成通气振幅做功衰减，同时需要注意流量传感器位置，避免冷凝水回流。呼吸机通气情况受体位、气管插管深度、肺顺应性等影响，应根据患儿情况灵活调整。

7. 建议湿化程度为湿度接近100%。根据患儿痰液情况及湿化效果及时调整湿化强度，避免因湿化不足或湿化过度引起相关并发症。

六、无创呼吸机使用操作规程

【评估】

1. 设备　呼吸机功能良好，氧源、气源、电源可正常使用。

2. 患儿　病情、生命体征、鼻中隔及头面部皮肤情况。

3. 环境　安静、安全、舒适、整洁，光线适宜。

【准备】

1. 护士　着装整洁，洗手、戴口罩。

2. 用物　呼吸机及管路、大小适宜的鼻塞（鼻罩）、大小适宜的固定头带或帽子、灭菌注射用水、复苏囊、面罩、听诊器、呼吸机使用登记本。

【方法】

1. 使用　核对医嘱→携备用呼吸机至床旁→核对患儿信息→连接电源→连接空气、氧气气源→连接呼吸机管路及鼻塞（鼻罩）→湿化罐内加入灭菌注射用水至水位线→开机→打开加热开关→呼吸机检测→检查有无漏气→调节呼吸机参数→将鼻塞与患儿连接→用固定带或帽子妥善固定呼吸机管路→观察患儿生命体征、血氧饱和度以及呼吸机运转情况→手消→整理用物→登记呼吸机使用本→记录。

2. 停用　核对医嘱→携鼻导管 / 高流量导管至床旁→连接好给氧装置→评估患儿，确认患儿病情平稳、符合撤机指征→将鼻塞与患儿分离→撤离呼吸机管路→连接鼻导管 / 高流量鼻导管→关闭呼吸机开关→断开呼吸机氧气、空气气源→断开电源线→将呼吸机及管路进行终末消毒处理→洗手→记录撤机时间及患儿生命体征。

【评价】

同有创呼吸机使用。

【注意事项】

1. 动作轻柔、熟练，保护受压处皮肤，预防压力性损伤。

2. 预防医院感染。

3. 鼻塞或鼻罩大小适宜，呼吸机管路连接正确，无漏气、打折；保证呼吸机的正常加温湿化，保障患儿吸入的气体温湿度适宜。

4. 患儿体位舒适（无禁忌证患儿保持床头抬高 30°），必要时给予保护性约束。固定松紧适宜，防止鼻塞脱出或漏气。

5. 及时清理呼吸道，保持气道通畅。

6. 做好撤机评估，尽早撤机。

呼吸机常见通气模式及报警处理

一、常见通气模式

（一）无创呼吸支持

1. 种类 经鼻持续气道正压通气（NCPAP）、双水平气道正压通气（BiPAP）、经鼻间歇正压通气（NIPPV）、加温湿化高流量鼻导管通气（HHHFNC）和无创高频振荡通气（nHFOV）。

2. 应用指征 轻中度呼吸困难、呼吸暂停、撤机后辅助呼吸。

3. 高流量鼻导管吸氧相关知识

（1）优点：对鼻腔压迫少，患儿舒适度好，不影响吃奶，对于大胎龄儿与 CPAP 差别不大。

（2）缺点：压力不可控，故不用于胎龄 < 28 周早产儿初始治疗及撤机过渡。

（3）参数设置：流量一般 < 8L/min，常用 4 ～ 6L/min。

4. BiPAP 相关知识

（1）PIP（高压）：A+3L/min。

（2）PEEP（低压）：A（L/min）。一般 PEEP 的 A 设置为 8L/min（5cmH$_2$O），故 PIP 为（8+3）L/min（8 ～ 9cmH$_2$O）。

（3）T$_{high}$：代表高压持续时间，I∶E（吸呼比）=1∶1，Rate（频率）为 30 次 / 分时，即相当于高压持续 1 秒，低压持续 1 秒。

（二）有创呼吸支持

1. 种类 常频通气和高频通气。

2. 常用模式 压力控制通气（PC）、辅助控制通气（AC）、患儿触发通气（PTV）、同步间歇正压通气（SIPPV）、同步间歇指令通气（SIMV）、压力支持通气（PSV）和 SIMV+PSV，以上均为具有同步功能的通气模式。高频振荡通气（HFOV）。

3. 呼吸机模式选择

（1）IPPV：间歇指令通气。缺点：人机对抗，气漏风险大，少用。

（2）SIMV：同步间歇指令通气。优点：同步；缺点：间歇指令通气之间为自主呼吸，增加氧耗及呼吸做功，适用于撤机。

（3）SIMV+PSV：优点为同步，减少呼吸做功，克服自主呼吸的阻力，尤其适用于早产儿及 BPD。

（4）PC-AC：辅助控制通气。优点：保证每次通气均有效，保证每分通气量，降低呼吸功，减少氧耗。缺点：过度通气。适用于自主呼吸弱、心肺功能贮备差者。

（5）PSV：压力支持通气。优点：辅助自主呼吸，减少做功，有助于撤机，气道压力恒定。自主呼吸较强时单独使用，常与SIMV联合使用，因平均气道压较高，慎用于心血管疾病患儿。

（6）容量保证（VG）与压力调节容量控制（PRVC）：优点为呼吸机在一定范围内自动调节压力以满足设定潮气量，避免容量损伤。VG可以叠加于所有常用通气模式，尤其适用于早产儿及肺顺应性改变时，如应用PS后。

4. 气管导管型号及插入深度　新生儿气管直径见表7-2-3。新生儿气管插入深度（cm）＝体重（kg）+6，或NTL测量即经鼻中隔到耳屏的距离+1cm。

表7-2-3　不同胎龄和出生体重新生儿建议气管导管型号及插入深度

体重（g）	胎龄（w）	内径（mm）	插入深度（cm） （唇端距离）	吸痰管型号（Fr）
＜1000	＜28	2.5	6～7	5～6
1000～2000	28～34	3.0	7～8	6
2000～3000	34～38	3.5	8～9	6
＞3000	＞38	3.5～4.0	9～10	6.5

二、呼吸机常见报警处置

（一）分钟通气量高（MV high）、呼吸频率高（frequency high）报警

1. 可能原因　患者呼吸活动增强（疼痛、发热、躁动等），报警界限设置不当，呼吸机存在自动触发现象，肺的顺应性提高、阻力下降，传感器或呼吸管道里有水，呼吸回路抖动。

2. 处理方法　调整报警界限及参数设置，检查及适当处理患儿情况（镇痛、降温），检查触发灵敏度设置，去除管中积水。

（二）分钟通气量低（MV low）报警

1. 可能原因　患儿呼吸活动减弱（麻醉、睡眠等），报警设置界限不当，呼吸回路存在泄漏，肺的顺应性下降、阻力增加。

2. 处理方法　检查及适当处理患儿情况；调整报警界限设置；检查呼吸回路，包括管路、集水杯、湿化器的连接以及患儿气管插管等情况；排除气胸可能。

（三）气道压高（airway pressure high）报警

1.可能原因　气道阻力增加（痰液、气道痉挛、插管过深等），报警设置界限不当，人机对抗，压力监测管有水。

2.处理方法　解除气道阻塞（吸痰、扩张支气管等）；检查报警设置界限；调整呼吸机设置，改善人机关系；去除压力监测管中积水。

（四）气道压低（airway pressure low）报警

同理如（三）。

（五）呼气末正压（PEEP）高／低报警

1.可能原因　呼出回路阻塞、泄漏，呼吸机硬件故障，报警设置界限不当。

2.处理方法　调整报警界限设置，检查患儿及呼吸回路，执行使用前检查。

（六）吸入氧浓度报警

1.可能原因　氧气供应气源故障，氧传感器容量耗尽或故障，报警设置界限不当。

2.处理方法　检查氧气源供应；检查氧传感器剩余容量，调节氧传感器；执行使用前检查，调整参数设置。

气道湿化效果与湿化设置

一、人工气道温湿化目标

吸入气体的温度应维持在 32～35℃，不超过 37℃；相对湿度 60% 以上，或接近饱和湿度。

二、不同温度、湿度对气道的损害

1.温度过高（＞37℃）　喉痉挛、呼吸道烫伤、支气管纤毛运动减弱、灼伤局部黏膜。

2.温度过低（＜20℃）　支气管纤毛运动减弱，诱发哮喘甚至硬肿症。

3.湿化不足　分泌物黏稠，吸引困难；分泌物难排出，气管内可形成痰痂，引起低通气，加重病情。

4.湿化器内水耗干　气道温度升高，损伤气道，继发感染、肺不张。

三、湿化效果评价

1.湿化满意　分泌物稀薄，能顺利通过吸痰管，气管导管内没有痰痂。

2. 湿化不足　分泌物黏稠（有痰痂或黏液块咳出或吸出），吸引困难，可有突然的呼吸困难，发绀加重。

3. 湿化过度　分泌物过分稀薄，咳嗽频繁，需要不断吸引；听诊肺部和气管内痰鸣音多，患儿烦躁不安，发绀加重。

四、湿化液的选择

首选 0.45% 低渗盐水，其次为灭菌注射用水。

五、判断吸痰效果

1. Ⅰ度（稀痰）　痰如米汤或泡沫样，吸痰后，吸痰管内壁上无痰液潴留。提示感染较轻；量过多提示气管滴注过量，湿化过度。

2. Ⅱ度（中度黏痰）　痰的外观较Ⅰ度黏稠，吸痰后有少量痰液在吸痰管内壁潴留，易被水冲净。提示有较明显的感染；白色黏痰可能与气道湿化不足有关。

3. Ⅲ度（重度黏痰）　外观明显黏稠，常呈黄色，吸痰管内壁上潴留大量痰液且不易被水冲净。提示有严重感染；痰液太黏稠不易吸出提示气道过干或伴有机体脱水现象。

六、吸痰管的选择

吸痰管外径小于气管导管内径 2/3；做到五不能：不能太细、太粗、太软、太硬和太短，一般常选用 5～6Fr。经口腔吸痰可选择 8Fr 或 10Fr。

七、亚低温治疗仪使用操作规程

【评估】

1. 患儿　病情、胎龄、体重、Apgar 评分、生命体征及全身皮肤情况。

2. 亚低温治疗仪　功能良好。

3. 环境　安静、安全、舒适、整洁。

【准备】

1. 护士　着装整洁，洗手、戴口罩。

2. 用物　亚低温治疗仪、控温毯/控温帽、薄毛毡、灭菌注射用水、暖箱/辐射台、剃发器、安普贴、记号笔、安全套。

3. 环境　安静、安全、整洁，温度 24～26℃、湿度 55%～65%。

4. 位置　亚低温治疗仪放置位置合理。

【方法】

处置医嘱并查对→洗手、戴口罩→携用物至患儿床旁，核对身份→将患儿置于暖箱内／辐射台上（关闭暖箱／辐射台热源）→剃除头发并贴上安普贴保护头部皮肤→将亚低温治疗仪放置于患儿床旁合理位置并锁闭脚轮→连接电源→开机，进行设备自检→选定系统模式（控温或冷却）→在亚低温治疗仪的水箱中注入灭菌注射用水至水位线→正确连接温度探头及控温毯／控温帽→将控温毯（在毯上铺一层薄毛毡）垫于患儿身体下面→使患儿保持裸体状态，只着尿裤，平卧／侧卧（使用控温帽时，将头部置于控温帽中）→将中心传感器（肛温探头）用记号笔标记插入长度，用安全套包裹插入肛门 4～5cm，妥善固定→将体表传感器（肤温探头）妥善安置于患儿胸腹部→设定目标温度 34℃，维持体核温度 33～34℃→启动体温和水温开关→安置患儿舒适体位→洗手、整理床单位，处理用物→记录亚低温开始的时间、患儿生命体征→及时巡视、密切监测患儿生命体征→治疗 72 小时后停用亚低温→缓慢复温（复温时间≥5 小时），使患儿体温以≤0.5℃/h 的速度上升，复温至患儿体温 36.5℃，开启辐射台／暖箱加热→关闭亚低温治疗仪→处置用物（按要求拆卸管路、清除循环水）。

【评价】

1. 护士动作轻柔，操作规范。

2. 治疗期间患儿体温能维持在目标温度，达到治疗效果。

3. 患儿体位舒适，皮肤完好。

【注意事项】

1. 应早期（亚低温开始前）做好血管通路的管理。

2. 在亚低温治疗过程中应严密监测患儿生命体征（心率、呼吸、氧饱和度、血压、体温），做好病情观察，准确记录出入量。

（1）严格体温监控，保持亚低温治疗的效果，降温复温不宜过快。①开始每 15～30 分钟监测，1～2 小时达到目标温度后每 1 小时监测，如病情不稳定则严密监测；体温低于或高于目标温度 1℃以上或新生儿出现烦躁、颤抖等应通知医生。②密切观察患儿四肢末梢循环状态，皮肤血供情况，维持体温稳定，避免过低，预防硬肿症发生。③复温时严禁复温过快，以免引起低血容量性休克、高血钾、凝血功能障碍等。

（2）神经系统监护：包括意识、瞳孔改变、反应、自主活动、四肢肌张力、有无惊厥、有无抖动；动态／持续监测脑功能：aEEG。

（3）呼吸系统监护：观察呼吸频率、节律；及时清理呼吸道分泌物；取头高 30°斜坡位，注意翻身；加强体位管理、口腔护理。

（4）泌尿系统监护：观察有无少尿、尿潴留情况，及时给予相应处置。

（5）消化系统监护：观察有无呕吐、腹胀、消化道出血；视腹部情况给予肠内营养、微量喂养，观察有无喂养不耐受，吸吮吞咽功能及排便情况，预防 NEC。

（6）基础护理及预防感染：①每班交接患儿皮肤完整性，可使用赛肤润涂抹，预防压力性损伤；预防冻伤发生，注意有无硬肿症；②每4小时检查新生儿皮肤1次、每2小时变换体位1次，保持控温毯/帽、皮肤清洁干燥，严格执行无菌技术、手卫生及消毒隔离制度；③对低蛋白血症的患儿，遵医嘱输注白蛋白支持治疗。

（7）特殊情况的观察处理：①如有不适或疼痛，包括兴奋躁动、疼痛或寒战反应，考虑给予镇静药如咪达唑仑或吗啡。②寒冷会导致患儿皮肤略呈青灰色，监测血氧饱和度正常即表明患儿无低氧血症。③完善相关实验室检查：开始亚低温治疗前完善以下检查，包括血常规、动脉血气、乳酸、肝功能、电解质、凝血功能、血糖、血钙等，并在治疗24小时、48小时、72小时复查。开始和结束或治疗期间持续 aEEG 监测脑功能；亚低温治疗复温结束后完善 MRI 检查。

3. 出现不良反应，应停止亚低温治疗，按复温流程进行复温。

（1）持续存在低氧血症（持续＞2小时 SpO_2 ＜80%）或持续低血压（积极血管活性药物治疗后平均动脉压仍＜30mmHg，持续＞4小时），应报告值班医生决定是否停止亚低温治疗。

（2）将心率报警下限设置在80次/分，如低于此水平或有节律异常应报告医生，及时处理或停止亚低温治疗。

4. 直肠温度降至可接受温度范围的最低限度（33℃）时，应开启暖箱或辐射保暖台电源给予维持体温。

八、新生儿血气分析仪使用操作规程

【评估】

1. 血气分析仪　功能良好。

2. 患儿　诊断、呼吸、血氧饱和度、用氧方式、吸入氧浓度。

3. 动脉血标本　是否足量、肝素化，有无凝血、气泡。

4. 环境　安静、安全、舒适、整洁。

【准备】

1. 护士　着装整洁，洗手、戴口罩。

2. 用物　血气分析仪、血标本、消毒棉签、手消液。

3. 环境　安全，光线适宜。

【方法】

核对患儿床号、姓名、住院号、医嘱→正确采集动脉血标本→再次核对→携样本至血气分析仪旁→样本正确核收→正确输入血样信息→混匀血液：吸取标本前将标本放于掌心中搓揉数秒→观察血液是否有凝结现象→清洁吸样入口→开始吸样→样本成功吸取后取下采血器→正确输入患儿标本编号、吸入氧浓度、体温、年龄→等待检验→出结果后检查是否有漏项→点击审核→打印检验结果→检验结果交医生→处理用物，洗手、记录。

【评价】

1. 动作轻巧准确，操作熟练规范。

2. 采集的动脉血标本合格。

3. 血标本检验过程顺利，无操作不当致结果测定失败。

【注意事项】

1. 血气分析试剂包使用完后及时更换。

2. 标本分析前如有分析指标飘红，先观察，等待 10 分钟左右（此时仪器会自动进行定标、冲洗校准），也可以使用手动定标、冲洗校准。若一次定标未排除故障，可在间隔 10 分钟左右再次定标。

3. 如飘红时间超过 1 小时或反复定标超过 3 次仍未通过时，通知血气分析仪维护人员维修，根据情况重新采集标本送检。

九、振幅整合脑电图监护仪使用操作规程

【评估】

1. 患儿　头部皮肤情况：有无破损、血肿。病情，目前治疗，是否使用高频呼吸机。

2. 脑电图仪　性能是否完好。

3. 环境　安全、安静，无干扰。

【准备】

1. 护士　着装整洁，洗手、戴口罩。

2. 用物　振幅整合脑电图监护仪、电极帽、导电膏、磨砂膏、剃发器、棉签、湿纸巾、5ml 注射器 1 个、导电探针、胶贴。

3. 环境　安全、安静，无干扰。

【方法】

连接监护仪电源线→开机→点击界面"NICVUE"图标进入软件→新建患儿信息→确定信息→选取患儿信息→点击右键"NICOLETONE"→获取→进入阻抗检测界面→选择"阈值" 10/20kΩ →患儿取舒适卧位→根据需要剔除头部毛发→湿巾清洁头部→棉签蘸取适量新生儿专用磨砂膏磨皮→擦净残余磨砂膏→正确佩戴电极帽或固定盘状电极→连接电极帽与放大器链接接口→ 5ml 注射器抽取导电膏，安装导电探针→将少许导电膏按顺序注射入电极处（GND、REF、T3、T4、C3、C4、F3、F4、P3、P4）→待检测界面各电极点变为绿色且阈值低于 10/20kΩ →点击"阻抗、带阻"进入脑电功能监测→调整监视仪对准患儿进行视频监测→充分暴露患儿肢体→监测结束，保存视频→关机→分离电极帽与放大器链接接口→取下电极帽或盘状电极→清洁患儿头部，整理床单位→记录→清洗

电极帽或盘状电极，晾干备用。

【评价】

1. 患儿头部监测点皮肤无破损。

2. 周围环境安静无干扰、视频录制正常。

3. 患儿安静无哭闹。

4. 监测点定位准确，保证脑电信号采集的准确性。

【注意事项】

1. 监测过程中，应对患儿集中护理，减少对脑电波干扰。

2. 使用磨砂膏磨皮时，注意力度大小，防止皮肤破损。

3. 监测过程中不可随意断电。

4. 脑电图帽应根据头围大小选择，使用后应该进行彻底地清洗与消毒，去除附着在脑电图帽上面的导电膏、黏液、体液等有机物。通过定期清洗、消毒脑电图帽，不仅有助于确保脑电信号采集的准确性和保证医疗护理质量，同时能够有效预防不同受试者之间潜在交叉感染。

5. 清洗时避免将接插件端接触到水和消毒液。不能使用含强氧化或强还原剂的消毒剂，如过氧化氢溶液、高锰酸钾溶液、碘酒、苯扎溴铵、巴氏消毒液、漂白粉等。

十、一氧化氮治疗仪使用操作规程

【评估】

1. 一氧化氮（NO）吸入装置　功能良好、已校准。

2. 患儿　孕周、体重、机械通气模式、呼吸机类型。检查诊断或超声报告。

3. 环境　安静、安全、舒适、整洁。

【准备】

1. 护士　着装整洁，洗手、戴口罩。

2. 用物　NO 钢瓶 ×2、减压阀 ×2、不锈钢快速接口连接管、NO 流量控制仪、NO 浓度监测仪、一次性连接管 ×2、三通接口 ×2、计算器、呼出 NO 净化装置、一次性滤水器、扳手。

3. 环境　安全，光线适宜。

【方法】

1. 使用　核对医嘱→检查设备，连接管路：①旋松减压阀旋钮，安装于 NO 钢瓶上；②将不锈钢连接管两端的快速接口分别插入减压阀与 NO 流量控制仪进气口；③打开 NO 钢瓶，检查减压阀上 NO 气体余量再关闭；④检查备用的第二瓶 NO 钢瓶；⑤打开 NO 监测设备，置零→三通接口、一次性连接管和滤水器相连分别接于 NO 控制和监测仪上，根据医嘱 NO 治疗浓度计算理论所需 NO 治疗流量→携用物及 NO 设备至床旁，合理放置→接通电源→检查呼吸机回路是否有积水、漏气，患儿通气参数是否正常，将 NO 净化装置分别接在呼气回路末端及呼吸机呼气阀末端→打开 NO 浓度监测设备，将相应三通接口接入吸气回路与 Y 形口之间→打开 NO 钢瓶，调节减压阀压力至 0.2MPa 左右→将 NO 流量控制仪送气管所连三通接口接入呼吸机吸气回路中→根据监测浓度微调流量使达到医嘱治疗浓度→在护理记录单上记录 NO 使用流量与浓度→关闭监测管路的三通，关闭监测设备→每小时巡回检查管路连接是否完好，NO 流量有无变化，在变更呼吸机参数和更改 NO 吸入量后应对 NO 浓度进行监测，NO 钢瓶压力低时及时更换 NO 钢瓶：①打开备用 NO 钢瓶开关，调节减压阀压力；②断开旧瓶减压阀处快速接口，迅速接入备用钢瓶减压阀；③检查并微调 NO 流量→洗手、记录。

2. 停用 预备撤 NO 治疗仪治疗时，应遵医嘱逐渐下调 NO 治疗流量→ NO 治疗仪撤离：①旋松减压阀旋钮，待压力表指针归零，关闭 NO 钢瓶开关，NO 流量控制仪流量值显示为 0，关闭设备；②撤下吸气回路上两个三通接口→ NO 吸入治疗结束后应将设备暂时放在床旁备用，待患儿病情稳定后撤去设备，消毒、撤离→洗手、记录。

【评价】

1. 操作熟练规范。

2. 气瓶与管路连接正确，患儿治疗顺利无中断，治疗效果好。

3. 患儿无 NO 中毒等不良后果。

【注意事项】

1. 操作前检查 NO 钢瓶标签信息、NO 控制及检测设备正常标签、不锈钢连接管、减压阀、净化装置是否完好，NO 气体是否充足。

2. NO 钢瓶标气输出压力保持在 0.2 ～ 0.4MPa。

3. 治疗完毕后，继续通入空气，排净气路中的 NO 气体，防止 NO 对气路中器件的损害。

4. 长期贮存时，将治疗仪的进气口和出气口密封，安放于干燥清洁的地方，避免进入灰尘和水分。

5. 每个月通电一次，检查治疗仪工作是否正常。注意：通电前必须打开密封的进气口和出气口，通电检查完毕，关闭电源后再将出气口和进气口密封。发生不可预见性的故障或停电时，应立即关闭 NO 气瓶瓶阀和电源开关。排除故障后确认治疗仪正常方可使用。

6. 根据呼吸机型号选择合适的三通接口，设定流量计算方法：

（1）公式法：所需 NO 设定流量 =NO 治疗浓度 ×（呼吸机流速 +NO 设定流量）÷ NO 钢瓶浓度

（2）估算法（仅适用 1000pm 钢瓶）：NO 治疗浓度 × 呼吸机流速。

十一、空氧混合器使用操作规程

【评估】

1.患儿　合作程度及家属的心理反应。患儿病情、意识、鼻腔情况及缺氧程度。

2.空氧混合器　功能良好。

3.环境　安静、安全、舒适、整洁。

【准备】

1.护士　按要求着装，洗手、戴口罩。

2.物品　空氧混合装置1套、鼻导管、灭菌注射用水、污物缸、棉签、3M固定贴、快速手消毒液、护理记录单。

3.环境　安全、整洁、舒适。

4.体位　舒适体位。

【方法】

处置医嘱→携用物至患儿床旁→核对→评估缺氧及呼吸状况→检查患儿鼻腔情况→清洁鼻腔→检查空氧混合装置→连接空氧混合器气源→湿化罐内加入灭菌注射用水→连接管路及鼻导管→打开湿化罐加热开关→调节湿化罐温度→根据医嘱调节氧浓度及氧流量→置鼻导管于患儿鼻腔→妥善固定→整理床单位→消毒双手→记录（吸氧开始时间、缺氧症状、呼吸频率、氧浓度及流量、签名）→整理用物→洗手。

【评价】

1.操作方法正确、熟练。

2.氧浓度及流量符合医嘱与病情。

3.温湿度设置合理。

【注意事项】

1.严格遵守操作规程，注意用氧安全。

2.持续吸氧的患儿，管路污染时及时更换，及时清理鼻腔分泌物，保证用氧效果。

3.使用空氧混合器时，应先调节浓度及流量，开启加热湿化后应用；停用时，应先取下鼻导管，再关闭空氧混合装置。

4.用氧过程中，及时巡视及评估患儿生命体征，判断用氧效果，做到安全用氧。

十二、T组合复苏器使用操作规程

【评估】

1.T组合复苏器　功能良好。

2.患儿　是否需要正压通气。

3. 环境　安静、安全、舒适、整洁。

【准备】

1. 护士　着装整洁，洗手、戴口罩。

2. 用物　T组合复苏器、氧气装置1套、模拟肺1个、吸痰用物1套、大小适宜的面罩。

3. 环境　安全，光线适宜。

【方法】

携用物至床旁→连接气源→检查仪器性能→连接输出管路→调节氧浓度→接模拟肺→设定初始参数：用拇指堵住 PEEP 帽，检查最大气道压力（安全压）（通常不超过 40cmH$_2$O），移开拇指，调节吸气末正压（通常 4 ～ 6cmH$_2$O 或根据患儿病情调节）→确定患儿需要正压通气→操作者站在患儿的侧面或头侧→置患儿鼻吸气位→清理口咽分泌物，确认气道通畅→连接合适的面罩或气管插管→操作者通过拇指或示指关闭或打开 PEEP 帽，控制呼吸频率及吸气时间→必要时配合胸外按压→终末处理：仪器表面用一次性消毒湿巾擦拭消毒，面罩用 75% 乙醇擦拭消毒。

【评价】

1. 操作熟练规范。

2. 达到有效通气，患儿血氧饱和度、心率、肤色、肌张力得到改善。

【注意事项】

1. 面罩的型号应能封住口鼻，不能盖住眼睛或超过下颌，不要在面部用力向下挤压面罩，可以轻柔地将下颌向上推向面罩，将面罩罩住口鼻轻轻地下压面罩以保证面罩的密闭性。

2. 不要把手或手指支撑在婴儿的眼睛上，不要按压喉部。

3. 心肺复苏：胸外按压（90 次 / 分）与正压通气（30 次 / 分）之比为 3 : 1，即 2 秒内 3 次胸外心脏按压，1 次正压通气，合计 1 分钟内 120 个动作。

4. 必要时遵医嘱插胃管，以避免正压通气引起的胃肠胀气甚至反流和误吸。

第八章

新生儿药品使用规范

第一节　急救药品

急救药品适应证及常规用量表见表8-1-1。

表8-1-1　急救药品适应证及常规用量表

名称	规格	适应证	用法用量	溶媒及配置方法
盐酸肾上腺素注射液	1mg：1mg/支	1. 因支气管痉挛所致严重呼吸困难 2. 各种原因引起的心搏骤停进行心肺复苏的主要抢救用药	静注：0.1～0.3ml/（kg·次）（1：10000）气管内：0.5～1ml/（kg·次）（1：10000），不可重复给药	1支加生理盐水至10ml
重酒石酸去甲肾上腺素注射液	1ml：2mg/支	1. 急性心肌梗死、体外循环等引起的低血压；对血容量不足所致的休克、低血压或嗜铬细胞瘤切除术后的低血压 2. 作为急救时补充血容量的辅助治疗；也可用于椎管内阻滞时的低血压及心搏骤停复苏后血压维持	静滴：0.1μg/（kg·min）	5%葡萄糖注射液稀释
盐酸异丙肾上腺素注射液	2ml：1mg/支	1. 治疗心源性或感染性休克 2. 治疗完全性房室传导阻滞、心搏骤停	静滴：0.05～0.5μg/（kg·min）	5%葡萄糖注射液稀释
盐酸多巴胺注射液	2ml：20mg/支	1. 心肌梗死、创伤、内毒素败血症、心脏手术、肾衰竭、充血性心力衰竭等引起的休克综合征 2. 补充血容量后休克仍不能纠正者 3. 可增加心排血量，也用于洋地黄和利尿药无效的心功能不全	静滴：2.5～10μg/（kg·min）	5%葡萄糖注射液稀释

续表

名称	规格	适应证	用法用量	溶媒及配置方法
硫酸阿托品注射液	1ml：0.5mg/支	1. 各种内脏绞痛 2. 全身麻醉前给药、严重盗汗和流涎症 3. 迷走神经过度兴奋所致的窦房阻滞、房室阻滞等缓慢型心律失常，也可用于继发于窦房结功能低下而出现的室性异位节律 4. 抗休克 5. 解救有机磷酸酯类中毒	静注：0.02mg/（kg·次）	5% 葡萄糖注射液稀释
地塞米松磷酸钠注射液	1ml：5mg/支	1. 过敏性与自身免疫性炎症性疾病 2. 结缔组织病、活动性风湿病、类风湿关节炎、红斑狼疮、严重支气管哮喘、严重皮炎、溃疡性结肠炎、急性白血病等 3. 某些严重感染及中毒、恶性淋巴瘤的综合治疗	静注：0.5～1mg/（kg·次）	5% 葡萄糖注射液稀释
去乙酰毛苷注射液（西地兰）	2ml：0.4mg/支	1. 心力衰竭 2. 控制伴快速心室率的心房颤动、心房扑动患儿的心室率	静注：0.01～0.015mg/（kg·次）	5% 葡萄糖注射液稀释
氨茶碱注射液	10ml：0.25g/支	1. 支气管哮喘、慢性喘息性支气管炎、慢性阻塞性肺病等缓解喘息症状 2. 心功能不全和心源性哮喘	静滴：2.5mg/（kg·次）	5% 葡萄糖注射液稀释
呋塞米注射液（速尿）	2ml：20mg/支	1. 水肿性疾病包括充血性心力衰竭、肝硬化、肾脏疾病（肾炎、肾病及各种原因所致的急、慢性肾衰竭），尤其是应用其他利尿药效果不佳时，应用本类药物仍可能有效。与其他药物合用治疗急性肺水肿和急性脑水肿等 2. 在高血压的阶梯疗法中，不作为治疗原发性高血压的首选药物，但当噻嗪类药物疗效不佳，尤其当伴有肾功能不全或出现高血压危象时本类药物尤为适用 3. 预防急性肾衰竭用于各种原因导致肾脏血流灌注不足，如失水、休克、中毒、麻醉意外以及循环功能不全等，在纠正血容量不足的同时及时应用，可减少急性肾小管坏死的机会	静注：0.5～2mg/（kg·次）	0.9% 氯化钠注射液稀释

名称	规格	适应证	用法用量	溶媒及配置方法
		4. 高钾血症及高钙血症 5. 稀释性低钠血症尤其是当血钠浓度低于 120mmol/L 时 6. 抗利尿激素分泌过多症 7. 急性药物毒物中毒如巴比妥类药物中毒等		
10% 葡萄糖酸钙注射液	10ml：1g/ 支	1. 治疗钙缺乏，急性血钙过低、碱中毒及甲状旁腺功能低下所致的手足搐搦症 2. 过敏性疾患 3. 镁中毒时的解救 4. 氟中毒时的解救 5. 心脏复苏时应用	静注：0.3ml/（kg·次）	10% 葡萄糖酸钙注射液加 1～6 倍的 5% 葡萄糖注射液
50% 葡萄糖注射液	20ml：10g/ 支	1. 补充能量和体液；全静脉内营养，饥饿性酮症 2. 低糖血症 3. 高钾血症 4. 高渗溶液用作组织脱水剂 5. 配制腹膜透析液 6. 药物稀释剂 7. 静脉法葡萄糖耐量试验 8. 供配制极化液（GIK）用	静注或静滴：0.6ml/（kg·次）	直接抽取
20% 甘露醇注射液	250ml：50g/袋	1. 组织脱水药 2. 降低眼内压 3. 渗透性利尿药，亦可应用于预防各种原因引起的急性肾小管坏死 4. 作为辅助性利尿措施治疗肾病综合征、肝硬化腹水 5. 对某些药物逾量或毒物中毒可促进上述物质的排泄，并防止肾毒性 6. 作为冲洗剂，应用于经尿道内做前列腺切除术 7. 术前肠道准备	0.5～1g/（kg·次）	直接抽取

第二节 常用药品

常用抗生素及其他药品说明见表8-2-1，常用药品配伍禁忌见表8-2-2。

表8-2-1 常用药品说明

名称	适应证	用法用量	不良反应及注意事项
注射用青霉素钠 规格：80万U/瓶 或 160万U/瓶	用于G⁺菌感染，如脓肿、菌血症、肺炎和心内膜炎等，同时是溶血性链球菌、肺炎链球菌、敏感葡萄球菌等感染的首选药物，对梅毒、淋病、钩端螺旋体病等有效	青霉素由肌内注射（IM）或静脉滴注（IV）给药，新生儿首选IV 一般感染：2.5万～5万U/（kg·次）； 化脑：7.5万～10万U/（kg·次） 足月儿：日龄0～7天，q12h 日龄＞7天，q8h 早产儿：日龄0～14天，q12h 日龄14～28天，q8h	不良反应：骨髓抑制，粒细胞减少、溶血性贫血、肠道菌群失调和中枢毒性，偶可发生中毒性反应 注意事项： 1.用药前应进行皮试 2.现配现用 3.大剂量使用本品时应定期检测电解质 4.新生儿尽量避免肌内注射
注射用哌拉西林钠他唑巴坦钠 规格：0.5625g/瓶 或 4.5g/瓶	广谱，对G⁻菌敏感，对B族链球菌也敏感。增强对铜绿假单胞菌、充雷伯菌、沙雷菌、枸橼酸杆菌和变形杆菌的抗菌力；脑膜炎时可进入脑脊液	0.5625g+5.625ml生理盐水溶解；4.5g+45ml生理盐水溶解 50～100mg/（kg·次） 37～44周：日龄0～7天，q8h 日龄＞7天，q6h 30～36周：日龄0～14天，q12h 日龄＞14天，q8h ≤29周：日龄0～28天，q12h 日龄＞28天，q8h	不良反应： 1.过敏反应 2.皮疹、恶心、呕吐、高胆红素血症 3.本品与氨基糖苷类药物联合治疗时可致血小板计数减少、胰腺炎、发热、发热伴嗜酸粒细胞增多、血清氨基转移酶升高等 注意事项： 1.用药前应进行青霉素皮试 2.定期检查造血功能，特别是长期治疗的患儿

续表

名称	适应证	用法用量	不良反应及注意事项
注射用氯唑西林钠 规格：0.5g/瓶	用于治疗敏感的 G⁺ 杆菌引起的： 1. 皮肤及软组织感染 2. 呼吸道感染 3. 其他感染：骨髓炎、尿道感染、肠炎、脑膜炎、心内膜炎、败血病	0.5g+5ml 生理盐水溶解 50mg/（kg·次），bid，IV	不良反应：同使用其他青霉素一样，副作用少见，并且大多反应轻微，短暂 注意事项： 1. 使用前进行青霉素皮试 2. 新生儿：对新生儿须特别谨慎，有高胆红素血症的危险 3. 肝肾功能障碍者应慎用氟氯西林 4. 在长期的治疗过程中定期监测肝肾功能
注射用头孢呋辛钠 规格：0.75g/瓶	1. 呼吸道感染 2. 耳、鼻、喉感染 3. 泌尿道感染 4. 皮肤和软组织感染 5. 骨和关节感染 6. 淋病：尤其适用于不宜用青霉素治疗者 7. 其他感染：包括败血症及脑膜炎 8. 外科手术中预防感染	0.75g+7.5ml 生理盐水溶解 日龄 ≤ 7 天：30～50mg/（kg·d），bid，IV 日龄 > 7 天：50～100mg/（kg·d），bid，IV	不良反应：假膜性结肠炎、皮疹、血清氨基转移酶增高、嗜酸性粒细胞增多、白细胞计数和嗜中性粒细胞减少 注意事项：交叉过敏反应
注射用头孢哌酮钠舒巴坦钠 规格：1.5g/瓶	第三代头孢，广谱，对 G⁻ 杆菌更有效，尤其是铜绿假单胞菌	1.5g+15ml 生理盐水溶解 40～80mg/（kg·d），IV 足月儿生后1周内：q12h 1周后：q8h	不良反应：发热、皮疹和腹泻，血小板计数较少，出血时间延长 注意事项： 1. 注意过敏反应 2. 用药期间另外补充维生素 K 3. 配伍禁忌：氨基糖苷类抗生素、乳酸钠林格注射液、利多卡因

续表

名称	适应证	用法用量	不良反应及注意事项
注射用头孢曲松钠 规格：1.0g/瓶	适用于 G⁺ 菌和 G⁻ 菌感染。下呼吸道感染、胆道感染、以及腹腔感染、尿路、盆腔感染、皮肤软组织感染、骨和关节感染、败血症、脑膜炎症、脑膜炎等及手术期感染预防，对铜绿假单胞菌无效。本品单剂可治疗单纯性淋病	IV、IM、IV gtt 体重（BW）≤ 2kg，任何日龄，50mg/（kg·d），qd BW > 2kg，生后 0～7 天，50mg/（kg·d），qd BW > 2kg，日龄 > 7 天，75mg/（kg·d），qd 早产儿淋病眼炎，25 ～ 50mg/kg，肌注 1 次 足月儿淋病眼炎，125mg/kg，肌注 1 次 脑膜炎，100mg/（kg·d），q12h	不良反应： 1. 皮疹、腹泻、出血时间延长、中性粒细胞减少、嗜酸性粒细胞增加和血小板计数增加等 2. 局部反应有静脉炎、胃肠道反应 注意事项： 1. 有胃肠道疾病史者，特别是溃疡性结肠炎、局限性肠炎或抗生素相关性结肠炎（头孢菌素类很少产生伪膜性结肠炎）者应慎用 2. 交叉过敏反应
注射用头孢他啶 规格：1.0g/瓶	第三代头孢，广谱，易进入脑脊液。用于 G⁻ 杆菌，对铜绿假单胞菌尤其好，败血症、下呼吸道感染、腹腔和胆道感染、复杂性尿路感染和严重皮肤软组织感染等	1.0g+10ml 生理盐水溶解； IV、IM、IV gtt：50mg/（kg·次） ≤29 周：日龄 0～28 天，q12h 　　　　日龄>28 天，q8h 30～36 周：日龄 0～14 天，q12h 　　　　　日龄>14 天，q8h 37～44 周：日龄 0～7 天，q12h 　　　　　日龄>7 天，q8h	不良反应： 1. 皮疹、发热、恶心、腹泻、腹痛 2. 注射部位轻度静脉炎 3. 偶可发生一过性血清氨基转移酶、血尿素氮、血肌酐值的轻度升高 4. 白细胞计数、血小板计数减少及嗜酸性粒细胞增多等 注意事项：交叉过敏反应
注射用头孢硫脒 规格：1.0g/瓶	用于敏感菌引起的呼吸系统、肝胆系统、五官、尿路感染及心内膜炎、败血症	1.0g+10ml 生理盐水溶解 IV：50mg/（kg·次），bid	不良反应：主要不良反应有荨麻疹、哮喘等。偶见皮肤瘙痒、寒战高热、血管神经性水肿等。偶见碱性磷酸酶、丙氨酸氨基转移酶、治疗后血尿素氮、丙氨酸氨基转移酶酸酶升高 注意事项： 1. 对青霉素过敏者慎用，对头孢菌素类抗生素过敏者禁用 2. 交叉过敏反应

名称	适应证	用法用量	不良反应及注意事项
注射用美罗培南 规格：0.5g/瓶	1. 对G⁺、G⁻或厌氧菌都有效 2. 用于治疗对其他抗生素耐药的细菌引起的非中枢性感染 3. 美罗培南单用或与其他抗微生物制剂联合使用可用于治疗多重感染	0.5g+10ml 生理盐水溶解 IM：20mg/（kg·次） IV：脑膜炎，40mg/（kg·次），q12h 足月儿：日龄 0～7 天，q12h 　　　　日龄＞7 天，q8h 30～36周：日龄 0～14 天，q12h 　　　　　日龄＞14 天，q8h 29周以下：日龄 0～28 天，q24h 　　　　　日龄＞28 天，q12h	不良反应：主要有皮疹、腹泻、恶心、呕吐、过敏反应、肝功能损害；严重不良反应有过敏性休克、急性肾衰竭等严重肾功能障碍。 注意事项： 1. 对青霉素类或其他 β-内酰胺类抗生素过敏者应慎用 2. 使用本品时，可能引起不敏感菌过度生长，因此应对患者进行定期检查 3. 在使用过程中，可能导致轻微至危及生命的伪膜性结肠炎，使用后引起腹泻或腹痛加剧的患者，应明确诊断 4. 治疗铜绿假单胞菌等假单胞菌感染时，应规进行药物敏感试验
注射用盐酸万古霉素 规格：0.5g/瓶	仅用于甲氧西林金黄色葡萄球菌及对青霉素耐药的肺炎球菌引起的严重感染，不宜和氨基糖苷类合用	0.5g+10ml 生理盐水溶解 一般感染：10mg/（kg·次），IV 脑膜炎：15mg/（kg·次），IV 37～44周：日龄 0～7 天，q12h 　　　　　日龄＞7 天，q8h 30～36周：日龄 0～14 天，q12h 　　　　　日龄＞14 天，q8h ≤29周：日龄 0～14 天，q24h 　　　　日龄＞14 天，q12h ＞45周：q6h	不良反应： 1. 休克、过敏样症状 2. 耳、肾毒性、皮疹、低血压 3. 多种血细胞减少，无粒细胞血症、血小板计数减少 4. 皮肤黏膜综合征、中毒性表皮坏死症、脱落性皮炎 5. 伪膜性大肠炎 6. 肝功能损害、黄疸 注意事项： 1. 给予第 5 剂后需要监测血药浓度：谷浓度 5～10μg/ml，峰浓度 20～40μg/ml 2. 严格控制给药速度、给药时间 3. 防止使用本药后产生耐药菌，治疗时应在必要最小期间内用药 4. 本药与氨茶碱、5-氟尿嘧啶混合后可引起外观改变、药物效价显著降低，严禁混合

续表

名称	适应证	用法用量	不良反应及注意事项
注射用乳糖酸红霉素 规格：0.25g/瓶	抗菌谱与青霉素相似，对支原体、衣原体、百日咳杆菌均有效，很少进入脑脊液	0.25g+5ml 灭菌注射用水 5～10mg/（kg·次），IV 日龄≤7天：q12h 日龄>7天：q8h	不良反应： 1. 胃肠道反应多见 2. 肝肾毒性 注意事项： 1. 溶血性链球菌感染用本品治疗时，至少需要持续10天，以防止急性风湿热的发生 2. 用药期间定期检查肝功能，肝病患儿和严重肾功能损害者红霉素的剂量应当减少
氟康唑氯化钠注射液（大扶康） 规格：100mg（50ml）/瓶	用于以下适应证中病情较重的患儿： 1. 念珠菌病 2. 隐球菌病 3. 球孢子菌病 4. 本品亦可替代伊曲康唑用于芽生菌病和组织胞浆菌病的治疗	IV：治疗量为6～12mg/（kg·次），预防量为3mg/（kg·次） 足月儿：日龄0～7天，q48h 日龄>7天，q24h 30～36周：日龄0～14天，q48h 日龄>14天，q24h ≤29周：日龄0～14天，q72h 日龄>14天，q48h	不良反应： 1. 常见消化道反应 2. 过敏反应：皮疹，剥脱性皮炎（常伴随肝功能损害），渗出性多形红斑 3. 肝毒性 4. 一过性中性粒细胞减少，血小板计数减少 注意事项： 1. 定期检查肝肾功能，如肝功能出现持续异常或出现肝毒性临床症状时均须立即停用 2. 应用疗程应持续至真菌感染的临床表现及实验室检查指标显示真菌感染消失为止。一般治疗应持续至感染部位及个体治疗反应而定。
注射用更昔洛韦 规格：0.15g/瓶	对巨细胞病毒有特效，对单纯疱疹病毒也有效	0.15g+3ml 生理盐水溶解 10mg/（kg·d），q12h，巨细胞病毒感染疗程6周	不良反应：常见的为骨髓抑制，累积剂量超过200mg/kg 可致中性粒细胞减少 注意事项： 1. 本品须静脉滴注给药，不可肌内注射，每次剂量至少滴注1小时以上 2. 用药期间应定期检查血细胞数

续表

名称	适应证	用法用量	不良反应及注意事项
甲硝唑氯化钠注射液 规格：250ml：甲硝唑0.5g与氯化钠2.25g/瓶	主要用于厌氧菌感染的治疗，用于治疗脆弱拟杆菌和其他耐青霉素的厌氧菌引起的感染。治疗艰难梭菌所致的结肠炎，用于NEC的治疗	厌氧菌感染：IV 首次剂量：15mg/kg 维持量：7.5mg/kg，在首剂后一个间隔时间开始 ≤29周：日龄0～28天，q48h 　　　　日龄>28天，q24h 30～36周：日龄0～14天，q24h 　　　　日龄>14天，q12h 37～44周：日龄0～7天，q24h 　　　　日龄>7天，q12h	不良反应：15%～30%病例出现不良反应 1. 以消化道反应最为常见 2. 大剂量：共济失调、多发性神经炎 注意事项： 1. 干扰诊断：本品的代谢物可使尿液呈深红色 2. 原有肝脏疾病患儿，剂量应减少。出现运动失调或其他中枢神经系统症状时应停药。重复1个疗程之前，应查白细胞计数。厌氧菌感染并肾衰竭者，给药间隔时间应由8小时延长至12小时
注射用磷酸肌酸钠 规格：0.5g/瓶	1. 保护心肌 2. 缺血状态下的心肌代谢异常	0.5g+5ml生理盐水溶解 0.25～0.3g/次，qd，IV	不良反应：尚不明确 注意事项： 1. 快速静脉注射1g以上的磷酸肌酸钠可能会引起血压下降 2. 大剂量（5～10g/d）给药引起大量磷酸盐摄入，可能会影响钙代谢和调节稳态的激素的分泌，影响肾功能和嘌呤代谢
注射用复方甘草酸单铵S 规格：40mg/瓶	1. 用于急、慢性肝炎、迁延性肝炎引起的肝功能异常 2. 对中毒性肝炎、外伤性肝炎以及癌症有一定的辅助治疗作用 3. 亦可用于食物中毒、药物中毒、药物过敏等	40mg+4ml生理盐水溶解 2～3mg/（kg·次），qd，IV	不良反应：纳差、恶心、呕吐、腹胀、以及皮肤瘙痒、荨麻疹、口干和水肿 注意事项：治疗过程中应定期检测血压、血清钾、血钠浓度，如出现高血压、水钠潴留、低血钾等情况应停药或适当减量

续表

名称	适应证	用法用量	不良反应及注意事项
注射用奥美拉唑钠 规格：40mg/瓶	1. 消化性溃疡出血、吻合口溃疡出血 2. 急性胃黏膜损害 3. 全身麻醉或大手术后以及衰弱昏迷患儿防止胃酸反流合并吸入性肺炎	0.5～1mg/（kg·次），qd，IV	不良反应：偶可见有一过性的轻度恶心、腹泻、腹痛、感觉异常、头晕或头痛等，但不影响治疗 注意事项： 1. 抑制胃酸分泌的作用强、时间长，故不建议大剂量长期应用 2. 显著升高胃内pH，可能影响许多药物的吸收
注射用苯巴比妥钠 规格：0.1g/瓶	用于治疗抗惊厥、癫痫，可预防高胆红素血症和脑室出血	0.1g+5ml生理盐水溶解；IV、IM 镇静：5mg/（kg·次） 抗惊厥：负荷量20mg/kg，最大量30mg/kg 维持量：（首剂后12～24小时）3～5mg/kg，q12h或qd	不良反应： 1. 长期用药，偶见叶酸缺乏和低钙血症 2. 大剂量时可产生眼球震颤、共济失调和严重的呼吸抑制、嗜睡、肝功能紊乱 3. 长时间使用可发生药物依赖，停药后易发生停药综合征 4. 皮疹 注意事项： 1. 肝功能不全者，用量从小量开始 2. 长期用药可产生精神或躯体的药物依赖性，停药需逐渐减量，以免引起撤药症状 3. 长期用药可产生耐药性 4. 与其他中枢抑制药合用，对中枢产生协同抑制作用，应注意

名称	适应证	用法用量	不良反应及注意事项
注射用还原型谷胱甘肽 规格：0.6g/瓶	1. 放、化疗患者放疗 2. 各种低氧血症，如急性贫血、咳血等 3. 肝脏疾病 4. 亦可用于有机磷、胺基或硝基化合物中毒的辅助治疗 5. 解药物毒性	0.6g+6ml 生理盐水溶解 10～20mg/kg，qd，IV 肝功能异常者每天可用 2 次	不良反应： 1. 偶见脸色苍白、血压下降、皮疹等过敏症状 2. 偶有食欲不振、恶心、呕吐、胃痛等消化道症状 注意事项： 1. 注射前必须完全溶解，外观澄清，无色 2. 放在儿童不易触及的地方 3. 如在用药过程中出现皮疹、面色苍白、血压下降等异常症状应立即停药
复方甘草酸苷注射液（美能） 规格：20ml（甘草酸苷 40mg）/ 支	1. 慢性肝病，肝功能异常 2. 湿疹、皮肤炎、荨麻疹	1～1.5mg/kg，qd，IV	不良反应： 1. 主要症状有血钾值降低，血压上升，上腹不适 2. 过敏性休克、过敏样症状 注意事项：亦为甘草酸制剂并用时，与含甘草制剂并用，由于本药品容易出现假性醛固酮增多症
注射用丁二磺酸腺苷蛋氨酸 规格：0.5g/瓶	1. 保护肝脏 2. 肝硬化前和肝硬化所致致肝内胆汁淤积 3. 妊娠期肝内胆汁淤积	0.5g+5ml 灭菌注射专用溶剂 0.05g，qd，IV	不良反应：尚不明确 注意事项：临用前用所附用注射溶剂溶解，严格控制静脉滴注速度

续表

名称	适应证	用法用量	不良反应及注意事项
咪达唑仑注射液 规格：2ml：10mg/支	镇静、抗惊厥	IV 镇静：0.05～0.15mg/（kg·次）必要时q2～4h重复使用；或1～6μg/（kg·h）持续静脉注射 抗惊厥：负荷量0.15mg/kg，静推5分钟以上 维持量：0.06～0.4mg/（kg·h）[1～7μg/（kg·min）]	不良反应： 1. 较常见的不良反应为嗜睡、镇静过度、头痛、幻觉、共济失调、呃逆和喉痉挛 2. 静脉注射还可以发生呼吸抑制及血压下降，共济失调，行为紊乱，激惹 注意事项：长期静脉注射咪达唑仑可引起戒断综合征，突然撤药推荐逐渐减少剂量
枸橼酸芬太尼注射液 规格：2ml：0.1mg/支	用于镇痛和机械通气患儿	IV 镇静：1～4μg/（kg·次），0.5～1μg/（kg·h），必要时q2～4h重复，有效后逐渐减量 镇痛：2μg/（kg·次），0.5～1μg/（kg·h），必要时q2～4h重复	不良反应：典型的阿片症样状如呼吸抑制，中枢抑制，呼吸暂停，骨骼肌强直，肌阵挛，低血压，心动过缓，恶心，呕吐和眩晕，缩瞳，尿潴留 注意事项：本品严格按毒麻药品管理，一人一用，剩余药液丢弃
枸橼酸咖啡因注射液 规格：1ml：20mg（相当于咖啡因10mg）/支	用于治疗早产新生儿原发性呼吸暂停	PO、IV 首剂：10～20mg/kg 维持：2.5～4mg/kg，首剂后12小时维持，q24h	不良反应：副作用少且轻，有呕吐和不安 注意事项： 1. 用药前应排除其他原因引起的呼吸暂停 2. 由于茶碱可在早产新生儿体内代谢为咖啡因，对于之前已用茶碱进行过治疗的早产新生儿，应在开始给予枸橼酸咖啡因治疗前测定其血浆咖啡因基线浓度

续表

名称	适应证	用法用量	不良反应及注意事项
酚磺乙胺注射液 规格：2ml：0.5g/支	防治各种手术前后的出血，也可用于血小板功能不良、血管脆性增加而引起的出血，亦可用于呕血、尿血等	IV 10～15mg/（kg·次）	不良反应：本品毒性低，可有恶心、头痛、皮疹、暂时性低血压等 注意事项： 1. 本品可与维生素 K 注射液混合使用，但不可与氨基己酸注射液混合使用 2. 如遇变色、结晶、浑浊、异物应禁用
地塞米松磷酸钠注射液 规格：1ml：5mg/支	1. 过敏性与自身免疫性炎症性疾病 2. 抗炎症介质和免疫抑制剂 3. 肾功能不全、肾上腺皮质增生替代治疗 4. 纠正低血糖和低血压	IV 气管插管拔管：0.25～1mg/（kg·次）q6h。拔管前 24 小时开始给予，拔管后给 3～4 次 低血糖：0.25mg/（kg·次），q12h 脑水肿：0.2～0.5mg/（kg·d） 支气管肺发育不良：0.15mg/（kg·d） q12h×3 天→0.1mg/（kg·d） q12h×3 天→0.05mg/（kg·d） q12h×2 天→0.02mg/（kg·d），必要时维持此剂量，总疗程约 10 天	不良反应：高血压、水肿、低钾、高血糖、皮炎、应激性溃疡、皮肤增生、Cushing 综合征等 注意事项： 1. 结核病、急性细菌性或病毒性感染患儿应用时，必须给予适当的抗感染治疗 2. 长期服药后，停药前应逐渐减量 3. 糖尿病、骨质疏松、肝硬化、肾功能不全、甲状腺功能减速患儿慎用

续表

名称	适应证	用法用量	不良反应及注意事项
硫酸镁注射液 规格：10ml：2.5g/支	用于妊娠高血压，降低血压，治疗先兆子痫和子痫。也可以治疗低镁血症	0.25～0.5ml/次，q6h，IV PPHN：首剂0.2g/kg，维持20～50mg/kg 低镁血症：25%硫酸镁25～50mg/kg+5%GS稀释后镁浓度＜10%，静脉缓慢注射2～4小时	不良反应： 1. 呼吸抑制：注射葡萄糖酸钙解救，剂量为2ml/kg 2. 潮红、出汗、口干等症状，快速静脉注射时可引起恶心、呕吐、心慌、头晕、个别出现眼球震颤，减慢注射速度症状可消失 3. 镁离子可自由透过胎盘，造成新生儿高镁血症，表现为肌张力低，吸吮力差、不活跃、哭声不响等 注意事项： 1. 肾功能不全者慎用，用药剂量应根据肾功能情况进行调整 2. 每次用药前和用药过程中应定时观察膝腱反射、呼吸频率、排尿量及血镁浓度 3. 用药过程中突然出现胸闷、胸痛、呼吸急促，应警惕肺水肿，及时听诊，必要时行胸部X线检查
维生素K₁注射液 规格：1ml：10mg/支	预防和治疗新生儿出血性疾病	IV、IM 预防量： 体重＜1500g，0.5～1mg/d×1次 体重＞1500g，1～2mg/d×1次 治疗量：2.5～5mg/d，qd×3天	不良反应： 1. 偶见过敏反应 2. 肌注可引起局部红肿和疼痛 3. 新生儿可能出现高胆红素血症、黄疸和溶血性贫血 注意事项： 1. 肝功能损伤者疗效不明显 2. 静脉注射速度不应超过1mg/min

续表

名称	适应证	用法用量	不良反应及注意事项
葡萄糖酸钙注射液 规格：10ml：1g/支	治疗低钙血症；交换输血时补充钙；镁中毒时的解救；急性血钙过低、碱中毒及甲状旁腺功能低下所致的手足搐搦症	IV（缓推）低钙血症：首剂量 $1 \sim 2$ ml/（kg·次），维持量 $2 \sim 8$ ml/100ml；换血：1ml/100ml；高血钾：0.5ml/（kg·次）	不良反应： 1. 静脉注射时有全身发热 2. 静脉注射过快可产生心律失常甚至心跳停止，呕吐、恶心，可致高钙血症 3. 渗漏导致皮肤坏死 注意事项： 1. 静脉注射时如漏出血管外，可致注射部位皮肤发红、皮疹和疼痛，并可随后出现脱皮和组织坏死。若发现药液漏出注射部位，应立即停止注射，并用氯化钠注射液局部冲洗注射，局部给予氢化可的松、1%利多卡因和透明质酸，并抬高局部肢体及热敷 2. 不宜用于肾功能不全患儿与呼吸性酸中毒患儿 3. 应用强心苷期间禁止使用
碳酸氢钠注射液 规格：10ml：0.5g/支	1. 治疗代谢性酸中毒、碱化尿液，作为制酸药治疗胃酸过多引起的症状 2. 静脉滴注对某些药物中毒有非特异性的治疗作用	1. 代谢性酸中毒，补碱量（mmol）=（ $-2.3-$ 实际测得的BE值）×0.25×体重（kg），一般先给计算剂量的 $1/3 \sim 1/2$ 2. 心肺复苏抢救：首剂1mmol/kg，以后每10分钟一次或根据血气分析结果调整用量（每1g碳酸氢钠相当于12mmol碳酸氢根） 3. 肾小管中毒：远端肾小管酸中毒 $2 \sim 3$ mmol/（kg·d），近端肾小管酸中毒 $5 \sim 10$ mmol/（kg·d）	不良反应：高钠、低钙、低钾、颅内出血 注意事项： 1. 对诊断的干扰：对胃酸分泌试验或测定结果有明显影响 2. 下列情况慎用：少尿或无尿；钠潴留并有水肿时；原发性高血压 3. 引起碱中毒可加重低钙血症表现 4. 漏出血管外可致组织坏死；尿pH

续表

名称	适应证	用法用量	不良反应及注意事项
注射用血凝酶 规格：1U/瓶	用于需要减少流血或止血的各种医疗情况，如外科、内科、妇产科、眼科、耳鼻喉科、口腔科等临床科室的出血及出血性疾病；也可用来预防出血，如手术前用药，可避免或减少手术部位及手术后出血	0.5U/次 IV 或气管内注入	不良反应：发生率较低，偶见过敏反应 注意事项： 1. 血中缺乏血小板或某些凝血因子（如凝血酶原）时，本品没有代偿作用，宜在补充血小板或缺乏的凝血因子，或输注新鲜血液的基础上应用本品 2. 在原发性纤溶系统亢进（如内分泌腺）的情况下，宜与血止纤溶酶的药物联合应用 3. 应注意防止用药过量，否则其止血作用会降低 4. 使用期间还应注意观察患儿的出、凝血时间
肝素钠注射液 规格：2ml：12 500U/支	1. 用于防治血栓形成或栓塞性疾病 2. 各种原因引起的弥散性血管内凝血（DIC） 3. 各种操作及某些血液标本或器械的抗凝处理 4. 硬肿 5. 用于静脉导管的维护	捅管或冲洗试管：0.5～1U/ml 全身应用：起始剂量 50U/kg，IV；维持剂量：5～35U/（kg·h） 间断用药：50～100U/（kg·次），q4h DIC：<1.5kg，20～25U/（kg·次） 　　　>1.5kg，25～30U/（kg·h） DIC相关的缺血或血栓坏死：10～15U/（kg·h） 深静脉导管封管液常用配置方法：0.08～0.16ml肝素+100ml 0.9%氯化钠注射液→5～10U/ml	不良反应： 1. 自发性出血 2. 过敏反应及血小板计数减少 注意事项： 1. 有过敏性疾病及哮喘病史者慎用 2. 口腔手术等易致出血的操作者慎用 3. 已口服足量的抗凝血药者慎用

续表

名称	适应证	用法用量	不良反应及注意事项
注射用尿激酶 规格:10万U/支	1.用于治疗血栓，保持APTT延长在1.5～2倍以下 2.深静脉导管堵塞时溶栓	IV 负荷量:3000～4400U/kg 静脉泵注，30分钟至1小时 维持量:500～2400U/（kg·h）	不良反应: 1.使用剂量较大时，偶有出血现象 2.发热 3.其他:尚可见恶心、呕吐、食欲不振、疲倦，可出现ALT升高 注意事项:可引起出血，少数有过敏反应，头痛、恶心、呕吐、食欲不振等应立即停药
盐酸氨溴索注射液 规格:2ml:15mg/支	适用于下述患儿伴有痰液分泌不正常及排痰功能不良的急、慢性呼吸道疾病，如慢性支气管炎急性加重，喘息型支气管炎、支气管扩张、支气管哮喘、肺炎的祛痰治疗	IV 7.5mg/次，bid	不良反应: 1.轻度胃肠道副作用 2.过敏反应极少出现，主要为皮疹 注意事项:不能与pH>6.3的其他溶液混合，因为pH的增加会产生氨溴索游离碱沉淀
盐酸纳洛酮注射液 规格:1ml:0.4mg/支	本品为阿片类受体拮抗药 1.用于解除阿片类药物所致的呼吸抑制或呼吸暂停，并催醒患者 2.用于阿片类药物过量 3.用于急性乙醇中毒	IV 0.1～0.2mg/kg 3～5分钟无效可重复给药	不良反应:少见，偶可出现嗜睡、恶心、呕吐、心动过速、高血压和烦躁不安 注意事项: 1.对应用本品有效的患儿应持续监护，必要时应重复给予本品 2.在抗急性阿片类药物过量时，除了应用本品，还需采取维持气道通畅、人工呼吸、给予升压药等其他复苏措施 3.有心血管疾病史者慎用 4.肾功能不全者慎用，肝病患者慎用

续表

名称	适应证	用法用量	不良反应及注意事项
左卡尼汀注射液 规格：5ml：1g/支	适用于慢性肾衰竭、长期血液透析患者因继发性肉碱缺乏产生的一系列并发症，临床表现如心肌病、骨骼肌病、心律失常、高脂血症，以及低血压和透析中肌痉挛等	IV 100～300mg/（kg·d），qd	不良反应：主要为一过性的胃肠道反应，身体出现特殊气味 注意事项：在肠胃外治疗前，建议先测定血浆卡尼汀水平，并建议每月监测，监测内容包括血生化，血浆卡尼汀浓度和全身状况
呋塞米注射液 规格：2ml：20mg/支	1. 体内水分过多 2. 水肿性疾病包括充血性心力衰竭、肝硬化、肾脏疾病 3. 与其他药物合用治疗急性肺水肿、急性脑水肿 4. 预防急性肾衰竭，用于各种原因导致肾脏血流灌注不足 5. 抗利尿激素分泌过多症（SIADH）	IV 1～2mg/（kg·次） 早产儿：q24h 足月儿：q12h	不良反应： 1. 常见水、电解质紊乱，需要检测钾、钠和氯 2. 少见过敏反应 3. 耳鸣，听力障碍多见于大剂量静脉快速注射时（剂量＞4～15mg/min），多为暂时性，少数为不可逆性 注意事项： 1. 交叉过敏 2. 过度脱水 3. 随访检查：血电解质、血压、肝肾功能、酸碱平衡情况、听力

续表

名称	适应证	用法用量	不良反应及注意事项
氨茶碱注射液 规格：10ml: 0.25g/支	1. 早产儿呼吸暂停 2. 支气管扩张 3. 心功能不全，心源性哮喘	IV 呼吸暂停： 首剂：4～6mg/kg 维持：1.5～3mg/kg，q12h（首剂后8～12h） 支气管扩张： 首剂：6mg/kg，静脉滴注超过30分钟 维持：0.2mg/（kg·h） 生后6周至6个月 0.2～0.9mg/（kg·h）	不良反应：胃肠道刺激、高血糖、心动过快、兴奋、肢体颤动 注意事项： 1. 定期监测血清茶碱浓度，以保证最大的疗效而不发生血药浓度过高的危险 2. 肾功能或肝功能不全的患儿，使用某些药物的患儿及茶碱清除率减低者，应酌情调整用药剂量或延长用药间隔时间 3. 患儿心率和（或）节律均应进行监测 4. 高血压或者非活动性消化道溃疡病史的患儿慎用
盐酸多巴酚丁胺注射液 规格：2ml: 20mg/支	增强心肌收缩力，升高血压，如急性心力衰竭、急性心肌梗死、心源性休克、药物引发的心脏收缩力下降、慢性心力衰竭	IV 小剂量：2～10μg/（kg·min），从小剂量开始，最大40μg/（kg·min），用药前应先补充血容量，纠正血容量。药液的浓度随用量和患儿所需液体量而定。治疗时间和给药速度按患儿的治疗效应调整，可依据心率、血压、尿量等情况	不良反应： 1. 血容量不足时低血压 2. 大剂量时可导致心律失常、心动过速、高血压、皮肤血管扩张等 注意事项： 1. 交叉过敏反应 2. 下列情况慎用：心房颤动、高血压、严重机械性梗阻、低血容量、室性心律失常 3. 用药期间应定时或连续监测心电图、血压、心排血量，必要时可能监测肺动脉楔压

续表

名称	适应证	用法用量	不良反应及注意事项
盐酸多巴胺注射液 规格：2ml：20mg/支	1. 小剂量扩张肾、脑、肺血管，增加尿量 2. 中剂量增强心肌收缩力，升高血压 3. 大剂量升高血压，增强血管收缩	IV 小剂量：<5μg/（kg·min） 中剂量：5～10μg/（kg·min） 大剂量：10～20μg/（kg·min）	不良反应： 1. 心律失常、心搏快而有力、全身软弱无力感 2. 长期应用大剂量，或小剂量用于外周血管病患儿出现的反应有手足疼痛或手足发冷 3. 肺动脉高压 注意事项： 1. 应用多巴胺治疗前必须先纠正低血容量 2. 选用粗大的静脉做静脉注射或静脉滴注，以防药液外溢，以及产生组织坏死 3. 严格控制输注速度 4. 如在滴注多巴胺时血压继续下降或经调整用量仍持续低血压，应停用多巴胺，改用更强的血管收缩药 5. 在滴注本品时须进行血压、心排血量、心电图及尿量的监测
静注人免疫球蛋白（pH4） 规格：2.5g（50ml）/瓶	1. 原发性免疫球蛋白缺乏症 2. 继发性免疫球蛋白缺陷病，如重症感染、新生儿败血症等 3. 自身免疫性疾病，如原发性血小板减少性紫癜、川崎病	IV 1. 免疫性溶血或血小板计数减少： 0.4～1g/（kg·d）2～5天 2. 低丙种球蛋白血症：0.15～0.4g/kg，每2～4周1次 3. 败血症：0.5～0.75g/（kg·次），qd，3次	不良反应：一般无不良反应，极个别患儿在输注时出现一过性头痛、心慌、恶心等不良反应，可能与输注速度过快或个体差异有关 注意事项： 1. 药液呈现混浊、沉淀、异物或瓶子有裂纹、过期失效或瓶子有裂纹的患儿应慎用 2. 有严重酸碱代谢紊乱的患儿应慎用

名称	适应证	用法用量	不良反应及注意事项
人血白蛋白 规格：10g（50ml）/ 瓶	1. 低血容量：休克 2. 脑水肿及损伤引起的颅压升高 3. 肝硬化及肾病引起的水肿或腹水 4. 低蛋白血症 5. 新生儿高胆红素血症	IV 0.5～1g/（kg·次），必要时可重复，最大剂量 6g/（kg·d）	不良反应：一般不会产生不良反应，偶有过敏反应 注意事项： 1. 输注过程中如发现患儿有不适反应，应立即停止输用 2. 有明显脱水者应同时补液 3. 运输及贮存过程中严禁冻结
猪肺磷脂注射液（固尔苏） 规格：1.5ml：120mg/ 瓶	1. 治疗新生儿呼吸窘迫综合征 2. 预防早产儿呼吸窘迫综合征	气管内给药：100～200mg/（kg·次）。如果婴儿还需要辅助通气和补充氧气，则可以每隔 12 小时再追加 100mg/kg（最大总剂量 300～400mg/kg）	不良反应：肺出血罕见 注意事项： 1. 固尔苏只能在院内，由对早产婴儿的护理和复苏训练有素、经验丰富的医生使用。院内应该有适当的通气和呼吸机综合征婴儿的监护设备 2. 应保证患儿的一般状态稳定，纠正酸中毒，低血压、贫血、低血糖、低体温
注射用牛肺表面活性剂（珂立苏） 规格：70mg/ 支	1. 治疗新生儿呼吸窘迫综合征 2. 预防早产儿呼吸窘迫综合征	气管内给药：70mg+2ml 灭菌注射用水溶解，70～100mg/（kg·次）。将药品复温到室温，轻轻振荡，勿用力摇动，给药次数：通常用 1 次即可，如患儿呼吸情况无明显好转，需要继续应用呼吸机，必要时在第一次用药后 12～24 小时（至少用 6 小时）可用第 2 次，重复给药最多用 3 次，剂量与首次给药相同	不良反应：给药过程中由于一过性气道阻塞可有短暂的血氧下降和心率、血压波动，发生不良反应时应暂停给药，给予相应处理，病情稳定后再继续给药 注意事项： 1. 仅可用于气管内给药；用药前患儿需要进行气管插管；用药前充分摇匀，勿将混悬液中的小颗粒注入人气管 2. 开启后应在 24 小时内应用

续表

名称	适应证	用法用量	不良反应及注意事项
20%甘露醇注射液 规格：250ml：50g/袋	1. 组织脱水药：用于治疗各种原因引起的脑水肿，降低颅内压，防止脑内压 2. 降低眼内压：可有效降低眼内压，应用于其他降眼内压药物无效时或眼内手术前准备 3. 渗透性利尿药：用于鉴别肾前性因素和急性肾衰竭引起的少尿	利尿：0.2g/kg，IV 降颅压：0.25～1g/kg，2～6小时滴注	不良反应： 1. 水和电解质紊乱最为常见 2. 滴速过快可致一过性头痛 3. 大剂量损害肾小管及血尿 4. 血栓性静脉炎 5. 甘露醇外渗可致组织水肿，皮肤坏死 6. 过敏引起皮疹，等麻疹、呼吸困难、过敏性休克 注意事项：甘露醇遇冷易结晶，故应用前应仔细检查，如有结晶，可置热水中或用力振荡待结晶完全溶解后再使用
10%氯化钾注射液 规格：10ml：1g/支	低钾血症、心律失常、失钾性肾病、Bartter综合征、洋地黄中毒等	PO：200～250mg/(kg·d)，分4～6次，每4～6小时1次 IV：浓度不超过0.3%，速度不宜超过0.5mmol/(kg·h)	不良反应： 1. 静脉滴注浓度较高，速度较快快或静脉较细时，易刺激静脉内膜引起疼痛 2. 滴注速度较快或原有肾功能损害时，应注意发生高钾血症 3. 一旦出现高钾血症，应紧急处理 注意事项： 1. 不得直接静脉注射，未经稀释不得进行静脉滴注 2. 高钾血症时禁用 3. 用药期间需要检查：血钾、心电图、血镁、血钙、钠、酸碱平衡指标、肾功能和尿量

续表

名称	适应证	用法用量	不良反应及注意事项
重组人促红素注射液（CHO细胞） 规格：1ml：0.5mg/支 规格：5000IU/瓶	刺激红细胞生成，必须同时给予铁剂（肾功能不全、贫血、慢性肾衰竭）	皮下注射：200IU/（kg·次），qd，疗程2~6周，总量500~1400IU/kg	不良反应：本品耐受性良好，副作用较轻微 注意事项： 1.用药期间应定期检查红细胞压积，注意避免过度的红细胞生成 2.治疗期间因出现有效造血，铁需量增加，应每日补充铁剂
硫酸阿托品注射液 规格：1ml：0.5mg/支	1.纠正严重的心动过缓，特别是副交感神经影响的慢心率，如地高辛、β受体阻滞剂等导致的心动过缓 2.也用于新斯的明的过量 3.松弛支气管平滑肌，减少唾液分泌	IV：0.01~0.03mg/（kg·次），每10~15分钟重复2~3次，最大剂量0.04mg/kg 气管内：0.01~0.03mg/（kg·次），随后给生理盐水1ml 雾化吸入：治疗支气管肺发育不良（BPD），0.05~0.08mg+2.5ml NS，q4~6h，最小剂量0.25mg，最大剂量1mg	不良反应：心律不齐、兴奋、发热、腹胀、口干、少汗等 注意事项：婴幼儿对本品的毒性反应极为敏感，特别是惊厥与脑损伤的患儿，环境温度较高时，因闭汗有体温急骤升高的危险
浓氯化钠注射液 规格：10ml：1g/支	1.低钠血症 2.本品能迅速提高细胞外液的渗透压，可提高在增加细胞外液容量的同时，细胞内液的渗透压	IV：当血钠低于120mmol/L，治疗使血钠上升速度在0.5~1.5mmol/（L·h）。补钠量（mmol）=[142-实际血钠浓度（mmol/L）]×体重（kg）×0.2 特别注意：新生儿主要用于静脉营养液中等量替换NS，从而增加静脉营养液中葡萄糖注射液的量以补充患儿所需热量	不良反应： 1.输液过多、过快，可致水钠潴留，引起水肿，血压升高，心率加快，胸闷，呼吸困难 2.不适当地给予高渗氯化钠可致高钠血症，甚至出现急性左心衰竭 注意事项：根据临床需要检查血清中钠、钾、氯浓度；血液酸碱度平衡指标，肾功能及血压和心肺功能

续表

名称	适应证	用法用量	不良反应及注意事项
地西泮注射液（安定） 规格：2ml：10mg/支	小剂量镇静，大剂量抗惊厥	抗惊厥：每次0.1～0.3mg/kg，需要时半小时后可重复，不超过3次，静注时间不少于3分钟，不能控制的惊厥可静脉滴注，0.3ml/（kg·h） 镇静：IV 0.04～0.3mg/（kg·次），q2～4h，8小时内最大量0.6mg/kg 癫痫持续状态：0.1～0.3mg/（kg·次），每15～30分钟1次，最大量2～5mg	不良反应：呼吸抑制，心脏停搏，低血压等；静脉注射可发生静脉炎；可导致喉痉挛； 注意事项： 1. 癫痫患儿突然停药可引起癫痫持续状态 2. 避免长期大量使用而成瘾，如长期使用应逐渐减量，不宜骤停 3. 对本类药耐受量小的患儿初用量宜小，逐渐增加剂量
乳酸米力农注射液 规格：5ml：5mg/支	适用于对洋地黄、利尿药、血管扩张药治疗无效或效果不佳的各种原因引起的急、慢性顽固性充血性心力衰竭	IV 负荷量：50μg/kg，大于30分钟 维持量：0.3～0.75μg/（kg·min）	不良反应： 1. 少数有头痛，室性心律失常，无力，血小板计数减少等 2. 过量时有低血压，心动过速 注意事项： 1. 用药期间应监测心率、心律、血压，必要时调整剂量 2. 肝肾功能损害者慎用
盐酸胺碘酮注射液 规格：3ml：0.15g/支	适用于利多卡因无效的室性心动过速和急诊控制心房颤动、心房扑动的心率	静脉滴注：负荷量按体重3mg/kg，然后以1～1.5mg/min维持，6小时后减至0.5～1mg/min，一日总量1200mg。以后逐渐减量，静脉滴注胺碘酮最好不超过3～4天	不良反应：大多数不良反应轻，最重要的不良反应是低血压 注意事项： 1. 交叉过敏反应 2. 下列情况应慎用：窦性心动过缓、Q-T间期延长综合征、低血压、肝肺功能不全、严重充血性心力衰竭

续表

名称	适应证	用法用量	不良反应及注意事项
盐酸普罗帕酮注射液（心律平） 规格：5ml：17.5mg/支	1. 用于阵发性室性心动过速、阵发性室上性心动过速、心房扑动或心房颤动的预防 2. 也可用于各种期前收缩的治疗	1～2mg/kg，缓推，隔1～2分钟可重复1次	不良反应： 1. 早期不良反应有头痛、头晕、其后可出现胃肠道障碍如恶心、呕吐、便秘等，一般都在停药后或减量后症状消失 2. 有窦性停搏和传导阻滞 注意事项： 1. 心肌严重损害者慎用 2. 严重的心动过缓、肝、肾功能不全、明显低血压患儿慎用
小儿复方氨基酸注射液（19AA-Ⅰ） 规格：20ml：1.2g/支	1. 肠外营养 2. 创伤、烧伤、外伤、以及手术后创伤 3. 急性营养不良、慢性营养不良、坏死性小肠结肠炎、急性坏死性胰腺炎化疗药物反应	Ⅳ：生后第一天1g/（kg·d），以后每日增加1g/kg，最大剂量3～3.5g/（kg·d）	不良反应：输注过快可引起恶心、呕吐、心悸、发热等不良反应 注意事项： 1. 肝、肾功能严重障碍者慎用 2. 监测代谢、电解质及酸碱平衡等，防止并发症 3. 静脉滴速不宜过快
20%脂肪乳注射液 规格：100ml/瓶	肠外营养，治疗营养不良	Ⅳ：生后第一天1g/（kg·d），第二天开始每天增加1g/kg，最大剂量4g/（kg·d）	不良反应： 1. 早期副作用：高过敏反应、呼吸影响以及循环影响 2. 长期输注，婴儿可能发生血小板计数减少 注意事项： 1. 新生儿，特别是未成熟儿，长期使用须监测血小板计数，肝功能和血清三酯油浓度 2. 采血时避开输注脂肪乳的一侧静脉

续表

名称	适应证	用法用量	不良反应及注意事项
蛋白琥珀酸铁口服溶液 规格：15ml：40mg/瓶	用于治疗缺铁性贫血，包括由于铁摄入量不足或吸收障碍、慢性失血以及妊娠与哺乳期引起的缺铁性贫血	PO：0.75ml/（kg·次），bid 应在两餐之间单独服用	不良反应：偶有发生，用药过量时易发生胃肠功能紊乱，在减量或停药后可消失 注意事项： 1.不得长期使用，且治疗期间应定期检查血常规和血清铁水平 2.与维生素C同服，有利于吸收，而与制酸剂（奥美拉唑）一起使用可降低铁质的吸收
维生素AD滴剂（胶囊型） 规格：维生素A1500U+ 维生素D₃500U/粒	用于预防和治疗维生素A及维生素D的缺乏症，如佝偻病、夜盲症及小儿手足抽搐症	PO：1粒/次，qd 宜在（早晨）餐后0.5～1小时服用	不良反应：长期过量服用可产生慢性中毒 注意事项：对本品过敏者禁用
维生素D₃滴剂（胶囊型） 规格：400U/粒	促进钙、磷在肠道内吸收，预防和治疗维生素D缺乏症如佝偻病等	PO：1粒/次，qd 宜在（早晨）餐后0.5～1小时服用	不良反应：长期过量服用，可出现中毒，早期表现为骨关节疼痛、肿胀、皮肤瘙痒、口唇干裂、发热、头痛、呕吐、便秘或腹泻、恶心等 注意事项：维生素D增多症、高钙血症、高磷血症伴肾性佝偻病禁用

续表

名称	适应证	用法用量	不良反应及注意事项
维生素 B₂ 片 规格：5mg/片	用于预防和治疗维生素 B₂ 缺乏症，如口角炎、唇干裂、舌炎、阴囊炎、结膜炎、脂溢性皮炎等	PO：2.5mg/次，bid	**不良反应**：在正常肾功能状态下几乎不产生毒性，服用后尿呈黄色，但不影响继续用药 **注意事项**： 1. 必须按推荐剂量服用，不可超量服用 2. 对本品过敏者禁用，过敏体质者慎用
酪酸梭菌二联活菌散 规格：500mg/袋	适用于急性非特异性感染引起的急性腹泻、抗生素、慢性肝病等多种原因引起的肠道菌群失调及相关的急慢性腹泻和消化不良	PO：160mg/次，tid	**不良反应**：少数患儿出现轻度皮疹及轻度胃部不适，可自行消退 **注意事项**： 1. 本品为活菌制剂，切勿将本品置于高温处，溶解时水温不得高于 40℃ 2. 避免与抗菌药物同服
酪酸梭菌活菌散 规格：0.5g/袋	因肠道菌群紊乱引起的各种消化道症状及相关的急、慢性腹泻和消化不良等	PO：0.25g/次，bid	**不良反应**：尚不明确 **注意事项**： 1. 本品为活菌制剂，切勿将本品置于高温处，溶解时水温不得高于 40℃。为避免药粉溶解结块，应先将温开水倒入水中搅拌溶解 2. 避免与抗菌药物同服

续表

名称	适应证	用法用量	不良反应及注意事项
熊去氧胆酸胶囊 规格：250mg/粒	1. 胆汁淤积性肝病（如原发性胆汁性肝硬化） 2. 胆汁反流性胃炎 3. 小儿硬化性胆管炎、小儿纤维性胆管炎、肝硬化、胃炎	PO：10～15mg/（kg·次），q12h	不良反应：胃肠道紊乱、稀便或腹泻、停止治疗后可恢复 注意事项：服用熊去氧胆酸胶囊者须定期检查肝功能
苯巴比妥片（鲁米那） 规格：15mg/片	1. 镇静抗惊厥 2. 治疗胆汁淤积 3. 预防高胆红素血症和脑室出血	PO：4～5mg/（kg·d），qd×4～5天	不良反应： 1. 长期用药，偶见叶酸缺乏和低钙血症 2. 大剂量时可产生眼球震颤、共济失调和严重的呼吸抑制 3. 皮疹、皮炎和多形红斑 4. 长时间使用可发生药物依赖，停药后易发生停药综合征 注意事项： 1. 肝功能不全者，用量应从小量开始 2. 停药需要逐渐减量，以免引起撤药症状
蒙脱石散 规格：3g/袋	用于成年人及儿童急、慢性腹泻	PO：1g/次，tid 餐前服用，服用时加适量温开水溶解	不良反应：少数可能发生轻度便秘 注意事项： 1. 治疗急性腹泻时，应注意纠正脱水 2. 如出现便秘，可减少剂量继续服用

续表

名称	适应证	用法用量	不良反应及注意事项
秋泻灵颗粒 规格：5g/袋	理气化湿，健脾止泻。用于治疗小儿脾虚湿困及消化不良引起的腹泻	PO：1.5g/次，tid 餐前服用，服用时加适量温开水溶解	不良反应：尚不明确 注意事项：尚不明确
氢氯噻嗪片 规格：25mg/片	中效利尿药，用于轻中度水肿、高血压利尿和尿崩症的辅助治疗	PO：2～5mg/（kg·d），q12h，与牛奶同服效果更好 2mg/（kg·次），q12h×8周，加用安体舒通 1.5mg/（kg·次），q12h×8周，治疗BPD	不良反应：恶心呕吐、腹胀、低血钾、高血糖、高尿酸 注意事项： 1. 交叉过敏：与磺胺类药物、呋塞米、布美他尼、碳酸酐酶抑制剂有交叉反应 2. 对诊断的干扰：可致糖酣量降低、血糖、尿糖、血胆红素、血钙、血尿酸、血胆固醇、甘油三酯、低密度脂蛋白浓度升高、血镁、钾、钠及尿钙降低 3. 有低钾血症倾向的患儿，应酌情补钾或与保钾利尿药合用
螺内酯（又名安体舒通）片 规格：20mg/片	与双氢克尿噻合用，减少低血钾的发生。利尿作用弱，用于与醛固酮分泌增多有关的顽固性水肿	PO：1～3mg/（kg·d），qd或q12h	不良反应：高钾血症、胃肠道反应、久用导致低钠血症 注意事项： 1. 用药前应了解患儿血钾浓度 2. 用药期间如出现高钾血症，立即停药

续表

名称	适应证	用法用量	不良反应及注意事项
地高辛片 规格：0.25mg/片	适用于心肌收缩力降低导致的心力衰竭，非洋地黄类药物导致的室上性心动过速、心房扑动、心房颤动	PO 负荷量： ≤29周：20μg/kg 30～36周：25μg/kg 37～48周：40μg/kg 维持量：洋地黄化量的1/5～1/4，q12h	不良反应：PR间期延长、窦性心动过缓、窦房阻滞、房室传导阻滞、期前收缩等。其他如拒食、呕吐等。 注意事项： 1. 不宜与酸、碱类配伍 2. 应用时注意监测地高辛血药浓度及心律（心律＜100次/分停服）
左甲状腺素钠片 规格：50μg/片	主要用于治疗甲状腺功能减退	PO：10～14μg/（kg·d），qd，调整剂量每2周增加12.5μg，渐增至37.5～50μg/d，维持T4于10～15μg/dl，TSH低于15μU/ml	不良反应：颅缝早闭、骨龄生长较快。监测血T4和TSH，大剂量可引起心悸、多汗 注意事项：定期复查甲状腺功能
盐酸普萘洛尔片 规格：10mg/片	用于窦性或室上性心动过速、心房颤动或心房扑动；用于高血压，也可用于甲状腺功能亢进和法洛四联症的治疗	PO 心律失常：0.5～1mg/（kg·次），q6～8h 高血压：0.25mg/（kg·次），最大量0.35mg/（kg·次），q6～8h 甲状腺功能亢进：2mg/（kg·d），q6h 法洛四联症：1～2mg/（kg·次），q6h	不良反应：心率减慢、血压下降、恶心、皮疹 注意事项： 1. 首次使用需要从小剂量开始，逐渐增加剂量并密切观察反应以免发生意外 2. 服用期间应同时定期检查血常规、血压、心功能、肝肾功能等

续表

名称	适应证	用法用量	不良反应及注意事项
布洛芬混悬滴剂 规格：100ml/瓶	1. 用于早产儿动脉导管未闭（PDA） 2. 镇痛和预防接种预防用药 3. 用于婴幼儿的退热，缓解由于感冒、流感等引起的轻度至中度头痛、咽痛及牙痛等	PO：10mg/（kg·次） 1.PDA：q24h，连用3天 2. 镇痛：q6～8h	不良反应： 1. 恶心、呕吐、胃烧灼感或轻度消化不良、胃肠道溃疡及出血、过敏性皮疹、转氨酶升高等 2. 罕见皮疹、过敏性肾炎、膀胱炎等 注意事项： 1. 本品为对症治疗药，不宜长期或大量使用，用于镇痛不得超过5天，用于退热不得超过3天，用于了解非甾体抗炎药，包括选择性COX-2抑制剂合并用药 2. 避免与其他非甾体抗炎药、包括选择性COX-2抑制剂合并用药
鲨肝醇片 规格：20mg/片	用于各种原因引起的粒细胞减少，防止因放射治疗、肿瘤及苯中毒引起的白细胞减少症	PO：1～2mg/（kg·次），tid，4～6周为1个疗程	不良反应：剂量过大可引起腹泻，偶见口干，肠鸣音亢进 注意事项： 1. 临床疗效与剂量相关，过大或过小均影响效果，故应寻找最佳剂量 2. 在用药期间应定期检查外周血常规，必要时调整用量
葡醛内酯片 规格：100mg/片	用于急、慢性肝炎的辅助治疗	PO <5岁：每次25～50mg，tid >5岁：每次50～100mg，tid	不良反应： 1. 迟钝、思睡、注意力不集中、疲乏、头晕，也可有胃肠不适 2. 罕见：幻觉、视力下降、排尿困难、皮疹等反应 注意事项：本品为肝病辅助治疗药

续表

名称	适应证	用法用量	不良反应及注意事项
维生素E软胶囊 规格：0.1g/粒	1. 治疗新生儿硬肿症 2. 润肤	外用：按摩硬肿处皮肤，tid	不良反应：使用过量可导致维生素E中毒 注意事项：尚不明确
多磺酸粘多糖乳膏 规格：14g/支	1. 浅表性静脉炎、静脉曲张性静脉炎、静脉曲张外科和硬化术后的辅助治疗 2. 血肿、挫伤、肿胀和水肿 3. 血栓性静脉炎 4. 由静脉输液和注射引起的渗出，抑制瘢痕的形成和软化瘢痕	外用：涂擦患处	不良反应：偶见局部皮肤反应或接触性皮炎 注意事项：不能直接涂抹于破损的皮肤和开放性伤口，避免接触眼睛或黏膜
液体敷料（塞肤润） 规格：20ml/瓶	1. 压力性损伤（如I期红斑期，II期未破损的水疱皮肤） 2. 润肤 3. 保护风险区域皮肤	外用：取适量按摩皮肤	不良反应：尚未明确 注意事项： 1. 仅供外用，切勿吞食 2. 如有皮肤破损请勿使用 3. 如有皮肤过敏情况出现，应立即停止使用

名称	适应证	用法用量	不良反应及注意事项
重组人表皮生长因子凝胶 规格：20g/支	适用于皮肤烧烫伤创面（浅Ⅱ°至深Ⅱ°烧烫伤创面），残余创面，供皮区创面及慢性溃疡创面等的治疗	外用：涂擦患处	不良反应：本品未见严重不良反应 注意事项： 1. 无抗菌作用，但不会增加创面感染的机会。对感染染创面，在进行创面清创的前提下，可考虑联合使用抗菌药物控制感染 2. 对于各种慢性创面，如溃疡、褥疮等，在应用本品前，应先行彻底清创去除坏死组织，有利于本品与创面肉芽组织的充分接触，提高疗效
莫匹罗星软膏 规格：5g/支	适用于革兰阳性球菌引起的皮肤感染，如脓疱病，疖肿，毛囊炎等原发性皮肤感染及湿疹等继发性皮肤感染，不超过10cm×10cm面积的浅表性创伤合并感染	外用：涂擦患处	不良反应：局部应用本品一般无不良反应，偶见局部烧灼感、蜇刺感及瘙痒等，一般不需要停药 注意事项：仅供皮肤给药，勿用于眼，鼻，口等黏膜部位
炉甘石洗剂 规格：100ml/瓶	用于急性瘙痒性皮肤病，如湿疹、痱子、汗疱疹等	外用：涂擦患处	不良反应：尚不明确 注意事项： 1. 避免接触眼睛和其他黏膜（如口、鼻等） 2. 用药部位如有烧灼感、红肿等情况应停药，并将局部药物洗净 3. 不宜用于有渗出液的皮肤 4. 用时摇匀

续表

名称	适应证	用法用量	不良反应及注意事项
丁酸氢化可的松乳膏 规格：10g/支	过敏性皮炎、脂溢性皮炎、过敏性湿疹及苔藓样瘙痒症等	外用：涂擦患处	不良反应：长期使用可致皮肤萎缩、毛细血管扩张、色素沉着以及继发感染。偶见过敏反应 注意事项： 1. 不得用于皮肤破溃处 2. 避免接触眼睛和其他黏膜 3. 用药部位如有烧灼感、红肿等情况应停药，并将局部药物洗净 4. 不宜大面积、长期使用
氧化锌软膏 规格：20g/盒	用于急性或亚急性皮炎、湿疹、痱子及轻度、小面积的皮肤溃疡	外用：涂擦患处	不良反应：偶见过敏反应 注意事项： 1. 避免接触眼睛和其他黏膜（如口、鼻等） 2. 用药部位如有烧灼感、红肿等情况应停药，将局部药物洗净
曲安奈德益康唑乳膏（派瑞松） 规格：15g/支	1. 伴有真菌感染或有真菌感染倾向的皮炎、湿疹 2. 由皮肤癣菌、酵母菌和霉菌所致的炎症性皮肤真菌病 3. 尿布性皮炎 4. 念珠菌性口角炎 5. 甲沟炎 6. 由真菌、细菌所致的皮肤混合感染	外用：涂擦患处 治疗皮炎、湿疹时，疗程2～4周；治疗炎症性真菌性疾病应持续至炎症症状消退，疗程不超过4周	不良反应： 1. 局部偶见过敏反应，如皮肤烧灼感、瘙痒、针刺感等 2. 长期使用时可出现皮肤萎缩、毛细血管扩张、色素沉着以及继发感染 注意事项： 1. 避免接触眼睛和其他黏膜 2. 不得长期使用 3. 连续使用不能超过4周，面部、腋下、腹股沟及外阴等皮肤细薄处连续使用不能超过2周

名称	适应证	用法用量	不良反应及注意事项
妥布霉素滴眼液 规格：5ml/瓶	本品适用于敏感细菌所致的外眼及附属器的局部感染	外用：滴眼1～2滴/次	不良反应：偶见眼局部的毒副作用与过敏反应，如眼睑发痒与红肿、结膜充血 注意事项： 1. 不能用于眼内注射。局部用眼可能会产生过敏反应。如果出现过敏，应停药 2. 与其他抗生素一样，长期应用将导致非敏感性菌株的过度生长，甚至引起真菌感染。如果出现二重感染，应及时给予适当的治疗
氧氟沙星眼膏 规格：5g/支	用于治疗眼睑炎、结膜炎、角膜炎、泪囊炎、术后感染等外眼感染	外用：涂于眼睑内	不良反应：表现为眼周皮肤红斑皮疹、眼睑水肿、结膜轻微充血、一过性刺痛等 注意事项：不可长期使用。为了防止耐药菌的出现等，原则上应确认敏感性，将用药期限限制在治疗疾病所需的最短时间以内
复方托吡卡胺滴眼液 规格：10ml/瓶	散瞳药。检查用散瞳及调节麻痹剂	散瞳检查：一次1～2滴，间隔5分钟，共滴3次。本品滴眼后5～10分钟开始散瞳，15～20分钟瞳孔散得最大	不良反应：偶见眼局部刺激症状，亦可使开角型青光眼患儿眼压暂时轻度升高 注意事项： 1. 有眼压升高因素的前房狭窄、浅前房者慎用，必要时测量眼压或用缩瞳药 2. 滴眼后应压迫泪囊部2～3分钟，以防经鼻黏膜吸收过多引发全身不良反应

续表

名称	适应证	用法用量	不良反应及注意事项
吸入用布地奈德混悬液 规格：2ml：1mg	抗炎、抗过敏、止痒及抗渗出的作用，目前被广泛用于支气管哮喘和哮喘性支气管炎，也可替代或减少口服糖皮质激素治疗	雾化吸入 起始剂量：严重哮喘期或喘时的剂量 0.5～1mg/次，bid 维持剂量：维持剂量应个体化，应使患者保持无症状的最低剂量，0.25～0.5mg/次，bid	不良反应：本品的耐受性良好，不良反应轻微且短暂，一般不需要终止治疗 注意事项：布地奈德不可应用于快速缓解急性支气管痉挛或者其他哮喘急性发作
开塞露 规格：10ml/瓶	用于便秘或胎便排出困难的患儿	灌肠：2～3ml/次	不良反应：尚不明确 注意事项： 1. 对本品过敏者禁用，过敏体质者慎用 2. 本品性状发生改变时禁止使用

名称	适应证	用法用量	不良反应及注意事项
水合氯醛溶液 规格：10ml/瓶	镇静、催眠、抗惊厥	胃内注入 催眠：50mg/（kg·次） 镇静：8mg/（kg·次） 灌肠：25mg/（kg·次）	不良反应： 1. 对胃黏膜有刺激，易引起恶心、呕吐 2. 大剂量能抑制心肌收缩力、缩短心肌不应期，并抑制延髓的呼吸及血管运动中枢 3. 对肝、肾有损害作用 4. 肝、肾、心脏功能严重障碍者禁用 注意事项： 1. 中枢神经抑制药、抗高血压药与本品合用时，可使水合氯醛的中枢性抑制作用更明显 2. 与抗凝血药同用时，抗凝效应减弱，应定期测定凝血酶原时间，以决定抗凝血药用量 3. 服用水合氯醛后静注呋塞米注射液，可导致出汗、烘热、血压升高 4. 药物过量可产生持续的精神错乱，吞咽困难，严重嗜睡、体温低、顽固性恶心、呕吐、胃痛、癫痫发作、呼吸短促或困难、心率过慢、心律失常、严重乏力，并可能有肝肾功能损害

表 8-2-2　常用药品配伍禁忌

药物	禁忌配伍药物	配伍结果
青霉素钠	红霉素、氨茶碱、碳酸氢钠、氢化可的松、维生素 C	失活、降效
	去甲肾上腺素、阿托品、氯丙嗪、异丙嗪	混浊或沉淀
头孢哌酮钠舒巴坦钠	氨溴索、万古霉素、多巴酚丁胺、丙种球蛋白、氨茶碱、葡萄糖酸钙、氢化可的松	混浊或沉淀
头孢呋辛钠	红霉素、氨茶碱、葡萄糖酸钙、去甲肾上腺素、地塞米松	理化反应
	氨溴索、氟康唑	混浊或沉淀
氟氯西林钠	氨溴索、舒血宁、奥硝唑	混浊或沉淀
哌拉西林钠唑巴坦钠	万古霉素、多巴胺、多巴酚丁胺、氯丙嗪、异丙嗪	理化反应
	肝素钠	不良反应增加
头孢他啶	红霉素、氨茶碱、葡萄糖酸钙、去甲肾上腺素	理化反应
	氨溴索、万古霉素	混浊或沉淀
美罗培南	葡萄糖酸钙、多种维生素、地西泮、阿昔洛韦	理化反应
	氨溴索、盐酸溴己新	混浊或沉淀
万古霉素	极易发生配伍禁忌	单独输注
头孢硫脒	红霉素、葡萄糖酸钙、氨茶碱、氯化钾、苯巴比妥	理化反应
	呋塞米、阿米卡星、庆大霉素	不良反应增加
红霉素	酸性药物、氨茶碱、肝素、氢化可的松等	理化反应
更昔洛韦	红霉素、氨溴索、10%GS、碳酸氢钠、酚磺乙胺	变色或沉淀
氟康唑	葡萄糖酸钙、头孢呋辛、呋塞米、地西泮等	混浊或气体
甲硝唑	氨茶碱、碳酸氢钠、地西泮、异丙嗪	理化反应
多巴胺	碳酸氢钠、地塞米松、呋塞米、氢化可的松、肝素等	理化反应
多巴酚丁胺	氨茶碱、甘露醇、呋塞米、地塞米松、碳酸氢钠、苯巴比妥、葡萄糖酸钙、氢化可的松、头孢哌酮等	理化及药理反应
乳酸米力农	呋塞米、碳酸氢钠	沉淀
盐酸肾上腺素	碳酸氢钠、呋塞米、吗啡、苯巴比妥、利多卡因	理化反应
	肝素、氨茶碱、硝酸甘油	药效降低
硫酸阿托品	青霉素、多巴胺、利多卡因	理化反应
	碳酸氢钠、异丙嗪、胺碘酮	毒性、不良反应增加
呋塞米	米力农、多巴胺等	沉淀
地塞米松	硫酸镁、多巴酚丁胺、头孢呋辛等	理化反应
碳酸氢钠	盐酸肾上腺素、多巴胺、多巴酚丁胺、钙剂等	混浊或理化反应
葡萄糖酸钙	多巴胺、地高辛、碳酸氢钠、血制品、氟康唑等	沉淀
咪达唑仑	呋塞米、地塞米松、氢化可的松、多巴酚丁胺	理化反应
	氟康唑、氯丙嗪、芬太尼	作用过强用时需减量

第三节　TPN稳定性及影响因素

一、TPN 的定义及组成

完全胃肠外营养（total parenteral nutrition，TPN）是指通过胃肠外途径提供机体代谢过程所需全部营养素的营养支持方法，是胃肠功能缺乏和危重患儿重要的供养途径。

TPN 主要包含糖类、脂肪、氨基酸、维生素、电解质及微量元素等成分。有时也可根据病情需要加入胰岛素、抗生素等药物。

二、TPN 的稳定性

TPN 的稳定性包括 3 个方面。

1. 物理稳定性　即因物理变化而引起的稳定性改变，如乳剂破乳。

2. 化学稳定性　即因受外界因素影响或成分改变发生化学反应而引起的稳定性改变，如电解质水解、维生素发生氧化、光解等反应。

3. 微生物稳定性　即因细菌、霉菌等微生物使药品变质而引起的稳定性改变，如霉变、腐败等。

三、TPN 中各成分间相互作用对稳定性的影响

（一）pH 值

当 pH 值降低至 5.0 以下时，脂肪乳剂即丧失稳定性。而 pH 值偏高，微量元素中的铜、铁、锌等产生沉降作用，葡萄糖氨基酸产生褐变反应。用于配制的葡萄糖注射液的 pH 为 3.2 ～ 5.5，不同厂家、不同浓度的葡萄糖注射液用量都可影响乳剂的最终 pH 值，另外加入其他药物也可因为改变了 pH 值对 TPN 稳定性产生影响。因此，配制 TPN 后应做 pH 值测定，以确定加入的注射剂是否使配制成品 pH 值发生较大的改变。

（二）不溶性微粒变化

TPN 中某些成分在一定的条件下可相互反应产生沉淀，输入体内产生严重的损害，因此，配制 TPN 时钙、镁制剂（如 10% 葡萄糖酸钙注射液、25% 硫酸镁注射液）与磷制剂（格列福斯、复合磷酸氢钾）两者应分开加入不同瓶的葡萄糖或氨基酸注射液中分别稀释后再混合。含维生素 C 制剂（水溶性维生素）放置过久也会产生草酸钙沉淀，故应现配现用，不超过 24 小时。TPN 处方中不能同时含钙、镁与无机磷酸盐。

（三）脂肪乳剂的变化

脂肪乳加入全静脉营养液中以后，有多种因素可能使脂肪乳的油滴相互融合，粒径

增大,继而析出肉眼可见的黄色油滴,发生明显的两相分离,此现象称为脂肪乳的"破乳"。因此,脂肪乳在 TPN 的稳定性最受到关注。研究报道,不同品种、不同厂家生产脂肪乳注射液配制的 TPN 稳定性都有差异,同样的 TPN 处方,用中长链脂肪乳注射液比长链脂肪乳注射液稳定性更好。

1. 脂肪乳的"破乳"　肉眼可见的脂肪乳失稳定的现象,分为两种:

(1)可逆:营养液表面上形成半透明的乳化层。乳化层内聚集着油滴,但油滴由于表面的卵磷脂层还未发生融合,摇匀以后还可以使用。

(2)不可逆:乳化层的油滴相互融合→粒径增大→析出黄色的油滴→发生油水分层→脂肪乳的"破乳"(不能再用)。

2. 脂肪乳剂稳定性的影响因素

(1)葡萄糖:混合液中葡萄糖的浓度在 3.3%～23%,有利于混合液的稳定,浓度过高容易使脂肪乳颗粒间空隙消失,产生凝聚。

(2)氨基酸:氨基酸溶液为两性分子,具有缓冲作用,对脂肪乳剂有一定的保护作用。厂家不同、种类不同,其缓冲能力不同,葡萄糖与氨基酸的最佳比例 1:1 或 1:2(体积比)。

(3)电解质:阳离子可中和脂肪颗粒上磷脂的负电荷,价数越高,对脂肪乳的"破乳"作用越大;低价阳离子达到一定高的浓度也会产生"破乳"的作用;要注意营养液中电解质阳离子的浓度不要超过临界范围,不要将浓盐(10%NaCl 溶液)与脂肪乳直接混合(分开输注)。

(4)脂肪乳脂肪酸的种类:长链脂肪酸脂肪乳(LCT)、中长链脂肪酸脂肪乳(LCT/MCT)。LCT/MCT 配成的营养液稳定性要强于 LCT 配制出的营养液,可能跟 LCT/MCT 脂肪乳产品的脂肪微粒的半径原本较小有关。

(5)脂肪乳脂质过氧化:脂肪乳含多不饱和脂肪酸,自由基从脂肪酸侧链烯碳中夺取氢原子可启动脂质的过氧化。脂质过氧化会加剧处于应激状态的患儿发生组织破坏、炎症反应及免疫系统破坏,进而影响肺、肝、心脏和肾功能。某些脂肪乳内本身添加维生素 E 等抗氧化剂,或者营养液中含有抗氧化剂成分,可预防脂肪乳剂的脂质过氧化发生。

(6)储存温度与时间:配好的 TPN 应保存在 4℃以下,并要求在 24 小时内使用。

四、输液袋对 TPN 稳定性的影响

包装材料对有效成分的吸附和溶出作用如下。

1. 吸附作用　多种维生素中,维生素 A 可被 PVC 吸附和见光分解,维生素 A 在输注过程中会发生迅速降解,即使避光输注,TPN 中的维生素 A 的损失也可达 80% 以上。

PVC 输液袋对维生素 A 的吸附性也取决于维生素 A 的酯形式：一般维生素 A 醋酸酯在 PVC 输液袋中的损耗率较大，PVC 袋对维生素 A 棕榈酸酯的吸附不明显。PVC 袋可释放出增塑剂 DEHP，对脂肪微粒有破坏作用。

2. 溶出作用　除吸附作用外，输液袋中增塑剂等成分会析出，透氧率高，影响长期贮存的稳定性，故 TPN 配制后应尽快使用。

五、微生物对 TPN 的影响

TPN 是高营养液，若被污染极易促使细菌迅速生长繁殖。因此，配制 TPN 必须在符合规定的洁净层流台中严格无菌操作并进行 TPN 的微生物学和细菌内毒素检查，保证配制产品无细菌和细菌内毒素污染。

六、TPN 的配置使用原则及配伍禁忌

（一）配置使用原则

1. 混合顺序很重要，应避免 pH 值下降或电解质引起的"破乳"。

2. 电解质、葡萄糖不能直接加入脂肪乳中，否则可引起"破乳"。

3. 葡萄糖与氨基酸的最佳比例是 1：1 或 1：2。

4. 葡萄糖的浓度在 3.3% ～ 23%，避免破坏 TPN 稳定性。

5. 避免沉淀，钙和磷应分别稀释。

6. 混合液中尽量不加其他药物，必须加入时须保证可配伍；尽可能通过 Y 形管或侧管加入，而不直接加入 TPN 中。对不确定相容性药物的建议：停输 TPN → NS 冲洗管路 →输入药液→再用 NS 冲洗→复输 TPN。

7. 避免维生素和微量元素降解，避光，选用多层袋。

8. 现配现用，于 4℃避光保存，24 小时内输完。

（二）配伍禁忌

药理学配伍禁忌、化学配伍禁忌和物理学配伍禁忌。

第九章

新生儿相关病情评估

第一节　新生儿（住院患儿）护理评估程序

一、神经系统和代谢

前囟：平 / 软 / 饱满 / 紧张　　大小：_____

肌张力：正常 / 低下 / 高

反应：兴奋 / 激惹 / 低下 / 双眼凝视 / 四肢抖动 / 无反应

哭声：婉转 / 尖叫 / 低弱

拥抱反射　　握持反射　　吸吮反射　　瞳孔对光反射　　瞳孔大小：_____

颈：软 / 抵抗 / 强直

抽搐：_____

镇静：是 / 否　　肌松：是 / 否

血糖：_____

二、呼吸系统

呼吸频率：_____自主呼吸节律：无 / 规则 / 不规则

呼吸状态：正常 / 中枢式呼吸 / 吸凹 / 呻吟 / 口吐白沫

呼吸暂停：无 / 发作次数　　程度：1/2/3/4

发绀：无 / 口唇黏膜 / 肢端 / 全身

SpO_2：_____呼吸受困：无 / 三凹征 / 鼻翕 / 呻吟

氧疗方式：鼻导管 / 面罩 / 复苏囊加压给氧 /CPAP/ 呼吸机

气管插管深度：_____插管固定：牢固 / 松脱 / 加固

痰量：少 / 中 / 多　　颜色：白黏 / 白稀 / 黄 / 咖啡 / 血性

三、循环系统

心率：_____ 体温：_____ 心音：响 / 亢进 / 低弱

四肢末梢灌注：温暖 / 凉 / 厥冷

血压：_____ 尿液：_____ 未解 / 正常 / 少尿 / 多尿 / 无尿

脉搏：强 / 弱 / 无 / 上下肢不对称

血管活性药物：多巴胺 / 多巴酚丁胺 / 异丙肾上腺素 / 肾上腺素

四、消化系统

腹外形：正 / 软 / 胀 / 腹壁静脉充盈 / 肠型 / 包块

口腔：正常 / 溃疡 / 鹅口疮 / 囊肿

喂养途径：口服 / 鼻饲 / 持续泵注

喂养结果：未开奶 / 禁食 / 耐受 / 潴留

胃管内容物颜色：绿色 / 黄色 / 咖啡色 / 鲜红色 　　其他：_____

奶方：配方奶 / 母乳 / 早产儿奶粉 / 蔼儿舒

大便：正常 / 腹泻 / 便秘 / 灌肠

肠鸣音：正常 / 减弱 / 亢进

五、外观

畸形：两性畸形 / 尿道下裂 / 无肛 / 多指（趾）/ 脊柱畸形 / 唇裂腭裂

其他：鞘膜积液 / 脐疝　　腹股沟斜疝：左 / 右

脐带：新鲜 / 渗血 / 渗液 / 干燥 / 残端脱落 / 胎粪污染

容貌特征：正常　　其他：_____

头颅血肿：无 / 有　　面积：_____ 位置：_____ 破损：_____

关节：功能位 / 异常　　骨折部位：_____

六、皮肤

黄疸：无 / 轻 / 中 / 重　　弹性：好 / 中 / 差

硬肿及水肿部位：无 / 有　　位置：_____

颜色：蟹红 / 粉红 / 发绀 / 苍白 / 花斑 / 胎粪污染

破损部位：无 / 有　　位置：_____

皮疹：无 / 有　　分布部位：_____

出血点：无 / 有　　分布部位：_____

七、静脉输液

部位：无 / 有　　位置：＿＿＿＿＿＿＿ 输液通路数量：＿＿＿＿＿＿

穿刺方法：钢针 / 留置针 /PICC/ 股静脉 / 脐静脉 / 骨髓腔

更换穿刺部位：无 / 有　　由＿＿＿＿＿＿到＿＿＿＿＿＿

疼痛评分：未评 / 已评　　分数：＿＿＿＿＿＿ 镇痛药物：无 / 有　　名称：＿＿＿＿＿

八、导管类型

胃管 / 胃造瘘管 / 导尿管 / 气管插管 /PICC 管 / 脐静脉置管 / 脐动脉置管

外周动脉置管：无 / 有　　部位：＿＿＿＿＿＿

其他导管及位置：脑室引流管 / 胸腔闭式引流管 / 腹腔引流管　　其他：＿＿＿＿＿＿

九、班内操作

外出检查：CT/MRI

诊断检查：腰穿 / 胸穿 / 骨穿

治疗：光疗 / 部分换血 / 换血

有创操作：PICC 置管 / 脐血管置管 / 动脉置管 / 气管插管 / 胸腔闭式引流拔除引流管

监护重点：＿＿＿＿＿＿

第二节　危重新生儿评估

一、危重新生儿单项标准

凡符合下列指标 1 项或以上者可确诊为新生儿危重病例：

1. 需要行气管插管机械辅助呼吸者或反复呼吸暂停对刺激无反应者。

2. 严重心律失常，如阵发性室上性心动过速合并心力衰竭、心房扑动和心房纤颤、阵发性室性心动过速、心室扑动和纤颤、房室传导阻滞（二度Ⅱ型以上）、心室内传导阻滞（双束支以上）。

3. 弥漫性血管内凝血者。

4. 反复抽搐，经处理抽搐仍持续 24 小时以上不能缓解者。

5. 昏迷患儿，弹足底 5 次无反应。

6. 体温≤ 30℃或≥ 41℃。

7. 硬肿面积≥ 70%。

8. 血糖≤ 1.1mmol/L。

9. 有换血指征的高胆红素血症。

10. 出生体重≤ 1000g。

二、新生儿尿量评估

新生儿正常尿量：1 ～ 3ml/（kg·h）。

新生儿少尿及无尿：< 1ml/（kg·h）为少尿，< 0.5ml/（kg·h）为无尿。

三、新生儿意识评估

1. 清醒 弹足 2 ～ 3 次后哭，响亮，持续时间较长，肢体活动多。

2. 激惹 弹足 1 次即哭，响亮，持续时间较长，肢体活动多。

3. 嗜睡 弹足 3 次哭，声弱，时短，很快又入睡，肢体活动少，无力。

4. 迟钝 弹足大于 5 次哭一声或不哭，仅有哭的表情，很快又入睡，无肢体活动。

5. 昏睡（浅昏迷） 弹足 10 次无反应，针刺有反应，哭一声或仅有哭的表情。

6. 昏迷 对任何刺激均无反应。

四、新生儿离氧评估

（一）离氧时机

患儿在最低吸氧浓度下 SpO_2 能维持在 90% 以上，没有频繁的短暂性缺氧发作，无三凹征，无呼吸暂停，口唇、甲床无发绀情况，精神反应佳，可考虑试停氧。吸吮、吞咽、呼吸协调，且无缺氧表现，可考虑停氧。

（二）氧浓度、氧流量的选择

1. 建议以最低的氧浓度维持早产儿 SpO_2 在 90% ～ 95% 范围内，防止过度用氧造成视网膜血管收缩、视网膜组织缺氧。

2. 以患儿的离氧时间、离氧反应及 SpO_2 波动情况等离氧耐受度指标为依据，逐渐降低吸氧参数，以 0.5L/min 的幅度逐渐下调氧流量至停氧。

3. 相同流量及浓度吸氧下，患儿不同状态下，呼吸、心率及 SpO_2 均会有波动。当侵入性操作如动静脉采血、穿刺、叩背、吸痰时，患儿出现呼吸急促，三凹征明显，SpO_2 < 85%，心率增快，需要提高氧浓度，待操作结束，SpO_2 能够维持正常的情况下，再将氧浓度下调至原氧浓度。

4. 当患儿哭吵或吃奶时，出现面色发绀、呼吸加快、血氧饱和度下降，但能维持 SpO_2 在 85% 时先予观察，暂停喂养，适当安抚；如 SpO_2 持续低于 85%，则需要提高氧浓度，待 SpO_2 稳定在 85% 以上且无呼吸困难时，可继续进行喂奶。

5. 患儿吸吮、吞咽不协调或经口喂养出现呼吸急促、口唇发绀、SpO_2 下降时，应暂停经口喂养，改为鼻饲喂养。若 SpO_2 低于 85%，需要提高吸入氧浓度至患儿呼吸、心率平稳，SpO_2 恢复正常。

（三）离氧训练

1. 一般情况下，先下调氧流量或氧浓度，然后再逐渐缩短用氧时间。

2. 先在患儿安静状态下及未进乳的情况下，短时试验停氧，若未出现缺氧的情况（即没有口唇青紫、心率维持在正常范围、SpO_2 可维持在 85% 以上），再逐渐延长断氧的时间，最后在患儿哺乳时逐渐撤离。

3. 在离氧阶段注意观察患儿吃奶时情况，包括吸吮 – 吞咽 – 呼吸是否协调，喂奶过程中 SpO_2 波动情况，缺氧持续时间、次数，记录氧浓度下调情况。

4. 在离氧训练期间，吃奶或哭吵时 SpO_2 降至 85% 以下，但不经特殊处理，能够及时恢复至正常范围，且无呼吸急促、面色发绀、呼吸暂停等缺氧表现，表示离氧过程顺利。

5. 应注意记录每日氧疗时间、流量以及氧疗后的病情变化，定期进行眼底筛查，预防视网膜病变的发生。

6. 此外应观察患儿有无胃食管反流的情况，因胃食管反流也能导致患儿出现短暂的缺氧。

五、新生儿气管插管指征与撤机评估

（一）新生儿机械通气的指征

1. 频繁的呼吸暂停，经药物或 CPAP 干预无效。

2. RDS 患儿需要使用 PS 治疗时。

3. $FiO_2 > 0.6 \sim 0.7$，$PaO_2 < 50 \sim 60mmHg$ 或 $TcSO_2 < 85\%$，经无创正压通气治疗无效，青紫型先天性心脏病除外。

4. $PaCO_2 > 60 \sim 65mmHg$，伴有持续性酸中毒（$pH < 7.2$）。

5. 全身麻醉的新生儿。

（二）新生儿撤机评估

1. 原发病好转，感染基本控制，一般状况较好，血气分析正常。

2. 自主呼吸强，咳嗽反射存在，吸痰耐受好。

3. 呼吸机参数低 $FiO_2 < 0.4$，PIP $12 \sim 20cmH_2O$，PEEP $< 5cmH_2O$。

4. $pH\ 7.35 \sim 7.45$，$PaO_2\ 60 \sim 90mmHg$，$PaCO_2\ 35 \sim 50mmHg$，可考虑撤机。

第三节　早产儿喂养不耐受评估

早产儿喂养不耐受（feeding intolerance，FI）是指在肠内喂养后出现奶汁消化障碍，导致腹胀、呕吐、胃潴留增加等情况。FI病因不清，可能与早产致肠道发育不成熟有关，也可能是坏死性小肠结肠炎（necrotizing enterocolitis，NEC）或败血症等严重疾病的早期临床表现，常发生于胎龄小于32周或出生体重小于1500g的早产儿。FI一旦发生，常导致营养不良、生长受限，并导致达全肠内营养时间延迟，住院时间延长，严重威胁早产儿生存。因此，及时发现FI，早期有效、安全干预十分必要。

一、喂养不耐受的诊断

FI通常是通过胃残余量、腹胀及呕吐或喂养的结局指标进行评价，至今FI尚无国际统一的诊断标准。我国《早产儿喂养不耐受临床诊疗指南（2020版）》（见表9-3-1）推荐意见如下：

推荐意见1：以下2条推荐意见符合1条则可诊断为FI。

（1）胃残余量超过前一次喂养量的50%，伴有呕吐和（或）腹胀。

（2）喂养计划失败，包括减少、延迟或中断肠内喂养。

推荐意见2：不推荐通过测量腹围或观察胃残余物的颜色诊断FI。推荐说明：胃残余量升高提示胃排空不良及胃肠动力减退。也有研究认为FI应具备以下三者之一：

（1）单次胃残余量大于前次喂养量的50%。

（2）至少2次胃残余量大于前次喂养量的30%。

（3）胃残余量大于每日总喂养量的10%。美国儿科学会（American Academy of Pediatrics，AAP）定义FI为胃残余量≥2～3次喂养总量的25%～50%或胃残余量超过前一次喂养量的50%，伴有呕吐和（或）腹胀。

二、胃内残余的评估

在喂养初期，每次喂养量较小，此时胃内残余量相当于前次喂养总量（2～3ml）是正常的。重点是评估胃内残余的性状、婴儿的整体临床表现和残余量是否逐渐增加。如残余量<喂养量的50%（无黏液或血液），临床症状好转，注回残余量，可继续喂养。如果临床症状无好转或再次出现胃内残余>喂养量的50%，应做更全面的评估。

三、喂养不耐受的处理

积极进行母乳喂养，早产儿母亲的早期乳为首选乳类，其次为早产儿配方奶。在生命体征平稳的情况下尽可能早期微量喂养[微量：0.1～4ml/（kg·d）、低热能、低容积]，缓慢增加奶量，奶量从 0.1～4ml/（kg·d）、浓度由 1/3 稀释开始，根据耐受情况逐渐增加至全奶浓度。每次管饲前回抽胃内残余奶量，如残余量＜喂养量的 50% 或 2～3ml/kg，可将残余重新注入胃内，连同母乳或配方奶达到预期喂养量。若残余量＞喂养量的 50% 则减量或停喂 1 次。如果出现胃残余为胆汁样或有进行性腹胀则须禁食并摄腹部平片排除 NEC。监测腹围、腹胀、呕吐、大便性状等情况，若腹围较前增加 1.5cm，应停喂 1 小时并查找病因。予以非营养性吸吮（NNS）训练，每次 10 分钟直至患儿有吸吮和吞咽能力，建立起有规律的吸吮模式。喂养时婴儿头部抬高≥ 30°，右侧卧以促进胃排空。近年有研究认为喂养后半小时将婴儿置于俯卧位可以减少胃内残余。行 CPAP 的婴儿可在喂养前 1 小时开放胃管将气体放出。

表 9-3-1　《早产儿喂养不耐受临床诊疗指南 2020 版》建议

推荐项目	推荐意见	证据等级
诊断标准	●以下 2 条推荐意见符合 1 条即可诊断为 FI：	
	①胃残余量超过前一次喂养量的 50%，伴有呕吐和（或）腹胀	B1
	②喂养计划失败，包括减少、延迟或中断肠内喂养	B1
	●不推荐通过测量腹围或观察胃残余物的颜色诊断 FI	C2
预防或治疗早产儿 FI 喂养乳品的选择	●推荐首选亲母母乳喂养	B1
	●在亲母母乳不足或缺乏情况下，推荐使用捐赠人乳替代	B1
	●在亲母母乳或捐赠人乳不足或缺乏情况下，推荐使用早产儿配方奶	C1
	●不推荐常规使用水解蛋白或氨基酸配方奶，仅对极重度 FI 时可考虑使用	B2
	●不推荐常规使用低乳糖配方奶或乳糖酶	C2
母乳强化剂的使用与早产儿 FI	●推荐按个体化原则添加母乳强化剂	C1
	●推荐选择牛乳或人乳来源的母乳强化剂	B1
	●推荐选择水解或非水解蛋白的母乳强化剂	C1
	●推荐选择粉状或液态母乳强化剂	C1
喂养方式与早产儿 FI	●推荐早期微量喂养	B2
	●推荐间断性喂养，如不耐受则选择持续性喂养	B1
	●推荐按个体化原则进行喂养加量，快速加量喂养不能降低 FI	B2
	●推荐使用初乳口腔免疫法	B1
	●不推荐常规使用经幽门喂养	B1

续表

推荐项目	推荐意见	证据等级
药物预防或治疗早产儿FI	●推荐使用益生菌	B2
	●不推荐常规使用红霉素	B2
	●不推荐使用西沙必利、甲氧氯普胺	B1
	●不推荐使用多潘立酮	C2
	●不推荐使用促红细胞生成素	B2
	●不推荐常规使用促进排泄药物，仅在胎便排尽明显延迟时考虑促排泄	B2
护理在防治早产儿FI中的实践	●推荐口腔运动干预以改善FI	B1
	●推荐袋鼠式护理以改善FI	B1
	●推荐辅助腹部按摩以改善FI	B2
	●不推荐喂养后选择最佳体位改善FI	C2

注："证据等级"中A、B、C、D分别表示高、中、低、极低质量证据，1、2分别表示强推荐和弱推荐。

第十章

新生儿营养及喂养

第一节 新生儿营养素主要成分和特点

营养支持治疗是新生儿医疗中的重要组成部分，对提高危重新生儿和早产儿的生存率、降低患病率和改善预后有着举足轻重的影响。随着对新生儿，尤其是早产儿生理和病理特点的深入研究，营养支持的概念和内容已有了更新和发展。生后早期优化营养支持的意义并不仅限于短期预后的改善，还会对儿童期乃至成年后的代谢产生深远的影响。

足月儿营养支持治疗的参考标准数据来源于纯母乳喂养的婴儿，同样的参考标准并不适用于早产儿。早产儿的营养参考标准是来源于对孕后期相应时期宫内增长速率的估计。虽然原始的数据是来源于胎儿遗体的分析，但其中大部分的有关微量元素的数据已经过活体非侵入性中子放射性技术分析的证实。由于缺乏直接的实验验证方法，科学家采用析因法来决定某一特定营养成分的恰当的摄入量。新生儿的营养需求量并不是恒定不变的，是随胎龄、体重、日龄、喂养方式、疾病状态和治疗情况而实时变化的。

一、能量

新生儿时期对能量需求的估计是基于能量消耗、储存和丢失量的计算。能量消耗包括基础静息代谢率、活动、体温调节、新组织合成和食物特殊动力效应。能量储存通常指为满足生长需要的能量。能量丢失通常是由于对营养物质的吸收不完全，尤其是早产儿，比足月儿和成年人丢失得更多。生长中的早产儿对能量的需要如表 10-1-1 所示，但这些数值并不是绝对的。当使用肠外营养时，早产儿从粪便中丢失的能量减少，同时因较少的寒冷刺激和相对较少的活动消耗，所以实际上对能量的需要减少至近似 80 ～ 100kcal/（kg·d）。

早产儿肠内营养时能量摄入推荐为 110 ～ 130kcal/（kg·d）。当早产儿处于慢性疾病的状态时，如支气管肺发育不良，静息能量代谢明显增高，往往需要高达 150kcal/（kg·d）的能量才能满足体重增长的需要。当蛋白质和必需脂肪酸的需求被满足后，其余的能量最好是均匀地等份来源于脂肪和糖类，这样可以避免可能存在的对呼吸代谢的影响，尤其是在危重患儿中。适当葡萄糖脂肪供能比利于蛋白质的吸收代谢。关于早产儿的蛋白质－能量平衡研究为制定特定短期目标内蛋白质－能量摄入的建议提供了数据，越来越多的证据显示早期蛋白质摄入有助于减少宫外生长迟缓的发生率。

表 10-1-1　早产儿生长能量需求估测

生长需求	能量 [kcal/（kg·d）]
静息代谢率	50
活动耗能	5
体温调节	10
总能量消耗	65
排泄的能量	15
储存的能量	30 ～ 50
能量摄入推荐	110 ～ 130

二、糖类

在正常环境下，胎儿体内不会产生糖类，只能从母体循环通过胎盘转运。非葡萄糖糖类在进行能量代谢或储存为糖原前要先转换成葡萄糖。体内大多数代谢过程所需的能量主要来源于葡萄糖，尤其是早产儿的大脑和心脏。葡萄糖也是脂肪酸和许多非必需氨基酸全程合成所需要的糖类的主要来源。如果早产儿在出生后没有立即给予静脉输注葡萄糖，会立即通过肝糖原分解获得葡萄糖。新生儿葡萄糖利用率为 4 ～ 8mg/（kg·min），该速率也被作为肠外营养时葡萄糖起始输注速率。极早产儿葡萄糖利用率约是足月儿的 2 倍高，但也无须给早产儿补给过多的葡萄糖，静脉葡萄糖输注速率＞ 10 ～ 11mg/（kg·min）时易导致高血糖。

母乳中的糖类是由乳糖（90% ～ 95%）和寡糖（5% ～ 10%）组成的。在妊娠晚期，胎儿的乳糖酶活性增加，所以极早产儿的乳糖酶活性可能只有足月儿正常水平的 30%。基于以上事实，同时出于减少配方乳渗透压的考虑，大多数早产儿配方乳会降低乳糖含量，以此减少早产儿喂养不耐受，帮助尽快建立并达到全肠内营养。母乳中还含有非葡萄糖糖类，如半乳糖、肌醇和甘露醇，在胎儿和新生儿的营养和发育中有特定作用。母乳也包含寡糖和糖醇化合物等，利于肠道益生菌的定植，可能对减少坏死性小肠结肠炎（NEC）的发生和（或）减轻严重程度有作用。

三、蛋白质

在整个生命周期中，新生儿时期有最高摄入量的需求，其中包括生长所需的氨基酸。蛋白质是身体所有细胞主要的功能和结构组成部分，蛋白质和氨基酸也作为信号传送分子和功能性神经递质，所以氨基酸和蛋白质对于机体的生长和发育至关重要。当氨基酸或蛋白质摄入量足够时，蛋白质成了体重增加的驱动源，合成代谢可通过低水平的能量摄入获得。蛋白质是由氨基酸亚基组成的长链大分子。氨基酸是通过肠外营养静脉注射的，蛋白质主要是通过肠内营养获得的。尽管有水解配方乳，但母乳和大多数配方乳都含有完整的蛋白质。蛋白质通过胃里、十二指肠和空肠内的盐酸和蛋白酶分裂为小的多肽链，多肽和游离氨基酸可通过肠上皮细胞吸收。由于很大一部分氨基酸在肠内被利用，氨基酸的全身利用度达不到100%。

根据欧洲儿童胃肠、肝病和营养学会（European Society for Pediatric Gastroenterology, Hepatology, and Nutrition, ESPGAN）的推荐，避免肠外喂养早产儿出现负氮平衡现象所必需的氨基酸摄入量最少是 1.5g/（kg·d），要想获得生理蛋白沉积进而实现个体生长，必须摄入更多的氨基酸。大量的研究表明，早产儿生后早期即开始补充氨基酸可以预防分解代谢和负氮平衡，提高白蛋白、特定蛋白和谷胱甘肽的合成率，且可能益于神经发育预后。由于蛋白质在到达循环系统和成为有助于生长的物质之前必须先在肠道中消化、吸收，所以摄入的肠道蛋白中的很大部分并没有到达全身循环。因此，肠道喂养耐受性较低的早产儿，如超低出生体重儿（ELBW）罹患蛋白质营养不良的风险很高，解决办法是在增加肠内营养时通过肠外营养摄入相对高剂量的氨基酸以弥补肠道蛋白的吸收不足。通常在肠内营养达到 75ml/（kg·d）之前不建议降低肠外营养中氨基酸的摄入量。我国指南推荐肠内营养时蛋白质需求量：足月儿 2～3g/（kg·d），早产儿 3.5～4.5g/（kg·d）[体重＜1kg：4～4.5g/（kg·d），体重 1～1.8kg：3.5～4.0g/（kg·d）]。

牛乳蛋白中氨基酸的含量和人乳不同。虽然在设计和制造婴儿配方奶粉的过程中会人为地添加牛乳清蛋白，使乳清和酪蛋白比例接近人乳的比例。但是组成牛乳清蛋白和人乳清蛋白的氨基酸成分不同，所以在配方中添加牛乳清蛋白并不会使其氨基酸组成跟人乳一样。与人乳喂养的婴儿相比，喂养配方奶粉的婴儿体内的支链氨基酸浓度更高。

四、脂质

脂质包括脂肪和类脂，是机体第二供能营养素，所提供的能量占婴儿摄入总能量的35%～50%。脂肪酸是构成脂肪的基本单位。机体需要，但不能自身合成而必须依赖食物提供的脂肪酸为必需脂肪酸，如 n-6 系的亚油酸（LA）和 n-3 系的 α-亚麻酸（LNA）。亚油酸主要来源于植物油、坚果类（核桃）。n-6 系 LA 在体内经过酶的去饱和以及碳链延长可衍生多种 n-6 多不饱和脂肪酸，如花生四烯酸（AA）。亚麻酸主要存在于鱼类脂肪及坚果类中，其也可衍生多种 n-3 多不饱和脂肪酸，如二十碳五烯酸（EPA）和二十二碳六烯酸（DHA）。必需脂肪酸参与构成线粒体膜和细胞膜，参与体内磷脂和前列腺素的合成；还参与胆固醇的代谢。DHA 和 AA 是构成脑和视网膜脂质的主要成分。若膳食中缺乏必需脂肪酸，会影响人体的正常功能，表现为皮肤角化、伤口愈合不良、生长停滞、生殖能力减退、心肌收缩力降低、免疫功能下降和血小板凝集障碍等。

五、维生素

1. 脂溶性维生素　维生素 A、维生素 D、维生素 E 和维生素 K 都属于脂溶性维生素。维生素 A 包括视黄醇（维生素 A 前体）、β 胡萝卜素和类胡萝卜素，对于保持视力、促进生长发育、康复治疗、生殖能力、细胞分化和加强免疫能力有着至关重要的作用。早产儿缺乏维生素 A 可能增加患支气管肺发育异常和呼吸道传染病的风险。维生素 E 是一种抗氧化剂，对促进神经系统、骨骼肌和视网膜的发育起至关重要的作用。早产儿如果维生素 E 摄入量不足或者脂肪吸收不良，则可能导致水肿、血小板计数增多和溶血性贫血等症状。维生素 K 是一种辅助因子，可促进具有维生素 K 依赖性凝血酶原转化为活性凝血酶原，从而对凝血功能起到重要作用。除了凝血功能，维生素 K 还对细胞周期调控和细胞间黏着具有重要作用。胎儿脐带血和母乳中的维生素 K 含量都很低，因此新生儿生后需要常规给予维生素 K 预防治疗。维生素 K 是结肠定植菌群合成的。在 NICU 中，由于广谱抗生素的广泛使用，使得危重患儿和早产儿肠道菌群紊乱和定植延迟，易发生维生素 K 缺乏，需要定期补充预防。维生素 D 是一种在皮肤合成或从膳食中摄取的开环甾体类物质，其主要生物学作用是增加肠道对钙、磷的吸收。早产儿比足月儿有更大的维生素 D 需求量。推荐剂量足月儿 400U/d，早产儿 800～1000U/d。

2. 水溶性维生素　水溶性维生素包括维生素 C 和维生素 B 族下的 8 种营养素：维生素 B_1（硫胺素）、维生素 B_2（核黄素）、维生素 PP（烟酸和烟酰胺）、泛酸（维生素 B_5）、维生素 B_6（吡哆醇、吡哆醛和吡哆胺）、维生素 B_{12}（钴胺素）、叶酸、生物素（维生素 B_7）。水溶性维生素大多在小肠吸收，在体内几乎不能储存，摄入量大时随尿液排出体外，所以发生蓄积中毒的可能性较低。硫胺素是一种重要的辅酶，参与糖类新陈代谢中的主要脱羧反应，同时还可维持神经生理和神经传导的正常生理功能。核黄素是两种辅酶的重要组成部分：黄素单核苷酸（FMN）和黄素腺嘌呤二核苷酸（FAD），这两种核苷酸都是重要的氧化剂，参与线粒体中氧化链的形成。维生素 PP 包括烟酸和烟酰胺，是尼克酰胺腺嘌呤核苷酸（NAD）和尼克酰胺腺嘌呤一核苷酸磷酸（NADP）辅酶的组成部分。烟酸对氧化磷酸化反应和线粒体中的脂肪酸氧化反应具有重要作用。维生素 B_6，几乎作用于人体所有的氨基酸新陈代谢反应，并且对糖原释放出葡萄糖，以及鞘磷脂和卵磷脂的合成起到重要作用。生物素是糖类、氨基酸和脂肪酸新陈代谢过程中进行羧化反应的辅酶。人乳中的生物素含量低于牛乳。泛酸是辅酶 A 和酰基载体蛋白质结构的主要组成部分，且对三羧酸循环和脂类合成产生重要影响。叶酸是一组相关化合物的总称，参与嘌呤和胸腺嘧啶的合成，因而是细胞分裂所必需的物质。叶酸缺乏时，细胞的 DNA 复制和分裂能力都会减弱。叶酸对孕妇尤其重要，它可以预防胎儿神经管畸形，这一点已经得到了充分的认识。维生素 B_{12} 包含两种参与丙酸酯代谢和蛋氨酸合成的辅酶。维生素 B_{12} 缺乏的临床表现是，因蛋氨酸缺乏导致髓鞘组成受损，从而引发巨幼红细胞性贫血和神经性病变。维生素 C 又叫抗坏血酸，它是胶原蛋白合成中脯氨酸和赖氨酸羟基化作用的必需营养素。维生素 C 是一种抗氧化剂，还参与多种其他代谢途径。维生素 C 还可促进非血红素铁的吸收。

由于极早产儿出生时体内的脂溶性和水溶性维生素水平都比较低，因此出生后的早期即应开始补充维生素制剂，无论是通过肠内营养还是肠外营养。此外对于极低出生体重儿（VLBW）和超低出生体重儿（ELBW）来说，母乳中维生素 A 和维生素 D 的含量远远不够，必须辅以维生素补充剂。早产儿配方乳和母乳强化剂往往强化了相关维生素，但不同产品的绝对含量各不相同，应用时需要注意计算摄入量和需求量。

六、矿物质

钙、磷和镁对于骨基质结构和软组织功能来说不可或缺。这些矿物质的生理功能和代谢相互影响，同时还受到其他营养素和激素的调节。体内 99% 的钙、85% 的磷和 60% 的镁存在于骨质中。孕后期时，钙、磷和镁的沉积随胎儿体重的增加呈线性增加，80% 的骨矿化也是在此阶段完成的。因此早产儿，尤其是胎龄 < 28 周的早产儿出生时体内钙、磷、镁储存少，骨矿化不全，是发生代谢性骨病的高危人群。

除了形成骨基质，钙离子的调控对许多生物过程的维持和控制都是必要的，磷在细胞代谢调节、基因表达以及细胞能量的生成和转化中也起着重要作用。虽然磷和钙在整个小肠都可以吸收，但大多数磷的吸收转运还是发生在空肠和回肠，而钙的吸收主要在十二指肠。

早产儿肠内营养时钙和磷的需求量分别为 120 ～ 230mg/（kg·d）和 60 ～ 140mg/（kg·d）。早产儿配方乳中强化了钙磷，但未强化的母乳和足月儿配方乳则不能提供满足早产儿的钙磷需求。

七、电解质、微量元素

1.钠、钾、氯　钠、钾、氯是组成机体内环境的必要成分，是维持细胞兴奋性、信号传递、物质运输和细胞活动的先决条件，还可作为第一信使和辅酶。足月儿钠和钾的需求量分别是 1～3mmol/L 和 1～2mmol/L。早产儿由于肾脏浓缩、稀释和重吸收功能尚不成熟，所以钠、钾需求略高于足月儿，均为 2～4mmol/L。

2. 铁　铁是一把双刃剑，一方面它是机体所有组织正常发育所必需的营养元素，另一方面它也是对人体产生毒性最大的物质之一。作为一种强有力的氧化应激剂，铁能催化氧自由基的产生，铁超负荷综合征可以诱发多脏器功能不全。足月儿有足够的铁储存以维持生后 4～6 个月的血红蛋白的合成。早产儿出生时铁储存少，生后造血铁需求高，所以容易发生铁缺乏。但另一方面，早产儿的抗氧化系统不成熟，过早补充铁可能会加重与氧化应激相关的疾病。目前推荐生后 2～4 周开始补充铁，预防量 2mg/（kg·d）。若需要治疗早产儿缺铁性贫血则剂量为 4～6mg/（kg·d）。需要指出的是，这里所列举的铁剂量包含了膳食中的铁含量，所以要根据肠内营养制剂来调整额外补充铁剂的剂量，避免增加铁负荷。

3. 锌　锌参与了多种酶的活性，与生长发育、神经认知、免疫调节和肠道健康等密切相关。初乳中锌含量高，母乳喂养可满足足月儿的锌需求。未强化的母乳不能满足早产儿的锌需求，强化后的母乳和早产儿配方乳中锌含量充足。锌缺乏症状表现多样，严重的锌缺乏可导致肠源性肢端皮炎，典型症状为口周、会阴部、面部和四肢的皮肤多形红斑。

4. 铜　铜存在于很多蛋白和一些酶中，发挥氧化还原活性。铜的吸收主要在小肠上部，机体通过调节胆汁分泌来维持体内铜的动态平衡。母乳喂养的足月儿，强化母乳喂养或早产儿配方乳喂养的早产儿不需要额外补充铜。由于铜是在胆汁中分泌的，所以临床上胆汁淤积的患儿要限制铜的摄入。

第二节　新生儿肠外营养及护理

一、适应证

1. 早产儿（BW＜1800g，GA＜32 周）。

2. 先天性消化道畸形。

3. 获得性消化道疾病。

4. 预计不能经胃肠道喂养＞3 天。

二、输注途径

1. 外周静脉　渗透压＜1000mOsm/L，一般建议＜800mOsm/L，葡萄糖浓度＜12.5%，氨基酸浓度＜3.5%。

2. 中心静脉 渗透压＜ 2000mOsm/L，葡萄糖浓度＜ 25%。

三、肠外营养液的组成和需要

1. 液体 起始液量：不同体重新生儿起始液量如下。

BW ＞ 1500g   60 ～ 80ml/（kg·d）

BW 1000 ～ 1500g   80ml/（kg·d）

BW ＜ 1000g   80 ～ 100ml/（kg·d）

一般液量增加 10 ～ 20ml/（kg·d），根据体重、尿量、血钠和疾病状况调整。

2. 热量 足月儿 70 ～ 90kcal/（kg·d），早产儿 80 ～ 100kcal/（kg·d）。

3. 葡萄糖 监测血糖＜ 8.3mmol/L，全静脉营养时葡萄糖（GIR）必须≥ 4mg/(kg·min)。

4. 氨基酸 生后 24 小时内开始使用。

5. 脂肪乳剂 氨基酸使用后次日开始，持续 24 小时输注，脂肪乳剂供能＜ 60%。

6. 电解质 钾 1 ～ 2mmol/（kg·d）；钠：早产儿 3 ～ 5mmol/（kg·d），足月儿 2 ～ 3mmol/（kg·d）。原则上第一天不补充电解质，第二天补钠，第三天补钾，但须根据临床疾病、尿量和血电解质等情况调整。

7. 维生素 水溶性维生素 0.5ml/（kg·d）。脂溶性维生素：BW ＜ 1500g 时，1ml/（kg·d）；BW ＞ 1500g 时，0.5ml/（kg·d）。

8. 矿物质 不推荐经外周静脉补充钙剂。中心静脉：10% 葡萄糖酸钙 4.5 ～ 9ml/（kg·d），甘油磷酸钠 1 ～ 2ml/（kg·d）（钙磷比＝ 1∶1）。

9. 微量元素 持续 TPN ＞ 1 周以上的患儿 TPN 中需要加入多种微量元素注射液Ⅰ 1ml/（kg·d）或多种微量元素注射液Ⅱ（安达美）0.5ml/（kg·d）；若患儿存在胆汁淤积，需要减少多种微量元素Ⅰ至 0.5ml/（kg·d）或安达美剂量减至 0.2ml/（kg·d）以减少铜摄入。

10. 左旋肉碱 预计持续 TPN ＞ 1 周以上的患儿静脉营养液中加入左卡尼丁 10mg/（kg·d）。

第三节 新生儿肠内营养及护理

一、喂养指征

无先天性消化道畸形、能耐受胃肠道喂养的新生儿应尽早开始喂养。出生体重＞1000g、病情相对稳定者可于出生后 12 小时内开始喂养。有严重围产窒息或 ELBW 可适当推迟到 24 ～ 48 小时开奶。

二、喂养制剂选择

1.母乳 首选母乳,早产儿母乳必要时须检测巨细胞病毒(CMV)。

2.母乳强化剂(HMF) BW < 1800g 或 BW > 1800g 但母乳喂养下体重增长欠佳的早产儿需要添加 HMF。母乳喂养量达到 80 ~ 100ml/(kg·d)开始添加 HMF,从 100ml 母乳 1 包开始,视喂养耐受情况逐渐添加至全量。

3.早产儿配方乳 适合出生体重 < 1800g 或出生胎龄 < 34 周的早产儿。

4.早产儿出院后配方乳 适用于出生体重 > 1800g 的早产儿,也可作为出生体重 < 1800g 的早产儿出院后的强化配方。

5.标准婴儿配方乳 适用于胎龄 > 34 周和出生体重 > 2000g 无营养不良高危因素的新生儿。

6.深度水解婴儿配方奶 常用的有蔼儿舒和纽太特,适用于肠道过敏高风险及喂养不耐受的新生儿,胆汁淤积新生儿(中链脂肪酸含量高)。

7.氨基酸配方奶 适用于肠道过敏新生儿。

三、喂养方式

喂养方式的选择取决于吸吮、吞咽及呼吸三者间协调的发育成熟度。

1.经口喂养 适用于胎龄 > 34 周,吸吮和吞咽功能协调、病情稳定、呼吸 < 60 次/分的新生儿。

2.管饲喂养 适用于 < 32 周,吸吮和吞咽功能不协调或由于疾病因素不能经口直接喂养者。胎龄 32 ~ 34 周的早产儿,根据患儿情况可选择管饲或经口喂养或两者结合。

(1)管饲途径:①胃管:新生儿呼吸以鼻通气为主,所以早产儿宜选择口胃管以减少上气道阻塞。②经幽门/幽门后喂养:包括鼻十二指肠、鼻空肠、胃空肠和空肠造瘘/经皮空肠造瘘,适用于上消化道畸形、严重胃食管反流和吸入高风险等。

(2)管饲方法:①推注法:符合生理状态,适合于较成熟、胃肠道耐受性好的新生儿。②间歇输注法:采用微泵输注,每次输注时间可以持续 30 分钟至 2 小时。适合于胃食管反流、胃排空延迟和有肺吸入高危因素的患儿。③持续输注法:连续 20 ~ 24 小时的微泵输注喂养法,适用于以上两种喂养方法不耐受和幽门后喂养。

(3)微量喂养(MEN):适用于极(超)低出生体重儿和病情较危重的早产儿在转变期的喂养,喂养量为 10 ~ 20ml/(kg·d)。

(4)加奶速度:开奶用量和加奶速率需要结合新生儿临床生理、病理以及喂养耐受情况。

四、其他营养素的补充

1. 维生素 D　早产儿生后 1～2 周开始，800～1000U/d。

2. 铁剂　生后 2～4 周开始补充元素铁 2～3mg/（kg·d）。若发生早产儿贫血，给予治疗量元素铁 4～6mg/（kg·d）。

3. 钙和磷　早产儿钙 120～140mg/（kg·d），磷 60～90mg/（kg·d）。

五、常用表格

新生儿常用配方乳热卡见表 10-3-1，新生儿常用特殊配方乳热卡见表 10-3-2，蔼儿舒高热卡配制方法见表 10-3-3，新生儿不同日龄生理需水量见表 10-3-4。

表 10-3-1　新生儿常用配方乳热卡表

指标	配方奶	母乳	母乳强化剂		早产儿奶					早产儿出院后配方		
			雀巢（5包）	雅培（4包）	雀巢	雅培101	雅培	美赞臣	惠氏	雀巢	雅培	惠氏
能量（kcal）	67	67	17	14	80	101	81	81	82	73	74	73
渗透压（mOsm/L）					239	280	265			261	291	250

表 10-3-2　新生儿常用特殊配方乳热卡表

成分	深度水解蛋白80% 短肽 +20% 游离氨基酸		游离氨基酸	高热卡
	蔼儿舒	纽太特	纽康特	纽荃星
能量（kcal）	67	66	67	100
渗透压（mOsm/L）	185	190	310	340

表 10-3-3　蔼儿舒高热卡配制方法

产品	勺数	粉量（g）	水量（ml）	营养液（ml）	能量密度（kcal/100ml）
蔼儿舒标准冲配	3	13.5	90	100	68
高卡蔼儿舒 1	3	13.5	75	85	80
高卡蔼儿舒 2	3	13.5	60	70	97
等卡蔼儿舒	3	13.5	57	67.5	100

表 10-3-4　新生儿不同日龄生理需水量［ml/（kg·d）］

日龄	< 1000g	1001 ~ 1500g	1501 ~ 2500g	> 2500g
第 1 天	70 ~ 100	70 ~ 100	60 ~ 80	60 ~ 80
第 2 天	60 ~ 100	80 ~ 120	80 ~ 110	80 ~ 110
第 3 ~ 7 天	80 ~ 100	100 ~ 120	100 ~ 120	100 ~ 120
第 2 ~ 4 周	100 ~ 150	120 ~ 150	110 ~ 150	110 ~ 120

第四节　新生儿母乳喂养及护理

近年来，国内新生儿病房开始提倡并实施母乳喂养，但缺乏合理监管体系的病区内母乳管理（母乳的采集、转运、接收、储存、解冻、消毒、加热、喂养）使母乳喂养的实施面临风险。在提高母乳喂养率的同时，母乳喂养开展的质量同样受到关注。国外一些权威机构已发布了住院新生儿母乳喂养的相关指南，可为临床实践提供良好的建议和依据。国内研究人员及临床护士结合实际的临床情景和最佳证据，已制定我国新生儿病房临床环境的母乳喂养促进方案《新生儿重症监护室母乳使用专家共识》，为住院新生儿在提供安全优质母乳的同时，可改善医疗护理质量与患儿的预后。

一、母婴分离下新生儿母乳的收集、储存及运送

（一）启动

新生儿入院后导致母婴分离，对于缺乏婴儿吸吮刺激的母亲来说，指导其产后早期、有效地泵奶，是保证泌乳量充足的关键。刺激频率和乳房的排空程度直接关系到母亲泌乳量，母亲应在产后 6 小时内开始泵奶，白天至少每 3 小时泵一次，每次 10 ~ 15 分钟，推荐使用电动双侧吸奶器，以及模拟婴儿吸吮模式的吸奶器。

（二）母乳的检测

目前国内新生儿病房对母乳检测秉承的原则是：若体重小于 1500g 的早产儿在进行母乳喂养之前，须进行母乳巨细胞病毒（CMV）抗体检测，以保证其母乳喂养的安全性。这可能与以下原因有关：有研究表明成年人中已受过 CMV 感染的约占 2/3，另 1/3 的人可能在孕期初次感染；除孕期感染外，生后小儿与受染母亲接触或从乳汁中仍可受染，也可引起肝炎、局灶性肺炎以及胰腺伴发纤维囊肿等疾病；体重小于 1500g 的早产儿各个器官功能发育不成熟，免疫力低下，若母乳中 CMV 阳性则会被感染，所以不进行母乳喂养，而母乳 CMV 检测阴性方可由专人进行母乳收集储存的宣教并进行母乳喂养。但是国外仅仅对母乳库母乳进行 CMV 检测，直接提供给自己孩子的母乳不进行检测。根据美

国新生儿学会（AAP）的建议，即使患儿母亲血清CMV感染阳性，母乳喂养的好处还是超过CMV感染可能会对患儿造成的不良后果，冰冻、保温灭菌法（62.5℃，30分钟）或高温灭菌法（72℃，5～10秒）都只能减少而不能完全去除母乳中的CMV，而且还会影响母乳的生物学活性和营养，因此即使母乳中CMV感染阳性，仍然应该直接喂给患儿。但是由于国情以及医疗环境的不同，国内新生儿病房还需要根据具体情况制定合适的母乳CMV检测的策略。

（三）母乳的采集

1. 采集前准备

（1）母亲洗净双手（剪指甲）。

（2）清洁乳房：每次泵奶前清水清洁，不用特殊的清洁剂或乳头润滑剂。

（3）清洁吸奶器：用婴幼儿专用清洗液刷净，流动清水彻底冲净后，煮沸或用奶瓶消毒锅进行消毒。

2. 采集步骤

（1）手挤母乳刺激泌乳反射，母乳开始流出后切换到吸乳器。

（2）启动电动吸奶器，用吸乳器漏斗覆盖乳房，从最小压力缓慢上调，保持有节律的负压吸引，数分钟后可见母乳流出。

（3）每次吸乳一般持续10～15分钟，不能过长。

（4）吸乳结束后立即将母乳倒入无菌容器，或当采集瓶满3/4时转入无菌容器以防止母乳回流。

（5）停止吸乳时，用拇指或示指断开吸乳器漏斗和乳房间的密闭性，关闭电动吸奶器，保持采集瓶直立，防止溢出。

3. 注意事项

（1）每2～3小时一次，一天至少8次，夜间至少1次（催乳素水平在每天凌晨0～4时最高，此时吸乳可更好地维持泌乳量）。

（2）不推荐采集自然滴下的母乳。

（3）每次母乳采集尽量排空乳房，可通过手挤压配合吸奶器完成。

（4）采集完成做好母乳标识（包括患儿床号、住院号、姓名、采集时间）。

（四）母乳的储存

1. 储存容器　清洁、干燥、可密封、食品级的容器，推荐玻璃、聚丙烯塑料材料（不含双酚A），不推荐钢制、聚乙烯材料。

2. 消毒方法　将奶瓶的所有关节部位打开，使用婴幼儿专用奶瓶清洗液刷净奶瓶内外壁及奶嘴后，用流动水彻底冲净，放入沸水中煮沸消毒（水开后10～15分钟），晾干备用。或采用奶瓶消毒锅进行消毒。需要注意的是取奶具前应洗手，可用消毒过的长柄钳夹起，切勿直接用手接触奶瓶或奶嘴的内层。奶具应在干净和有盖的容器内于阴凉处储存，保持干燥清洁。

3. 储存温度及保质时间 –20℃及以下可保存 6 ～ 12 个月；–18℃可保存 3 个月，2 ～ 4℃可保存 24 小时。

4. 注意事项

（1）每次泵出的乳汁应单独收集在一个容器中，不可将新鲜采集的母乳加入已冰冻的母乳中；因母乳冰冻后体积增大，每个容器内储存母乳不可超过容量的 3/4。

（2）条件允许时使用单独储存母乳的冰箱，无法做到单独储存时将母乳与冰箱内其他物品隔开，按采集时间顺序自冰箱内侧向外侧依次放置。不可将采集的母乳置于冰箱门上的储存空间内，因该区域温度变化大，不利于母乳有效成分的保存。

（五）运送

选择牢固的运送容器或保温袋，推荐使用冷凝包或干冰包运送母乳，母乳周围可用干毛巾等填塞空隙，不建议使用普通冰块，运送途中保持母乳的冰冻状态。

（六）医院接收和储存

1. 母乳的接收

（1）核查：标识完整清晰（患儿床号、住院号、姓名，采集时间，母乳量）；母乳的性状。

（2）放置：按泵乳时间顺序将冰冻母乳放入专用于储存母乳的冰箱冷冻室中。若为新鲜采集的母乳，则放入冰箱冷藏室中，并于母乳采集后 24 小时内尽快使用。

2. 母乳的储存

（1）冰箱：单独的冰箱储存母乳，配备报警装置以确保冰箱温度维持在正常范围内。

（2）人员：定时监测冰箱温度并清洁。

（3）储存要点：冰箱内每个母亲的母乳分开放置，不要频繁打开冰箱，以免影响母乳冰箱温度。

（4）温度及保质时间：–20℃可保存 6 ～ 12 个月；–18℃可保存 3 个月；2 ～ 4℃可保存 24 小时。

（七）母乳的处理

遵循无菌原则，在母乳喂养前 24 小时内进行处理。母乳的处理及使用顺序为：新鲜母乳优先，按照母乳采集时间处理母乳。

1. 母乳的解冻

（1）方法：可在冰箱冷藏室、冷水下解冻，不建议微波、室温解冻母乳。

（2）保存：2 ～ 8℃条件下可保存 24 小时，不能再冰冻。母乳放置后出现分层为正常现象，轻轻摇晃奶瓶，可使脂肪混合均匀。

2. 母乳的加热　持续母乳喂养的母乳不需要加热，间歇喂养的母乳需要加热。

方法：可在温奶器、温水（＞37℃，＜40℃）中加热，不超过15分钟，过程中不可使液面没过瓶盖，以免发生污染，加热后摇匀母乳。

3. 母乳的强化

（1）方法：在喂奶前临时配制，在温热的母乳中根据医嘱加入正确的剂量，加入后应轻微摇晃奶瓶以促进溶解。母乳强化剂应现配现用，摇匀后立即喂养。

（2）保存：未打开的母乳强化剂可在阴凉处保存；开封后须盖紧盖子，阴凉通风处保存，1个月内有效。强化母乳可在2～4℃条件下保存24小时，具体保存时间遵循母乳强化剂生产厂家的推荐意见。

二、医疗机构人乳库建立与管理规范

详见附录一：人乳库团体标准；附录二：人乳库团体标准编制说明。

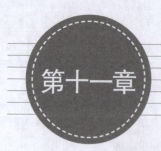

第十一章

新生儿常见皮肤问题及护理

一、新生儿脓疱疮

1.定义及临床表现　新生儿脓疱疮也称新生儿大疱性脓疱病或黄水疮,发病急骤、传染性强,是一种金黄色葡萄球菌感染的皮肤疾病。多发生于出生后 4～10 天的新生儿,好发于臀部、四肢、手足、颜面等部位。开始为针尖大至豆大的红色斑点,可经数小时突然发展为大疱,或 1～2 天即波及大部分皮肤、黏膜,疱液开始澄清逐渐变为混浊(图11-1),疱壁较薄容易破裂,可露出鲜红色湿润的糜烂面。发病初期可无全身症状,逐渐出现发热症状,常伴有绿色泡沫便,甚至并发败血症、肺炎、肾脏疾病、脑炎等而造成死亡。细菌培养可培养或分离出金黄色葡萄球菌。

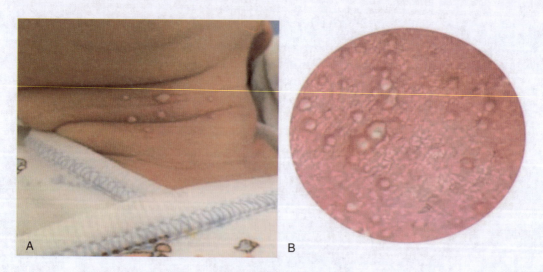

图 11-1　新生儿脓疱疮

2.护理措施

(1)减少接触人员,减少盖被,保持室内空气清新,室内温度保持在 22～24℃,

湿度 50%～60%。

（2）避免包裹过厚、过紧，烦躁，哭闹等容易出汗因素，因皮肤潮湿可为脓疱生成提供生存环境。

（3）严格执行手卫生规范。

（4）避免衣物混洗，防止交叉感染。

（5）根据脓疱情况遵医嘱用药，如外擦炉甘石洗剂、莫匹罗星等。

二、新生儿毒性红斑

1. 定义及临床表现　新生儿毒性红斑又称新生儿变应性红斑或新生儿荨麻疹，是一种常见的新生儿皮肤病，病因及发病机制尚不明确。一般于出生 24 小时面部首先出现片状不规则、大小不等红斑，以后逐渐增多，以臀、背部为重，胸腹及上下肢成密集型红斑，融合成片或玫瑰红色样丘疹，有时红斑上可出现略带黄色的丘疹，可发生脓疱。

2. 护理措施　红斑属正常生理变化，无须治疗，通常 1～2 天内自行消退。新生儿毒性红斑多为良性皮肤病，具有自限性，患儿一般情况好，无全身症状，无须特殊处理。

（1）保持室内空气清新，室内温度保持在 22～24℃，湿度 50%～60%。

（2）维持体温恒定，防止新生儿汗液刺激皮肤，引起瘙痒。

（3）保持皮肤清洁、干燥，严格执行手卫生规范，防止交叉感染。

（4）告知家属，提高对生活中过敏原的认识，如远离花卉和小动物；禁止使用地毯；衣被尽量使用纯棉物品；做好防寒保暖工作；哺乳期间不要使用可引起变态反应的药物，如青霉素、阿司匹林等，防止药物由哺乳渠道进入新生儿体内，诱发药物性毒性红斑。

三、新生儿血管瘤

1. 定义及临床表现　血管瘤是婴幼儿常见的良性肿瘤，通常在出生时出现，最初仅为小的皮肤红色丘疹，随月龄增长而增大，可发生于身体任何部位，其中以头颈部最为多见。一般在出生后 1 年以内处于增殖期，生长迅速，1 岁后生长缓慢或停止甚至萎缩，进入静止消退期。虽然大部分血管瘤有自行消退可能，但部分仍无法消退或迅速增殖，可引起严重的外观畸形和功能障碍。初起为充血性或毛细血管扩张性斑片，迅速增殖形成鲜红色肿块，质地柔软，高出皮面，单个或数个（图 11-2），偶见整个肢体受累者。

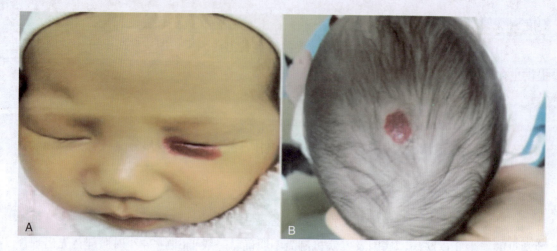

图 11-2　新生儿血管瘤

2. 常见的新生儿血管瘤类型　毛细血管瘤、海绵状血管瘤、混合型血管瘤和蔓状血管瘤。

3. 治疗要点　目前新生儿血管瘤的治疗方法以口服普萘洛尔、手术治疗、冷冻治疗和激素治疗为主。

4. 护理措施

（1）保持皮肤清洁、干燥，血管瘤处的皮肤非常敏感，应避免由于潮湿和污渍引起感染甚至出血。毛细血管瘤是浅表皮血管瘤，表皮极薄，若长时间浸在汗液中易破烂；如果局部感染或形成溃疡，就需要采取敷药或者手术祛除。

（2）防止摩擦患处，摩擦可以导致血管瘤向外扩散，不断扩大，影响患儿外貌，甚至导致出血引发紧急状况。

（3）做好用药护理及手术护理，防止相关并发症发生。

四、新生儿胎记

新生儿胎记是出生时或出生后不久表现出来的皮肤表面形状和颜色的异常。常见的胎记有蒙古斑、咖啡斑、先天性色素痣、太田痣、皮脂腺痣、疣状痣、鲜红斑痣（葡萄酒样痣）、婴幼儿血管瘤（旧称"草莓样血管瘤"）、静脉畸形（旧称"海绵样血管瘤"）等。一般分为色素型及血管型，常见的色素型包括蒙古斑、太田痣、先天性色素痣、咖啡斑等；血管型则包括鲜红斑痣、婴幼儿血管瘤等。

（一）蒙古斑

出生后即有，好发于腰骶部、臀部，偶可发生于肩背部、四肢，表现为圆形、椭圆形或不规则形浅灰色蓝、暗蓝、青褐色斑（图 11-3），可逐渐自行消退，无须特殊处理。

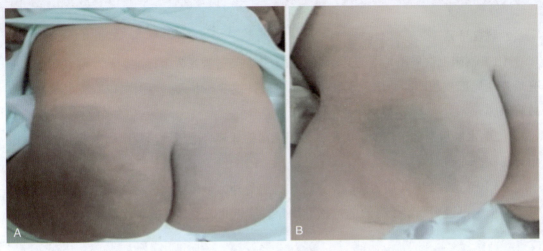

图 11-3 蒙古斑

（二）鲜红斑痣

1. 定义及临床表现　鲜红斑痣又名葡萄酒色斑，是一种先天性皮肤毛细血管及后微静脉扩张畸形，全球新生儿发病率 0.3%～0.5%。好发于面颈部，表现为单个或数个压之可褪色的粉色至红色斑片，一般不会自行消退，随患者年龄增长可出现颜色加深、皮肤增厚等症状。

多数出生时出现，好发于头面、颈部，典型表现为一个或数个淡红色至暗红色斑片，边界清楚而不规则，压之可褪色，一般无自觉症状（图 11-4A）。部分头面部鲜红斑痣可出现神经、眼部受累，称为 Sturge-Weber 综合征。肢体部位发生鲜红斑痣型的毛细血管畸形、受累肢体肥大，警惕 KT 综合征，以血管畸形、静脉曲张、软组织及骨肥大三联征为主要表现（图 11-4B）。

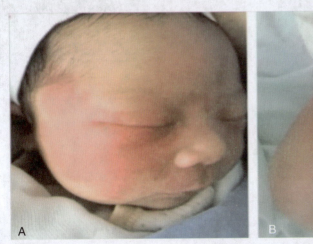
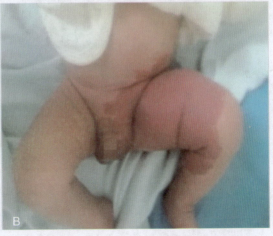

图 11-4 鲜红斑痣

2. 护理措施

（1）临床上常采用光电与光动力疗法（脉冲染料激光为金标准）治疗鲜红斑痣。照光后患儿局部皮肤即开始出现水肿反应，一般持续 3～5 天。遵医嘱口服泼尼松片，以减轻水肿。

（2）水肿后期常出现少量渗出，可用无菌棉球轻轻蘸干。治疗眼周围病变，加强眼角分泌物护理。

（3）照光后 2～4 周为结痂期，应注意避免外力触碰痂面；对结痂较厚者，应注意痂下感染，可遵医嘱给予有效的抗感染治疗。给患儿戴手套，避免将痂皮碰掉，导致瘢痕形成。

3. 先天性黑色素细胞痣　出生即有，全身各处均可发病，褐色、棕黑色、黑色斑块，界限清楚，表面常有粗黑发（图 11-5），大小差异显著，直径大于 20cm 为巨型（新生儿头皮处的 > 9cm，躯干处的 > 6cm 均为巨痣）。

一般不需要治疗。发生在掌跖、腰周、腋窝、腹股沟等易摩擦部位的交界痣、混合痣，出现以下情况时考虑手术切除：①体积突然增大；②颜色加深变黑或呈斑驳样；③表面出现糜烂、溃疡、肿胀、反复感染、出血或肿胀；④自觉疼痛或瘙痒；⑤周围出现卫星病灶。若色素痣位于肢端（掌跖）和易受摩擦部位、直径 > 0.5cm 或者为特殊类型色素痣，建议积极治疗，可激光治疗。

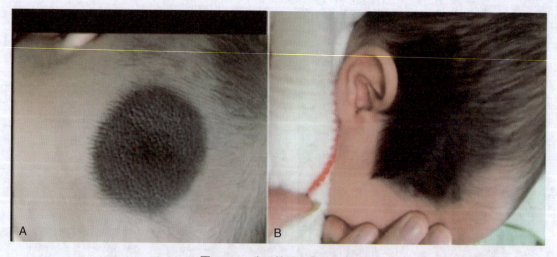

图 11-5　先天性黑色素细胞痣

五、新生儿褶烂

1. 定义及临床表现　褶烂，又称擦烂、间擦疹、擦烂红斑，是发生于皮肤褶皱部位的急性皮肤炎症（图 11-6），是由于褶皱处皮肤与皮肤之间相互摩擦，以及局部湿热、潮湿、汗液浸渍等刺激所致。汗液和分泌物过多，局部热量不能散发，褶缝处温度增高，从而发红糜烂，是新生儿常见皮肤病。常发生于颈下、耳后窝、腋窝、腹股沟、阴囊与大腿之间等褶皱处。表现为皮肤发红、肿胀、边缘清楚、潮湿、多汗、表皮浸渍及表皮剥脱，易有糜烂及浆液渗出。多见于肥胖或生后不久的新生儿，或皮肤不卫生，炎热诱发。

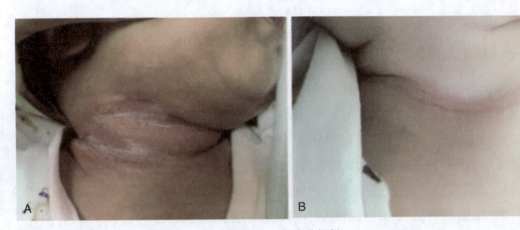

图 11-6　新生儿褶烂

2. 护理措施

（1）新生儿出生后，可用消毒软纱布等将头、面、耳、颈部及其他褶皱处的羊水或血渍轻轻擦干，每天给予温水浴，浴后观察患儿皮肤情况，用干爽柔软的毛巾擦干，尤其皮肤褶皱处，不可用力擦，防止擦破皮肤，并适当涂抹润肤油，勤换尿布和衣裤，保持皮肤清洁、干燥。

（2）皮肤出现破溃后可以给予重组人表皮生长因子涂擦，尽可能暴露破溃处，防止局部并发感染。感染时遵医嘱用药并注意观察用药效果。

六、新生儿抓伤、擦伤、划伤

1. 抓伤

（1）轻微抓痕，皮肤表皮有破损。

（2）皮肤线状痕迹，表皮损伤（渗液、结痂）或真皮损伤（出血）。

（3）大量渗出或出血性（结痂）损害。

2. 擦伤

（1）局部小范围（1个体表部位）。

（2）大范围（≥2个体表部位）。

3. 划伤　由任何锐器引起的局部皮肤损伤，如指甲划伤、头皮针划伤、剃头发时导致的局部刮伤。

4. 处理

（1）轻微擦伤，无明显出血时，给予含不饱和脂肪酸的液体敷料外敷。

（2）出血较多时先用无菌纱布按压止血。

（3）止血后用生理盐水清洁，保持干燥，外敷水胶体敷料或泡沫敷料，促进伤口愈合。

（4）随时评估伤口，有感染时遵医嘱使用抗生素软膏；当怀疑有细菌定植时，应对伤口进行细菌培养。

七、新生儿烫伤

1. 定义和分度　烫伤是指单纯由热液体、蒸气、火焰等高温所造成的热烧伤，重者可造成局部和全身严重伤害，甚至致残、致死。

烫伤程度的划分可以采用三度四分法，临床一般根据创面的严重程度划分为Ⅰ度烫伤、浅Ⅱ度烫伤、深Ⅱ度烫伤和Ⅲ度烫伤。

（1）Ⅰ度烫伤：表皮浅层损伤，创面发红，有轻度的肿胀和疼痛，没有水疱。

（2）浅Ⅱ度烫伤：表皮全层和真皮浅层皮肤受损，创面红润，疼痛剧烈，有大小不一的水疱。

（3）深Ⅱ度烫伤：真皮全层皮肤受损，水肿明显，创面发白或红白相间，痛觉迟钝，水疱较小。

（4）Ⅲ度烫伤：严重伤及皮肤全层，甚至可达皮下肌肉、骨骼，皮肤焦黑、坏死，创面皮肤干燥，无水疱，疼痛感消失。

烫伤深度估计见表11-1。

表11-1　烫伤深度估计表

程度	病理	局部情况	感觉	温度	愈合过程
Ⅰ度	表皮	红斑、轻度水肿	疼痛敏感	微增	5～10天愈合，不留瘢痕，轻度色素沉着
浅Ⅱ度	表皮及真皮浅层	水疱，创面湿润，基底鲜红	剧痛敏感	增高	10～14天愈合，轻度瘢痕，色素沉着
深Ⅱ度	真皮深层	有或无水疱，创面湿润，基底苍白	疼痛敏感	降低	3周至数月愈合，厚的瘢痕
Ⅲ度	皮肤全层	表面干燥，蜡白或焦黄，坚硬皮革样	不剧痛，麻木	发凉	3～5周焦痂分离，残留严重瘢痕，需要植皮

2. 处理　烫伤时立即用冷生理盐水冲洗烫伤部位＞20分钟，再根据烫伤的面积和深度进行处理。

（1）Ⅰ度和浅Ⅱ度烫伤：防治感染和促进愈合。遵医嘱进行过敏测试后直接在烫伤部位涂抹烫伤膏（避免使用油剂类烫伤药膏），用无菌棉签蘸取适量药物，涂抹厚度约1mm，每日涂抹2次。水疱处理同医用黏胶相关性皮肤损伤中水疱处理。

（2）深Ⅱ度烫伤：促进坏死组织脱落，保护残留上皮组织。生理盐水清洁伤口，覆盖藻酸盐敷料，促进自溶性清创，创造湿性愈合环境，外层使用泡沫敷料。创面为黄色期，有感染可以使用含银敷料（谨慎使用）。创面为红色期，应用脂质水胶体敷料。特殊部位烫伤，如会阴、臀部的Ⅱ度烫伤，也可采用暴露疗法或以脂质水胶体敷料外敷或局部涂抹抗生素软膏，既可避免创面干燥，也便于随时更换，利于大小便管理。

（3）Ⅲ度烫伤：积极手术，促进创面尽早愈合，植皮。

八、蚊虫叮咬

1. 临床表现　蚊虫叮咬后常会引起皮炎，以面部、耳垂、四肢等裸露部位的丘疹或斑点为多见，即在皮肤损害的中央可见明显的蚊虫刺吮点，针头大小、暗红色。患儿常会感到皮肤奇痒、烧灼或疼痛，导致烦躁、哭闹，少数患儿出现疱疹或水疱、红肿、发热、局部淋巴结肿大，甚至出血性坏死等严重反应。

2. 护理措施

（1）防止抓、挠：剪短指甲，避免抓破伤口继发感染。

（2）防治感染：出现局部皮肤感染后遵医嘱使用抗生素，同时应注意及时清洗被蚊虫叮咬的局部皮肤。

（3）勤洗澡、勤换衣，保持皮肤清洁：容易吸引蚊虫叮咬的是人体有汗液的皮肤。新生儿皮肤的冷热调节能力较弱，更容易出汗，而其汗液中的乳酸对蚊虫最具有吸引力，这也是新生儿更容易遭到蚊虫叮咬的原因。所以，及时清除汗液，勤洗澡、勤换衣，保持皮肤清洁，穿着合适的衣服对蚊虫叮咬有很好的预防作用。

九、新生儿压力性损伤

1. 定义　压力性损伤又称压疮，是身体局部组织长期受压，引起血液循环障碍，局部持续缺血缺氧，组织营养缺乏，致使皮肤失去正常功能而出现软组织溃烂和坏死。2019年，美国国家压疮专家组将压力性损伤定义更新为：由压力或压力联合剪切力导致的皮肤和（或）皮下组织的局部损伤，通常位于骨隆突处，但也可能与医疗器械或其他物体有关。新指南强调了压力性损伤可能与医疗器械相关，其发生不仅局限于体表皮肤，也可能发生在黏膜上、黏膜内或黏膜下。黏膜（呼吸道、胃肠道和泌尿生殖道黏膜）压力性损伤主要与医疗器械有关。在临床中，医务人员不应只关注体表皮肤，也应重视医疗器械引起的黏膜压力性损伤。

2. 临床表现　美国压疮委员会（National Pressure Ulcer Advisory Panel, NPUAP）2019年压力性损伤分期：

（1）Ⅰ期：皮肤完整，局部出现不变白的红斑，在深色皮肤上的表现可能不同。在出现可见的变化之前，可能会出现可变白的红斑或有皮肤感觉、温度或硬度的改变。颜色变化不包括可能提示深部组织压力性损伤的紫色或褐红色改变。

（2）Ⅱ期：部分皮层缺失，伴有真皮层暴露。伤口床是有活力的，呈粉红色或红色湿润；也可表现为完整或破损的浆液性水疱。脂肪和深层组织不可见，无肉芽组织、腐肉和焦痂。此期不应用于描述包括失禁相关性皮炎（IAD）在内的潮湿相关皮炎（MASD）、摩擦性皮炎（ITD）、医用黏胶相关性皮肤损伤（MARSI）或创伤性伤口（皮肤撕裂、烧伤、擦伤）。

（3）Ⅲ期：全层皮肤缺失，溃疡处可见脂肪，常见肉芽组织和表皮组织（伤口卷边），可有腐肉和（或）焦痂存在。组织损伤的深度因解剖位置而异，脂肪丰富的区域会发展成深的伤口。可能存在窦道和潜行，筋膜、肌肉、肌腱、韧带、软骨和（或）骨骼未暴露。如果腐肉或焦痂掩盖了组织缺失的深度，属于不可分期压力性损伤。

（4）Ⅳ期：全层皮肤和组织缺失，溃疡处可见或可直接触及筋膜、肌肉、肌腱、韧带、软骨或骨骼。可见腐肉和（或）焦痂，常出现卷边、潜行和（或）窦道。组织损伤的深度因解剖位置而异。如果腐肉或焦痂掩盖了组织缺失的深度，属于不可分期压力性损伤。鼻梁、耳、枕部、足踝部因缺乏皮下组织，这些部位发生的压力性损伤可为浅表型。

（5）不可分期：全层皮肤和组织缺失，由于被腐肉或焦痂覆盖，无法确定组织损伤的程度。如果清除腐肉或焦痂，就会显示Ⅲ期或Ⅳ期压力性损伤。位于足跟或缺血的肢体上稳定的焦痂（干燥、黏附、完整而无红斑或波动）不应软化或清除。

（6）深部组织损伤：皮肤完整或部分缺失，局部区域有持续不褪色的深红色、栗色、紫色改变，或表皮分离后暴露暗色的伤口床或充血性水疱。这种损伤是由于骨－肌交界面受到强烈和（或）长时间的压力和剪切力造成的。伤口可能会迅速发展并暴露组织损伤的实际程度，也可能在不伴有组织损伤的情况下愈合。

（7）医疗器械相关压力性损伤（MDRPI）：是指由于使用以诊断或治疗为目的的器械所致，非医疗器械（如床上杂物、家具和设备）持续接触皮肤和组织（通常在无意中）也会造成压力性损伤，由此产生的压力性损伤通常完全符合器械的式样或形状。

3. 护理措施

（1）预防措施：

①水床和水枕的使用：危重新生儿入院后即给予水床或水枕，可采用3L输液袋制作

水床。

②更换体位：定时翻身。更换体位是缓解局部受压的主要措施。

③新型敷料的应用：在高危人群可能受压部位贴新型敷料是临床上预防压力性损伤的重要手段。临床上常用的敷料有自黏性泡沫敷料、水胶体敷料、液体敷料等。新型敷料的使用可在受压皮肤表面形成一层保护屏障，减少受压部位的剪切力，改善局部供血供氧情况，阻碍水分和各种微生物侵入，保持皮肤正常 pH 和适宜温度，有效预防压力性损伤。

a. 头部压力性损伤的敷料使用：对有水肿和进行亚低温法的患儿尽早剃净头发，并且在头部枕骨、耳后骨隆突处等贴上新型泡沫敷料以保护患儿皮肤。泡沫型敷料可减轻头部受压部位的压力。

b. 鼻部压力性损伤的敷料使用：对应用 CPAP 鼻塞或气管插管的患儿，在使用前将新型泡沫敷料剪成大小尺寸与患儿鼻部相符的"工"字形，贴于患儿鼻部。需要将新型泡沫敷料较好地覆盖于鼻部，包括鼻中隔、双侧鼻翼和上唇近鼻部，再固定气管插管。CPAP 鼻塞需要选择大小合适的，勿固定太紧，以减少对局部皮肤的压迫。

c. 导管压力性损伤的敷料使用：外科术后各类导管固定不当会对皮肤造成压迫，固定前可以将新型泡沫敷料先贴在皮肤上，再用透明敷贴将导管贴于敷料上，使导管不直接受压于皮肤，而预防压力性损伤的发生。

④保护患儿的皮肤：保持患儿皮肤清洁干燥，床单位干燥平整无杂物，各类导管或导线妥善固定，勿压于患儿身下。

⑤营养支持：营养不良不仅是压力性损伤发生的内因，也是直接影响压力性损伤愈合的因素。危重患儿应积极治疗原发病，消除引起水肿的原因，改善心、肺、肾功能，改善全身营养情况，纠正低蛋白血症，降低压力性损伤风险。

（2）压力性损伤伤口的护理：每日评估伤口的性质、颜色，判断伤口的分级和进展。

①压力性损伤初期的处理：避免局部继续受压，增加翻身次数。新型泡沫敷料覆盖减压保护，促进上皮组织的修复。

②水疱的处理：未破溃的小水疱应减少局部摩擦，防止破裂，让其自行吸收；大水疱则应在无菌条件下，用注射器穿刺抽吸疱内渗液，消毒皮肤后再覆盖无菌敷料。此期也可配合硝酸甘油按摩，有研究发现复方硝酸甘油凝胶剂作为 NO 供体的硝酸甘油在一定范围内增加内皮细胞增殖的作用，促进内皮细胞的迁移，具有较好的促血管生成和促创面愈合活性；调控创面的炎症细胞和成纤维细胞相互作用，降低创面的炎症反应，炎症细胞能够促进成纤维细胞的增殖和分化，促进胶原蛋白的合成，进而促进创面愈合。但要注意避开水疱，在水疱周围的皮肤处按摩，以免水疱破裂。

③开放性伤口的处理：应每日换药，以清除坏死组织、清洁创面和预防感染为主。

保持局部清洁，以外科无菌换药法处理创面，每次清创要彻底，先剪去压力性损伤边缘和底部的坏死组织，直至出现渗血的新鲜创面，以利于健康组织的修复和生成。清创过程中用生理盐水冲洗，直至伤口彻底清干净。然后选择新型敷料贴于患处，如银离子敷料、水胶体或泡沫敷料等。

④感染性伤口的处理：根据伤口性质，考虑有感染者做分泌物培养和药敏试验，并针对性使用全身抗生素。

十、新生儿红臀

1. 定义及临床表现　新生儿红臀也称尿布皮炎，是新生儿期的一种常见和多发的皮肤损害性疾病。表现为肛周、会阴部和腹股沟皮肤潮红、糜烂、溃疡，伴散在红色斑丘疹，或脓点及分泌物。红臀是由于臀部长期过于潮湿及尿便共同作用引起的。

红臀发生在尿布包裹的部位，如臀部、会阴、阴囊、大腿内侧等处。轻症表现为皮肤血管充血，臀部皮肤发红粗糙，表面干燥。严重者会有明显的皮肤糜烂，有渗出液，还伴有红色丘疹、水疱，可发生皮肤出血、破溃，并可导致继发感染，引起败血症。红臀可根据皮肤损害程度分为3度（表11-2）。

表11-2　新生儿红臀的分度

分度	临床表现
一度	局部皮肤潮红伴有少量皮疹，范围小
二度	皮肤红，范围大，皮疹破溃并伴有脱皮
三度	皮肤红，范围广，伴皮疹，皮肤发生较大面积的糜烂和表皮剥脱及渗液

2. 护理措施

（1）预防要点：

①做好日常护理：保持臀部清洁干燥，勤换尿布。每次换尿布时都用柔湿巾由前至后擦净臀部，大便时用温水清洗干净。臀部皮肤可涂鞣酸软膏、凡士林油膏和婴儿护臀膏。

②避免湿热环境：病房内保持空气流通新鲜，定时消毒，室温调节在22～24℃，湿度保持在55%～65%。避免使用不透气的塑料布和橡皮布，有大便时及时更换尿布，防止臀部皮肤始终处于湿热的环境中。

③调整喂养方式：提倡母乳喂养。母乳易消化吸收，产生的粪便刺激性小，能降低红臀的发生。

④减少机械刺激：选用质地柔软、吸水性好的尿布，包裹时松紧适宜，并经常更换，

腹泻时增加更换次数，保持臀部清洁干燥，并经常更换体位，减少皮肤局部受压。

⑤防止交叉感染：护理操作时须洗净双手，严格执行消毒隔离制度。

（2）一般护理：

①保持室内空气新鲜，维持适当的环境温度及湿度，定期进行空气消毒。

②做好基础护理：保持患儿皮肤清洁干燥，接触患儿前后洗净双手，防止交叉感染。

③勤换尿布：选用质地柔软、透气性好、吸水性好的尿布，大小合适，松紧适宜。每2～3小时更换一次，对于腹泻的患者，应加强观察，有大便及时更换。

④观察病情：对腹泻、光疗等患儿要及时观察患儿的病情变化，并记录尿布皮炎的进展和消退情况以及大便的次数、性状和颜色。

⑤饮食护理：奶具严格消毒，奶温适宜，尽量母乳喂养。腹泻和乳糖不耐受的患儿，可给予去乳糖奶粉，必要时加用肠道收敛药物如蒙脱石散等。

（3）物理措施：局部氧疗，采用温暖的氧气吹臀能促进红臀部位的皮肤干燥，促进局部血供，增加局部组织的供氧，在创面形成一定的高氧环境，氧化分解坏死组织，加快正常组织细胞氧合，提高新陈代谢，有利于创面修复，同时杀灭尿布皮炎部位的厌氧菌，加快红臀的愈合。氧疗时氧气管距离皮肤0.5～1cm，用未经湿化的纯氧，直吹臀部。

（4）药物治疗：

①皮肤保护膜：保护膜是临床上预防和护理红臀较为有效的一种液体敷料。此膜能在皮肤上形成一层无色、防水、防摩擦的保护膜，使皮肤和外界刺激物有效隔离，从而避免了对破损皮肤的化学刺激和物理摩擦，避免了细菌感染，保护了皮肤的完整性，促进受损皮肤的愈合。使用时使药液完全覆盖患处，待干30秒后包裹尿布。

②皮肤护肤粉：护肤粉能在皮肤表面形成一层天然保护屏障，阻隔汗渍、尿液等对皮肤的刺激，并能有效吸收排泄物，保持皮肤的干燥。当有严重红臀时可与皮肤保护膜合用，形成双层保护屏障加速红臀的愈合。

③润肤油：植物性润肤油含有丰富的不饱和脂肪酸，能诱导血管扩张，促进皮肤微循环，并可形成脂质保护膜，防止水分流失，防止尿液、汗液等对皮肤的浸渍，并有营养皮肤的作用。同时，植物性润肤油还能增加皮肤厚度，防止皮肤受损伤。可与皮肤保护膜联合应用。

④维生素类：脂溶性维生素A、维生素D、维生素E，均能在患儿臀部皮肤上形成一层保护膜，能促进细胞间质中黏多糖合成的功能，从而保持上皮细胞的完整性。

⑤抗真菌药物和抗生素药膏：对于真菌感染引起的尿布皮炎可用抗真菌药膏涂臀，每天2～3次；臀部有湿疹时可涂含激素类适合新生儿使用的药膏进行涂抹。

⑥其他药膏：根据临床情况可以选择氧化锌、炉甘石洗剂以及一些中药进行红臀的治疗。

十一、新生儿外科伤口的护理

新生儿经历外科手术治疗后，其本身的皮肤完整性已被破坏。保护皮肤完整，促进伤口愈合对新生儿尤其重要。须了解外科手术伤口的闭合方式、有无伤口引流管及使用引流管的目的，并针对手术方式、缝合部位进行评估及护理。

（一）新生儿伤口评估

1. 术后天数　术后 1～4 天伤口有红、肿、痛等情形属于正常现象。术后 3 天内观察伤口有无血肿，3 天后观察伤口有无异常分泌物和异味。

2. 手术切口部位

（1）头部手术：此区域血供丰富、头发浓密且生长迅速、皮脂腺分泌旺盛，易成为细菌的寄殖场所。

（2）颈部手术：新生儿头颈较短，皮肤易有褶皱，不易护理。

（3）胸部手术：切口位于身体上半部，毛发不密，皮肤较平整、少褶皱，易于清洗消毒。

（4）腹部手术：该手术部位多涉及消化道等与外界相通的空腔脏器，也是人体的贮菌之所，易发生细菌移位；手术后切口疼痛会影响患儿的腹式呼吸运动，患儿哭吵、腹压增加也会增加此区域手术切口的张力，因此发生伤口裂开的概率最高。

3. 伤口及伤口旁皮肤颜色　评估伤口长度、缝线情况及皮肤颜色。当渗血渗液明显时，须保护好患儿伤口周围皮肤，避免周围皮肤破损。

4. 有无伤口裂开　伤口裂开一般发生在术后 7～10 天。早期裂开通常与缝合技术不良如缝合太紧有关，晚期裂开通常与术后感染有关。

5. 伤口有无渗血渗液　伤口出血可分为伤口内部、渗出伤口外及内出血 3 种。术后早期出血主要与手术及缝合技术不良有关；若出血发生在术后 7～10 天，称为二度出血，通常与感染有关。

6. 有无伤口引流管　新生儿常用的伤口引流管为负压引流球，其放置时间通常为 24～48 小时。

7. 患儿的营养状况　评估患儿的营养状况并计算营养需求。患儿营养状况会影响切口愈合、疾病康复和患儿的抵抗力。

（二）消毒冲洗伤口

术后可使用生理盐水冲洗伤口，避免使用乙醇、安尔碘等具有刺激性的消毒剂。

（三）使用保护膜保护患儿伤口旁皮肤

术后伤口发生感染时，分泌物容易污染伤口旁正常的皮肤黏膜。清洗好伤口及伤口旁皮肤后，避开伤口处，可在伤口旁皮肤喷保护膜进行保护，以避免被感染性的分泌物浸渍。

（四）使用合适的敷料保护伤口

使用敷料的目的是隔离细菌、吸收渗出液、促进伤口愈合，并且要无黏性。根据伤口情况，适时选用亲水性敷料、透明薄膜敷料、抗菌性敷料（银离子敷料）等。

（五）保证营养供给

保证足够的营养供给是维持患儿机体需要、促进伤口愈合的基础条件。故在可能的情况下应尽早开奶，建立肠内营养。在未建立肠内营养或肠内营养不足时，使用肠外营养。

（六）缓解患儿疼痛，保持患儿安静

缓解患儿疼痛，保持患儿安静是促进伤口愈合的重要前提。绝大部分新生儿手术后需要应用药物才能缓解疼痛。在使用镇痛药物之前，应先采用有效的评估工具对患儿进行有效的评估。

十二、医用黏胶相关性皮肤损伤

1. 定义及分度 医用黏胶相关性皮肤损伤（MARSI）是指移除黏胶产品后的 30 分钟或 30 分钟以上的时间内出现持续性红斑和（或）其他的皮肤异常，包括但不限于水疱、大疱、糜烂或撕裂。可分为轻、中、重 3 度：

（1）轻度：皮肤完整，仅有红斑或者肿胀（发亮）。

（2）中度：皮肤完整性部分受损或者表皮损伤，皮肤损伤，接触性皮炎，张力性水疱无破裂，毛囊炎样无渗出。

（3）重度：皮肤完整性完全受损，皮瓣缺失或过敏性皮炎，皮肤裂伤，接触性皮炎，张力性水疱破裂，毛囊炎样有出血或渗出。

2. 护理措施

（1）选择医用黏胶：根据预期用途、解剖位置和皮肤环境选择医用黏胶产品，如血管通路固定选择透明的聚乙烯敷料；面部使用医用黏胶时，与标准丙烯酸酯黏胶产品相比，适宜选择含有硅酮的黏胶产品；水肿的皮肤环境选择延展性好的黏胶产品。避免使用黏附力过强的黏胶产品。

（2）医用黏胶使用前：保持皮肤清洁和干爽；选择不含乙醇的皮肤隔离保护剂，在皮肤和敷贴之间形成一层保护面，减少 MARSI 的风险；固定各种导管和插管前使用水胶体敷料贴于固定部位；体重＜1500g 的早产儿血管通路建立后、使用聚乙烯透明敷贴前，有条件时应在皮肤表面涂无菌皮肤保护膜。

（3）医用黏胶的粘贴原则：①无张力粘贴法；②顺着皮肤的纹理粘贴；③需要在关节附近粘贴时，关节屈伸不受限。

（4）去除医用黏胶的方法：采用 180°（0°）平行去除敷贴、胶布、水胶体敷料。

有条件可考虑使用医用黏胶去除剂，持续湿润粘贴区域皮肤表面，以最大限度减轻患儿疼痛感，减少由移除黏胶所导致的皮肤损伤。

3. 常见医用黏胶相关性皮肤损伤的处理措施　在初步确定 MARSI 的严重程度后，应使用无细胞毒性溶液清洁伤口，除去黏胶剂残留物、细菌和细胞碎片，然后采用伤口湿性愈合疗法（使用水胶体敷料、透明敷料或泡沫敷料等为伤口提供湿性环境），处理后72 小时未见明显好转请外科或皮肤科会诊，并再次评估。

（1）机械性损伤的处理：

①表皮损伤或剥脱：用生理盐水清洁伤口后，使用水胶体敷料覆盖，创造湿性愈合环境。减轻疼痛，以有效促进伤口愈合；根据伤口局部渗液情况，按需换药或 2～3 天换药 1 次，水胶体敷料发白起泡、没有黏性后须及时更换。

②水疱：当水疱直径 ≥ 1cm 时，在水疱表面及周围皮肤使用皮肤黏膜消毒液进行消毒待干后，以 1ml 空针的针头"十字对穿"水疱，让水疱内液体自然流出，无感染的创面疱皮予以保留，使用无菌泡沫敷料覆盖并保持皮肤清洁、干燥，伤口局部渗液超过敷料的 2/3 时立即更换。水疱直径 < 0.5cm 时，尝试等待疱内液体自然吸收，不能吸收或继续增大者给予穿刺抽液。

（2）皮炎的处理：

①接触性皮炎：瘙痒严重者，用手掌轻轻拍击皮肤，并局部按摩以促进血液循环，同时给予炉甘石洗剂外涂止痒，用前摇匀药液，用无菌棉签蘸取适量均匀涂抹于患处，每天 3 次；常规每天沐浴后或用温水擦洗患处后，用纸巾轻轻吸干皮肤表面的水分，厚涂含有凡士林或芦荟和维生素 E 成分的软膏；护士在护理患儿前必须认真清洗双手，患儿戴手套（暂时性）防止抓挠。

②过敏性皮炎：确诊后遵医嘱予抗过敏药液；已经有损伤的皮炎，使用前用生理盐水清洁患处，再用无菌棉签蘸取适量外用抗生素药膏均匀涂抹于患处。

③浸渍：因水分长时间潴留于表皮引起。应及时去除水胶体类和水凝胶类敷料，更换为亲水性纤维或泡沫型敷料，以更好地吸收多余的水分和渗液。

④毛囊炎：局部外用抗生素软膏，操作方法同过敏性皮炎。

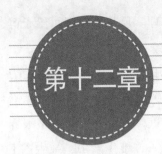

第十二章

新生儿疾病的护理

一、早产儿护理

【概念】

早产儿是指胎龄＜37周（＜259天）的新生儿，其中胎龄＜28周者称为极早早产儿或超未成熟儿。

【护理评估】

1.询问病史：孕周＜37周（＜259天）、母亲病史。

2.评估婴儿生命体征，哭声及缺氧症状。

3.早产儿分类：

（1）根据出生体重分：低出生体重儿、极低出生体重儿、超低出生体重儿。

（2）根据胎龄及体重分：早产适于胎龄儿、早产小于胎龄儿、早产大于胎龄儿。

（3）根据出生时胎龄分：超早产儿、极早产儿、中期早产儿、晚期早产儿。

【主要护理问题】

1.体温调节无效 与皮下脂肪薄、体温调节中枢发育不全有关。

2.营养失调：低于机体需要量 与摄入不足有关。

3.自主呼吸障碍 与呼吸中枢发育不全、肺表面活性物质缺乏有关。

4.有感染的危险 与抵抗力低、住院时间长等有关。

5.潜在并发症 视网膜病变、肺透明膜病、硬肿症、NEC、出血、HIE等。

【护理措施】

1.维持体温稳定 根据体重、成熟度及病情，给予不同的保暖措施，加强体温监测；暴露操作应在远红外辐射床保暖下进行；没有条件者，因地制宜，加强保暖，尽量缩短操作时间。维持室温24～26℃、相对湿度55%～65%。

2.维持有效呼吸 保持呼吸道通畅，避免颈部弯曲、呼吸道梗阻。发绀时查明原因，同时给予吸氧，吸入氧浓度由低到高逐渐调节。一旦缺氧症状改善立即停用，预防氧疗并发症。呼吸暂停者给予拍打足底、摩擦背部、刺激皮肤等处理。反复发作者可给予静脉药物治疗，必要时给予呼吸机辅助呼吸。

3. 合理喂养　尽早开奶，以防止低血糖。提倡母乳喂养。喂养量根据早产儿耐受力而定。吸吮能力差和吞咽不协调者可用间歇鼻饲喂养、持续鼻饲喂养，能量不足者以静脉高营养补充并合理安排。每天详细记录出入量、准确测量体重，以便分析、调整喂养方案，满足能量需求。及时补充维生素 K、维生素 A、维生素 C、维生素 D、维生素 E 和铁剂等物质。

4. 密切观察病情　监测生命体征，同时观察患儿的进食情况、精神反应、哭声、反射、面色、皮肤颜色、肢体末梢的温度等情况。若需药物治疗及补液时，要加强补液管理。输液过程中使用输液泵，严格控制补液速度，定时巡回记录，防止高血糖、低血糖的发生。

5. 预防感染　严格执行消毒隔离制度，控制入室人数。强化洗手意识，接触患儿前后严格行手卫生，控制医源性感染。

6. 提供发展性照顾　包括控制病房光线、减少噪声刺激、为患儿提供舒适和正确的体位、减少疼痛刺激、合理安排操作和护理、鼓励父母参与照顾患儿、协助建立亲子关系等。根据早产儿的特点，尽量减少不良刺激，促进体格和精神的正常发育。

【健康指导】

1. 向患儿家属说明病情、治疗、预防、护理注意事项，取得合作。

2. 定期进行体格发育、神经发育、精神发育以及有无后遗症的随诊。

3. 提倡母婴同室，母乳喂养，加强保暖，预防感染。

【护理评价】

1. 无窒息的发生，有呼吸暂停情况出现时及时发现并处理。

2. 体温相对稳定，无水肿、硬肿、感染、并发症发生，喂养合理，体重增长在正常范围。

二、新生儿破伤风护理

【概念】

新生儿破伤风是因破伤风梭状杆菌经脐部侵入引起的一种急性严重感染，常在出生后 7 天左右发病。临床以全身骨骼肌强直性痉挛和牙关紧闭为特征，故有"脐风""七日风""缩口风"之称。

【护理评估】

1. 询问病史。

2. 身体状况：潜伏期、前驱期或发作期；有无并发症。

【主要护理问题】

1. 有窒息的危险　与呼吸肌、喉肌痉挛有关。

2. 喂养困难 与面肌痉挛、张口困难有关。

3. 有受伤的危险 与反复抽搐有关。

4. 体温过高 与骨骼肌强直性痉挛产热增加、感染有关。

【护理措施】

1. 控制痉挛，保持呼吸道通畅

（1）药物应用：遵医嘱注射破伤风抗毒素（用前须做皮试）、镇静药等。

（2）建立静脉通路：尽可能应用留置针，避免反复穿刺给患儿造成不良刺激，保证止痉药物顺利进入体内。

（3）病室环境：患儿应单独安置、专人看护。病室要求避光、隔音。给患儿戴避光眼罩，减少不必要的刺激；必要的操作最好在使用止痉药后有条理地集中完成。

（4）用氧：有缺氧、发绀者间歇用氧，但避免鼻导管给氧（鼻导管的插入和氧气直接刺激鼻黏膜可使患儿不断受到不良刺激，加剧骨骼肌痉挛），可选用头罩给氧，氧流量至少 5L/min，避免流量过低引起头罩内二氧化碳潴留。当病情好转，缺氧纠正后应及时停止用氧，避免氧疗并发症。

（5）密切观察病情变化：除专人护理外，应加强监护；详细记录病情变化，尤其是用止痉药后第一次抽搐发生时间、强度、持续时间和间隔时间，抽搐发生时患儿面色、心率、呼吸及氧饱和度改变，一旦发现异常，及时组织抢救。

2. 保证营养 早期予静脉营养以保证能量供给。病情允许情况下，给予鼻饲喂养。病情好转后，以奶瓶喂养来训练患儿吸吮力及吞咽功能，最后撤离鼻饲。

3. 防止继发感染和损伤

（1）口腔护理：患儿唾液未能吞咽而外溢，病情需要处于禁食或鼻饲管喂养期，肌肉痉挛产热增加致体温升高，这些因素都可能使患儿口唇干裂易破，应及时清除分泌物，做好口腔清洁，涂液状石蜡等保护口唇。

（2）皮肤护理：由于患儿处于骨骼肌痉挛状态，易发热出汗，因此应适当松解包被降温，及时擦干汗渍保持患儿皮肤干燥。可在患儿手心放一纱布卷，既可保护掌心皮肤不受损伤，又可保持掌心干燥。定时翻身，预防坠积性肺炎。

（3）脐部护理：用消毒剪刀剪去残留脐带的远端并重新结扎，近端用 3% 过氧化氢（双氧水）或 1:4000 高锰酸钾液清洗后涂以碘酒。保持脐部清洁、干燥。遵医嘱用破伤风抗毒素 3000U 做脐周封闭，以中和未进入血流的游离毒素。

4. 维持体温正常 体温过高时予物理降温，根据医嘱使用抗生素。

【健康指导】

1. 向个体、家庭、社区广泛地进行破伤风预防知识的卫生宣传教育。

2. 向患儿家长讲授有关育儿知识，指导家长做好脐部护理。

3.在边远农村、医疗条件差的地区，有组织、有计划地培训基层接生员，推广无菌接生法。

【护理评价】

1.患儿痉挛持续时间缩短，间隔时间延长，直至停止。

2.患儿脐部感染被控制，无红肿、坏死，分泌物减少，残端愈合。

3.患儿获得所需营养及水分，体重增长正常。

4.患儿住院期间未发生受伤。

三、新生儿低钙血症护理

【概念】

血清总钙＜ 1.8mmol/L（7.0mg/dl）或血清游离钙＜ 0.9mmol/L（3.5mg/dl）即为低钙血症。

【护理评估】

1.一般情况　了解母亲孕期有无糖尿病或妊娠高血压，患儿是否早产及是否有窒息史。

2.专科情况　患儿有无烦躁不安、惊跳、肢体震颤、喉痉挛、惊厥等症状。

3.实验室检查　血钙或离子钙水平是否低于正常。

4.低血钙发生的时间　早发型或晚发型。

【主要护理问题】

1.有窒息的危险　与低血钙造成喉痉挛有关。

2.知识缺乏（家长）　患儿家长缺乏育儿知识。

【护理措施】

1.监测血钙　生后 24～36 小时测血钙；患儿出现低血钙症状时测血钙，治疗低血钙期间每日测血钙。

2.遵医嘱补钙　血液电解质总钙小于 1.8mmol/L，游离钙小于 0.9mmol/L。10% 葡萄糖酸钙 1～2ml/kg 加 5% 葡萄糖液 1～2 倍稀释后静脉滴注；临床在输注葡萄糖酸钙时，建议使用中心静脉或大血管输注。选择单独一路通畅外周静脉滴入；观察静脉滴入情况；静脉滴注完用生理盐水冲管确保无药液外渗；注意毒副反应。钙剂静脉滴注过快可导致心脏停搏而致死，如心率＜ 100 次 / 分应暂停注射；钙剂外渗可造成组织坏死；有甲状旁腺功能不全的患儿除补钙外遵医嘱予口服维生素 D_3；低钙血症伴低镁血症时，单纯补钙惊厥不易控制，甚至使血镁更低，应遵医嘱同时补镁；在记录单上描述静脉滴入情况，双人核对有无钙剂外渗，确认后签名。口服补钙时，应在两次喂奶间给药，禁忌与牛奶搅拌在一起，以免影响钙吸收。

3.钙剂外渗处理　一旦钙剂外渗，应即刻停止静脉滴入，同时使用透明质酸酶对症处理。处理越早，预后越好。具体方法如下：取透明质酸酶1支（1500U）加生理盐水10ml，稀释至150U/ml，使用1ml空针抽吸0.1ml再次稀释，最终配制浓度为15U/ml。在拔除留置针针眼处皮下注射0.2ml，在外渗部位向四个方向做皮下注射，每次0.2ml，共1ml，观察外渗进展并每班记录，如出现钙盐沉积，通知医生及时处理，遵医嘱予理疗（一般为25%MgSO$_4$温湿敷）与激光治疗。

4.备好急救用品　备好吸引器、氧气、气管插管、气管切开等急救用物，一旦发生喉痉挛等紧急情况，便于争分夺秒地组织抢救。

【健康指导】

介绍育儿知识，鼓励母乳喂养，多晒太阳。在不允许母乳喂养的情况下，应给予母乳化配方奶喂养，保证钙的摄入。

【护理评价】

1.患儿血钙水平恢复正常，未发生抽搐、痉挛、窒息等情况。

2.患儿未发生钙剂输液渗漏。

四、新生儿黄疸护理

【概念】

新生儿黄疸是胆红素（大部分为未结合胆红素）在体内积聚而引起，其原因很多，有生理性和病理性之分。重者可致中枢神经系统受损，产生胆红素脑病，引起死亡或严重后遗症。故应加强对新生儿黄疸的临床观察，尽快找出原因，及时治疗，加强护理。

【护理评估】

1.健康史　了解患儿胎龄、分娩方式、Apgar评分、母婴血型、体重、喂养及保暖情况；询问患儿体温变化及大便颜色、药物服用情况、有无接触诱发物等。

2.身体状况　观察患儿的反应、精神状态、吸吮力、肌张力等情况，监测体温、呼吸、患儿皮肤黄染的部位和范围，注意有无感染灶，有无抽搐等。了解胆红素变化。

3.心理－社会状况　了解患儿家长心理状况，对本病病因、护理、预后的认识程度。

【主要护理问题】

1.潜在并发症　胆红素脑病。

2.知识缺乏（家长）　患儿家长缺乏黄疸护理相关知识。

【护理措施】

1.观察病情，做好相关护理

（1）密切观察病情：注意皮肤黏膜、巩膜的色泽，根据患儿皮肤黄染的部位和范围，估计血清胆红素的近似值，评价进展情况。注意神经系统的表现，如患儿出现拒食、嗜睡、肌张力减退等胆红素脑病的早期表现，立即通知医生，做好抢救准备。观察大小便次数、量及性状，如存在胎粪延迟排出，应予灌肠处理，以促进粪便及胆红素排出。

（2）喂养：黄疸期间常表现为吸吮无力、食欲缺乏，应耐心喂养，按需调整喂养方式如少量多次、间歇喂养等，保证奶量摄入。

2.针对病因进行护理，预防胆红素脑病的发生

（1）实施光照疗法和换血疗法，并做好相应护理。

（2）遵医嘱给予白蛋白和酶诱导剂。纠正酸中毒，以利于胆红素和白蛋白的结合，减少胆红素脑病的发生。

（3）合理安排补液计划，根据不同补液内容调节相应的速度，切忌快速输入高渗性药物，以免血脑屏障暂时开放，使已与白蛋白联结的胆红素进入脑组织。

【健康指导】

使家长了解病情，取得家长的配合；若为母乳性黄疸，嘱可继续母乳喂养，如吃母乳后仍出现黄疸，可改为隔次母乳喂养，逐步过渡到正常母乳喂养。若黄疸严重，患儿一般情况差，考虑暂停母乳喂养，黄疸消退后再恢复母乳喂养。若为红细胞葡萄糖–6–磷酸脱氢酶（G6PD）缺陷者，须忌食蚕豆及其制品。患儿衣物保管时勿放樟脑丸，并注意药物的选用，以免诱发溶血。发生胆红素脑病者，注意后遗症出现，给予康复治疗和护理。

【护理评价】

1.患儿胆红素脑病的早期征象得到及时发现、及时处理。

2.患儿家长能根据黄疸的原因，出院后给予患儿正确的护理。

五、新生儿溶血病护理

【概念】

新生儿溶血病是指母婴血型不合，母血中血型抗体通过胎盘进入胎儿循环，发生同种免疫反应导致胎儿、新生儿红细胞破坏而引起的溶血。

【护理评估】

1.健康史　了解患儿胎龄、母婴血型、体重及保暖情况；询问患儿体温变化及大便颜色、药物服用情况等。

2.疾病的评估　严重的胎儿溶血可能会出现胎儿水肿，生后出现全身水肿、苍白、皮肤瘀斑，胸腔积液，腹腔积液，心力衰竭和呼吸窘迫，快速评估后护士应该积极参与复苏抢救，保证有效通气，抽腹腔积液或胸腔积液，尽快换血。

3.黄疸的监测及评估　每4～6小时监测血清胆红素，判断其发展速度。观察患儿有无胆红素脑病的早期表现。

4. 心理 – 社会状况　了解患儿家长心理状况，对本病病因、性质、护理、预后的认识程度，尤其是胆红素脑病患儿家长的心理状况和有无焦虑。

【主要护理问题】

1. 潜在并发症　心力衰竭，与重症贫血有关。

2. 活动无耐力　与红细胞大量被破坏引起贫血有关。

3. 焦虑（家长）　与患儿家长不了解治疗预后、知识缺乏有关。

【护理措施】

1. 保证充足的营养供给　耐心喂养患儿，黄疸期间患儿容易发生吸吮无力、食欲缺乏，护士应按需调整喂养方式，保证奶量的摄入。静脉补充液体时要合理安排补液计划，切忌快速输入高渗性药物，以免血脑屏障暂时开放，使已与白蛋白联结的胆红素进入脑组织。

2. 光疗的护理　光疗时注意保护患儿安全。光疗前给患儿佩戴合适的眼罩，避免光疗对患儿视网膜产生毒性作用。注意观察患儿的全身情况，有无抽搐、呼吸暂停等现象的发生；观察患儿的皮肤情况，如出现大面积的光疗皮疹或青铜症，应通知医生考虑暂停光疗。光疗分解物经肠道排出时刺激肠壁引起肠道蠕动增加，因此光疗患儿大便次数增加，应做好臀部护理，预防红臀的发生。

3. 换血的护理　严格按照新生儿换血指征进行新生儿换血。术前核对换血知情同意书，并有家长签字。选择合适的血源。术前停奶一次，并抽出胃内容物以防止呕吐。选择合适的静、动脉通路，换血过程中计算换血量，保证输入量和输出量一致，注意观察患儿有无抽搐、呼吸暂停、呼吸急促表现。换血后进行血生化的监测，观察黄疸程度和黄疸症状。

【健康指导】

使家长了解病情，取得家长的配合。若为红细胞 G6PD 缺陷者，须忌食蚕豆及其制品。患儿衣物保管时勿放樟脑丸，并注意药物的选用，以免诱发溶血。发生胆红素脑病者，注意后遗症的出现，给予康复治疗和护理。

【护理评价】

1. 患儿溶血病得到及时发现、及时处理。

2. 患儿出院后家长能给予其正确的护理。

六、新生儿肺炎护理

【概念】

新生儿肺炎可分为吸入性肺炎和感染性肺炎两大类。吸入性肺炎根据吸入物不同又可分为羊水吸入性肺炎、胎粪吸入性肺炎和乳汁或分泌物吸入性肺炎。感染性肺炎可分为产前产时感染（指胎儿在宫内或通过产道时感染的肺炎）和产后感染两类。该病是围产期新生儿常见疾病之一，死亡率较高。

【护理评估】

1. 病史 评估发病诱因，患儿出生时有无羊水、胎粪、乳汁等吸入。出生后有无受凉或呼吸道感染接触史等。

2. 临床表现

（1）吸入性肺炎：胎粪吸入者以足月儿和过期产儿多见，婴儿皮肤、指甲、口腔黏膜等可被胎粪染成黄绿色，病情较重患儿出现呼吸衰竭、肺不张、肺气肿等。

（2）感染性肺炎：体温不升或发热，面色苍白或发绀，严重者呼吸困难，呼吸暂停，三四征，甚至呼吸衰竭和心力衰竭等。

3. 辅助检查 血气分析、胸部 X 线检查、病原学检查、细菌培养等。

【主要护理问题】

1. 清理呼吸道无效 与呼吸急促，患儿咳嗽反射功能不良及无力排痰有关。

2. 气体交换受损 与肺部炎症有关。

3. 体温调节无效 与感染后机体免疫反应有关。

4. 营养失调：低于机体需要量 与摄入困难、消耗增加有关。

5. 潜在并发症 心力衰竭、脓胸（脓气胸、肺大疱、肺脓肿）。

【护理措施】

1. 维持体温稳定 患儿体温不升、四肢厥冷，予暖箱保暖，每半小时监测一次体温，同时室温保持在 24～26℃，相对湿度 55%～65%。体温过高，采用物理降温法，每半小时监测一次体温。

2. 吸氧 患儿出现呼吸急促或呼吸困难伴有暂停、面色发绀或苍白，立即给予氧气吸入。根据病情严重程度采取不同的吸氧方式，随时观察缺氧改善情况，如缺氧已纠正，应改为间断吸氧或停止吸氧。

3. 保持呼吸道通畅 患儿采取侧卧位，利于呼吸道分泌物的排出。分泌物多者按需吸痰，动作轻柔，以免损伤呼吸道黏膜。如患儿痰液黏稠，不易吸出，可在雾化吸入后轻轻叩背，通过振动促痰液排出。

4. 建立静脉通路 按治疗方案有次序地输入液体，用输液泵控制液体速度，使输液量准确。

5. 合理喂养 经口喂养时注意呛咳和溢奶情况。如病情严重者应给予管饲，逐渐增加奶量。喂奶后轻轻叩背，使胃中空气排出，以免发生溢奶。

6. 对症护理 要做好各项护理，如脐部和臀部护理、口腔护理、皮肤护理、体位管理等，并做好预防并发症的护理。

7. 用药护理 使用洋地黄制剂时注意心率，＜100 次 / 分时应停止使用，每次服药前应听诊做好记录，注意观察洋地黄制剂的不良反应。保护心肌的药物（如磷酸肌酸钠）等应按时采用微量泵缓慢输入。

8. 呼吸机患儿的护理 注意监测患儿血气结果，做好记录，根据结果调整参数。正确记录患儿气管插管深度，注意观察有无脱管。及时处理呼吸机报警，并及时去除呼吸机管道内积水。如有 NO 吸入患儿，正确记录 NO 吸入浓度的监测结果，并注意血气分析中高铁血红蛋白浓度及有无肺出血发生，一旦气管插管内吸出血性分泌物，须引起警惕，立即通知医生并配合处理。

【健康指导】

1. 向家长介绍患儿病情，取得家长配合。

2. 讲解肺炎的护理要点，如体位、拍背排痰；保持室内空气流通，环境安静，避免呛咳，喂养时应以少量多餐为宜。

3. 积极治疗原发病，定期进行健康检查及预防接种。

【护理评价】

1. 患儿缺氧症状明显减轻，肺部感染得到有效控制，体温恢复正常。

2. 患儿并发症的发生率降低。

3. 患儿家长了解预防肺炎的知识，并积极配合治疗，使其尽快恢复健康。

七、新生儿寒冷损伤综合征护理

【概念】

新生儿寒冷损伤综合征简称新生儿冷伤，主要由受寒引起，其临床特征是低体温和多器官功能损伤，严重者出现皮肤和皮下脂肪变硬和水肿，又称新生儿硬肿症。

【护理评估】

1. 病史 早产、低体重、寒冷、感染、窒息等。

2. 局部症状 皮肤硬肿、紧贴皮下组织，不能移动，有水肿者压之有轻度凹陷。

3. 临床表现 不吃，不哭，体温不升，心音低钝、心率缓慢、微循环障碍，严重时可呈现休克、DIC，甚至肺出血而死亡。

【主要护理问题】

1. 体温过低 与新生儿体温调节功能低下、寒冷、早产、感染有关。

2. 营养失调：低于机体需要量 与吸吮无力、热量摄入不足有关。

3. 有感染的危险 与免疫、皮肤黏膜屏障功能低下有关。

4. 有皮肤完整性受损的危险 与皮肤硬肿、水肿有关。

5. 潜在并发症 肺出血、DIC。

【护理措施】

1. 复温   目的是在体内产热不足的情况下，通过提高环境温度（减少散热或外加热）以恢复和保持正常体温。

（1）对于轻、中度寒冷损伤综合征，可通过减少散热使体温回升。将患儿置于已预热至中性温度的暖箱中，一般在 6～12 小时内恢复正常体温。

（2）当肛温＜30℃时，应将患儿置于箱温比肛温高 1～2℃的暖箱中进行外加热。每小时提高箱温 1～1.5℃，箱温不超过 34℃，在 12～24 小时内恢复正常体温。然后根据患儿体温调整暖箱温度。

（3）如无上述条件者，可采用温水浴、电热毯或母亲怀抱等方式复温，但要防止烫伤。

2. 合理喂养   轻者能吸吮时可经口喂养，吸吮无力时用滴管、鼻饲或静脉营养保证能量供给。

3. 保证液体供给，严格控制补液速度   应用输液泵控制。每小时记录输入量及速度，根据病情加以调节，以防止输液速度过快引起心力衰竭和肺出血。

4. 预防感染   做好消毒隔离，加强皮肤护理，经常更换体位，防止体位性水肿和坠积性肺炎；尽量减少肌内注射，防止皮肤破损引起感染。

5. 病情观察   注意体温、脉搏、呼吸、硬肿范围及程度、尿量、有无出血症状等，详细记录护理单，备好抢救药物和设备（氧气、吸引器、复苏囊、呼吸器等仪器），一旦病情发生变化，立即通知医生，配合抢救。

【健康指导】

1. 向家长介绍有关硬肿症的疾病知识及预防知识。

2. 指导家长加强护理，注意保暖，预防感染，保持适宜的环境温度。

3. 加强喂养，保证足够的热量。

【护理评价】

1. 12～24 小时使体温恢复正常。

2. 患儿皮肤硬肿逐渐消失，每日供给所需热量和水分，体重开始增长。

3. 患儿未发生并发症或发生时能被及时发现。

八、新生儿出血性疾病护理

【概念】

维生素 K 缺乏性出血症又称新生儿低凝血酶原血症，是由于维生素 K 依赖凝血因子显著缺乏而引起的一种疾病。一般多在出生后 1 周内发病，以消化道出血为最常见，可表现为呕血、黑色大便。

【护理评估】

1.病史：询问家族出血史，母亲患病史，既往妊娠出血史，用药史，饮食情况。

2.评估出血相关情况，评估消化系统、神经系统、呼吸系统和有无休克症状。

3.临床表现：本病特点是婴儿突然发生出血，其他方面正常。

【主要护理问题】

1.潜在并发症　颅内出血。

2.组织完整性受损　与皮肤黏膜出血性损害有关。

3.有感染的危险　与抵抗力低下、出血未及时清理形成培养基等有关。

【护理措施】

1.病情观察　注意观察出血的部位，出血的次数、量和颜色。观察呕吐物和大小便的外观，确定是否有消化道出血的迹象。如发现面色苍白、烦躁不安、四肢厥冷则提示出血量较多，患儿前囟压力进行性增高，出现脑性尖叫、呕吐症状往往提示有颅内出血的可能，应立即通知医生，迅速使用脱水药，以降低颅内压。

2.生命体征的观察　注意观察患儿的意识状态，对外界刺激的反应性，瞳孔大小，呼吸和心跳的改变。

3.喂养　严重呕血患儿应禁食，出血停止及有少量出血提倡早期喂养，以促进肠道内菌群的形成，有利于维生素 K 的合成。

4.防止并发症的发生

（1）熟练护理技术操作，减少损伤：尽量减少针刺机会，静脉穿刺争取一次成功，保持静卧，减少噪声；避免肌内注射，对于肌内注射和静脉注射的穿刺点在拔针后应压迫至穿刺点不出血为止。

（2）做好眼睛、口腔、脐部和皮肤的护理，以防继发感染。

（3）防止交叉感染：严格执行消毒隔离制度，加强手卫生，必要时行保护性隔离。

【健康指导】

1.对家长进行疾病宣教，指导家长观察病情，减轻家长焦虑情绪，积极配合治疗。

2.对家长进行遗传咨询，强调出院后定期随访的必要性。

【护理评价】

1.经治疗和护理后患儿无感染及颅内或其他器官出血所致的后遗症。

2.患儿家长掌握相关疾病知识，出院后能积极配合随访及护理患儿。

九、新生儿低血糖症护理

【概念】

新生儿低血糖：凡全血血糖低于 2.2mmol/L 都诊断为新生儿低血糖症，低于 2.6mmol/

L为临床需要处理的界限值。新生儿低血糖常无症状或无特异性症状，主要表现为反应差、阵发性发绀、震颤、眼球不正常转动、激惹、惊厥、喂养困难、嗜睡、呼吸暂停、面色苍白、出汗等。

【护理评估】

1. 评估患儿是否为早产儿、小于胎龄儿、糖尿病母亲婴儿以及高危儿等。

2. 观察患儿有无反应差、嗜睡、激惹、惊厥、震颤及反应低下，面色苍白，出汗。

3. 观察患儿有无喂养困难，拒食、肌张力低下、呼吸暂停。

【主要护理问题】

1. 营养失调：低于机体需要量　与摄入不足、消耗增加有关。

2. 潜在并发症　呼吸暂停。

【护理措施】

1. 出生后能进食者应尽早喂养，早产儿或窒息儿应尽快建立静脉通路，保证葡萄糖输入。

2. 对持续或反复低血糖者，遵医嘱给氢化可的松 5～10mg/（kg·d）静脉滴注，胰高血糖素 0.1～0.3mg/kg 肌内注射。

3. 定期监测血糖，静脉输注葡萄糖时及时调整输注的量及速度，用输液泵控制并每小时观察记录一次。

4. 严密观察患儿的病情变化，注意有无震颤、出汗、呼吸暂停等，出现呼吸暂停应及时处理。

【健康指导】

1. 对有高危因素的患儿应积极告知家长低血糖发生的原因及预后，以配合治疗。

2. 新生儿低血糖的预后与低血糖持续时间、发作次数、严重程度及潜在病因有关，向家长讲解定期随访运动和神经、精神发育的重要性。

【护理评价】

1. 血糖正常或维持理想水平。

2. 患儿发生低血糖或呼吸暂停时得到及时发现并干预。

3. 家长了解相关知识，配合治疗，患儿未出现并发症。

十、新生儿高血糖症护理

【概念】

新生儿高血糖症指新生儿全血血糖 > 7mmol/L 或血浆糖 > 8.12～8.40mmol/L，可伴随脱水、体重下降、消瘦、多尿等一系列临床症状。早产儿糖代谢能力较差，易发生高血糖症，在极低出生体重儿高血糖症发生率可达 50%～60%。

【护理评估】

1.健康史：有无早产、窒息缺氧等；母亲分娩前短时间内是否用过糖皮质激素。

2.患儿有无脱水、烦渴、多尿、眼闭合不全伴惊恐状等表现。

3.辅助检查：足月儿血糖＞7mmol/L，早产儿＞8mmol/L。

4.分度：①轻、中度高血糖，血糖＞7mmol/L且＜16.8mmol/L；②重度高血糖，血糖≥16.8mmol/L。

【主要护理问题】

1.有血糖不稳定的危险　与糖代谢异常有关。

2.有体液不足的危险　与多尿有关。

3.有皮肤完整性受损的危险　与多尿、糖尿有关。

4.潜在并发症　颅内出血。

【护理措施】

1.维持血糖稳定

（1）寻找病因，积极治疗原发病，如纠正缺氧、低体温和控制感染等。

（2）降低糖速：轻、中度高血糖，可根据医嘱降低输液速度或暂停输液30分钟～1小时后再次进行血糖测试。若血糖恢复正常，可继续输液，并严密监测血糖变化；若血糖未降，可考虑调整糖速及糖浓度。

（3）胰岛素使用注意事项如下。①胰岛素的使用：了解胰岛素使用指征，掌握用药注意事项；②胰岛素持续静脉输入给药，通过针筒和延长管给药，减少胰岛素黏附在静脉输液袋和输液管壁上；③输注期间、停用后均须定时监测血糖，根据血糖波动情况调整监测频率；④发生低血糖时，停止胰岛素注射，必要时静脉推注10%GS 2ml/kg；⑤胰岛素输注期间，每6小时监测血钾水平。

2.病情观察

（1）观察患儿生命体征、肌张力、反应、皮肤及血氧等，注意有无窒息，尽量避免引起血糖升高的应激因素。

（2）每日监测体重，观察患儿尿量变化，及时补液，避免电解质紊乱。

3.皮肤、黏膜护理　参考其他章节相关内容。

【健康指导】

1.积极告知家长病情，以缓解其不良情绪。

2.指导家长学会观察病情，若患儿出现精神萎靡或烦躁不安，及时就诊。

3.需要长期行胰岛素治疗的患儿，需要教会家长胰岛素使用的护理。

【护理评价】

1.血糖正常或维持理想水平。

2. 体重恢复并增长在正常范围内。

3. 未出现并发症。

4. 患儿家长掌握胰岛素的正确使用方法及注意事项。

十一、新生儿颅内出血护理

【概念】

新生儿颅内出血主要因缺氧或产伤引起，早产儿发病率较高，是新生儿早期的重要疾病与死亡原因，预后较差。

【护理评估】

1. 患儿胎龄，是否有窒息、缺氧缺血，是否有产伤。

2. 是否输注高渗液体、频繁吸引，气胸、凝血因子不足、出血性疾病等。

3. 常见临床表现如神志改变、眼征，颅内压增高，呼吸、肌张力、瞳孔改变，黄疸和贫血等。

【主要护理问题】

1. 潜在并发症　颅内压升高。

2. 低效性呼吸型态　与呼吸中枢受损有关。

3. 有窒息的危险　与惊厥、昏迷有关。

4. 体温调节无效　与体温调节中枢受损有关。

【护理措施】

1. 密切观察病情，降低颅内压

（1）注意生命体征、神志、瞳孔变化。密切观察呼吸型态，及时清除呼吸道分泌物，避免外界因素阻碍患儿气道的通畅。仔细观察惊厥发生的时间、性质。及时记录阳性体征并通知医生。

（2）保持绝对静卧，抬高头部，减少噪声，一切必要的治疗及护理操作要轻、稳、准，尽量减少对患儿的移动和刺激，减少反复穿刺，防止加重颅内出血。

2. 合理用氧　根据缺氧程度用氧，注意用氧的方式和浓度，防止氧浓度过高或用氧时间过长导致的氧中毒症状。呼吸衰竭或严重的呼吸暂停时需要气管插管、机械通气并做好相关护理。

3. 维持体温稳定　体温过高时应予物理降温，体温过低时用远红外床、暖箱或热水袋保暖。

4. 喂养护理　出血早期禁止直接哺乳，防止因吸奶用力或呕吐而加重出血，可用奶瓶喂养。当患儿出现恶心、呕吐则提示颅内压增高。注意观察患儿的吃奶情况。因患儿常有呕吐及拒食，甚至吸吮反射、吞咽反射消失，故应记录患儿热量及液体摄入情况，以保证机体生理需要。脱水治疗时应密切观察患儿精神状态、囟门、皮肤弹性、尿量及颜色变化，以防脱水过度导致水、电解质平衡失调。

【健康指导】

向家长讲解颅内出血的严重性以及可能会出现的后遗症。解答疑问，给予安慰，减轻紧张情绪；如有后遗症，鼓励坚持治疗和随访，教会家长给患儿功能训练的技术，增强战胜疾病的信心。

【护理评价】

1. 患儿颅内压没有升高或得到控制。

2. 患儿呼吸得到改善，有规律的自主呼吸，呼吸中枢未受损或得到有效治疗。

3. 体温得到有效控制，未出现并发症。

十二、新生儿腹泻护理

【概念】

腹泻是指由多种病原、多种因素引起的，以大便次数增多和大便性状改变为特点的消化道综合征，严重者可引起水、电解质和酸碱平衡紊乱。

【护理评估】

1. 健康史及喂养史　是否有肠道外感染病史、腹泻史，有无其他疾病及长期使用抗生素病史；喂养方式，有无呕吐、腹胀，大便性状。

2. 身体状况　评估患儿生命体征及精神、反应、体重、前囟、眼窝、皮肤黏膜、循环状况和尿量等；检查肛周皮肤情况。了解各检查结果及临床意义。

【主要护理问题】

1. 腹泻　与感染、喂养不当、肠道功能紊乱等有关。

2. 体液不足　与腹泻、呕吐致体液丢失过多和摄入不足有关。

3. 营养失调：低于机体需要量　与腹泻、呕吐致营养物质丢失过多和摄入不足有关。

4. 体温过高或体温不升　与肠道感染有关。

5. 有皮肤完整性受损的危险　与大便刺激臀部皮肤有关。

【护理措施】

1. 饮食与营养维持　腹泻急性期，需要禁食8～12小时，使胃肠道得到适当的休息，恢复消化功能后开始喂奶，遵循逐步增加奶量和浓度的原则。禁食或入量不足期间，经肠道外补充液体和营养。

2. 纠正水和电解质紊乱　根据病情，建立静脉通路，遵循补液计划与顺序，正确补液。按照先盐后糖，先浓后淡，先快后慢，见尿补钾的原则。补充累积损失量、生理需要量和继续损失量。

3. 控制感染　严格执行消毒隔离制度，遵医嘱使用抗病毒药物或抗生素。对腹泻患儿进行隔离（单间隔离或床旁隔离），防止交叉感染。

4. 严密观察病情变化　密切观察患儿的体温、面色、皮肤弹性、囟门张力、眼泪判断患儿的脱水状况；观察大小便性状、频率、颜色等；观察呕吐的性质、颜色、频率、量并严格记录出入量，根据医嘱测量体重。体温高时给予补液、擦干汗液、及时更换汗湿的衣服、物理或药物降温处理。体温不升时及时加强保暖。密切观察心率、呼吸、血氧饱和度的变化，如有异常及时给予处理。

5. 基础护理　预防红臀的发生：及时更换尿布，选择透气、柔软的尿布，包裹时松紧适度。对中到重度尿布疹患儿，可每天 2 次应用（短期应用）1% 的氢化可的松。皮肤糜烂或溃疡者，可采用暴露法，使臀部皮肤暴露于空气中或阳光下。女婴应注意会阴部的清洁，预防上行性尿路感染。严重脱水出现眼睑不能完全闭合时，可应用生理盐水纱布覆盖，或遵医嘱应用红霉素眼膏预防感染。

【健康指导】

1. 指导患儿家长合理用药及家庭护理方法。

2. 注意室内通风及奶具的消毒。

【护理评价】

1. 患儿无体液失衡，症状减轻，大便次数有所减少，脱水纠正，无红臀发生，体温恢复正常，体重恢复正常。

2. 住院期间无交叉感染发生。

3. 家长知晓腹泻护理相关知识。

十三、新生儿产伤性疾病护理

（一）新生儿骨折护理

【锁骨骨折概念】

新生儿锁骨骨折是产伤性骨折中最常见的一种，常与出生体重、产钳助产、肩难产等高危因素有关，但也有相当比例的骨折（约占 41%）发生在无高危因素的正常阴道顺产儿中，大多预后良好。产伤性锁骨骨折多发生在右侧锁骨中段外 1/3 处。

【护理评估】

1. 询问病史　孕期是否体重增加过快或 B 超提示胎儿双顶径变大、体重大于 4kg。

2. 临床表现　患儿患侧上肢或上臂活动障碍，但手或前臂活动正常；轻压患肩时，患儿出现啼哭或痛苦表情；患肩低垂，拥抱反射减弱或消失；局部肿胀隆起，有骨擦音，甚至可扪及骨痂硬块。

【主要护理问题】

1. 舒适的改变 与骨折肢体固定后活动或功能受限有关。

2. 有皮肤完整性受损的危险 与绷带固定有关。

3. 知识缺乏（家长） 缺乏骨折的相关知识。

【护理措施】

新生儿锁骨骨折一般不需要特殊处理，几乎全部患儿均可自行愈合，一般在骨折 7～9 天出现骨膜增生及骨痂形成，2 周后即愈合，预后良好。呈青枝骨折与无移位锁骨骨折时，一般予平卧位。早期或有移位时，可用 "8" 字绷带固定。新生儿愈合能力强，即使断端完全错位重叠也能愈合且通过后期塑形恢复正常形态。

1. 给予患儿舒适的体位，需要在床旁悬挂警示标识，绷带固定妥，观察肢体的血供及活动情况，注意肢端的温度、色泽及动脉搏动情况。患肢制动，避免过度牵拉，注意有无臂丛神经损伤及麻痹等症状；喂养及臀部护理时避免移位。

2. 注意皮肤的护理，特别是有 "8" 字绷带固定的患儿，尤其注意腋下皮肤情况，以防发生皮肤糜烂。

3. 向患儿家属讲解新生儿锁骨骨折的相关知识、护理注意事项，缓解家属焦虑。

【健康指导】

1. 不完全性骨折无须处理，注意保护患处以免再次损伤或增加疼痛。

2. 完全性骨折予绷带固定时教会家长相关注意事项，促进家庭的随访依从性。

【护理评价】

患肢的血供及活动正常，绷带固定妥，无过度牵拉及移位，无臂丛神经损伤及麻痹，无皮肤发红及糜烂。

（二）新生儿头皮血肿护理

【概念】

头皮血肿多由分娩时损伤引起的骨膜下血管破裂导致血液积聚并局限于骨膜下，故血肿边缘清晰，不超过颅缝，有波动感。

【护理评估】

1. 询问病史：产妇在分娩过程中是否有头盆不称或胎位不正、有无产钳牵引史；是否急产。

2. 评估血肿出现的部位（多在顶骨、枕骨部位），肿块边缘是否清晰，是否跨越颅缝，有无囊样感，压之有无凹陷，局部头皮颜色是否正常。

【主要护理问题】

1. 潜在并发症 贫血、黄疸。

2. 有感染的危险 与局部皮肤破溃有关。

3. 焦虑　与家长知识缺乏有关。

【护理措施】

1. 体位护理　每2小时更换体位，以健侧卧位为主。观察头部受压部位，有破损时，破损处予敷料覆盖，头部给予水枕，忌局部按摩或热敷。

2. 预防感染　做好基础护理，及时更换潮湿污染的床单。保持局部皮肤清洁、干燥，切忌搓揉，勿经常挤摸，更换体位时避免压迫血肿处，保护局部皮肤完整性。

3. 贫血护理　每班测量并记录血肿大小变化情况，严密观察患儿有无贫血表现。

4. 黄疸护理　由于血肿吸收，可导致患儿黄疸发生早且重，应密切随访患儿皮肤颜色及胆红素情况，预防胆红素脑病的发生。

5. 术后护理　一旦患儿发生血肿骨化，则须在全身麻醉下行骨化血肿剔除、颅骨修复术。术后密切观察患儿生命体征、精神反应、肌张力、伤口等情况，防止颅内出血、低血容量性休克或感染的发生。

【健康指导】

1. 向患儿家长说明病情、治疗、预防、护理注意事项，取得合作。

2. 家庭护理时，可用云南白药外敷患处，促进血肿消退，保持皮肤的清洁、干燥，洗浴时切忌揉搓，勿经常挤摸，睡觉时避免压迫血肿。不应抽出血液，以防感染。一旦出现局部发热红肿、体温增高等表现，应及时就诊。

【护理评价】

1. 患儿体温稳定，无发热、感染，无并发症发生。

2. 家长了解护理患儿的相关知识，焦虑减轻。

十四、新生儿先天性梅毒护理

【概念】

先天性梅毒又称胎传梅毒，系血液传染性疾病，是梅毒螺旋体由母体经过胎盘进入胎儿血循环中所致，其危害性较后天梅毒大。先天性梅毒可引起胎儿宫内感染，造成流产、早产、死胎、死产、畸形或分娩先天梅毒新生儿。

临床表现：营养障碍、消瘦，皮肤黏膜松弛，貌似老年人，特征性皮疹，梅毒性皮炎等。大多数新生儿刚出生时症状和体征不明显，于2～3周后逐渐出现皮肤黏膜损害、肝大、骨损害等。

【护理评估】

1. 评估患儿的分娩史，了解诱因。

2. 了解梅毒的症状、体征，有无梅毒性皮疹、梅毒性鼻炎，有无骨损害。

3. 了解实验室及特殊检查结果。

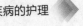

4.评估患儿家长的心理及社会支持情况。

【主要护理问题】

1.皮肤完整性受损　与梅毒螺旋体损伤皮肤黏膜有关。

2.疼痛　与骨损害有关。

3.焦虑　与家长对治疗、预后等相关知识缺乏有关。

【护理措施】

1.消毒隔离　将患儿置于隔离病房或单间，避免交叉感染。定时空气消毒，地面、床单位应用有效氯消毒液拖抹；接触患儿戴手套，穿隔离衣，严防刺伤皮肤黏膜，所有用物及器械专用，操作前后应洗手，以防交叉感染。

2.注意保暖及喂养　体温不升的患儿置于暖箱内，箱温随患儿日龄、体重及体温情况而定，以维持患儿直肠温度在 36.5 ～ 37.3℃为宜。提倡母乳喂养，增强患儿免疫力，无母乳者采用配方奶粉喂养，对吸吮力差者给予鼻饲，保证热量供给。

3.皮肤黏膜护理　加强口腔黏膜护理，保持口腔清洁，防止鹅口疮。同时加强脐部护理。因患儿皮肤脱屑较多，全身皮疹，注意保持床单位整洁、干燥、舒适，及时更换脏湿衣物、尿布；对全身水肿患儿在床铺上加用海绵垫，每 2 ～ 3 小时更换一次体位，并轻轻按摩皮肤受压处，以防发生压力性损伤。

4.用药观察　青霉素治疗过程中，应注意观察是否出现皮肤红疹、皮疹等皮肤过敏反应现象，用药后加强巡视，以防不良反应的发生。

5.心理护理　患儿家长缺乏本病基本知识，担心治疗效果、预后及对孩子将来健康状况的影响，家长存在自责心理，在做好家长心理护理的同时，应根据家长的文化程度，进行疾病相关健康教育，解除其思想顾虑并促使其积极配合治疗。

【健康指导】

1.做好家长的思想工作，梅毒是可治之症，应积极配合医生治疗。

2.指导家长带患儿定时复诊，必须在治疗后的 2、4、6、9、12 个月时检查血清VDRL 滴度，以了解疾病的治愈程度。

【护理评价】

1.患儿皮肤黏膜完整，未发生用药反应，生命体征稳定，体重稳定增长。

2.家长获得相关知识，焦虑情况减轻，建立治疗信心。

十五、新生儿支气管肺发育不良护理

【概念】

支气管肺发育不良又称新生儿慢性肺病，是早产儿常见的慢性肺部疾病，指任何氧依赖（＞21%）超过 28 天的新生儿。

【护理评估】

1.早产儿，尤其是出生体重＜1000g，胎龄＜26周的极不成熟早产儿。

2.原发疾病为严重新生儿呼吸窘迫综合征。

3.有长期接受高浓度吸氧、高气道压的机械通气史。

4.因呼吸困难、低氧、高碳酸血症持续辅助用氧超过28天。

5.出生仅有轻度或无肺部疾病，不需要给氧或仅需要低浓度氧，而在住院期间逐渐出现氧依赖。

【主要护理问题】

1.低效性呼吸型态　与肺部炎症有关。

2.营养失调：低于机体需要量　与摄入困难、消耗增加有关。

3.清理呼吸道无效　与呼吸急促，患儿咳嗽反射功能不良及无力排痰有关。

【护理措施】

1.合理氧疗　尽可能给予低流量氧气吸入。维持早产儿经皮测血氧饱和度在90%～95%。可采取低流量间断吸氧法，过渡到停止吸氧。吃奶时予以低流量吸氧并采用间歇喂养法达到缓解缺氧症状的目的。

2.早期喂养　营养支持是预防支气管肺发育不良发生的关键因素，对喂养困难的患儿应早期给予微量喂养。尽量使用母乳喂养。根据患儿胃肠耐受情况逐渐加奶，并根据患儿矫正胎龄选择合适的喂养方式，从完全管饲喂养逐步过渡到部分管饲再到经口喂养。

3.呼吸管理　加强呼吸道管理是预防支气管肺发育不良行之有效的办法，正确的体位和吸痰是保持呼吸道通畅的重要环节。给患儿取俯卧位有助于减轻心脏对肺的压迫而缓解肺的局部受压，改善通气与血流情况，还有利于肺内分泌物的引流。

4.基础护理　按照早产儿的护理进行。

【健康指导】

1.给予照护者心理支持及照护指导，病情稳定者可母婴同室，帮助家长建立照护信心。

2.指导家长学习基础护理及相关疾病知识。

【护理评价】

1.患儿呼吸道保持通畅，能有效排出呼吸道分泌物。

2.气促、发绀症状逐渐改善，呼吸平稳。

3.用氧患儿可逐渐过渡至完全离氧。

4.营养给予适当，患儿体重增长合理。

5.家长获得相关知识并建立照护信心。

十六、新生儿呼吸窘迫综合征护理

【概念】

新生儿呼吸窘迫综合征又称新生儿肺透明膜病，系因肺表面活性物质不足以及胸廓发育不成熟导致，主要见于早产儿。

【护理评估】

1. 询问病史：患儿孕周（＜35 周），孕期是否合并其他疾病或诱发因素。

2. 评估患儿面色、呼吸、心率、经皮血氧饱和度，有无进行性加重的呼吸困难，如青紫、呻吟、口吐泡沫、三凹征等。

3. 评估痰液的颜色及性状，注意有无肺出血倾向。

【主要护理问题】

1. 气体交换受损　与肺泡缺乏肺表面活性物质、肺泡萎陷及非透明膜形成有关。

2. 营养失调：低于机体需要量　与摄入量不足有关。

3. 有感染的危险　与抵抗力降低有关。

4. 潜在并发症　呼吸衰竭、呼吸机相关性肺炎。

【护理措施】

1. 密切观察病情变化　患儿多在生后 2～6 小时出现进行性加重的呼吸困难，须专人护理，密切观察患儿面色、反应及呼吸情况。持续心电监护，监测体温、呼吸、心率、血压及经皮血氧饱和度的变化，如有进行性发绀、气促、呻吟、三凹征等临床表现，及时通知医生，迅速采取相应治疗及护理措施。

2. 保持呼吸道通畅　参考早产儿护理及新生儿胎粪吸入综合征护理相关内容。

3. 采取正确的有效氧疗　根据患儿病情和缺氧、呼吸状况采取适宜的供氧方式。常见氧疗方式有鼻导管用氧、持续气道正压通气（CPAP）及气管插管机械通气，掌握各氧疗方式适应证，正确用氧。用氧过程中密切监测血氧饱和度、动脉血氧分析、血氧饱和度等，按时记录。经常检查装置各连接处是否严密、有无漏气、有无压迫引起皮肤坏死等，妥善固定各管路，防止中断给氧。及时根据血气分析变化调节参数，争取及早撤机。

4. 使用肺表面活性物质的护理　用药前彻底清除口、鼻腔及气道内的分泌物，摆好体位，再根据药品说明将肺表面活性物质复温、溶解、滴入，严密监测血氧饱和度、心率、呼吸和血压变化。呼吸机辅助通气的患儿使用肺表面活性物质后须将呼吸机参数适当下调。给药后 6 小时内尽量不吸痰。

5. 营养和热量供给　静脉全营养液治疗时采用 PICC 或者 UVC 输入 TPN，做好导管相关护理，加强巡视，防止 TPN 渗出而引起皮肤坏死。

6. 预防感染　参考其他章节相关护理。

【健康指导】

参考早产儿护理相关知识。

【护理评价】

1.患儿自主呼吸恢复正常。

2.患儿无感染的发生。

3.喂养合理，体重增长在正常范围。

4.无并发症发生。

十七、新生儿窒息护理

【概念】

新生儿窒息是胎儿因缺氧发生宫内窘迫或娩出过程中引起的呼吸、循环障碍，以致生后 1 分钟内无自主呼吸或未能建立规律性呼吸，而导致低氧血症和混合性酸中毒。

【护理评估】

1.孕母因素　孕母是否患有全身性疾病，年龄大于 35 岁或小于 16 岁等。

2.胎盘和脐带因素　如前置胎盘、脐带受压、打结、绕颈等。

3.分娩因素　难产，手术助产如高位产钳等。

4.胎儿因素　巨大儿、羊水或胎粪吸入、胎儿宫内感染等。

5.Apgar 评分　内容包括心率、呼吸、对刺激的反应、肌张力和皮肤颜色 5 项。每项 0～2 分，总共 10 分，8～10 分为正常，4～7 分为轻度窒息，0～3 分为重度窒息。

【主要护理问题】

1.自主呼吸障碍　与羊水、气道分泌物吸入导致低氧血症和高碳酸血症有关。

2.体温过低　与缺氧以及抢救时过分暴露有关。

3.焦虑　与患儿病情危重及预后不良有关。

【护理措施】

1.复苏　新生儿窒息的复苏应由产科及新生儿科医生、护士共同合作进行。

（1）复苏程序：严格按照 A→B→C→D 步骤进行，顺序不能颠倒。复苏过程中严密心电监护。

A——通畅气道（要求在生后 15～20 秒内完成）：①新生儿娩出后即置于远红外或其他方法预热的保暖台上；②温热干毛巾包裹头部及全身，减少散热；③摆好体位，肩部以布卷垫高 2～2.5cm，使颈部轻微伸仰；④立即吸净口、咽、鼻黏液，吸引时间不超过 10 秒，先吸口腔，再吸鼻腔；⑤擦干全身并更换干燥预热毛巾。

B——建立呼吸：①触觉刺激，即重新摆正体位后拍打足底和摩擦婴儿背部来促使呼吸出现。婴儿经触觉刺激后，如出现正常呼吸，心率＞100 次／分，肤色红润或仅手足青紫者可予观察。②正压通气：触觉刺激2次后如无自主呼吸建立或心率＜100次/分，应立即用复苏器有效加压给氧；面罩应密闭遮盖下巴尖端及口鼻，但不盖住眼睛；通气频率为40～60次/分，吸呼比1:2，压力以可见胸廓起伏和听诊呼吸音正常为宜。30秒后再评估，如心率＞100次/分，出现自主呼吸可予以观察；如无规律性呼吸，或心率＜100次/分，须进行气管插管正压通气。

C——恢复循环：气管插管正压通气30秒后，心率＜60次/分，应同时进行胸外心脏按压。可采用双拇指法：操作者双拇指并排或重叠于患儿胸骨体下1/3，其他手指围绕胸廓托在后背；中示指法：操作者一手的中、示指按压胸骨体下1/3处，另一只手或硬垫支撑患儿背部。按压频率为120次/分（每按压3次，正压通气1次，每个动作周期包括3次按压和1次人工呼吸，双人配合，耗时约2秒），压下深度为患儿胸廓前后径的1/3，按压放松过程中手指不离开胸壁；按压有效时可摸到股动脉搏动。胸外心脏按压60秒后评估心率恢复情况。

D——药物治疗：①建立有效的静脉通路；②保证药物的应用：有效的正压通气配合胸外心脏按压60秒不能恢复正常循环时，遵医嘱给予1:10 000肾上腺素0.1～0.3ml/kg（静注）或0.5～1ml/kg（气管内注入）；如心率仍＜100次/分，可根据病情酌情用纠酸、扩容剂，有休克症状者可给予多巴胺或多巴酚丁胺；对其母在婴儿出生前6小时内曾用过麻醉药者，可用纳洛酮静脉或气管内注入。

（2）复苏后监护：监护主要内容为体温、呼吸、心率、血压、尿量、肤色和窒息所导致的神经系统症状；注意酸碱失衡、电解质紊乱、大小便异常、感染和喂养等问题。认真观察并做好相关记录。

2. 保温　整个治疗护理过程中应注意患儿的保温，维持患儿肛温36.5～37.5℃。根据情况因地制宜使用提高室温、袋鼠式保暖、预热包被、辐射保温台等保暖措施。对于孕周＜28周或体重＜1500g的新生儿，产房的温度应保持至少26℃，生后不擦干，颈部以下放入塑料袋或用保鲜膜包裹，放于辐射保温台并进行复苏或观察。

3. 用氧护理　＞35周出生患儿复苏用正压通气时先用空气复苏，在有效通气的情况下心率不增加或氧饱和度增加不满意，再考虑应用高浓度氧。＜35周的早产儿应用空氧混合仪并在氧饱和度的指导下进行调节，开始用低浓度的氧，然后根据氧饱和度调整氧浓度。

4. 家庭支持　耐心细致地解答病情，告诉家长患儿目前的情况和可能的预后，帮助家长树立信心，促进父母角色的转变。

【健康指导】

窒息新生儿可能有多器官功能损害的危险，应及时对脑、心、肺、肾及胃肠等器官功能进行监测，早期发现异常并适当干预，告知患儿家长可能的并发症，定期随访，接受治疗，以减少窒息后的死亡率和伤残率。

【护理评价】

1. 患儿窒息得到及时复苏。

2. 患儿未发生缺氧缺血性脑病。

3. 患儿家属知晓有关疾病相关知识并能配合治疗。

十八、新生儿胎粪吸入综合征护理

【概念】

胎粪吸入综合征是指胎儿在宫内或娩出过程中吸入被胎粪污染的羊水，导致呼吸道和肺泡机械性阻塞和化学性炎症。足月儿和过期产儿多见。

【护理评估】

1. 病史：患儿是否为过期产，是否有异常心率、宫内发育迟缓或羊水过少等。

2. 查体：

（1）羊水混胎粪。

（2）患儿皮肤、脐带和指、趾甲床留有胎粪痕迹。

（3）口、鼻腔吸引物中有胎粪。

（4）气管插管时声门处或气管内吸引物可见胎粪。

3. 患儿有无呼吸困难的表现。

4. 羊水污染程度（表 12-1）。

表 12-1　羊水污染的分度

分度	颜色	意义
Ⅰ度	浅绿色	常见于胎儿慢性缺氧
Ⅱ度	深绿色或黄绿色	提示胎儿急性缺氧
Ⅲ度	棕黄色，稠厚	提示胎儿严重缺氧

5. 临床表现：患儿病情轻重差异很大。羊水吸入较少者出生时可无症状或症状较轻；胎粪大量吸入者可致死胎或生后不久死亡。

【主要护理问题】

1. 清理呼吸道无效　与胎粪吸入有关。

2. 气体交换受损　与气道阻塞、通气障碍有关。

3. 潜在并发症　气漏综合征、持续性肺动脉高压、急性呼吸窘迫综合征等。

【护理措施】

1. 清理呼吸道 先吸净口鼻腔黏液等，然后经口气管插管，吸出气管内的污染羊水。可从气管内注入无菌生理盐水后加压给氧 30 秒，变换体位进行背部叩击振动肺部，帮助排出胎粪。清理呼吸道前尽量不予气道加压通气，防止胎粪进入小气道，引起气道阻塞及肺内化学性炎症。

2. NO 吸入护理 应持续吸入并监测浓度，设置高低限报警值。正确连接呼吸机管路，吸入期间严密监测患儿的心率、心律、呼吸、动脉血压以及血氧饱和度。积极评价 NO 吸入对患儿氧合作用的影响，及时发现 NO 吸入潜在并发症。

3. 机械通气护理 掌握正确的翻身、叩背、吸痰方法。注意各管道连接，防止出现导管脱管、移位、打折、堵塞等现象。翻身时动作轻柔，保证轴线原则，保持气道通畅。按照吸痰原则正确吸痰。

4. 病情观察 监测患儿心率、呼吸、血压、SaO_2 变化。密切观察患儿呼吸频率、节律、深浅度、胸廓起伏状态，自主呼吸与呼吸机是否同步。观察四肢末梢灌注、尿量等循环系统体征。注意保暖，防止体温波动过大。如出现心力衰竭，应立即吸氧，遵医嘱给予强心、利尿药物，控制补液量和补液速度；如患儿出现气胸或纵隔气肿时应立即做好胸腔穿刺及胸腔闭式引流准备。

【健康指导】

1. 向患儿家属说明病情、治疗、预防、护理注意事项，取得合作。

2. 定期进行体格、神经、精神发育以及有无后遗症的随诊。

【护理评价】

1. 插管患儿无 VAP 的发生，病情好转后做到及时拔管。

2. 严格无菌操作，无继发感染的发生。

3. 通过健康教育，家属了解了本病的相关知识，并配合治疗。

4. 无并发症的发生。

十九、新生儿缺氧缺血性脑病护理

【概念】

新生儿缺氧缺血性脑病是由于各种围生期因素引起的缺氧和脑血流减少或暂停而导致胎儿和新生儿的脑损伤。

【护理评估】

1. 病史：询问孕产史，如有无窒息、产程延长、脐带绕颈等。

2. 临床表现：意识障碍，肌张力低下，严重者可伴有脑干功能障碍等。

3. 亚低温治疗适应证与禁忌证。

【主要护理问题】

1. 低效性呼吸型态　与缺氧缺血致呼吸中枢损害有关。

2. 潜在并发症　颅内压升高、呼吸衰竭。

3. 有废用综合征的危险　与缺氧缺血导致的后遗症有关。

4. 焦虑　与患儿病情严重及预后不良有关。

【护理措施】

1. 给氧　及时清除呼吸道分泌物，保持呼吸道通畅。选择合适的给氧方式，根据患儿缺氧情况，可给予鼻导管吸氧或头罩吸氧，缺氧严重时，可考虑气管插管及机械辅助通气。

2. 监护　严密监护患儿的呼吸、血压、心率、血氧饱和度等，注意观察患儿的神志、瞳孔、前囟张力及抽搐等症状，观察药物反应。

3. 亚低温治疗的护理

（1）降温：亚低温治疗时采用循环水冷却法进行，选择性头部降温或全身性降温，起始水温保持 10～15℃，诱导亚低温治疗 1～2 小时使体核温度达到亚低温治疗的目标温度（33～34℃）。

（2）维持：亚低温治疗期间给予患儿持续的肛温监测，维持体核温度在目标温度（33～34℃），同时注意保暖，避免引起新生儿硬肿症等并发症。

（3）复温：复温宜缓慢，时间 ≥ 5 小时，保证体温上升速度不高于 0.5℃/h，复温过程严格监测肛温。体温恢复正常后，每 4 小时测体温 1 次。

（4）监测：亚低温治疗过程中，持续监测心电、肛温、SpO_2、呼吸及血压，同时观察患儿的面色、反应、末梢循环情况，总结 24 小时的出入液量，并做好记录。如出现心率过缓或心律失常，及时与医生联系。

4. 早期康复干预　早期给予患儿动作训练和感知刺激，促进脑功能的恢复。

5. 心理护理　向家长耐心解释病情及可能的预后，介绍后期康复治疗的重要性，增强信心及后期康复干预依从性，条件允许时让家长进入病房参与护理，及早获得相关护理知识。

【健康指导】

1. 向家长交代病情，取得家长配合，增强其信心。

2. 向家长讲解早期干预及定期复诊的重要性。

【护理评价】

1. 未出现并发症或出现并发症并得到及时处理。

2. 患儿家长得到预后康复的正确信息及有效帮助。

二十、新生儿败血症护理

【概念】

新生儿败血症指细菌侵入血循环并生长繁殖，产生毒素造成的全身感染。

【护理评估】

1. 诱因　了解孕母在围生期有无细菌感染及羊膜腔感染。

2. 临床表现　早期表现为精神、食欲不佳，哭声弱，体温不稳定等，继而迅速发展为精神萎靡，嗜睡，不吃、不哭、不动，面色发灰，甚至出现病理性黄疸，休克征象，肝脾大，气促，发绀，呼吸暂停等严重表现。

3. 实验室检查　血培养阳性，白细胞计数和中性粒细胞计数增多，C反应蛋白持续增高，红细胞沉降率增快有助于诊断。

【主要护理问题】

1. 体温过高或过低　与细菌侵入血循环感染有关。

2. 皮肤完整性受损　与机械通气气管插管有关。

3. 营养失调：低于机体需要量　与摄入不足有关。

4. 潜在并发症　化脓性脑膜炎。

【护理措施】

1. 产时护理　分娩过程中和脐带结扎应严格无菌技术操作，对胎膜早破、产程延长的新生儿应进行预防性治疗，对有感染及发热的母亲应用广谱、能通过胎盘屏障的抗生素，复苏窒息的新生儿尽量减少交叉感染的机会。

2. 加强基础护理

（1）皮肤护理：参考正常足月儿护理相关知识及机械通气患儿相关知识。

（2）口腔护理：用无菌棉签蘸生理盐水轻轻擦拭内颊部、上颚、牙龈、舌上下等，对气管插管患儿可采用2%～3%碳酸氢钠溶液进行擦拭，每4小时1次。操作时动作轻柔，注意防止擦伤口腔黏膜。

（3）脐部护理：参考正常足月儿护理相关知识。

3. 严格执行消毒隔离制度，防止医源性感染　各类导管专人护理，定时观察和记录，发现局部异常（红、肿、热、痛等）及时拔除导管，进行导管末端培养；使用抗生素前采集患儿血液行血培养，采血时应两人配合。

4. 其他护理

（1）每4小时测体温一次，体温不稳定者每1～2小时测一次，维持体温恒定。当体温不升或低体温时，及时予以保暖措施；当体温过高时，予以松开包被温水擦浴或沐浴等物理降温措施。

（2）保证抗菌药物有效进入体内，观察用药疗效，注意配伍禁忌和毒副作用。

（3）及时处理局部感染灶，防止感染继续蔓延扩大。

（4）保证营养供给，不能经口喂养者管饲喂养或经静脉营养补充。

（5）加强巡视，密切注意患儿生命体征，观察有无黄疸、休克或各系统的异常表现，发现问题及时通知医生，积极处理。

【健康指导】

1.向家长讲解疾病相关知识，告知用药目的及必要性。

2.指导家长观察患儿病情变化，知晓皮肤、口腔、脐带、臀部护理的注意事项。

【护理评价】

1.患儿病情得到控制，症状减轻，体温恢复正常。

2.皮肤黏膜完整，脐带脱落，脐窝干燥，无分泌物。口腔黏膜完整。

3.家长积极配合抢救，掌握新生儿常规护理知识。

二十一、新生儿坏死性小肠结肠炎护理

【概念】

新生儿坏死性小肠结肠炎是围生期的多种致病因素导致的肠道疾病，多在生后 2 周内发病，严重威胁新生儿的生命。临床上以腹胀、呕吐、便血为主要表现，腹部 X 线平片以肠道充气、肠壁囊样积气为特征，病理以回肠远端和结肠近端坏死为特点。

【护理评估】

1.病史　评估胎龄，出生情况，喂养情况，用药情况。

2.症状　早期出现反应差、拒食、呕吐、腹胀、腹泻和便血等表现。重者腹胀明显，大便如果酱样或柏油样，或带鲜血有腥臭味，甚至出现休克、DIC、肠穿孔、腹膜炎等。

【主要护理问题】

1.体温过高　与细菌毒素侵入血液有关。

2.腹胀、腹泻　与肠壁组织坏死、肠道炎症有关。

3.体液不足　与液体丢失过多、补液不足有关。

4.潜在并发症　肠穿孔、腹膜炎、休克等。

【护理措施】

1.监测体温　根据监测的体温结果给予相应的物理降温或药物降温。

2.缓解腹胀、腹痛，控制腹泻

（1）立即禁食，一般 7～14 天。观察有无呕吐，呕吐时头偏一侧，及时清除呕吐物，保持皮肤及床单位清洁，记录呕吐物的量、颜色、性状，做好口腔护理。

（2）胃肠减压，改善肠腔血液供应。减压时保持引流管通畅，严格记录引流物的量、

颜色、性状。

（3）遵医嘱给予抗生素抗感染。

3. 维持水、电解质平衡及营养平衡　禁食期间建立良好的静脉通路，静脉补充液体及营养，合理安排滴速，以保证液体、营养的需要，维持水、电解质平衡，准确记录24小时出入量。腹胀消失、大便潜血试验阴性可逐步恢复喂养，以母乳为佳；若喂配方乳，从低浓度小剂量开始，逐渐增加浓度及奶量。在调整饮食期间继续观察腹胀及大便情况，发现异常立即与医生联系。

4. 密切观察病情

（1）当患儿表现为脉搏细速、血压下降、末梢循环衰竭等中毒性休克时，立即通知医生抢救。迅速补充有效循环血量，改善微循环，纠正脱水、电解质紊乱及酸中毒，补充能量及营养。

（2）仔细观察、记录大便的次数、性状、颜色及量，了解大便变化过程。及时、正确留取大便标本送检。每次便后用温水洗净臀部、涂护臀膏等，减少大便对皮肤的刺激，保持臀部皮肤的完整性。

【健康教育】

向家长讲解喂养相关知识，皮肤和口腔的护理知识，并争取家长理解和配合。

【护理评价】

1. 患儿舒适，无呕吐、腹胀、腹泻的发生。

2. 禁食期间，患儿得到充足营养。

3. 患儿无水、电解质紊乱，肠穿孔、腹膜炎、休克等。

二十二、新生儿气漏综合征护理

【概念】

新生儿气漏综合征包括间质性肺气肿、纵隔气肿、心包积气、皮下气肿、气腹、血管内积气和气胸，上述气漏的发生均起源于间质性肺气肿。

【护理评估】

1. 高危因素　生后窒息的复苏操作、早产儿RDS，足月儿的胎粪、血液、羊水等的吸入，肺炎和先天畸形等。

2. 临床表现

（1）气胸发生时，新生儿原有的呼吸系统疾病常突然恶化，如呼吸加快伴呻吟、心率加快、面色苍白或发绀。

（2）单侧气胸时心尖向对侧移动，听诊患侧呼吸音降低，部分患儿患侧胸廓隆起或因横膈降低而使腹部饱满。

（3）由于大静脉的受压而出现心排血量的降低，患儿可出现休克。

【主要护理问题】

1. 气体交换受损　与肺泡破裂有关。

2. 自主呼吸障碍　与肺泡破裂导致低氧血症有关。

3. 有感染的危险　与未严格无菌操作，上机时间较长导致的肺部感染等有关。

4. 焦虑　与患儿病情危重有关。

【护理措施】

1. 病情观察　观察患儿的面色、意识及生命体征的变化，发现异常立即通知医生处理。同时密切监测患儿呼吸音的变化和胸廓运动的情况，若患儿出现胸廓运动减弱，或呼吸音消失，可判断为患儿气胸加重，应及时做好抢救准备。

2. 体位管理　床头抬高 30°，当患儿 SpO_2 降低、缺氧明显时，为保障其他脏器血氧供给，可给予患侧卧位，待病情稳定或 SpO_2 维持在 90% 以上时，给予健侧卧位，促进肺复张。

3. 引流护理要点

（1）评估生命体征及病情变化，观察引流液的颜色、性状、量，发现异常及时处理。

（2）保持胸腔闭式引流装置液面低于患儿胸腔穿刺点 60 ～ 100cm 处，引流管位于水封瓶水下 3 ～ 4cm，保持直立，注意观察水柱的波动情况。

（3）保持管路通畅，定时挤压引流管，挤压时由引流管的远端向胸腔的方向挤压，防止引流瓶中的液体倒吸。

（4）每 2 小时为患儿翻身拍背，防止坠积性肺炎，促进肺复张。

（5）做好基础护理及专科护理，防止口腔、皮肤感染及压力性损伤等的发生。

（6）引流接头滑脱时，要立即夹闭或反折近胸端引流管。引流管自胸壁伤口脱出，立即用手顺皮肤纹理方向捏紧引流口周围皮肤（注意不要直接接触伤口），并立即通知医生处理。患儿外出检查前必须夹闭引流管，漏气明显的患儿不可夹闭引流管。

（7）夹闭引流管 24 小时后患儿呼吸平稳，双侧呼吸音对称，皮肤无青紫，喂养耐受，胸片无异常，可拔除胸腔闭式引流管，无菌贴密闭创口，24 小时更换敷料，注意保持伤口的干燥，有渗液渗血及时更换。

（8）拔管后密切观察患儿呼吸情况，有无憋气，皮下气肿，伤口渗出及出血等症状，有异常及时通知医生处理。

4. 预防

（1）在机械通气时尽可能用较低的呼吸机压力，应用肺保护性通气策略，即低潮气量通气和允许性高碳酸血症及肺表面活性物质的应用，可减少气胸的发生。

（2）在需要使用复苏囊加压给氧时，应用 T 组合器代替复苏囊。

【健康指导】

1.对家长进行疾病宣教,减轻家长焦虑情绪,使其积极配合治疗。

2.给予照护者心理支持。病情稳定者可采用母婴同室,帮助家长建立照护信心。

3.指导家长学习基础护理及相关疾病知识。

【护理评价】

1.气漏得到及时处理,患儿未出现严重并发症,预后良好。

2.气促、发绀症状逐渐改善以至消失,呼吸平稳,机械通气患儿及时拔管撤机并耐受。

3.用氧患儿可逐渐过渡至完全离氧。

4.家长获得相关知识并建立照护信心。

二十三、新生儿乳糜胸护理

【概念】

新生儿乳糜胸是由于胸导管或胸腔内大淋巴管破裂、阻塞导致淋巴液即乳糜液在胸腔异常积聚,引起严重呼吸、营养及免疫障碍的一种疾病,常继发于非免疫性胎儿水肿,是新生儿胸腔积液的主要原因之一。

【护理评估】

1.评估病史:是否有羊水过多,出生时窒息、呼吸窘迫等。

2.常见于足月儿,临床症状常发生在生后 24 小时内,表现为呼吸急促、呼吸困难、发绀等呼吸窘迫症状及胸腔积液症状,早产儿多伴有头皮、颈部、四肢和胸壁等局部或全身水肿,部分患儿存在腹水、心包积液等表现。

【主要护理问题】

1.气体交换受损 与乳糜液积聚胸腔压迫肺泡有关。

2.营养失调:低于机体需要量 与禁食、摄入不足有关。

3.有血糖不稳定的风险 与应用生长抑素有关。

4.有感染的危险 与未严格无菌操作,乳糜液丢失导致机体免疫力低下有关。

5.焦虑 与患儿病情危重、病程长有关。

【护理措施】

1.呼吸支持 胸腔积液会引起患儿出现呼吸困难、发绀。根据患儿病情选择合适的辅助通气方式。机械辅助通气期间,注意严格无菌技术操作,痰多患儿做好气道护理,勤翻身,遵医嘱予雾化吸入及胸部物理治疗,保持呼吸道通畅。

2.胸腔闭式引流护理与体位支持 胸腔穿刺或闭式引流是治疗新生儿乳糜胸的有效办法。行胸腔闭式引流时应注意无菌操作,防止感染。引流期间,注意管道的护理,应注意避免牵拉、脱出和打折;持续低负压吸引的同时经常挤压引流管,由近心端向远心端挤压，以防乳糜液堵塞引流管。保持敷料干燥，同时密切观察引流液的颜色、性状、量的变化，做好记录；注意观察有无突然出现烦躁、发绀、气促等症状，警惕气胸的发生。此外，体位管理也十分关键。该类患儿因行胸腔闭式引流，头高 30° 体位可能会因重力影响不利于胸腔积液引流，而平卧位又不利于肺组织扩张，因此引流早期采用头高 20° 体位与平卧位交替，既保证引流效果又保证肺组织的扩张，防止反流。引流后期无明显乳糜液渗出后，可采取头高 30° 体位，利于肺通气。

3. 饮食护理及营养支持　禁食是减少乳糜液产生的关键。禁食和大量乳糜液丢失可导致低蛋白血症及体液失衡，造成营养不良及水、电解质紊乱，TPN 营养支持治疗非常重要。营养液输注通道严禁输入其他药物，以免影响营养液的稳定性，并使用微量泵控制输液速度，避免引起血糖异常波动。

4. 用药护理　生长抑素通过减少胃、肠及胰腺的分泌从而减少肠的吸收和淋巴的产生和回流，最终使得胸导管漏口自然愈合。生长抑素会引起暂时性血糖不耐受，应密切监测血糖变化，发现异常及时处理。还可引起肝肾损害、甲状腺功能降低和坏死性小肠结肠炎，注意有无呕吐、腹胀及胃潴留等异常情况。

5. 静脉通路的建立及管理　因患儿禁食时间长，外周静脉难以满足治疗需求，需要建立并加强 PICC 的维护及管理。PICC 置管后会继发上腔静脉血栓形成，并发乳糜胸，所以尽量不选择在上肢静脉置管，适宜选择下肢静脉置管。

6. 基础护理及预防感染　长期大量乳糜液的丢失会使机体细胞免疫功能下降，加上新生儿免疫系统发育不完善，易发生感染及低蛋白血症。因此，应严格执行无菌技术操作及消毒隔离制度，切实落实基础护理各项措施。

7. 密切病情观察　每 5 ～ 10 分钟巡视 1 次，密切观察体温、心率、呼吸、血压、经皮测血氧饱和度等的变化，准确记录 24 小时出入量，如突然出现发热、烦躁、心率加快、皮肤苍白或花斑、血压下降等异常情况，应及时通知医生处理。

【健康指导】

1. 对家长进行疾病宣教，减轻家长焦虑情绪，使其积极配合治疗。

2. 给予照护者心理支持。病情稳定者可采用母婴同室，帮助家长建立照护信心。

3. 指导家长学习基础护理及相关疾病知识。

【护理评价】

1. 乳糜胸得到及时处理，患儿未出现严重并发症。

2. 患儿营养状况得到改善，体重不减或增长稳定。

3. 未出现导管相关感染。

4. 家长获得相关知识并建立照护信心。

第十三章

新生儿常用护理技术操作

一、新生儿沐浴技术

【目的】

1. 保持患儿皮肤清洁、舒适，促进血液循环。

2. 观察患儿全身皮肤情况。

【评估】

1. 评估患儿病情及全身皮肤情况。

2. 评估环境：环境和室温。

【准备】

1. 用物准备：婴儿被服1套、尿裤、湿纸巾；围裙、浴盆、小毛巾2块、浴巾1块、污物篓2个；护理盘内备：沐浴液、安尔碘或75%乙醇、口护液、护臀用物、棉签、液状石蜡、污物缸；磅秤；水温计。

2. 患儿及护士准备。

【操作步骤】

核对医嘱，评估患儿病情、皮肤情况→关闭门窗，调节室温至26～28℃→洗手，用物放置妥当，浴盆内备2/3满温热水（水温38～42℃）→脱衣，测体重后用原被服包裹→擦洗面部：用毛巾从内眦向外眦擦拭双眼，然后擦耳，最后擦面部→洗头，用左手掌拖住头颈部，拇指与中指分别将患儿双耳廓折向前方，轻轻按住，堵住外耳道口，左臂及腋下夹住患儿臀部及下肢；右手取浴液洗头，清水冲洗干净，并用毛巾擦干头发→左手握住患儿左肩及腋窝处使其头颈部枕于操作者前臂，用右手握住患儿左腿靠近腹股沟处，使其臀部位于护士手掌上，轻放患儿于水中→按顺序洗颈下、胸、腹、腋下、臂、手、会阴、臀部、腿、脚→右手从患儿前方握住其左肩及腋窝处，使其颈部俯于操作者右前臂，左手抹沐浴液洗后颈及背部→观察皮肤有无异常情况→洗毕，用浴巾包裹全身，擦拭干水分→为患儿进行口护、脐护、臀护→穿尿裤及衣服→再次核对信息，整理床单位及用物→洗手记录。

【注意事项】

1. 动作轻快、减少暴露时间，注意保暖。

2. 水或泡沫不得进入耳、眼内。

3. 不得用力清洗患儿头颈部的皮脂结痂，可用液状石蜡浸润，待次日给予清洗。

4. 沐浴时注意观察患儿病情及皮肤情况。

5. 注意动作轻柔，避免牵拉患儿肢体，防止患儿滑脱。

二、新生儿抚触技术

【目的】

促进患儿与父母的情感交流，促进神经系统的发育，提高免疫力，加快食物的消化和吸收，减少患儿哭闹，增加睡眠。

【评估】

1. 评估患儿身体情况及全身皮肤情况。

2. 评估环境：环境和室温。

【准备】

1. 用物准备　平整的操作台、温度计、润肤油、尿布、衣服、包被。

2. 环境准备　关闭门窗，调节室温至 26 ~ 28℃。

3. 护士准备　操作前洗手、修剪指甲。

【操作步骤】

核对医嘱，评估患儿病情、皮肤情况→关闭门窗，调节室温至 26 ~ 28℃→洗手，用物放置妥当→解开衣被，注意保暖→将润肤油倒在手中，揉搓温暖→开始抚触，动作轻柔，每个动作重复 4 ~ 6 次→头面部抚触：①两拇指指腹从眉间滑向两侧至发际；②两拇指从下颌部中央向两侧向上滑动成微笑状；③一手轻托患儿头部，另一手指腹从患儿一侧前额发际抚向枕后，避开囟门，中指停在耳后乳突部轻压一下，顺势捋顺耳廓。换手同法抚触另一侧→胸部抚触：两手掌分别从胸部的外下方，靠近两侧肋下缘处向对侧外上方滑动至患儿肩部，交替进行→腹部抚触：双手指分别顺时针方向按摩患儿腹部，避开脐部和膀胱→四肢抚触：①两手呈半圆形交替握住患儿的上臂向腕部滑行，在滑行过程中，从近端向远端分段挤捏上肢；②用拇指从手掌心按摩到手指，并从手指两侧轻轻提拉每个手指。同法抚触婴儿的对侧上侧和双下肢→背部抚触：婴儿呈俯卧位，以脊柱为中线，两手掌分别于脊柱两侧由中央向两侧滑行，从背部上端开始逐渐下移到臀部，最后由头顶沿脊椎抚触至臀部→抚触完毕，包好尿布，为患儿穿衣→清理用物，洗手。

【注意事项】

1. 根据患儿状态决定抚触时间，避免在饥饿和进食后 1 小时内进行，最好在患儿沐浴后进行，时间 10 ～ 15 分钟。

2. 抚触过程中注意观察患儿的反应，如果出现哭闹、肌张力增高、兴奋性增加、肤色改变等，应暂停抚触。

3. 注意用力适当，避免过轻或过重。

4. 抚触时保持环境安静，可播放音乐，注意与患儿进行语言和目光的交流。

5. 注意保暖，避免受凉。

三、新生儿奶瓶喂养技术

【目的】

为新生儿提供营养，锻炼新生儿吸吮及吞咽能力。

【评估】

评估日龄、体重、病情、发育及喂养情况，奶液温度、量。

【准备】

1. 用物准备　奶瓶、奶嘴、奶粉、温开水、小毛巾。

2. 环境准备　关闭门窗，光线充足，调节室温。

3. 护士准备　修剪指甲，着装整洁，洗手。

【操作步骤】

核对医嘱，评估患儿病情，打印奶量条码→洗手，按奶粉产品说明配置所需奶量→检查奶瓶质量，装瓶→携用物至患儿床旁→核对，摆适宜体位→检查奶嘴孔大小及流速、奶液温度→颌下垫小毛巾→轻压下颌，将奶嘴送入患儿口中，喂奶过程中奶嘴应充满奶液→观察患儿吸吮、吞咽、呼吸、血氧饱和度等情况→如遇奶瓶内产生负压至奶嘴吸瘪，取出奶瓶调整后再重新放置即可→喂奶后擦净口角→抱起患儿轻拍背部促使排出奶嗝→取右侧卧位→整理用物，记录。

【注意事项】

1. 出现呛咳或发绀时，暂停喂奶，观察患儿面色及呼吸，待症状缓解后再继续喂奶，必要时改鼻饲喂养。

2. 喂奶时持奶瓶呈斜位，使奶嘴充满乳汁，防止喂养时吸入空气。

3. 奶具须经灭菌后使用，严禁混用。

四、新生儿留置胃管 + 管饲 + 洗胃技术

【目的】

1. 为不能经口喂养的患儿，通过胃管给予所需的奶量和药物，以维持患儿营养和满足治疗的需要。

2. 持续胃肠减压，减轻胃肠负担。

3. 清除胃内刺激物或中毒物；呕吐时，洗胃可减轻呕吐。

【评估】

1. 患儿的病情。

2. 患儿口腔和鼻腔有无异常：畸形，黏膜红肿、破溃、损伤等。

【准备】

1. 用物准备　一次性胃管 Fr6 或 Fr8、一次性药碗、10ml 注射器、无菌手套、PE 手套、胶布、敷贴、听诊器、水温计、人工皮、0.9% 氯化钠注射液（NS）、软尺、手电筒、压舌板、标识贴、治疗巾、污物缸、棉签、鼻饲奶液 / 药液、手消液、弯盘。

2. 环境准备　安静、清洁，光线适宜。

3. 护士准备　着装整洁，洗手。

【操作步骤】

1. 留置胃管　处理医嘱并查对→评估患儿口腔 / 鼻腔情况→有家属陪护的需要向家属解释目的、方法，以便其配合→洗手，戴口罩→携用物至床旁→核对→放置患儿体位（平卧，头偏向一侧）→用棉签蘸 NS 清洁口腔 / 鼻腔→铺治疗巾于患儿颌下→用软尺测量插入长度→合理放置用物→检查一次性用物（胃管和注射器）并打开包装→核对患儿身份→手消→戴无菌手套→检查胃管是否通畅→确认胃管插入长度，用胶布做好标记→用 NS 润滑胃管前段→用注射器连接胃管末端→轻轻插入胃管→插入到测量位置（若患儿较为躁动可先用胶布简易固定），检查胃管是否在胃内→固定胃管（用剪好的人工皮贴于患儿脸颊，再用敷贴采用"高举平台法"将胃管贴于人工皮上，抬高胃管末端并反折，用纱布包好）→手消→胃管末端贴上标识→注明插管日期、时间，插入长度，签名→整理用物（有家属陪护的向家属说明注意事项）→核对→携用物回治疗室，清理用物→洗手→记录。

2. 拔管　根据医嘱停止时间，核对患儿身份（有家属陪护的向家属解释说明）→准备用物，携用物至患儿床旁→核对患儿身份→手消→铺治疗巾→弯盘置于患儿颌下→轻撕胶布→戴 PE 手套→轻稳拔出胃管（胃管过咽喉处时快速拔出胃管）→放入弯盘中→清洁患儿口腔 / 鼻腔→撤去弯盘，治疗巾→整理用物（有家属陪护的向家属告知注意事项）→核对→携用物回治疗室，清理用物→洗手→记录。

3. 鼻饲　核对管饲奶液 / 药物名称、剂量、种类，患儿姓名、床号、住院号→备好用物，携用物至床旁→核对患儿身份→手消→检查胃管长度、置管日期→检查胃管是否在胃内→回抽有无胃潴留→试管饲奶液 / 药液温度→连接空针筒（撤去针栓、活塞）→将管饲液倒入针筒内→依靠重力自然缓慢流入→喂完后用注射器打入少量空气并封闭胃管→固定妥当→整理用物（有家属陪护的向家属交代注意事项）→手消→记录→核对→携用物回治疗室清理用物→洗手。

4. 洗胃　按要求插入胃管，注意动作轻柔→确认胃管在胃内→固定胃管→抽取胃内容物→用注射器注入洗胃溶液后再回抽，每次注入量≤5ml，如此反复直至回流液澄清→洗胃完毕，拔出胃管→清洁口周，整理用物→妥善安置患儿→记录。

【注意事项】

1. 正确测量胃管插入长度。

2. 掌握判断胃管在胃内的方法。

3. 插管过程中若患儿出现呛咳、呼吸困难、发绀等情况说明导管可能误入气管，应立即拔出，让患儿休息片刻，观察生命体征，再重新插入。

4. 保护患儿皮肤，防止管路滑出，并在床头做好防导管滑脱警示标识。

5. 管饲前均要检查胃管长度、有效期（通常5～7天），判断胃管是否在胃内。

6. 管饲时若有潴留，需要观察胃内容物性状、颜色、量，必要时留取送检，并观察患儿腹部体征及症状。

7. 洗胃时注入温生理盐水，温度38～40℃。如是毒物需要留取少量备验，每次回抽量与注入量相等。毒物不明者，用温开水或0.9%氯化钠注射液洗胃；毒物明确者用拮抗剂；强酸强碱中毒者，严禁洗胃。洗胃时同时观察患儿的面色、神志、生命体征等情况，发现异常立即停止洗胃，通知医生对症处理，并观察洗出液的色、质、量。

8. 洗胃时动作轻柔，洗胃液不能注入过多过快。

9. 洗胃时如注入和抽出量不符，可轻轻活动胃管，以防胃管贴在胃黏膜上，影响洗胃效果。

五、新生儿外周静脉留置针穿刺技术及维护

【目的】

1. 补充水、电解质，维持水和电解质平衡。

2. 补充血容量，改善血液循环。

3. 输送药物达到治疗疾病的目的。

4. 维持营养、供给热量。

5. 避免反复穿刺，减轻患儿痛苦。

【评估】

评估患儿病情和用药情况，观察穿刺部位皮肤和静脉情况。

【准备】

1. 用物准备　治疗盘、输液器、配置好的药物、套管针、头皮针、透明敷贴、NS（0.9%氯化钠注射液）、5ml无菌注射器、止血带、棉签、安尔碘、75%乙醇、胶布、污物缸、

瓶口贴、手消、肾上腺素1支、配制好的5U/ml肝素化生理盐水、护理记录单、输液单、垃圾袋、锐器盒、装污染止血带小桶。

2. 环境准备　清洁、安全，光线适宜，适合操作。

3. 护士准备　着装整洁，洗手、戴口罩。

【操作步骤】

1. 准备　审核医嘱→处置医嘱、双人核对→打印输液瓶贴、执行单→核对床头卡及手腕带（床号、姓名、住院号）→评估患儿（病情，药物过敏史，肢体活动情况，穿刺部位的皮肤、血管情况）→评估环境（清洁、安全，光线充足，适宜操作）→洗手、戴口罩→检查用物（安尔碘、棉签、手消、套管针、敷贴、输液器）→再次核对输液瓶贴、输液单→检查液体→输液标签贴于液体瓶（袋）→开启液体封口→插入输液器→在输液瓶贴上签时间及责任者→再次核对。

2. 输液　打印输液单→查对→洗手、戴口罩→取输液药物及分装袋（"三查八对"）→在分装袋上贴输液单→75%乙醇消毒→注意配伍禁忌→须做过敏试验的药物，输液单上应标明皮试结果→再次"三查八对"，按操作程序加药→加药后在液体瓶上贴瓶口贴，并写上开封时间及责任人，再次核对→检查输液器及套管针有效期→用物准备齐全，携至床旁→查对患儿住院号、床头卡及腕带、医嘱单、药名→挂输液袋→排气→检查套管针质量、有效期，撕开外包装尾端→将头皮针针尖刺入肝素帽中，打开调节夹，松动白色帽端，当液体充满肝素帽后将头皮钢针完全刺入肝素帽中，拧紧白色帽端→用注射器抽取NS进行留置针排气→帮患儿取舒适体位→选择合适静脉→扎止血带（穿刺点上方6cm），助手固定住患儿头部、躯干和四肢→用安尔碘棉签以穿刺点为中心环形消毒（直径大于5cm）→检查透明敷贴，撕开一端，放于治疗盘内→再次核对患儿姓名及住院号→再次行留置针排气→松动针芯→去除针套→与皮肤成15°～20°角进针→见回血后，减小穿刺角度，再进针少许，撤出针芯约0.5cm，将针芯和软管一起送入静脉中，完全撤出针芯，并将针芯置于锐器盒内→松止血带→推注NS引导液确定留置针通畅→敷贴固定（透明敷贴纸质边框内侧缘对齐静脉留置针尾部）→纸质胶布交叉固定尾部→取胶布再次固定后注明穿刺日期、时间、责任人→妥善固定留置针延长管→取出止血带放于小桶内→取下注射器，接上输液导管→调节输液速度→再次核对住院号及手腕带，帮患儿取舒适体位，整理患儿衣物及床单位→消毒双手→记录→回治疗室，整理用物→洗手。

3. 巡视　查看床头卡→查看输液情况（是否输注完、泵速）→查看静脉留置针情况（穿刺部位有无红肿、渗液）→记录。

4. 封管　输液完毕→取无菌盘备用→检查配置好的肝素溶液（5U/ml）→打开瓶口贴，75%乙醇消毒瓶口→检查注射器→打开无菌弯盘，将注射器针帽放于弯盘→抽取肝素溶液2～3ml备用→携用物至床旁，核对手腕带、住院号，查看留置针→关闭调节夹及小夹子→松开胶布→拔除输液器针头，将头皮钢针分离后放入锐器盒→消毒双手→75% 乙醇消毒肝素帽→注射器针尖刺入肝素帽内，将肝素溶液脉冲式注入→推至 0.5ml 时，关闭小夹子→边推药边拔针→胶布固定套管针→给患儿取舒适体位→消毒双手→记录→回治疗室，整理用物→洗手，脱口罩。

【注意事项】

1. 严格执行查对制度及无菌技术操作。

2. 选择血管应由远心端到近心端，根据药物性质、量，选择合适的血管。

3. 选择粗直、弹性好、易于固定的静脉，避开关节和静脉瓣，选择头皮静脉穿刺应剃除穿刺部位毛发。

4. 根据医嘱调节输液速度。

5. 根据病情及药物半衰期安排输液顺序，注意配伍禁忌。

6. 注意观察输液反应。

7. 输液过程中加强巡视。

8. 24 小时连续输液时需要每日更换输液器。

9. 不应在穿刺肢体使用血压袖带。

10. 输液毕，进行冲封管，根据使用说明定期更换透明敷贴和留置针，敷贴如有潮湿、卷边、渗血应及时更换。

六、新生儿腋静脉穿刺置管术

【目的】

同新生儿外周静脉留置针穿刺技术。

【评估】

同新生儿外周静脉留置针穿刺技术。

【准备】

同新生儿外周静脉留置针穿刺技术。

【操作步骤】

同新生儿外周静脉留置针穿刺技术。

1. 穿刺定位（3 种）

（1）患儿取平卧位，轻拉穿刺侧上臂使其外展，肘部屈曲，患儿乳头与肘部最高点成一直线，腋静脉就在这条直线的腋窝处。助手固定患儿，操作者左手拇指、示指固定穿刺处皮肤，右手执针使针头与皮肤成 15° ～ 30° 穿刺，见回血表示进入腋静脉（图 13-1）。

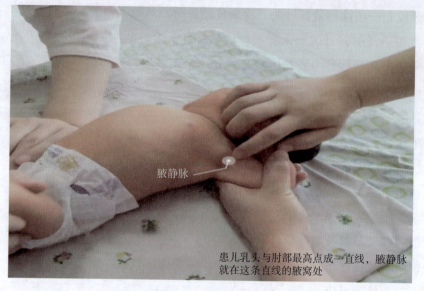

腋静脉

患儿乳头与肘部最高点成一直线，腋静脉
就在这条直线的腋窝处

图 13-1　定位方法 1

（2）患儿平卧位，头偏向对侧，肩部垫高，将一侧手臂轻轻背伸拉直抬高，使腋窝充分暴露，穿刺者左手拇指与其余四指轻握患儿该侧三角肌下缘，使腋窝的皮肤绷紧，腋窝中间的隆起即为腋静脉（图 13-2）。

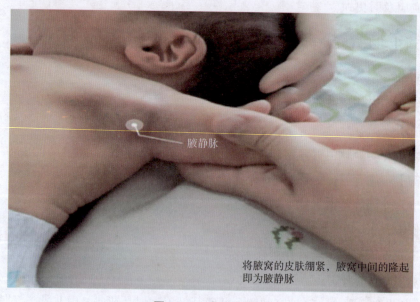

腋静脉

将腋窝的皮肤绷紧，腋窝中间的隆起
即为腋静脉

图 13-2　定位方法 2

（3）患儿平卧位，由另一人在腋窝上方绷紧皮肤，进针点为锁骨内 2/3 与外 1/3 交点下方 2～3cm 处，右手执针与皮肤成 15°～30° 向胸锁乳突肌下端外侧缘进针，见有暗红色回血，表示进入腋静脉（图 13-3）。

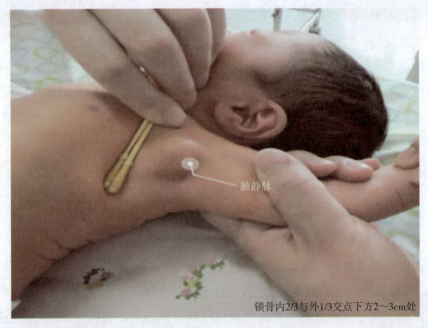

图 13-3　定位方法 3

2. 穿刺方法　穿刺者右手持针在腋静脉下端 0.5 ～ 1.0cm 处与皮肤成 15° ～ 30° 缓慢进针，见回血表示穿刺成功（图 13-4）。

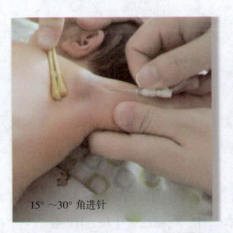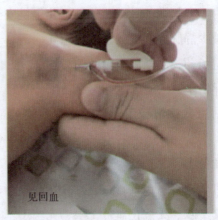

图 13-4　穿刺方法

【注意事项】

1. 严格无菌操作，消毒穿刺点周围 8 ～ 10cm 皮肤，防止感染。固定时严禁将整个上臂包裹，注意观察肢端的循环状况；因动静脉伴行，防止误入腋动脉。

2. 腋静脉留置过程应加强皮肤护理，保持腋下穿刺部位的清洁、干燥，避免分泌物、呕吐物污染。

3. 输液过程中，每 24 小时更换输液装置，严格交接班制度，密切观察有无外渗情况。

腋静脉位置相对隐蔽，少量液体渗漏时不易被发现，尤其是早产儿，观察时应对比触摸两侧腋下至腰际间、肩部及胸背部范围的质感，发现渗漏及时处理。

4.输液过程中，需要加强巡视，及时更换液体，防止回血凝固堵塞管道。输液过程中若遇输液不畅，切勿用力挤压输液管，以免将小凝血块强行挤入血液循环而发生栓塞。

5.静脉推注药液避免用力过猛，防止血管局部压力骤增，使管壁通透性增加，造成液体外渗。

6.应用肝素液封管时，应严格掌握浓度、剂量，以免过量引起出血倾向。采用 1～5U/ml 肝素液，容积应不少于血管通路装置与附加装置容量之和的 1.2 倍。封管时采用脉冲正压封管。

7.因腋下静脉穿刺成功后保留时间长，应按照深静脉维护要求进行，每 7 天更换透明敷料 1 次，每周更换正压接头或肝素帽 2 次，更换时严格无菌操作。同时需要严格消毒穿刺点，消毒液不宜过于饱和，防止其通过皮肤与血管间窦道浸入血管，造成化学刺激。如穿刺部位出现渗血、渗液，应立即更换敷贴或拔针，重新穿刺。无菌透明敷贴须妥善固定、不卷边、不留气泡，同时标记置管时间。

七、新生儿 PICC 置管术及维护

【目的】

1.为需要长期静脉高营养的患儿提供安全有效的静脉通路。

2.减少静脉穿刺次数，减轻患儿痛苦。

3.避免药物对外周静脉的刺激。

【评估】

评估患儿病情和用药情况，观察穿刺部位皮肤和静脉情况。取得患儿家长同意并签字。

【准备】

1.用物准备　PICC 穿刺包（PICC 导管、穿刺针、无菌治疗巾、洞巾、无菌剪刀、无菌手套 2 双、无菌止血带 1 根、无菌手术衣 2 件、免缝胶带 1 块、HP 敷贴 1 片、20ml 空针 2 个、无菌纱布数块、纸尺、镊子、可来福接头）、消毒包、复合碘溶液、长棉签数包、0.9% 氯化钠注射液 250ml、肝素溶液、污物桶。

2.护士准备　操作前洗手，戴口罩、戴圆帽。

【操作步骤】

选择穿刺部位（贵要静脉、肘正中静脉、头静脉、大隐静脉等）→测量：上肢，患儿仰卧将手臂外展 90°，从预穿刺点沿静脉走向至胸锁关节 +0.5cm；下肢，患儿下肢外展 45°，从穿刺点沿静脉走向至腹股沟、至脐、至剑突→打开 PICC 穿刺包，建立无菌区，

戴无菌手套，按无菌技术在患儿手臂下垫治疗巾→按规定消毒穿刺侧 3 遍，范围在穿刺部位上下各 10cm，两侧到臂缘→助手洗手，穿手术衣，戴手套，检查导管完整性，按所需长度切割好，接 20ml 注射器用 NS 预冲导管备用→铺治疗巾、洞巾→操作者穿无菌手术衣，戴无菌手套。复合碘溶液棉签再次消毒穿刺部位皮肤待干→扎止血带，使静脉充盈→穿刺，针与皮肤成 15°～20° 进针，体重＜1000g 患儿应减小进针角度→见回血后再进少许，固定引导套管，松开止血带，左手压在套管尖端的血管上减少出血，右手退出针芯→助手用镊子或手从引导套管轻轻送入 PICC 导管，当导管进入肩部时，让患儿头转向穿刺侧，下颏贴向肩部，避免导管误入颈内静脉→将导管置入到预计刻度后回抽回血，退出引导套管，同时注意固定导管。无菌纱布按压穿刺点进行止血→用生理盐水注射器抽吸回血并注入生理盐水，确保管路通畅，无血液残留，连接可来福接头或肝素帽，用肝素盐水正压封管→棉签蘸 NS 擦拭导管和周围皮肤上的血迹→穿刺点上方压一无菌方纱，用免缝胶带固定→将导管适当作 U 或 C 形弯曲，机翼置皮肤平整处，避开骨突关节处→用 HP敷贴采取"无张力粘贴法"将穿刺部位包括导管和机翼全覆盖。在机翼后方用一条免缝胶带交叉固定，另一条固定在免缝胶带交叉处上方→移去治疗巾，注明穿刺日期、时间→测量穿刺侧肢体与对侧肢体的上下臂围和腿围→置患儿于舒适体位，脱手套及手术衣，洗手→做好记录：穿刺过程，置入长度，所穿刺的静脉名称→X 线确定导管尖端位置并记录。

【注意事项】

1. 整个操作应遵循无菌原则，并保证最大无菌屏障。

2. 保持置管侧肢体自然体位，及时巡视查看输液情况，及时更换液体避免回血堵管。

3. 导管送入动作要轻柔，置管过程中注意观察患儿生命体征。

4. 每次静脉输液结束后应有效冲管，减少药物沉淀。封管时禁用小于 10ml 的注射器，以防压力过大导致导管断裂。

5. 掌握正确的冲、封管技术（脉冲式冲管、正压封管）。

6. 穿刺处透明敷贴应该在第一个 24～48 小时更换，以后根据敷料及贴膜的使用情况决定更换频次；敷料潮湿、卷曲、松脱应及时更换。

7. 每班测量穿刺部位肢体及对侧肢体，注意观察导管置入部位皮肤有无液体外渗、炎症等情况。

8. 置管侧肢体禁止穿刺、测血压，禁止输血，禁止用于高压注射泵推注造影剂。

9. 拔除导管时，动作应轻柔平缓，不能过快过猛。导管拔除后，立即压迫止血，封闭皮肤创口以防止空气栓塞，用敷料封闭式固定后，每 24 小时换药至创口愈合。拔除的导管应测量长度，观察有无损伤或断裂。必要时留导管尖端 5cm 做培养。

【PICC 维护】

导管的日常维护主要包括如下内容：清洁伤口、更换敷料；冲洗导管；更换肝素帽；

日常监测。

1. 严格每班交接。观察管路是否通畅，导管外露长度，敷贴有无松动、潮湿、卷边，肝素帽内有无回血。

2. 置管侧肢体及肩、胸、背部有无肿胀，有无发热、呼吸暂停，外用弹力绷带松紧度及肢端循环。

3. 每班监测：臂围（测量点取鹰嘴关节到腋窝中点或其他同一位置）或腿围（测量点取腹股沟线中点下 3cm 或其他同一位置），双侧相差＞1cm 时，暂停输液。

4. 冲管。方法：SAS（S—生理盐水，A—药物，S—生理盐水），生理盐水 2ml（10ml 注射器）脉冲式正压冲管。

5. 封管。方法：SASH（S—生理盐水，A—药物，S—生理盐水，H—肝素盐水）凝血功能障碍用 NS，暂停输液时，生理盐水 1ml（10ml 注射器）+ 肝素盐水 2ml（1 ~ 5U/ml）脉冲式正压封管。

6. 冲、封管液体量：导管和附加装置容量的 2 倍。

7. 置管后 24 小时内减少置管侧肢体屈伸活动，敷贴潮湿、卷边、渗血等随时更换。

8. 肝素帽每周更换 2 次，若有污染随时更换。

9. 堵管处理：

（1）检查导管是否打折，禁止暴力冲管。

（2）用 10ml 肝素稀释液（10 ~ 25U/ml）注射器缓慢反复回抽（取下肝素帽直接与导管连接，完成后需要更换肝素帽），有血液块抽出时及时更换注射器，重复回抽动作。

（3）尿激酶溶栓：5000 ~ 10 000U/ml；三通管等量置换；6 小时内溶栓。

10. 禁止输注全血、血管造影剂，禁止抽血；禁止在置管侧肢体穿刺动静脉、测量血压。

11. 加药间歇杜绝回血（更换药物空针时，将延长管反折连接后，适量快进，确保管路无回血）；及时回应输液报警。

12. 输注高渗性、高 pH 值、强刺激性药物前后以生理盐水冲管。

13. 连接输液泵或推注泵时保持速度＞3ml/h，保持置管侧肢体自然体位。

14. 泵速＜3ml 时，静脉营养肝素化：每 1ml 静脉营养液加肝素 0.3U 或根据患儿体重及液体总量遵医嘱加入。

15. 敷贴更换首选透明抗过敏敷贴，体外导管放置呈"S""C""U"形固定。体外导管须完全覆盖于无菌敷贴下。乙醇棉签消毒时应避开穿刺点，严格无菌操作。

16. 怀疑导管移位及时摄片定位。

17. 认真填写 PICC 护理记录单：

（1）置管记录：包括 PICC 型号、批号、内置长度、外露长度，穿刺部位情况，X 线示 PICC 定位导管尖端位置。

（2）拔管记录：包括拔管是否顺利，PICC 导管长度、是否完整，穿刺点情况。

八、新生儿脐动、静脉置管术及维护

【目的】

（一）脐动脉置管（umbilical artery catheter，UAC）

1. 用于输血、换血。

2. 持续动态监测动脉血压的变化。

3. 需要反复采集动脉血标本。

4. 血管造影。

（二）脐静脉置管（umbilical venous catheter，UVC）

1. 新生儿复苏或危重症新生儿的抢救。

2. 用于快速、大量或高浓度液体输注。

3. 新生儿换血、输血。

4. 留取静脉血标本。

5. 为危重休克患儿监测中心静脉压。

【评估】

1. 患儿病情及治疗情况（有无置管禁忌证，如脐炎、腹膜炎等）。

2. 全身营养状况及皮肤情况。

3. 患儿家长对脐动、静脉置管术的了解程度，取得患儿家长同意并签字。

【准备】

1. 用物准备　脐动脉置管包：备脐动、静脉导管，洞巾，治疗巾，小弯曲镊子，弯曲止血钳，10ml 注射器，刀片，持针器及针，3-0 丝线，三通接头，纱布，1U/ml 肝素溶液，无菌手术衣，无菌手套，碘消毒液，医用、生活垃圾桶。

2. 患儿准备　患儿仰卧于操作台上，固定四肢并予心电监护。

3. 环境准备　清洁、安全，光线适宜，避免人员走动。

【操作步骤】

操作前消毒，洗手、戴口罩、戴圆帽→核对身份、医嘱→携用物至床旁→摆患儿体位，仰卧于操作台上，固定四肢并予心电监护→测量体表长度→外科手消毒，穿无菌衣、戴无菌手套，常规消毒脐及周围的皮肤（上界平剑突，下界平耻骨联合，左右平腋中线）→铺洞巾→选择合适的导管→肝素溶液冲管：将肝素生理盐水充满整根导管，确保无空气→在脐根部皮肤上缘系一无菌小绳（防止出血用），用刀片或剪刀在距脐根部约 1cm 处整齐地切断脐带→识别脐动脉及静脉→插管→导管到达预定深度时回抽注射器有血液流出，证明导管已插入脐血管→缝合固定导管→床旁摄片定位→连接静脉输液→整理用物→给予患儿舒适体位，监测生命体征→按垃圾分类处理用物，洗手记录。

【注意事项】

1. 脐动、静脉置管留置时间：①UAC，≤5天，原则上不超过7天；②UVC，7～14天。

2. X线定位：①UAC，高位T6～T9胸椎，低位L3～L5腰椎；②UVC，T8～T10，导管达下腔静脉（约膈上1cm）。

3. 操作过程中监测体温、脉搏、呼吸、SpO_2情况及反应。

4. 脐动脉导管选择：出生体重1200g以上适用5Fr；出生体重1200g以下适用3.5Fr；脐静脉导管原则上用5Fr，极低体重新生儿可考虑用3.5Fr。

5. 若同时放置两根导管，必须先置脐动脉。若先置脐静脉会引起脐动脉痉挛，导致置管困难。

6. 识别脐动、静脉：脐动脉在脐切面的"4点钟"和"8点钟"处，腔小、壁厚、圆形、白色；脐静脉在脐切面的"11点钟"至"1点钟"处，一条腔大、壁薄、扁形、蓝色。

7. 脐动脉插管进腹壁后，把脐带拉向上与水平成45°，向尾侧旋转推进（助手将脐带向头侧牵拉）。

8. 脐静脉插管至脐轮时把脐带拉向下腹壁倾斜成60°左右，导管向患儿头部方向插入。

9. 置管时如遇阻力，不能强行插入，应调整患儿的体位，稍作停顿或退出1～2cm后调整方向后再插入，以免穿透血管壁。

10. 未确定在下腔静脉时不能输注高渗液体，否则容易出现渗液、导管脱出、导管异位等。

【术后维护】

参考PICC维护。

1. 保持导管通畅，防止血栓形成。

2. 脐动脉插管后需要每班评估双侧下肢循环灌注情况，如足背动脉搏动、足底毛细血管再充盈时间、趾端皮肤颜色和皮温变化，及早发现下肢血栓的早期症状。还需要观察尿量、血压变化，当出现持续高血压、少尿、无尿或者血尿时要高度怀疑肾动脉栓塞可能。

3. 预防感染。

4. 防止导管脱出。

【拔管处理】

1. 拔管前，关闭输液装置，NS充分浸湿缝线，复合碘严格消毒脐部及其周围皮肤，将导管徐徐拔出，在离出口2cm处停留2分钟，以减少出血。然后覆盖无菌敷料，常规加压包扎24小时。每日用复合碘常规消毒脐部，直到脐带残端脱落，伤口干燥为止。

2. 在移除脐动脉导管时，最后5cm的导管长度处应以每分钟1cm的速度缓慢取出，最后2cm时观察有无明显搏动，无动脉搏动时予以拔管，将动脉痉挛及出血的发生率降至最低。

X线片上导管尖端位置识别

1. NICU 常见需要识别尖端位置的导管　气管导管、PICC、UVC/UAC 等。

2. 各导管理想位置

（1）气管导管：T2～T3椎体水平。

（2）上腔静脉导管（如经上肢、头部、颈部置入）：尖端应位于上腔静脉中下 1/3 处，不进入心脏，相当于 T4～T6 椎体之间，有个体差异。

（3）下腔静脉导管（如经下肢、脐部置入）：尖端应位于横膈以上 0.5～1cm，为 T6～T9 椎体处。

（4）UAC 低位：相当于 L3～L5 椎体处，即第 3～5 腰椎高度处。

（5）UAC 高位：横膈以上 0.5～1cm，为 T6～T9 椎体处。

3. 识别椎体与肋间隙　见图 13-5。脊椎由 7 块颈椎、12 块胸椎、5 块腰椎、5 块骶椎、4 块尾椎构成，以 C 表示颈椎，T 表示胸椎，L 表示腰椎。

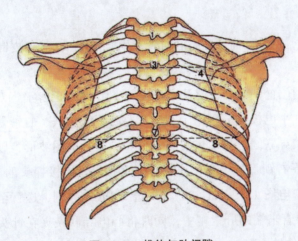

图 13-5　椎体与肋间隙

X线片上第 1 胸椎体基本与两侧锁骨和胸骨柄连接处重叠；锁骨下方就是第 1 肋骨，因为两者重叠非常多，而且第 1 肋骨位置比较深、软组织覆盖比较厚，故可以简单地将锁骨的位置当作第 1 肋骨的位置，所以两侧锁骨与胸骨柄连接处通常解读为第 1 胸椎水平或第 1 肋骨水平，第 1 肋骨与第 2 肋骨之间的间隙就称为第 1 肋间隙，第 2 肋骨与第 3 肋骨之间的间隙就称为第 2 肋间隙，以此类推。第 12 肋骨与胸骨无连接，但在后方与第 12 胸椎相连，即为第 12 胸椎水平。

在解读导管尖端位于哪个椎体水平时根据椎体显影从上到下数，当体位摆放不合适导致从上往下数有困难时，可从第12胸椎水平往上数，但须警惕患儿存在第12肋骨缺如、显影不明显等其他情况，故在进行X线摄片时务必保证患儿体位头稍后仰，呈现很好的鼻吸气位。

九、新生儿 PICC 导管腔内心电图定位技术

【目的、优势】

1. 为 PICC 术中定位、调整尖端位置提供便利，减少因调整异位尖端引起的感染风险。

2. 减少医疗支出与放射风险，避免转运风险，节省时间及成本，减轻负担。

【评估】

同 PICC 置管术。

【准备】

同 PICC 置管术，此外还需要准备心血管专用监护仪、7 号头皮针。

【操作步骤】

评估并确定穿刺位置、穿刺长度及导管型号→用 75% 乙醇消毒双侧锁骨下至乳房及左肋下缘皮肤，取 3 个电极片分别贴于新生儿左肋下缘皮肤、右锁骨下靠近右肩、左锁骨下靠近左肩，连接导联线，显示体表心电图 Ⅱ 导联心电图波形，确定导联上有清晰可辨的 P 波，然后取下右锁骨下导联，连接于带金属导丝电极探头的 PICC 导管，使体表心电图转变为腔内心电图（IC-ECG）→常规进行 PICC 穿刺，送管至预测长度→将 7 号头皮针前 1/3 插入导管末端的肝素帽中，同时将心电导联夹夹在针头后 2/3 上→取 20ml 注射器抽取 0.9% 氯化钠注射液，与 7 号头皮针连接→将心血管专用监护仪调成 PICC 模式，此时 0.9% 氯化钠注射液和 7 号头皮针作为导电电极→缓慢推注 0.9% 氯化钠注射液 0.5～1ml 后，监护仪上可显示规则的机械波→进一步送管并观察 P 波，当 P 波波幅与 R 波波幅一样高尖或者发生倒置时，停止送管→将导管缓慢回撤 0.5～1cm，至 P 波波幅接近 R 波波幅的 60%～70%→固定导管，记录导管长度→行 X 线检查，确定导管尖端位置。

【注意事项】

1. 静脉内心电图引导 PICC 置管过程中特异性 P 波波形变化：穿刺前新生儿正常体表心电图，见图 13-6A；导管尖端在 T7～T8 时，P 波波幅和 R 波波幅几乎相同，见图 13-6B；导管送至 T8 以下时，P 波发生倒置，见图 13-6C；导管尖端在 T5～T7 时，P

波波幅接近 R 波波幅的 60% ～ 70%，见图 13-6D。当心电图 P 波波幅接近 R 波波幅的 60% ～ 70% 时，X 线片显示导管尖端位于 T5 ～ T7，此位置即为 PICC 穿刺最佳定位位置。

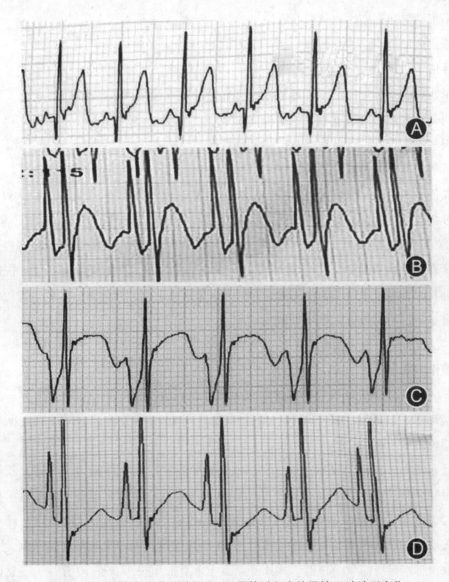

图 13-6　静脉内心电图引导 PICC 置管过程中特异性 P 波波形变化

2.PICC 导丝也可作为探测电极引出腔内心电图，通过 P 波波幅和形态判断 PICC 导管尖端的位置。

3.置管后并发症：肢体肿胀、液体渗漏、心律失常等。

4.该方法要求置管护士具备一定资质和心电图知识，能迅速对置管前后及置管过程中患儿的心电图进行判断。同时目前尚未能普遍推广该方法，国内外也无权威机构认证该定位法可取代 X 线片成为 PICC 尖端定位的"金标准"，仍需要更多的临床研究数据支持。

十、新生儿动脉采血技术

【目的】

1. 采集动脉血标本（血气分析）。

2. 采集血液标本。

【评估】

1. 患儿病情及治疗情况，了解体温、吸氧情况或呼吸机参数的设置。

2. 明确需要做的检查项目，决定采血量。

3. 观察穿刺皮肤、动脉搏动及肢体活动情况。

4. 了解患儿有无血液性传染病。

【准备】

1. 用物准备　检验单及检验条码，护理记录单，治疗盘，棉签，纱布，治疗巾，小垫枕，安尔碘，污物缸，排液缸，弯盘，一次性动脉血气针（带有针头的血气针筒，内含 50U 锂锌平衡肝素，塑胶软塞，鲁尔封堵帽），其他采血容器，5 号 /7 号头皮针，快速手消毒液，必要时备无菌手套（若使用普通注射器，备：注射器、肝素液、砂轮、橡胶塞），生活垃圾桶，医用垃圾桶，锐器回收盒。

2. 环境准备　安静、安全、整洁，光线适宜。

【操作步骤】

处置医嘱，打印检验条形码标签，双人核对→携用物至床旁→核对，解释→选择穿刺点（桡动脉、肱动脉、胫后动脉、颞浅动脉）→ Allen 试验法评估动脉侧支循环→评估穿刺部位皮肤→手消。

1. 动脉血气针采血　取出并检查动脉血气针→将原装针头替换为头皮针，预设采血量→消毒穿刺部位皮肤＞ 5cm →再次消毒穿刺部位皮肤→螺旋形消毒术者左手示指和中指，消毒范围至第二指节（给血液传染病患者采血时要戴手套）→再次核对→确定动脉走向后在动脉搏动最明显处与动脉成 30°～ 40°角迅速刺入→见有鲜红色回血，固定血气针，取血标本至所需量→拔针，按压穿刺点（垂直加压按压 5 ～ 10 分钟）→立即将针头插入塑胶软塞→针尖朝下轻压活塞杆以排除针筒内残余空气→逆时针方向旋转分离针筒与针头→迅速套上鲁尔封堵帽，针筒在 2 个手掌间轻轻搓动 20 ～ 30 秒→再次核对，贴检验条形码标签→评估（穿刺点周围有无渗血及皮下血肿）→给患儿取舒适卧位→整理床单位→手消→记录→处理用物→标本连同检验单立即送检。

（1）动脉血气针使用方法。预设置方法：将活塞杆推到针筒底端，再将活塞杆设置到所需的血样量位置，常规消毒，穿刺成功后，血液会自动流入针筒。

（2）Allen 试验法：术者用双手同时按压桡动脉和尺动脉→助手帮助患儿反复握拳

和张开手指 5 ～ 7 次至手掌变白→松开尺动脉，继续保持压迫桡动脉，观察手掌颜色变化（手掌颜色 5 ～ 10 秒恢复红润，表明动脉侧支循环良好）。

2. 普通注射器采血 取出注射器抽吸肝素液 0.5ml 湿润管壁，更换头皮针，弃湿润液→消毒穿刺部位皮肤→消毒术者左手示指和中指（给血液传染病患者采血时要戴手套）→再次核对→穿刺→见有鲜红色回血，固定注射器→回抽血液至所需量→拔针，按压穿刺点→排尽注射器内空气，针头斜面刺入软木塞或橡胶塞→将针筒在 2 个手掌间轻轻搓动 20 ～ 30 秒→再次核对，贴检验条形码标签→评估（穿刺点周围有无渗血及皮下血肿）→给患儿取舒适卧位→整理床单位→手消→记录→处理用物→标本连同检验单立即送检。

【注意事项】

1. 桡动脉穿刺点为前臂掌侧腕关节上动脉搏动明显处，呈 30°～40° 角进针。

2. 拔针后局部用无菌棉签按压 5 ～ 10 分钟，以免出血或形成血肿。

3. 血气分析标本必须与空气隔绝，立即送检。

4. 有出血倾向者慎用动脉穿刺法采集动脉血标本。

5. 吸氧状况、存放时间、标本内含有气泡、正在输入脂肪乳、标本内肝素液过多等均会影响结果。若患儿哭闹，应安抚后再采血。

十一、新生儿足跟采血技术

【目的】

采集少量血样（＜1ml）供实验室检查用，如血常规，微量血电解质，肾功能、胆红素、血糖，以及先天性甲状腺功能减退、苯丙酮尿症、G6PD 缺乏症等疾病的筛查等。

【评估】

1. 患儿病情、意识、生后日龄等。

2. 患儿足跟处局部皮肤情况。

【准备】

1. 用物准备 治疗盘内放置 75% 乙醇、棉签、弯盘、一次性专用采血针、专用采血滤纸或适当的血样收集容器。

2. 环境准备 安静、舒适、整洁，光线适宜。

【操作步骤】

洗手，戴口罩→备齐用物携至床旁→核对→选择足后跟采血部位：沿新生儿外侧足踝前缘向足底外侧缘做垂直线，此线与足底外侧缘交界处为采血点→用手指反复摩擦采血部位 1 ～ 2 分钟，或局部热敷→用皮肤消毒液常规消毒穿刺部位皮肤→左手大拇指与其他四指呈 "C" 形握住新生儿足跟→用安全型自动采血针快速进针，深度 2 ～ 3mm →采血针自动弹回，可见血液自然留出，用适当容器收集血样→收集适量血样完毕后，用无菌棉球压迫采血部位以止血→再次核对→整理患儿衣服，置于舒适体位→整理用物、洗手、记录→标本送检。

【注意事项】

1. 操作时应注意观察患儿对疼痛的反应，可采用早产儿疼痛评分量表（PIPP）进行疼痛评分，根据评分选择合适的镇痛措施，包括安慰奶嘴、口服蔗糖水、母乳喂养或采用药物镇痛。

2. 避免反复在同一部位穿刺采血，因可致皮肤萎缩或形成瘢痕。

3. 需要在患儿生后满 72 小时且为饱腹状态下方可采集足跟血。

十二、新生儿雾化吸入技术

【目的】

1. 湿化气道，促进排痰。

2. 改善通气功能，解除支气管痉挛。

3. 预防呼吸道感染（炎症）。

【评估】

1. 了解患儿病情、治疗情况、所用药物的药理作用。

2. 查看患儿口腔、鼻腔黏膜情况。

【准备】

1. 用物准备　雾化药液，灭菌注射用水，雾化器，快速手消液，电筒，棉签，治疗巾，注射器，污物缸，纸巾。

2. 环境准备　安静、清洁，光线适宜。

3. 护士准备　着装整洁，洗手、戴口罩。

【操作步骤】

处理、核对医嘱→评估患儿→洗手，戴口罩→检查仪器各部件连接完好，无松动→按医嘱配置药液，注入雾化器内→再次核对药物→携用物至患儿床旁→核对患儿身份，置患儿于舒适体位→连接雾化机电源→在患儿颌下放置治疗巾→连接雾化器→打开雾化开关→调节雾化时间→调节雾量大小（如为氧气驱动雾化，用氧气连接管连接雾化器接气口与氧气口→氧气湿化瓶内不需要有蒸馏水→调节氧流量（6 ～ 8L/min）→将面罩罩住患儿口鼻→雾化结束先移开面罩→关闭雾量开关→关闭时间开关→关闭电源→清理患儿面部，取舒适体位→整理用物→核对患儿身份→手消，清理用物→洗手，记录。

【注意事项】

1. 正确使用雾化器：面罩应包住患儿口鼻。

2. 护士熟悉各雾化器的操作方法，使用前连接各管路，检查管路是否通畅，有无漏气，使用过程中保持患儿安静无哭吵。

3. 雾化面罩，连接管路均一人一用一消毒，面罩专人专用。

4. 使用超声雾化器雾化时，水槽内应保持足够的水，水温不宜＞50℃，连续使用时至少应间隔30分钟。

5. 使用射流式氧气雾化器时，应正确使用供氧装置，注意用氧安全。

6. 雾化时严密观察患儿病情，出现不良反应等及时对症处理。

7. 雾化时/后及时清理分泌物，必要时吸痰。

十三、新生儿氧气吸入技术

【目的】

纠正缺氧，提高血氧饱和度，改善低氧血症。

【评估】

1. 患儿病情、鼻腔情况及缺氧程度。

2. 供氧设备情况。

【准备】

1. 用物准备 将氧气装置（氧气装置含流量表、湿化瓶）安装在氧气瓶上；一次性吸氧管、温水杯、污物杯、棉签、快速手消毒液、护理记录单。

2. 环境准备 安全、整洁、舒适。

3. 护士准备 着装整洁，洗手、戴口罩。

【操作步骤】

处置医嘱→洗手、戴口罩，准备用物→携用物至患儿床旁→核对→检查给氧装置（中心供氧将流量表及湿化瓶安装在中心供氧接口上）→用棉签清洁鼻孔→接上氧气管→打开流量开关→调节氧流量→将吸氧管鼻塞放入温水中试氧气流出是否通畅→将吸氧管放于患儿鼻孔部→妥善固定吸氧管→整理床单位→消毒双手→记录用氧时间、氧流量、缺氧症状→回治疗室整理用物→洗手→中途巡视→观察患儿缺氧状况是否改善→停氧时，取下吸氧管（如果患儿面部不清洁，可用湿纸巾擦拭）→关流量开关→关总开关（中心供氧取下氧气装置）→打开流量开关→放出余气→取下吸氧管按上防尘套→帮助患儿取舒适体位→整理床单位→回治疗室处理用物→洗手记录。

【注意事项】

1. 告知家属及陪护切实做好防火、防油、防热、防震，勿在病房内吸烟及使用明火，注意用氧安全。

2. 持续吸氧患儿及时清理鼻腔分泌物，保证用氧效果。

3. 应先调节好流量后再为患儿吸氧，停用时应先拔除鼻导管，再关闭氧气开关，以免操作错误，并告知家属及患儿切勿自行调节氧流量，以防大量氧气突然冲入呼吸道而损伤肺部组织。

4. 氧气筒内氧气切勿用空，至少保留 5kg/cm^2，以防外界空气及杂质进入筒内，再灌入氧气时引起爆炸。

5. 对已用完的氧气筒，应悬挂"空"的标志。避免急救时搬错而影响使用。

6. 使用氧气过程中，准确评估患儿生命体征，判断用氧效果，做到安全用氧。

十四、新生儿口鼻腔吸痰技术

【目的】

1. 清除呼吸道分泌物，保持呼吸道通畅。

2. 改善肺通气。

3. 预防窒息、坠积性肺炎等并发症。

【评估】

1. 患儿病情。

2. 患儿口腔、鼻腔情况。

3. 患儿口腔、鼻腔内分泌物情况。

【准备】

1. 用物准备　电动吸引器或中心负压吸引器 1 套，0.5‰含氯消毒液，一次性使用吸痰管（内含无菌手套 1 只，消毒无菌润滑吸痰管 1 根），听诊器，手消，电筒，护理记录单，卫生纸，医用垃圾袋，生活垃圾袋。必要时备血氧饱和度仪，压舌板，开口器，舌钳，口咽通气管，鼻咽通气管，电源插线板等。

2. 环境准备　安静、安全、整洁，光线适宜。

【操作步骤】

洗手，戴口罩→备齐用物携至床旁→核对→吸痰前根据病情给予高流量吸氧或纯氧 1～2 分钟→检查患儿口腔、鼻腔→听诊双肺呼吸音及痰液情况→帮助取舒适体位，头转向操作者一侧→检查吸引器，接通电源，打开开关→调节负压→手消→检查一次性吸痰管，撕开，取出无菌手套→将附着于手套上的治疗巾垫于患儿颌下→连接吸痰管，再次检查负压→先吸口腔，再吸鼻腔（先吸口咽部，后吸气管内，吸痰管一用一换），手法：左右旋转，向上提拉，如遇阻力，退后 1cm →吸痰毕，分离一次性吸痰管，弃于医疗垃圾袋→用 0.5‰含氯消毒液冲洗管路后关闭吸引器→吸引管接头妥善处置→清洁患儿脸部→给予高流量吸氧或纯氧 1～2 分钟→再次检查口腔、鼻腔黏膜→听诊痰鸣音是否减轻或消失→观察患儿呼吸、心率及是否缺氧→再次核对→帮助患儿取舒适体位、整理床单位→手消→记录→正确处置用物→洗手。

【注意事项】

1. 严格执行查对制度和无菌操作，每次吸痰应更换吸痰管。

2. 吸痰前后应给予高流量吸氧，每次吸痰时间＜15秒。如痰液较多，需要再次吸引，应间隔3～5分钟，待SpO_2上升后再吸。

3. 吸痰动作轻稳，防止呼吸道黏膜损伤。

4. 痰液黏稠，可配合叩背、雾化吸入，提高吸痰效果。

5. 储液瓶内吸出液应及时倾倒，不得超过2/3，以免液体过多吸入马达内损坏仪器。储液瓶内应放少量0.5‰含氯消毒液，便于消毒。

6. 吸痰过程中，若患儿发生缺氧，表现为发绀、心率下降等症状时，应当立即停止吸痰，待病情平稳后再操作。

7. 观察患儿痰液的性状、颜色、量。

8. 在停电或紧急状态下，可用50ml注射器连接导管进行抽吸。

十五、新生儿气管插管内吸痰技术

【目的】

同新生儿口鼻腔吸痰技术。

【评估】

1. 了解患儿病情、气管插管天数、呼吸道感染程度、双肺呼吸音、缺氧程度、血氧饱和度、意识状态，呼吸道分泌物情况如痰液的性状、量及颜色。

2. 了解呼吸机参数设置情况，负压吸引装置情况。

【准备】

1. 用物准备 中心负压吸引装置或负压吸引器及电插板，治疗盘，内盛各类型号的无菌吸痰管（一次性吸痰管）、听诊器、医用垃圾桶、盛0.5‰有效氯消毒浸泡液桶、纸巾、快速手消毒液。

2. 环境准备 安静、舒适、整洁，光线适宜。

3. 患儿体位 根据患儿病情协助取平卧位或舒适体位。

【操作步骤】

气管插管患儿吸痰用物应常规放置于床旁，按需吸痰（患儿出现呼吸困难，痰液多时）→及时观察呼吸、血氧饱和度，听诊双肺呼吸音及痰液情况→核对→消毒双手→将呼吸机的氧浓度调至100%→给予患儿纯氧2分钟→根据患儿情况湿化气道→连接负压吸引器电源或中心负压吸引装置→调节负压（早产儿为60～80mmHg、足月儿不超过100mmHg）→消毒双手→铺无菌巾→检查并撕开一次性吸痰管外包装前端，按无菌技术要求取出吸痰管，一手戴无菌手套（或持无菌钳）→将吸痰管抽出盘绕在手中，与负压管连接（或用无菌钳持吸痰管与负压管连接）→助手断开呼吸机与气管导管，呼吸机接头放在无菌巾上→操作者将吸痰管迅速轻轻地沿气管送入（根据痰液情况决定是否带负压进入）→吸痰管遇阻力略上提 1cm →边左右旋转边向上提管（避免在气管内上下提插）→吸痰过程中观察痰液及缺氧情况等，吸痰时间不超过 15 秒 →吸痰结束后立即连接呼吸机通气→给予患儿充氧呼吸 2 分钟（待血氧饱和度升至正常水平后再将氧浓度调至所需浓度）→分离吸痰管，冲洗负压吸引管→丢弃一次性吸痰管→消毒双手→听诊呼吸音→协助患儿取安全、舒适体位→整理床单位→消毒双手→记录痰液的性状、量及颜色→按消毒隔离原则处理用物→洗手。

【注意事项】

1. 双人严格无菌操作，动作准确、快速，每次吸痰时间不超过 15 秒，连续吸痰不得超过 3 次，吸痰间歇以纯氧吸入，吸痰前整理呼吸机管路，倾倒冷凝水。

2. 吸痰管进入气道若遇到阻力应找原因，不可粗暴盲插，吸痰管最大外径不能超过气管导管内径的 1/2。

3. 注意保持呼吸机接头不被污染，戴无菌手套持吸痰管的手不被污染。

4. 吸痰过程中应当密切观察患儿的病情变化，如有心率、血压、血氧饱和度明显改变时，应当立即停止吸痰，立即接呼吸机通气，给予纯氧吸入。

5. 每次更换吸痰管，先吸口鼻再吸气管内。吸过口、鼻腔内分泌物的吸痰管不能再进入气道。

6. 如痰液黏稠，可配合雾化吸入、背部叩击。

7. 使用注射器进行气管内滴药时，防止针头误入气道。

十六、新生儿心肺复苏术

【目的】

1. 减少新生儿窒息发生率。

2. 降低新生儿窒息引起的致残率、病死率。

【评估】

1. 评估产前、产时、孕母、胎龄、胎儿体重、婴儿数量、羊水及有无其他高危因素情况。

2. 患儿的面色（血氧饱和度）、呼吸、心率、肌张力、Apgar 评分。

【准备】

1. 用物准备　辐射台、保鲜膜、毛巾、复苏囊、面罩、心电监护仪、电极片、氧气、吸痰管。必要时备气管插管用具、急救药品等。

2. 人员准备　儿科或产科至少有 1 名熟练掌握新生儿复苏技术的医务人员及其他团

队成员。

【操作步骤】

根据产前咨询、评估进行准备→新生儿娩出后即置于远红外或其他方法预热的保暖台上→温热干毛巾包裹头部及全身，减少散热→摆好体位，肩部以布卷垫高 2～2.5cm，使颈部轻微伸仰→根据情况吸净口、咽、鼻黏液，吸引时间不超过 10 秒，先吸口腔，再吸鼻腔→擦干全身并更换干燥预热毛巾→重新摆正体位，拍打足底和摩擦婴儿背部促使呼吸出现→评估呼吸、心率、血氧饱和度→心率＞100 次/分，自主呼吸规律，肤色红润或仅手足青紫者可予观察→无自主呼吸或喘息样呼吸或心率＜100 次/分→立即用复苏器有效加压给氧，面罩应密闭遮盖下巴尖端及口鼻，但不盖住眼睛；通气频率为 40～60 次/分，吸气时间＜1 秒，压力以可见胸廓起伏和听诊呼吸音正常为宜→30 秒后评估→心率＞100 次/分，出现自主呼吸可予以观察→如无规律性呼吸，或心率＜100 次/分，须进行气管插管等矫正通气→矫正且有效正压通气 30 秒→心率＜60 次/分→进行胸外心脏按压配合气管插管正压通气，胸外按压推荐采用双拇指法：操作者双拇指并排或重叠于患儿胸骨体下 1/3，其他手指围绕胸廓托在后背；按压频率为 120 次/分（每按压 3 次，正压通气 1 次，每个动作周期包括 3 次按压和 1 次人工呼吸，双人配合，耗时约 2 秒），按压深度为患儿胸廓前后径的 1/3，按压放松过程中手指不离开胸壁；按压有效时可摸到股动脉搏动→60 秒后评估心率→有效的正压通气配合胸外心脏按压 60 秒不能恢复正常循环→建立有效的静脉通路→遵医嘱给予 1:10 000 肾上腺素 0.1～0.3ml/kg 静脉或 0.5～1ml/kg，气管内注入→继续胸外心脏按压配合气管插管正压通气→60 秒后心率仍＜100 次/分，可根据病情酌情用纠酸、扩容剂，有休克症状者可给多巴胺或多巴酚丁胺；对其母在婴儿出生前 6 小时内曾用过麻醉药者，可用纳洛酮静脉或气管内注入→患儿肤色（血氧饱和度）、自主呼吸恢复、听诊心率＞100 次/分、反射、肌张力恢复，抢救有效，进一步生命支持→协助患儿取舒适的卧位，整理床单位→洗手、记录，复苏囊、面罩按要求进行终末处理。

【注意事项】

1. 标准熟练，方法正确。

2. 复苏囊使用正确，心脏按压定位准确，按压方法准确、有效。

3. 物品处理正确，记录准确。

十七、新生儿气管内肺表面活性物质注入技术

【目的】

为新生儿，尤其是早产儿提供肺表面活性物质（PS），降低肺泡气-液界面表面张力，保持肺泡稳定，防止肺不张和肺萎陷。

【评估】

1. 患儿的病情、影像学检查结果。

2. 气管导管是否在位，管径、深度是否合适，患儿有无呼吸道畸形。

【准备】

1. 用物准备　治疗车、（猪、牛）肺表面活性物质、2ml 注射器、头皮针或 6Fr 胃管、复苏囊、灭菌注射用水、无菌手套、3M 透明敷贴、安尔碘、气管导管、喉镜、胶布、吸痰管。

2. 环境准备　安全、整洁、舒适。

3. 患儿体位　平卧鼻吸气位。

【操作步骤】

处置、核对医嘱→洗手、戴口罩→准备用物→携用物至床旁→核对患儿身份→正确地溶解复温 PS（未上呼吸机的患儿协助医生行气管插管术，插管成功后妥善固定，接呼吸机或复苏囊辅助呼吸）→选择 2ml 注射器抽吸 PS →将注射器与小号头皮针连接、排气→再次与医生确认患儿身份、影像学检查结果、体位、气管插管深度、双肺呼吸音是否对称等→消毒气管导管约外上 1/3 处，将头皮针自导管一侧轻轻刺入，注意勿刺贯通→缓慢、匀速、彻底注入 PS（不断开呼吸机或复苏囊）→注射过程中观察患儿呼吸、血氧饱和度等变化→注毕拔出头皮针并用 3M 透明敷贴贴于导管针刺处避免漏气→妥善安置患儿→停止吸痰 4 ～ 6 小时，处置用物并记录。

【注意事项】

1. 严格执行无菌技术操作和查对制度。

2. 双人操作，操作规范、熟练轻巧。

3. 用药后严密观察患儿生命体征、病情变化及用药效果。

4. 根据患儿病情采用合适的注入技术，临床还可采用 LISA、INSURE 等技术。

5. 为防止导管针刺处漏气，还可采用连接小号胃管模仿开放式吸痰方法注入或转接专用三通管注入。

6. 任何注入方法均应该在吸气时注入，避免在患儿呼气时注入，同时避免一次注入过多药液，以免产生溺水感，加重缺氧和不适。

7. 用药前检查气管导管深度，避免过深，导致药液在双肺分布不均。

十八、有创动脉血压监测技术

【目的】

持续动态监测动脉血压的变化，同时便于采血化验。

【评估】

1. 患儿病情。

2. 患儿凝血功能是否正常。

3. 穿刺部位的皮肤及血供情况（Allen 试验）。

【准备】

1. 用物准备　微量输液泵、动脉测压模块、导联线、一次性压力组套、治疗盘（有效碘浓度不低于 0.5% 的碘伏、棉签、一次性治疗巾、60ml 或 50ml 注射器、1ml 注射器、延长管、胶布、夹板）、一次性薄膜手套、肝素溶液。

2. 患儿体位　舒适体位。

【操作步骤】

处置、核对医嘱→洗手、戴口罩→准备用物→携用物至患儿床旁→核对→选择合适的动脉→（以桡动脉为例）固定患儿手臂，使患儿手背处于背伸位→拆开压力组套外包装，接肝素液排气→戴手套→消毒、穿刺（穿刺方法有两种：①针头斜面向下，针头与皮肤成 10°～ 15° 进针穿刺动脉前壁，移出针芯，可见鲜红色回血后，将外套器送入；②针头斜面向上，针头斜面与皮肤成 30°～ 45° 进针穿刺动脉前壁，移出针芯，可见鲜红色回血后，将外套器送入→固定动脉置管，并与压力组件连接→三通接口处抽回血→密闭安全型压力监测管可以注回血液→脱手套→安装动脉测压模块，连接导联线，调节报警范围→清零：将动脉留置导管连接处 T 形延长管夹住→开放三通开关（通大气）→按模块上的 ZERO 键一次，屏幕显示"[0]"即可，关闭三通开关→开放患儿动脉穿刺 T 形延长管夹管→妥善固定→用物处理→记录→洗手。

【注意事项】

1. 选择桡动脉之前需要做 Allen 试验以检查手部的血液供应情况。

2. 操作时应注意观察患儿对疼痛的反应，可采用 PIPP 进行疼痛评分，根据评分结果选择合适的镇痛措施，包括安慰奶嘴、口服蔗糖水、母乳喂养或采用药物镇痛。

3. 每班交班后即校零（要求动脉穿刺点、换能器与心房在同一水平面）。

4. 各类动脉测压管道持续以肝素溶液（0.5～ 2U/ml）缓慢泵注，以保持管道通畅。或使用 5U/ml 的肝素溶液间歇冲洗，以防管道阻塞。若患儿躁动，置管处可用夹板固定，另一手用约束带约束。拔除时，压迫穿刺点＞ 20 分钟至无出血。

十九、新生儿胸腔闭式引流术

【目的】

排除胸腔内积液、积气。

【评估】

1. 患儿病情、意识等。

2. 胸腔内积液、积气程度。

【准备】

1.用物准备　一次性胸腔引流瓶、血管钳、75%乙醇棉球、一次性手套、胶布; 0.9%NaCl注射液或灭菌注射用水 500ml×2, 棉签、快速手消毒液、护理记录单。

2.环境准备　安全、整洁、舒适。

3.患儿体位　健侧卧位或舒适体位。

【操作步骤】

处置、核对医嘱→洗手→戴口罩→准备用物, 检查胸腔引流包包装是否完好、有无漏气, 是否在有效期内, 正确连接胸腔引流管, 倒入无菌生理盐水或灭菌注射用水至刻度→携用物至患儿床旁→核对→戴手套→用两把血管钳交叉夹闭患儿引流管近心端→乙醇棉球消毒胸导管与接管连接处, 消毒 2 遍, 注意无菌操作→第 3 次棉球消毒后, 固定在接口处→分离引流管和接口→接口与已准备的引流瓶上的引流管连接→松开血管钳, 观察长管水柱波动情况→记录胸腔引流瓶更换时间, 用胶布做好刻度标记→引流瓶悬挂在床架上→妥善固定引流管, 防止脱落→安置患儿于舒适体位, 整理床单位→用物处理(按医疗废物分类处置原则)→洗手、记录。

【注意事项】

1.操作时用两把血管钳交叉夹闭患儿引流管近心端, 避免空气进入胸腔。

2.严格无菌操作, 每班统计记录引流量及性状。

3.固定引流管不可过短, 不可扭曲、折叠, 应留出足够患儿翻身、活动的长度, 引流瓶应保持低于胸腔 60cm, 不可放置在地上。

二十、新生儿导尿术

【目的】

1.解除排尿困难导致的尿潴留, 为尿潴留患儿排出尿液, 减轻痛苦。

2.缓解尿失禁引起的并发症。

3.留取无菌尿标本, 评估肾功能。

4.做尿流动力学监测, 检查残余尿量。

5.为盆腔手术做准备, 避免术中误伤膀胱。

【评估】

1.患儿病情、膀胱充盈程度、会阴清洁度及皮肤黏膜情况。

2.环境: 安静、安全, 光线充足。

【准备】

1.用物准备　导尿包、尿管、无菌手套、集尿袋、消毒液、棉球、弯盘、无菌持物钳、纱布、一次性尿垫、浴巾、导管标识、导管固定胶布、别针、量杯、垃圾桶、快速手消毒液。

2. 患儿体位　屈膝仰卧位，两腿外展。

3. 环境准备　安静、安全。

4. 护士准备　衣帽整齐，态度认真。

【操作步骤】

洗手，戴口罩、帽子→携用物至床旁→查对患儿身份，在患儿臀下垫一次性尿垫，注意保暖→妥善放置一次性擦洗弯盘→左手戴手套→会阴部清洁消毒→[（以女婴为例）阴阜→对侧大阴唇外侧→近侧大阴唇外侧→对侧大阴唇→近侧大阴唇→对侧小阴唇→近侧小阴唇→阴蒂、尿道口→阴道口、肛门]→脱手套→整理用物移到治疗车下→手消→打开导尿包→戴手套→铺洞巾→按使用顺序放置物品→润滑尿管前端→检查尿管→将尿袋与尿管连接→撕开消毒棉球，放到一旁备用→[分开小阴唇→碘伏棉球消毒→尿道口→对侧小阴唇→近侧小阴唇→尿道口（停留30秒）]→妥当放置污染物品→用另一把镊子夹尿管缓缓插入尿道3～5cm，新生儿（女）尿道1cm→见尿后妥善固定→脱手套→整理用物→贴上尿管标识，标明置管日期、时间、责任者→高举平台法固定尿管→将尿袋挂于床边，低于膀胱高度→整理床单位→洗手→记录留置尿管日期、时间，尿量、颜色、性状并签名。

【注意事项】

1. 严格执行无菌技术操作规程及消毒隔离制度，防止医源性感染。导尿管一经污染或拔出均不得再使用。

2. 保持管路引流通畅，避免管路受压、扭曲或堵管。

3. 插入、拔出尿管时，动作要轻、慢、稳，切勿用力过重，以免损伤尿道黏膜。

4. 插入深度个体差异大，通常足月正常体重儿较早产低体重儿深，置管时视患儿情况而定。

5. 对膀胱高度膨胀且又极度虚弱的患儿，第一次放尿不宜过多，以防大量放尿导致腹腔内压突然降低，大量血液潴留于腹腔血管内，造成血压下降，产生虚脱；亦可因膀胱突然减压，导致膀胱黏膜急剧充血，引起血尿。

6. 防止逆行感染：

（1）保持尿道口清洁，每日擦洗2次，包括尿道口、尿管与集尿袋接口、集尿袋放尿口。

（2）定时更换集尿袋，并及时倾倒尿液。更换集尿袋时，引流管位置应低于耻骨联合，防止尿液倒流。

（3）勤为患儿更换体位，以防止尿液沉淀。定期做尿常规，以便发现异常及时处理。

二十一、新生儿光疗技术

【目的】

治疗新生儿高胆红素血症，促进胆红素排泄，降低血清胆红素浓度。

【评估】

评估患儿病情，了解日龄、体重、胆红素检查结果、生命体征、反应等情况。

【准备】

1. 用物准备　清洁光疗箱或辐射保暖台、黑色眼罩、蓝光尿裤、手套脚套。

2. 环境准备　安全，室温 22～24℃，湿度 55%～65%，光线适宜。

3. 护士准备　着装整齐，洗手。

【操作步骤】

洗手、戴口罩→检查光疗箱或辐射保暖台有无损坏、漏电、松脱，蓝光灯有无破损、灯管有无损坏→光疗箱或辐射保暖台预热至设定温度→核对患儿身份→为患儿清洁皮肤，修剪指甲→患儿双眼戴黑色眼罩→双手、双脚佩戴手套及脚套（内面向外），松紧适宜→更换尿布，以最小面积遮盖会阴部，男婴注意保护阴囊→脱去衣裤，尽量暴露皮肤，将患儿置于光疗箱或台的中央→开启蓝光治疗，记录光疗开始时间→光疗结束后测量体温，脱下眼罩，更换尿布，清洁全身皮肤，观察有无皮疹、红斑、黄疸情况→为患儿穿衣、包裹，核对姓名、住院号→整理用物，洗手，记录停止时间及患儿黄疸消退情况→清洁光疗箱或台，备用。

【注意事项】

1. 患儿光疗前须进行皮肤清洁，禁忌在皮肤上涂粉剂和油类。

2. 患儿光疗时随时观察患儿眼罩、会阴遮盖物有无脱落，注意皮肤有无破损。光疗中加强巡视，勤更换体位，每 2 小时翻身一次。

3. 光疗时每 4 小时测体温一次，以此调节箱温或台温，维持患儿体温稳定。如体温高于 37.8℃或低于 36℃，应暂时停止光疗。

4. 光疗过程中患儿出现烦躁、嗜睡、高热、皮疹、呕吐、拒奶、腹泻及脱水等症状时，及时联系医生，妥善处理。

5. 灯管与患儿距离需要遵照设备说明调节（单面光疗灯距患儿正面皮肤 35cm，双面光疗距离 25～35cm），使用时间达到设备规定时限更换灯管。

二十二、新生儿换血技术

【目的】

换出血清中免疫抗体和致敏的红细胞，阻止溶血进一步发展；降低胆红素浓度，防止核黄疸发生；纠正溶血导致的贫血；防止缺氧及心功能不全。

【评估】

1. 评估病情，黄疸的程度、进展等。

2. 观察外周动、静脉及局部皮肤情况。

【准备】

1. 用物准备　辐射保暖台、心电监护仪、护目镜、生理盐水、肝素、10%葡萄糖酸钙（用生理盐水等量稀释）、10%葡萄糖溶液、苯巴比妥、无菌剪刀、手术衣、棉签、留置针、敷贴、头皮针、三通管、动脉压力延长管、20ml注射器、2～5ml注射器、输血器、输液网兜、干燥抗凝试管、废血瓶、无菌手套、治疗巾、洞巾。另备双道、单道推泵（同品牌）各1台，输液泵1台（最好能与推泵同品牌），血糖仪，电子秤，快速手消液，吸氧装置1套。

2. 环境准备　空间相对独立，光线明亮，温湿度合理。

3. 患儿体位　取平卧位或舒适体位。

【操作步骤】

换血前暂停喂奶1次，保持患儿安静→携用物至床旁→核对→手术护士将患儿置于辐射保暖台上，固定体温探头于胸部，调节温度为36.5～37℃→安装心电监护仪→建立两条静脉通路→建立一条动脉通道，穿刺桡动脉或肱动脉，用稀释肝素液保留、固定，用于出血→外周动、静脉留置针，标识清楚→保持患儿安静，必要时遵医嘱静脉缓推苯巴比妥（20mg/kg）→巡回护士将红细胞血液、血浆用输血加温器预热至36～37℃，连接输血器和静脉通路备用→手术护士铺治疗巾、洞巾，戴无菌手套，连接三通管和延长管，用肝素液充满管道；两个三通管相连接后一端接留置针，尾端接出血管路并和废血瓶连接后放置在电子秤上，侧端接肝素液和抽血注射器，肝素液（10U/ml）以30ml/h维持→开始前监测生命体征、呼吸、心率、血压、体温，并抽取5～10ml血液用于换血前实验室检查（如红胆素、电解质、血液分析和血气等）→换血开始，双人再次输血核对，巡回护士调整入血泵、出血泵，稀释肝素液速度（出血泵泵速＝入血泵泵速＋稀释肝素液速度）→每输入100ml血时静脉缓推等量稀释的葡萄糖酸钙2ml，测一次血糖→每隔5分钟监测一次无创血压，观察有无输血反应，根据血压波动情况调节出入量、速度，密切监测心率、呼吸、血压、血氧饱和度及胆红素、血气、血糖变化→换血至总量的1/2时复查血气、血常规、电解质及血清胆红素，记录抽血量→换血结束后，抽血复查血气、血常规、电解质、血糖、凝血全套及血清胆红素，监测血压、心率、SpO_2及体温，拔除动脉置管→换血过程历时1.5～3小时；详细记录换血过程是否顺利，每次出量、入量、累计出入量及用药等→清理用物，换血房间及辐射保暖台终末处理。

【注意事项】

1. 换入换出通道同步进行，观察患儿生命体征及全身反应。

2. 必须严格无菌操作，从动脉到废血瓶通道须保持密闭、无菌，防止感染。

3. 换血时严防空气和凝块注入，防止栓塞发生。

4. 参与换血的护士要求熟悉换血过程，操作熟练，以便能良好地配合。

5. 换血时，思想集中，操作轻巧，熟悉三通通道。

6. 严格掌握出入量的平衡，严格控制输液及输血速度。

7. 严格观察静脉通路是否有渗出及肿胀，以免因输血及静脉推钙发生渗出导致局部皮肤的坏死。

8. 血源选择：

（1）Rh 血型不合采用 Rh 血型与母亲相同，ABO 血型与患儿相同的血源。

（2）ABO 血型不合者可用 O 型的红细胞加 AB 型血浆的混合血。

（3）其他原因高胆红素血症可选用与患儿同型血，不能除外其他免疫性溶血时可选用与患儿同型洗涤红细胞。应尽量选用新鲜血液，库存时间不宜超过 3 天。

9. 换血量：为患儿血容量的 1.5 ～ 2 倍，一般新生儿血容量按 80ml/kg 计算（早产儿按 90ml/kg 计算），故换血量为 150 ～ 180ml/kg，红细胞与血浆比为 2∶1。

10. 换血前完善定血型、交叉配血、术前四项、肝肾功能、胆红素、凝血功能和血气分析等检查。

11. 换血前后需要禁食。

12.10U/ml 肝素溶液配置方法：100ml 生理盐水加 0.16ml 原肝素液（12 500U/2ml），250ml 生理盐水加 0.4ml 原肝素液。25U/ml 肝素溶液配置方法：100ml 生理盐水加 0.4ml 原肝素液，250ml 生理盐水加 1ml 原肝素液。

13. 每换血 100ml（入血量）静脉缓慢推注 10% 葡萄糖酸钙 1ml，每换出 100ml 血检测血糖。

14.无论脐动静脉、外周动静脉，还是其他中心静脉同步换血，务必保证血管通路通畅。

二十三、新生儿造瘘袋更换技术

【目的】

1. 收集造口排出物，保护造口周围皮肤清洁，避免发红、破溃。

2. 使家属掌握造口护理知识并能自行进行造口护理。

3. 使患儿舒适佩戴造口袋，提高生活质量。

【评估】

1. 患儿的病情（一般情况、手术方式）、意识状态、营养状况及合作程度。

2. 患儿造口血供情况及周围皮肤情况，有无造口及造口周围并发症。

3. 造口袋的类型及有无渗漏。

4.患儿或家属对造口的认知程度及更换造口护理用品使用情况。

【准备】

1.用物准备　造口测量尺、剪刀、造口袋1套、治疗巾、弯盘、棉签、一次性手套、治疗盘、生理盐水溶液、一次性换药盒。必要时备皮肤保护膜、造口粉、防漏膏、3M保护膜等。

2.患儿准备　平卧、安静无哭吵。

3.环境准备　光线充足，温度适宜。

【操作步骤】

洗手、戴口罩→备齐用物至床旁→核对患儿信息→注意遮挡、保暖→根据患儿病情选择合适且舒适的体位，铺治疗巾于患儿身下，置弯盘、换药盒于治疗巾上，戴手套→一手固定造口周围皮肤，一手由上而下移除造口袋→用镊子夹取生理盐水棉球由外向内清洁造口周围皮肤，待干→观察造口颜色及周围皮肤情况，注意保暖，维护患儿隐私→均匀撒上少量造口粉后使用皮肤保护膜→涂抹适量防漏膏于造口周围→测量造口大小→修剪造口底盘，开口比造口直径大1～2mm的小孔→撕去粘贴纸，拉平腹部表面褶皱，由下而上粘贴底板，按压底板各处，使之与皮肤更贴服→检查造口袋是否粘贴牢固，轻拉造口袋，是否和底板紧密结合→放入少许空气，造口夹夹闭造口袋下端开口→注明造口袋粘贴时间→再次核对患儿信息，协助整理患儿衣物及床单位→终末处理，洗手，记录。

【注意事项】

1.更换造口袋时，保持患儿安静，必要时给予安慰奶嘴安抚。

2.底板开孔大小要比造口大小大1～2mm，若开孔过大，造口与底板之间的缝隙会积留粪液，影响黏胶的黏性，而且可对皮肤造成刺激，损伤皮肤；若开孔过小，会造成造口袋与造口黏膜摩擦，甚至引起出血和肉芽肿。粘贴造口袋时以掌心按压底盘并让患儿平躺15～20分钟，以增强造口底盘的黏性。

3.如皮肤较薄，嫩或发红，刺痒，可使用造口粉，皮肤保护膜；如破损较严重，暂缓使用造口袋。

4.针对造口周围皮肤凹凸不平及造口凹陷、低平的患儿，应用防漏膏填补皮肤表面，选择凸面底板并佩戴小儿造口专用腰带；为避免底板翘起脱落，将造口底板的外缘相隔1～2cm放射状剪开1cm的小缺口，再行粘贴或加用3M透明薄膜将造口底板外缘粘贴加固。两件式造口袋先粘贴底板，再接造口袋，从下而上将造口袋接口嵌入底板环形沟槽内并扣好。

5.密切观察患儿造口血供情况，若造口颜色发暗、发黑或有凹陷、回缩等异常情况，应及时通知医生。

6.造口袋中排泄物满1/3～1/2时，必须及时倾倒，用清水冲洗即可。

7. 观察造口排气排便情况及大便的颜色、性状及量，特别是伴短肠综合征者和婴幼儿回肠造口，必须严格注意造口出入量。针对腹泻、脱水和电解质紊乱，可采取术后早期造口远端（或肛门）给予近端造口排出物灌注的辅助治疗。

8. 造口袋通常 2～5 天更换一次，如有渗漏应及时更换。

9. 造口常见问题有造口水肿、出血、缺血坏死、皮肤黏膜分离、狭窄、回缩、脱垂、肉芽肿、黏膜移位、造口旁疝、过敏性皮炎、刺激性皮炎、毛囊炎、机械性损伤等，出现上述情况及时通知医生并给予恰当的处理，防止恶化，加重病情。

第十四章

新生儿转运

为了适应急诊医学及新生儿重症监护医学的发展，危重新生儿的转运应运而生。其概念是指安全地将危重新生儿从基层医院转往三级医院新生儿重症监护室（NICU）内做进一步监护、诊断及治疗的过程。新生儿转运（neonatal transport, NT）是危重新生儿救治中心（Newborn Care Center, NCC）的重要工作内容之一，目的是安全地将危重新生儿转运到 NCC 的 NICU 进行救治，充分发挥优质卫生资源的作用。转运工作主要分 3 个环节：转运前期准备工作；转运中期监护措施；转运后期病区接收危重新生儿以及对转运工作的评价。如何将基层医院危重新生儿安全地转到三级医院监护中心，如何提高转运成功率，已经成为医护人员共同关心的、亟须解决的问题。而转运中护理 STABLE（sugar, temperature，assisted breathing，blood pressure，labworks，emotional support）原则的提出，是转运经验的总结，是系统地应用各项操作及监测技术来维持患儿在转运全程中的生理稳定，为转运成功及患儿今后的康复提供有力保证。

一、准备阶段

（一）转运联络

当班护士接到基层医院通信联系时，首先了解对方医院的名称，患儿的年龄、性别和原发病，患儿现病情严重程度及家长的态度，要求转诊医生的姓名和电话号码，转诊是否被家属接受，交代大致的转运及今后治疗的费用，同时记录询问的情况和联系方式，并报告值班医生。在确认患儿需要转运时紧急通知相关人员在 10～15 分钟内携相应设备出诊。

（二）转运前准备

需要转运的患儿多为病情危重者，争取时间是抢救患儿生命的关键，而做好转运前准备工作是争取时间的关键。

1. 人员准备　新生儿转运小组成员应为经过专业化培训的中高年资医生、工作3 年以上的专职护士及驾驶员各 1 名组成，要求其具有熟练的专业和操作技术水平，急诊意识强，能随时组织实施抢救患儿，可准确判断病情和协助当地医院进行急救处理。三级医院应对转运小组成员的资格进行审定并报护理部备案，每天安排转运值班。

2. 转运设备　救护车、可调台架的转运暖箱、手动式负压吸引器、呼吸机、便携式氧气筒、多功能监护仪、微量输液泵、便携式血气分析仪、微量血糖仪、急救箱（内有各种型号的气管导管、喉镜、各型号面罩、复苏囊、静脉留置针、一次性注射器、新生儿胃管、听诊器、固定胶带、无菌手套、体温计、常用急救药品）等。每次转运出发前检查各种仪器设备完好并处于备用状态。另外根据需要另行准备其他物品（如头罩或需要隔离患儿的隔离衣、手套等，或多胎转运的其他物品等）。

3. 转运指征　为建立与完善区域性新生儿转运网络（regional neonatal transport network，RNTN），制定合理标准化的转运指征实属必要。但目前条件下，我国各省市地区以及基层医院 NICU 的设备、技术力量差异较大，较难在全国范围内建立统一的不同级别的 RNTN 转运指征。实际上，即使制定了较统一的转运指征，也往往因为部分上级新生儿转运中心实际救治危重新生儿的能力不足，而导致将患儿转运到距离较远的能胜任的 NICU，增加了转运风险。危重新生儿转运成功与否与基层医院对危重新生儿转运时机的掌握相关，各地各级 RNTN 应以《中国新生儿病房分级建设和管理指南（建议案）》定义的各等级 NICU 的业务范围为依据，即按照初级、高级和特级新生儿转运中心的救治能力分别制定相应的转运指征逐级转运，既能够实现优质卫生资源的充分利用，又可以防止新生儿转运中心超负荷运转，指征过严或过宽均不利于患儿的救治。

二、主要措施

（一）转运前保证患儿病情的稳定

转运前患儿病情的稳定与预后密切相关，转运前采取救护措施使患儿病情稳定，可大大降低转运病死率。转运小组到达基层医院后，不宜急于转运，应详细询问患儿病史，做全面体检，应用新生儿危重评分法评估患儿状况，同时采取 STABLE 救护模式使患儿病情达到稳定，然后再着手考虑转运的适宜性与安全性。STABLE 模式如下：

1. S（sugar）　指维持患儿血糖的稳定和安全护理，确保患儿的血糖维持在 $2.5 \sim 7.0$ mmol/L。到达当地医院后，运用微量血糖仪监测患儿足跟血糖，确保患儿血糖维持在正常范围，必要时用葡萄糖液静脉维持，并根据血糖值调节输液速度。患儿由于缺乏成熟、正常的生理系统，无能力去应付宫外生活的过渡，应在任何时候提供安全的护理，促进生理和行为的稳定。因此，操作时动作应轻柔，尽可能集中治疗和护理，使四肢呈屈曲位，给予非营养性吸吮，减少噪声和光的刺激。

2. T（temperature）　指保持患儿体温的稳定，保持早产儿体温正常，可以增加 50% 的成活率，寒冷可导致低血糖和严重的呼吸窘迫。因此，应密切监测体温，确保患儿体温在 36.5 ～ 37.5℃，做各项操作及抢救时都应注意保暖。如患儿体温不升，可予患儿戴绒布帽，放置在远红外辐射床上，既方便抢救又可保暖，而转运暖箱已经提前预热，并根据患儿胎龄、日龄及体重调节暖箱温度。

3. A（assisted breathing）　指清除患儿呼吸道的分泌物，确保呼吸道通畅，必要时协助医生进行气管插管，维持有效通气。放置吸痰管时动作要轻柔、准确，以减少对气管的刺激。如有呕吐及胃食管反流严重者，给予插胃管抽净胃内容物并置于左侧卧位。

4. B（blood pressure）　指维持患儿血压的稳定。连接心电监护仪监测血压、心率及血氧饱和度，必要时给予外周动脉置管行持续血压监测，血压偏低时应用多巴胺和多巴酚丁胺静脉维持。

5. L（labworks）　指确保患儿各项实验室检查指标处于正常范围。应用便携式血气分析仪监测患儿的各项指标，确保患儿水、电解质及酸碱平衡，并根据结果予纠正酸中毒或静脉补液等相应的处理。

6. E（emotional support）　指情感支持。转运人员应尽可能提供支持和援助，帮助家庭应对这场危机。转运人员在转运前要认真进行风险评估，由医生向患儿的法定监护人讲明目前患儿的病情及转运过程中可能发生的各种意外情况，在征得其理解和支持并履行风险法律文书签字同意后及时转运。

（二）转运途中恰当的处理与救护

1. 保持安静，保证安全　在转运过程中声音和震动会影响患儿的心率，可以给患儿戴上耳罩，以减少声音的刺激。患儿置转运暖箱后，以安全带缚好患儿身体，松紧适宜，身下垫水垫，身体四周与暖箱侧壁之间用棉褥子填充，以增加安全感并减少震动，保持患儿安静。使转运暖箱与救护车的纵轴方向相同，锁定箱轮，以减少途中颠簸对患儿脑部血流的影响，颅内出血患儿车速要平稳。

2. 保持呼吸道通畅　患儿颈部垫软枕，头偏向一侧或侧卧位，防止呕吐。尽管转运前已常规清理呼吸道，但在转运途中对部分患儿（如食管闭锁、先天性喉软骨发育不良等）而言，仍有必要再次甚至多次清理呼吸道，以确保呼吸道通畅并保证氧气的供给。

3. 保暖　转运途中适宜的环境温度及有效的保暖措施十分重要，转运途中尽量减少开箱门的次数。暖箱侧门安装袖套，一切操作尽量从侧门内进行，以保证转运途中新生儿体温维持正常，有效地减少低体温的发生。新生儿体表面积相对较大，皮肤很薄，血管较多，易于散热，加之体温调节中枢发育不完善，以致调节功能不全。当环境温度较低、保温措施不全或热量摄入不足时极易使患儿发生低体温。低体温不仅可引起患儿皮肤硬肿，还可造成其体内各重要脏器组织损伤，甚至死亡，尤其是早产儿。为了减少患儿低体温的发生，降低新生儿死亡率，在转运中应将暖箱温度控制在 32 ～ 35℃。在冬季，对于出生体重＜ 2500g，尤其体重＜ 1000g 的早产患儿应给予棉布包裹，头戴小棉帽再放入暖箱中，防止散热；也可用塑料薄膜包裹。其他患儿可根据体温、体重、胎龄和日龄调节暖箱温度。

4. 保持静脉通路通畅　为了确保血糖稳定及药物及时供给，应选择外周静脉留置针建立静脉通路，接上三通管并采用微量输液泵输入，以做到方便、快捷、牢固、准确。在转运途中，由于路途颠簸、车速较快，可能会出现针头移位或其他一些输液故障，因此要求转运医护人员必须具备良好的心理素质和高超的穿刺技术，密切观察并保持转运途中静脉通路的畅通。

5. 病情观察　严密观察病情，监护血压、心率、呼吸、血氧饱和度、意识及肌张力等，做好文书记录。根据病情变化及时纠正低血压、酸中毒，降低颅内压，控制惊厥等。

（三）转运后的衔接护理

1. 绿色通道转运危重症　患儿转运至目的地后无障碍地通过绿色通道直接收入 NICU，对提高危重新生儿的抢救成功率具有重大意义。转运途中随时用移动电话与 NICU 保持联系，以便做好接诊的充分准备。

2. 严格交接班　到达 NICU 后，转运小组向主管医生和护士汇报患儿病情，转运途中抢救、治疗、用药情况等，填写转运记录，小结转运工作，补充急救药品及物品，消毒擦拭转运暖箱并充电，使之处于备用状态。主管医生和护士应用 STABLE 模式评价患儿病情，为以后的治疗和护理提供依据，并与患儿法定监护人谈话，使其积极配合后续的治疗与护理。

三、转运工作的评估与质控

RNTN 工作的顺利开展，更好地保证转运质量，离不开正确的评估和质量控制管理。应该指出，高危新生儿应积极通过宫内转运有计划地出生在有救治能力的 NICU 的医院，如不能避免，通过专业的新生儿转运队伍将高危新生儿转运至 NICU 以提高救治成功率就显得尤为重要。但转运队伍的每一位都应该清醒地认识到，转运危重新生儿是一个充满危险的过程，患儿病情随时都有恶化倾向。因此，RNTN 系统必须以循证医学为基础，收集新生儿转运的资料，建立数据库，实施连续的转运培训和健全的风险报告机制，对转运质量定期进行评估。

危重新生儿及时、有效的转运是保证其生命及预后的关键。在 STABLE 救护模式的应用下，危重新生儿的转运是一种有预见性的、积极的转运，是一个连续的监护治疗过程，在了解患儿的生命体征，给予生命支持的同时，还考虑到患儿今后可能出现的后遗症，并在转运开始时积极采取措施来预防后遗症的发生。在危重新生儿的转运中运用 STABLE 模式，可以提高患儿的安全系数和改善最终结局，为危重新生儿的救护提供了强有力的保障，在降低危重新生儿的病死率与致残率上发挥了强大的作用。

第十五章

新生儿发育支持

第一节　神经系统的发育

一、感知觉的发育

儿童神经心理发育主要是指感知、运动、语言的发育，以及记忆、思维、情感、性格等心理活动的发展。它与儿童的智力发育密切相关，是儿童健康成长的一个重要方面。神经心理发育以神经系统发育和成熟为物质基础。在胎儿期，神经系统发育领先于其他各系统，新生儿脑重已达成年人脑重25%左右，此时神经细胞数目已与成年人相同，但其树突与轴突少而短。出生后脑重量的增加主要表现为神经细胞体积的增大和树突的增多、加长，以及神经髓鞘的形成和发育。

1. 视感知发育　新生儿出生时，感光器已经发育，瞳孔有对光反应，但因视网膜视黄斑区发育不全和眼外肌协调较差，视觉不敏锐，只有在15～20cm范围内视觉才最清晰，在清醒和安静状态下可短暂注视和追随近处缓慢移动的物体；不少新生儿可出现一时性斜视和眼球震颤，3～4周内自动消失，同时新生儿期后视感知迅速发育。

2. 听感知发育　出生时因鼓室无空气，听力较差，但对强声可有瞬目、震颤等反应；出生3～7天后听力已良好，声音可引起呼吸节律改变。听感知发育与小儿的语言发育直接相关，听力障碍如不能在语言发育的关键期内或之前得到确诊和干预，则可因聋致哑。国外调查资料显示，新生儿听力障碍的发生率为1%～3%，重症监护室的高危新生儿听力障碍发生率则可达2%～4%。新生儿听力筛查（neonatal hearing screening，NHS）是早期发现听力障碍的有效办法，我国正逐步将其纳入常规新生儿筛查内容。

3. 触觉发育　触觉反应是一种与生俱来的先天无条件反射，如吸吮反射、抓握反射等，尤以口周、手掌、足底等部位最为敏感，触之即有瞬目、张口、缩回手足等反应，而前臂、大腿、躯干部触觉则较迟钝。

4. 味觉和嗅觉发育　出生时味觉发育已很完善。新生儿对不同味道如甜、酸、苦、咸等可产生不同的面部表情；出生时嗅觉中枢和神经末梢已发育成熟。生后 1～2 周的新生儿已可辨别母亲和其他人的气味，3～4 个月时能区别愉快和不愉快的气味，7～8 个月开始对芳香气味有反应。

二、大运动的发育

大运动又称大肌肉运动，主要是指头颈部、躯干、四肢幅度较大的动作，如趴、抬头、翻身、坐、爬、站、走等。

1. 抬头　因为颈后肌发育先于颈前肌，所以新生儿俯卧位时能抬头 1～2 秒；3 个月时抬头较稳；4 个月时抬头很稳并能自由转动。

2. 翻身　出现翻身动作的先决条件是不对称颈紧张反射的消失。婴儿约 7 个月时能有意识地从仰卧位翻至俯卧位，然后从俯卧位翻至仰卧位。

3. 坐　新生儿腰肌无力，至 3 个月扶坐时腰仍呈弧形；6 个月时能双手向前撑住独坐；8 个月时能坐稳并能左右转身；1 岁左右身体前倾时出现向后伸手的保护性反应。

4. 匍匐、爬　新生儿俯卧位时已有反射性的匍匐动作；2 个月时俯卧能交替踢腿；3～4 个月时可用手撑起上身数分钟；7～8 个月时已能用手支撑胸腹，可后退或在原地转动身体；8～9 个月时可用双上肢向前爬。学习爬的动作有助于胸部及智力的发育，并能提早接触周围环境（如手拿不到的东西，通过爬可以拿到），促进神经系统的发育。

5. 站、走、跳　新生儿直立时双下肢稍能负重，出现踏步反射和立足反射；5～6 个月扶立时双下肢可负重，并能上下跳动；8～9 个月时可扶站片刻；10 个月左右能扶走；2 岁时能并足跳；2.5 岁时能独足跳 1～2 次；3 岁时双足交替走下楼梯；5 岁时能跳绳。

三、运动和精细动作的发育特点

新生儿两手握拳很紧，3～4 个月时握持反射消失，开始有意识地取物；6～7 个月时能独自摇摆或玩弄小物体，出现物品换手及捏、敲等探索性动作；9～10 个月时可用拇、示指取物，喜撕纸；12～15 个月时学会用匙，乱涂画，能几页几页地翻书；18 个月时能叠 2～3 块方积木；2 岁时可叠 6～7 块方积木，一页一页翻书，能握杯喝水；3 岁时在别人的帮助下会穿衣服，临摹简单图形；4 岁时基本上能自己脱、穿简单衣服；5 岁时能学习写字。

四、语言的发育

语言为人类特有的高级神经活动，是儿童学习、社会交往、个性发展中的一种重要能力，与智能关系密切。儿童语言发育是儿童全面发育的标志。正常儿童天生具备发展语言技能的机制和潜能，但是环境必须提供适当的条件，如与周围人群进行语言交往，其语言能力才能得以发展。通过语言符号，儿童获得更丰富的概念，提高了解决问题的能力，同时吸收社会文化中的信念、习俗及价值观。语言发育依赖于听觉、发音器官和大脑功能正常并须经过发音、理解语言和表达语言 3 个阶段。

1. 发音阶段　新生儿出生时已会哭叫，并且饥饿、疼痛等不同刺激所反映出来的哭叫声在音响度、音调上有所区别。婴儿 3～4 个月咿呀发音，7～8 个月能发"爸爸""妈妈"等语音，8～9 个月时喜欢模仿成年人的口唇动作练习发音。

2. 理解语言阶段　婴儿在发音的过程中逐渐理解语言。小儿通过视觉、触觉、运动或本体感觉等与听觉的联系，逐步理解一些日常用品，如奶瓶、电灯等的名称。6 个月时婴儿能听懂自己的名字，9 个月左右已能听懂简单的词意，如"再见""把手给我"等。亲人对婴儿发音及时、恰当的应答，多次的反复，可促进儿童逐渐理解这些语音的特定含义。10 个月左右的婴儿已能有意识地叫"爸爸""妈妈"。

3. 表达语言阶段　在理解的基础上，儿童学会表达语言。一般 12 月龄开始会说单字，如"拜拜""妈妈"；18 个月时单字达 15～20 个，并能指认、说出家庭主要成员的称谓；24 个月时能说出简单的人、物品和图片，会说 3～5 个字构成的短句；3 岁时能指认常见的物品、图画，会说短歌谣；4 岁时能讲述简单的故事情节。儿童说话的早晚与父母的教育、关注是分不开的。当婴儿说出第 1 个有意义的字时，意味着他真正开始用语言与人交往。

语言发育过程中须注意下列现象：

（1）乱语：又称隐语。1～2 岁的孩子，很想用语言表达自己的需求，但由于词汇有限，常常说出一些成年人听不懂的话语即乱语。遇到此种情况要耐心分析，不要加以训斥，否则会影响其说话及表达思维的积极性。

（2）口吃：3～4 岁的孩子，词汇增多，但常发音不准或句法不妥，如把老师发音为"老希"，越是急于纠正越容易出现口吃。遇此情况不必急于纠正，一般情况下会逐渐转为发音正常。

（3）自言自语：是儿童从出声的外部语言向不出声的内部语言（沉默思考时的语言）转化过程中的一种过渡形式，是幼儿语言发展过程中的必经阶段，为儿童进入小学、很快发展内部语言打下基础。一般 7 岁以后，儿童不会再出现自言自语，如继续存在，则应引起注意。

第二节　新生儿行为神经评估

一、概述

新生儿 20 项行为神经测查法（neonatal behavioral neurological assessment，NBNA），是我国婴幼儿早期教育专家、北京协和医院鲍秀兰教授根据美国 Brazelton 新生儿行为评估量表（neonatal behavioral assessment scale，NBAS）和法国 Amiel-Tison 新生儿神经运

动测定方法的优点，结合自己的经验建立的，主要用于了解新生儿行为能力。NBAS 包括 27 个行为项目和 20 个神经反射。行为项目分 4 个方面：相互作用、运动能力、状态控制和生理应激反应。检查需要持续 20 ～ 30 分钟，行为项目评分有 9 个分度。此方法能较好地了解新生儿的行为特征，但正常和异常行为能力的区别无明显界线。由于其测查项目多，需要时间长，结果分析较复杂，在我国较难推广应用。

二、新生儿 20 项行为神经测查法

（一）内容及结构

20 项行为神经测查分为 5 个部分，即行为能力（6 项）、被动肌张力（4 项）、主动肌张力（4 项）、原始反射（3 项）和一般估价（3 项）。每项评分为三个分度，即 0 分、1 分和 2 分，满分为 40 分，35 分以下为异常。

（二）适用范围

NBNA 只适用于足月新生儿，早产儿需要等胎龄满 40 周后测查，因为早产儿肌张力较低，NBNA 评分低下不能反映其正常与否。但早产儿可有视听反应。早产儿于生后 2 ～ 3 天，12 ～ 14 天，26 ～ 28 天 3 次测定，以 1 周内新生儿获 37 分以上为正常，37 分以下尤在 2 周内 ≤ 37 分者需要长期随访。足月窒息儿可从生后 3 天开始测查，如果评分低于 35 分，第 7 天应复查，仍不正常者 12 ～ 14 天再测查，因为该日龄测查有评估预后的意义。

（三）测查环境和检查者的训练

测查应在新生儿两次喂奶中间进行，从睡眠状态开始。检查环境宜安静、半暗。测查室温应为 22 ～ 28℃。检查在 10 分钟内完成。

测查者不可能单靠阅读资料或看录像学会合格的 NBNA 检查方法。掌握此方法必须通过传授，亲自操作，并接受数次辅导，最后通过合格检验，才能达到测查合格标准。总分误差不应超过 2 分。

（四）NBNA 评分正常值的建立和应用

1988 年全国 12 座城市 25 个单位协作研究，测查正常新生儿 714 人（男 369 人，女 345 人），对每个新生儿生后第 2 ～ 3 天、12 ～ 14 天和 26 ～ 28 天测查 3 次。结果为 90.4% 总分在 39 ～ 40 分，97% 在 37 分以上，无 1 人在 35 分以下，3 次测查结果显示正常新生儿视听定向能力和颈的主动肌张力随日龄增长而增强。NBNA 在应用中有显著的稳定性和可靠性，地区差别对评分结果无明显影响。1989 年全国 13 个单位对 NBNA 预测窒息儿预后进行协作研究。研究结果显示，生后 7 天和 12 ～ 14 天 NBNA 评分对评估预后的敏感性和特异性分别为 88.9%、82.6% 和 84.6%、97.4%。其评估预后的价值优于 Sarnat 分度（HIE 分度）、头颅 CT 和 B 超。以后研究证明 NBNA 测查结果和高胆红素血症严重程度相关，并对其他围产高危儿预后也有评估价值。NBNA 是一种信度和效

度可靠的新生儿临床检查方法，反复测查对新生儿无害；测查方法和评分易掌握，工具简便经济；易于在我国城乡推广，适合我国儿科医生和妇幼保健工作者在临床和科研工作中应用。

（五）新生儿 20 项行为神经评分标准

1. 检查工具　手电筒1个（1号电池2节）、长方形红色塑料盒1个、红球（直径6～8cm）1个、秒表1个。检查人员经过2周训练，每人至少检测过20个新生儿并经过鉴定合格方可达准确可靠的测查结果。

2. 检查方法及评分标准　见表15-2-1。

表 15-2-1　新生儿 20 项行为神经评分标准

项目		检查时状态	评分		
			0	1	2
行为能力	1. 对光的习惯形成	睡眠	≥ 11 次	7～10 次	≤ 6 次
	2. 对声音的习惯形成	睡眠	≥ 11 次	7～10 次	≤ 6 次
	3. 对格格声的反应	安静觉醒	头和眼睛不能转向格格声	转向格格声但转动 < 60°	转向格格声且转动 ≥ 60°
	4. 对说话的人脸反应	安静觉醒	头和眼睛不能转向格格声	转向格格声但转动 < 60°	转向格格声且转动 ≥ 60°
	5. 对红球的反应	安静觉醒	头和眼睛不能转向格格声	转向格格声但转动 < 60°	转向格格声且转动 ≥ 60°
	6. 安慰	哭	不能	困难	容易或自动
被动肌张力	7. 围巾征	觉醒	环绕颈部	肘略过中线	肘未到中线
	8. 前臂弹回	觉醒	无	慢、弱	活跃，可重复
	9. 腘窝角	觉醒	> 110°	90°～110°	≤ 90°
	10. 下肢弹回	觉醒	无	慢、弱	活跃，可重复
主动肌张力	11. 头竖立反应	觉醒	无或异常	有头竖立动作	头竖 1～2 秒以上
	12. 手握持	觉醒	无	无力或力弱	好、可重复
	13. 牵拉反应	觉醒	无	提起部分身体	提起全部身体
	14. 支持反应（直立位）	觉醒	无	不完全、短暂	有力、支持全部身体
原始反应	15. 自动踏步或放置反应	觉醒	无	引出困难	好、可重复
	16. 拥抱反射	觉醒	无	弱、不完全	好、完全
	17. 吸吮反射	觉醒	无	弱	好、和吞咽同步
一般反应	18. 觉醒度	觉醒	昏迷	嗜睡	觉醒好
	19. 哭	哭	无	微弱	正常
	20. 活动度	觉醒	无	略减少或增多	正常

第一部分：行为能力，共6项（1～6项），检查对外界环境和外界刺激的适应能力。

（1）对光的习惯形成：在睡眠状态下，重复用手电筒照射新生儿的眼睛，最多12次，观察和记录反应开始，减弱直至消失的照射次数。评分：0分为≥11次，1分为7～10次，2分≤6次。

（2）对声音的习惯形成：睡眠状态，距其25～28cm处。短暂而响亮地摇格格声盒。最多重复12次，观察评分。评分：0分为≥11次，1分为7～10次，2分≤6次。

（3）非生物性听定向反应（对格格声的反应）：在安静觉醒状态下，重复用柔和的格格声在新生儿视外（10～15cm处）连续轻轻地给予刺激，观察其头和眼睛转向声源的能力。评分：0分为头和眼睛不转向声源；1分为头和眼睛转向格格声，但转动＜60°；2分为转向格格声≥60°。

（4）生物性视、听定向反应（对说话人的脸反应）：在安静觉醒状态下，检查者与新生儿面对面，相距20cm，用柔和而高调的声音说话，从新生儿的中线位慢慢移向左右两侧，移动时连续发声，观察新生儿头和眼睛追随检查者的脸和声音移动方向的能力。观察评分同（3）。

（5）非生物性视定向能力（对红球的反应）：检查者手持红球面对新生儿，相距20cm。观察评分同（3）。

（6）安慰：是指哭闹的新生儿对外界安慰的反应。评分：0分为哭闹经安慰不能停止；1分为哭吵停止非常困难；2分为较容易停止哭闹。

第二部分：被动肌张力，共4项（7～10项），必须在觉醒状态下检查，受检新生儿应处在正中位，以免引出不对称的错误检查结果。

（7）围巾征：检查者一手托住新生儿的颈部和头部，使其保持正中半卧位姿势，将新生儿手拉向对侧肩部，观察肘关节和中线的关系。评分：0分为上肢环绕颈部；1分为肘部略过中线；2分为肘部未达或接近中线。

（8）前臂弹回：只有新生儿上肢呈屈曲姿势时才能检查。检查者用手拉直新生儿的双上肢，然后松开使其弹回到原来的屈曲位，观察弹回的速度。评分：0分为无弹回；1分为弹回的速度慢（3秒以上）或弱；2分为双上肢弹回活跃，并能重复进行。

（9）腘窝角：新生儿平卧，骨盆不能抬起，屈曲下肢呈胸膝位，固定膝关节在腹部两侧，然后举起小腿测量腘窝的角度。评分：0分为＞110°；1分为90°～110°；2分为≤90°。

（10）下肢弹回：只有当受检新生儿髋关节呈屈曲位时才能检查。新生儿仰卧，检查者用双手牵拉新生儿双小腿，使之尽量伸展，然后松开，观察弹回的速度。评分：0分为无弹回；1分为弹回的速度慢（3秒以上）或弱；2分为双下肢弹回活跃，并能重复进行。

第三部分：主动肌张力，共4项（11～14项），在觉醒状态时测查。

（11）颈屈、伸肌的主动收缩（头竖立反应）：检查者抓住新生儿的肩部，检查从仰卧到坐位姿势，观察颈部屈、伸肌收缩将头抬起，记录头和躯干维持在一个轴线上几秒，然后往前垂下或后仰。评分：0分为无反应或异常；1分为有头竖立动作即可；2分为头和躯干保持平衡1～2秒以上。

（12）手握持：仰卧位，检查者的示指从尺侧插入其手掌，观察其抓握的情况。评分：0分为无抓握；1分为抓握无力或力弱；2分非常容易抓握并能重复。

（13）牵拉反应：新生儿手应是干的。检查者的示指从尺侧伸进手内时，正常时会得到有力的抓握反射，这时检查者抬自己的双示指约30cm（时刻准备用大拇指在必要时去抓握住新生儿手）。一般新生儿会屈曲自己的双上肢使其身体完全离开桌面。评分：0分为无反应；1分为提起部分身体；2分为提起全部身体。

（14）支持反应（直立位）：检查者用手抓握住新生儿的前胸，拇指和其他手指分别在两腋下，支持新生儿呈直立姿势，观察新生儿下肢和躯干是否主动收缩以支撑身体的重量，并维持几秒。评分：0分为无反应；1分为不完全或短暂直立时头不能竖立；2分为能有力地支撑全部身体，头竖立。此项评分主要观察头和躯干是否直立，下肢可屈曲，也可伸直。

第四部分：原始反应，共3项（15～17项），在觉醒状态时测查。

（15）自动踏步和放置反应：上面的支持反应得到时，新生儿躯干在直立位置或稍微往前倾，当足接触到硬的平面即可引出迈步动作。放置反应：取其直立位，使新生儿的足背碰到桌子边缘，该足有迈上桌子的动作。自动踏步和放置反应意义相同，没有自动踏步，有放置反应同样得分。0分为无踏步也无放置；1分为踏一步或有一次放置反应；2分为踏2步或在同足有2次放置反应，或两足各有1次放置反应。

（16）拥抱反射：新生儿呈仰卧位，检查者将小儿双手上提，使小儿颈部离开桌面2～3cm，但小儿头仍后垂在桌面上，突然放下小儿双手，恢复其仰卧位。由于颈部位置的突然变动引出拥抱反射。表现为双上肢向两侧伸展，双手张开，然后屈曲上肢，似拥抱状回收上肢至胸前，可伴有哭叫。评分：0分为无反应；1分为拥抱反射不完全，上臂仅伸展，无屈曲回收；2分为拥抱反射完全，上臂伸展后屈曲回收到胸前。

（17）吸吮反射：将乳头或手指放在新生儿两唇间或口内，则引起吸吮动作。注意吸吮力、节律与吞咽是否同步。评分：0分为无吸吮动作；1分为吸吮力弱；2分为吸吮力好、和吞咽同步。

第五部分：一般反应，共3项（18～20）。

（18）觉醒度：在检查过程中能否觉醒和觉醒程度。评分：0分为昏迷；1分为嗜睡；2分为觉醒好。

（19）哭声：在检查过程中哭声情况。评分：0分为不会哭；1分为哭声微弱；2分为哭声正常。

（20）活动度：在检查过程中观察新生儿活动情况。评分：0分为无活动，1分为活动略减少或增多；2分为活动正常。

第三节　新生儿发育支持护理

患儿住院期间，在新生儿监护病房中会受到来自环境各方面的刺激，过度的不良刺激会使新生儿过早启动大脑皮质路径，可抑制日后神经细胞的分化而干扰脑部的发育，尤其是影响与复杂的思维过程、注意力及自我调适有关的额叶。这可能是造成患儿日后学习障碍、智商低、语言理解及表达障碍的原因。

一、环境刺激对新生儿的影响

（一）过度的触觉刺激对新生儿的影响

在子宫内的胎儿被温暖的羊水所包围着，被羊水持续温柔的震动所抚触着。然而出生后，在NICU中，新生儿所接触的刺激多是不舒服的。观察发现，新生儿在NICU中一天会接受多次来自医疗人员的接触，而表现出心率、血压变化，颅内压力增加，血氧饱和度及皮肤血流降低。侵入性的操作可造成颅内血流及血氧饱和度的明显改变，增加脑室出血及脑室周围白质软化的机会。另外，新生儿可能会将所有的接触都认为是疼痛的来源，而表现出哭闹、反抗及逃避的行为。新生儿的口腔经验通常是不愉快甚至是疼痛的刺激，如口鼻腔吸引分泌物、经口气管插管或经口留置胃管等，这可能使新生儿口腔过度敏感，同时也影响新生儿的吸吮，造成日后吸吮、吞咽及喂食的困难。

（二）不良的味觉以及嗅觉刺激对新生儿的影响

胎儿在宫内不断吞咽羊水，故母亲身上的味道对其来说很熟悉，而出生后，接触到的是生理盐水的咸味或做口腔护理时碳酸氢钠的味道。新生儿在NICU中所接触的嗅觉刺激通常是消毒水、乙醇、去黏剂、橡胶手套或者工作人员身上的香水等。新生儿因不喜欢而躲避这样的刺激，表现出心跳加速及呼吸的改变。

（三）噪声对新生儿的影响

据人类胎儿的听力系统发育规律，早在怀孕23～25周胎儿就对声音有生理上的反应。出生后，新生儿就可以分辨出母亲的声音。早产儿的听力系统在30～32周才能成熟，无须经由特别的训练。声音刺激对23～25周的早产儿就会造成生理上的影响。

在NICU的新生儿听力系统并未受到母亲的保护，后者可以明显降低超过250Hz的声音，所以新生儿比胎儿暴露在更多的高频声音下。NICU的低频及高频声音都是高音量，因此新生儿周围的声音，包括人的声音和子宫内所听到的声音明显不同。噪声干扰新生儿的睡眠，增加其心率，导致其周围血管收缩；突发的噪声可导致新生儿血氧饱和度降低、哭泣、烦躁、颅内压升高、生长激素水平降低等。

（四）光线对新生儿行为的影响

中枢神经系统中，最晚发展的感觉系统是视觉系统，因此它也是出生时最不成熟的系统。然而大多数 NICU 的光线是持续性、高亮度的荧光灯或白炽灯，很少有日夜的变化。早产儿还时常暴露在额外的光源下。受光线的刺激，早产儿视网膜病变机会上升，深睡眠时间短，无法建立昼夜节律，体重增加缓慢，互动时无法睁开双眼。较暗的背景光线可以减少快速动眼睡眠，并增加深睡眠的时间，也便于眼睛睁开以及清醒期时间的增加。研究显示，光线有日夜差别的环境，会增加早产儿的睡眠时间，减少活动以及心跳血压的变化，增加眼睛睁开及清醒状态的持续时间，增加喂养的耐受性。对于稳定的新生儿可增加体重、促进早产儿的行为，使荷尔蒙分泌与外在环境的互动相整合。傍晚及晚上减少光线亮度可促进早产儿休息及有利于能量的储存。当光线被调整微暗时，工作人员的活动及噪声也应相对减少。

（五）不舒适的体位对新生儿的影响

在子宫内胎儿接受着羊水温柔的刺激，发展成屈曲姿势，在子宫内有限的空间下胎儿有一种舒适感，能使胎儿在放松的姿势下发展其动作。早产儿在出生时运动系统尚未发展成熟，无法维持屈曲姿势。此种不成熟的反应，使新生儿在能量的耗损、呼吸功能及氧化作用上消耗巨大。另外，不舒适的体位会造成早产儿一系列的问题，如：肩胛骨后缩和上提；髋部过度外旋和外展；颈部和躯干过度伸展；踝部过度内翻和外翻；四肢过度伸展造成压力、生理不稳定及能量消耗；因为重力的作用，使关节和肌肉过度伸展；头部位置不对称，可能影响方向感和导致畸形头。

二、发育支持护理的环境控制

（一）新生儿病房的物理环境

1. **与产房和母亲产后室的位置关系**　理想的位置关系应为：新生儿室、产房和母亲产后室离得很近，都在一层楼面，通过交通工具如轮椅或移床，产后母亲就可以根据自己的意愿随时到床边看望新生儿。

2. **整体外观**　理想的病区外观应为：新生儿室无论从家具、颜色搭配和灯光来说都完全是家庭的感觉，而且地板上铺有地毯，家居灯配有调暗的旋钮，可为新生儿提供个体化的需要。

3. **新生儿区的环境设计**　理想的新生儿照护区域的环境应为：新生儿和家庭有足够的空间，不受病区其他活动的影响。

4. **床位大小、密度**　新生儿照护区域是家庭化的、半私密的或者私密的空间。宽敞的照护区域设有 1 个或最多 2 个床位，有足够的空间提供给新生儿和家庭，有足够的休息和睡眠空间。

5. 床位设计　通过设计将一些仪器设备尽可能整合到新生儿床单位里，房间的设备和家具都是家庭式的，半私密或私密的。所有的仪器设备也要布置得有美感。放置 2 把舒适的椅子，至少 1 把轮椅，有做袋鼠式护理所需要的寝具，方便父母过夜或者打盹。

6. 家庭参与情况　新生儿室环境亲切，人员亲切，充满支持的和家庭化的父母床放在新生儿床旁或者个体化的房间里，床足够宽，可供父母两个人使用，夜间陪护时随时可做皮肤接触。

7. 提供给专业人士的可用设施及服务支持　新生儿病区应有单独的支持服务，如实验室和药房、营养室等。工作人员区域包括会议室、值班室和休息区域应离新生儿室较近。

（二）新生儿床单位的物理环境

1. 灯光　新生儿睡眠时给予黑暗幽静的环境，警觉期和（或）新生儿被抱时提供适当的柔和的非直接的光线，根据新生儿的个体发育程序提供精确的调整，使其利于新生儿的发育，促进健康以及自我调整能力的发育。床单位灯光个体化，根据特殊操作要求调整明暗度。强调光线应为非直接的，确保所有的光线不直接照在新生儿脸上，父母以及工作人员都应该掌握此原则，可以使用窗帘遮光。光疗的新生儿应使用保护性眼罩。

2. 声音　环境中声音保持低分贝，墙壁和地板的材质能够减轻声音或吸收噪声，垃圾回收以及开关抽屉的声音要非常小。关暖箱门以及橱门永远是静静的、没有声音的，设备移动非常安静，监护仪声音以及电话铃声都很柔和，有条件的情况下尽量使用视觉和振动报警。工作人员要保持安静，始终采用最低音量说话和走路，穿走路比较安静的鞋子，为新生儿创造和保持一种安静祥和的环境。在患儿周围使用吸音材料，使环境的背景音量控制在最小；环境声音强度应低于 50dB。

3. 活动　保持安静、平静和舒适的环境。欢迎父母进入照护区域并帮助父母一起采用安静的方式照护新生儿，并注重个体化。在进行操作时帮助新生儿的父母一起促进新生儿的安静和休息。除非是针对新生儿进行的专门互动，否则照护人员应远离新生儿床旁。

4. 暖箱里和小床上视觉组合　谨慎选择新生儿暖箱或小床周围新生儿可视区域内的物品。暂时收起刺激性强的玩具和色彩反差比较大的图画，等到新生儿发育较好时给予观看。照护者和新生儿父母熟悉的脸是对新生儿最有价值的。

5. 嗅觉体验　当新生儿被照护者抱着或躺在暖箱里或小床上时处于熟悉的、舒适的嗅觉环境，移去新生儿照护区域所有的毒性以及不舒适的味道（如衣服上的香水、发胶、尼古丁味道）。邀请新生儿的家长提供舒适的柔软的小毯子、小枕头，丝质的衣服，可以将母亲贴身的小衣服或小手绢放置在新生儿鼻部使其感受到母亲味道的存在，新生儿可以用来做自我安慰。父母身上的舒适味道提供给新生儿持续的熟悉的嗅觉环境，当新生儿父母照护新生儿并对其做皮肤接触护理时这种味道更加强烈。

6. 味觉体验 应该避免的味觉体验是有害的味觉，如咸、苦或酸常存在于新生儿味觉区域，持续提供来自母亲乳汁的味道，没有母亲乳汁的情况下可以适当提供如蔗糖水这样的甜味体验。

7. 触觉体验 应该创造的环境：为新生儿提供来自父母的手和身体的熟悉的触觉刺激。床上用物和照护用的材料应提供给新生儿舒适的感觉。所有的材料和用物都应适合新生儿个体发展、适合新生儿皮肤。NICU 工作人员在护理过程中给予的持续的、温柔的、平稳的与新生儿自身的运动合拍的感觉刺激。

8. 照护温度和大气循环 应该避免新生儿室以及新生儿床周围的大气温度和循环剧烈波动，以免经常性达到挑战新生儿体温自我调整和稳定能力的水平。应小幅度逐步调整新生儿病房的环境温度以保持新生儿的核心体温维持在 36.5 ～ 37.5℃。

9. 寝具和衣物 个体化的寝具和衣物应符合新生儿的喜好和需要，包括选择棉外套、吊床、小指形状的安慰奶嘴、水枕、"鸟巢"等。衣服要柔软，选择适合新生儿的尺寸，为新生儿提供柔软的帽子，细致地包绕合适柔软的尿布以及柔软的、长长的"拥抱枕"。父母是新生儿最好的体位支持者，鼓励父母与新生儿皮肤接触，帮助放松父母的上半身，确保父母的腿抬高，并得到很好的支持。鼓励父母入室与新生儿床旁互动。

10. 新生儿自我调节的特殊支持 胎儿在子宫内已经具备自我调节的能力，并在生后继续发展。最开始新生儿的自我调节包括保持体温的稳定，心率、呼吸等生理学稳定，接下来新生儿应该学会在中等的压力下能够自我安慰和自我放松，如新生儿会自发地出现手到口的动作。医护人员应该采用支持手段来支持和促进新生儿的自我调节。鼓励父母与新生儿之间进行皮肤接触，医护人员进行操作时皮肤接触也可以持续进行。医护人员或父母可以轻柔地用手将新生儿包绕，尤其是当新生儿觉醒和难受时会有行为紊乱以及抗争性的动作，或者新生儿变得精疲力竭，都需要以手包绕新生儿。操作过程中或两个操作之间，给新生儿用小手指或安慰奶嘴提供吸吮的机会，管饲喂养时也应该采用此方法。操作期间还可提供新生儿抓握的机会。

三、新生儿体位管理

无论新生儿是仰卧位、俯卧位或侧卧位，都应持续支持和促进新生儿的生理体位。不同操作之间，或者新生儿躺在父母怀里，或在暖箱里，或在小床上，注意新生儿的体位，进行专业化的调整。移动新生儿或改变新生儿体位时，支持新生儿的手腿处于一种柔软放松的屈曲位。将一只手从新生儿背后到头后包绕，将新生儿的头轻柔地放在手里，同时，另一只手支持新生儿前胸部，帮助新生儿的头处于中位放松体位，双手举起靠近脸。日常照护中，也可用新生儿毯固定将新生儿放置于正确体位（仰卧位/俯卧位/侧卧位）：

肢体屈曲，髋部置于中线位不外旋，肩部向前，头部处于中线位，双手可自由活动，这可模拟胎儿在宫内的体位，减少新生儿应激。搬动危重早产儿时应使身体和头部成一直线，并使肢体收拢。实践中，应依据目前研究观察的结果，更合理地放置早产儿体位以促进疾病康复和生理、运动的发育。

研究发现，新生儿在仰卧位时腹内容物压迫膈肌后部，不协调呼吸明显增多，使膈肌活动代偿性增加，易引起膈肌疲劳，进而导致膈肌做功减少。而俯卧位时膈肌呼吸功能受影响较少，提高了潮气量，使血氧结合增加，心率和呼吸频率变异相对较少，减少了能量消耗，胸廓和腹肌联合运动更为协调，改善了动脉氧合，从而改善了新生儿的肺功能；亦能够改善患儿的睡眠，增进安全感。俯卧位可以分为以下4种：

1. 水平俯卧位　指把患儿俯卧，两臂自然弯曲靠于身体两侧，膝盖向胸部弯曲，在胸下、髋部各放一软枕，头转向一侧。

2. 头部抬高15°俯卧位　在水平俯卧位基础上将头部略微抬高。由于水平俯卧位时早产儿膈肌受腹内容物影响活动度小，不利于呼吸，1997年学者Jenni提出头部抬高15°俯卧位。

3. 三阶梯俯卧位　指将暖箱内垫子布置三阶梯状，头部、胸部、腹部、下肢在不同阶梯水平。

4. 半俯卧位　又称3/4俯卧位，是指早产儿俯卧，躯干与床面的夹角呈120°～135°，胸部未完全紧贴床，头部下方放置支持物以使颈部与躯干呈一直线。下面手臂屈曲内缩，上面手臂自然屈曲，下肢向腹部屈曲，分为左、右半俯卧位。

4种俯卧位中，头部抬高15°俯卧位相对于水平俯卧位更能使早产儿胸廓容积增大，胸腹运动更加协调，但此卧位使患儿容易滑向床尾，导致颈屈曲而引起呼吸道梗阻；三阶梯俯卧位则可防止其后滑至床尾，但操作繁琐，使其在临床使用中受到限制；半俯卧位能使胸廓有较大的扩张空间，且能减少俯卧位时各类导管、线路可能造成的压力性损伤，但与其他卧位相比是否具有优势目前研究尚无定论。俯卧位对于预防呼吸暂停的发生具有积极意义，但在采取俯卧位时要有心电监护或专人看护，以免发生窒息。

四、非营养性吸吮及抚触

（一）非营养性吸吮

不能接受经口喂养的早产儿，在采用胃管喂养时，给其吸安慰奶嘴，即称非营养性吸吮。孕27周时胎儿开始出现吸吮动作，为快速吸吮，其不同于营养性吸吮，后者表现为缓慢而持续的吸吮动作。研究发现，非营养性吸吮（NNS）有助于营养性吸吮行为的发育，促进对肠道喂养的耐受性及体重增长，减少操作时患儿应激，缩短住院时间等。最近的meta分析结果显示：非营养性吸吮可明显减少住院天数，有助于从管饲到瓶饲的过渡及进入全胃肠道喂养。此外可促进患儿行为反应，如可减少胃管喂养时的防御反应，进食后容易进入睡眠状态等。

（二）抚触

临床观察结果显示抚触对正常新生儿有益，这种干预方法曾被用于 NICU 新生儿，包括足月儿和早产儿。但进一步的研究表明，早产儿对抚触敏感性高，而早产儿的中枢神经系统正处于迅速生长和发育阶段，很容易受环境因素影响，因此对其进行抚触时需要仔细观察反应并做相应调整。另外，抚触可使 NICU 患儿出现生理变化和行为紊乱，如心率和呼吸减慢或增快、呼吸暂停、激惹、氧饱和度下降等。因此，据现有的知识，对早产儿进行抚触应遵循以下原则：根据患儿的行为反应进行调整，并与患儿睡眠－觉醒周期一致；干预时监测患儿反应；制订个体化方案；避免对所有的早产儿进行抚触；鼓励父母参与，并帮助父母寻找最适宜的方法。最近的 meta 分析结果显示：尚无充分的证据表明其有效性，因此不宜在早产儿中广泛使用。

五、袋鼠式护理

袋鼠式护理（kangaroo mother care，KMC）是一种低成本、高收益且温柔的护理方法，能够明显降低早产儿病死率、患病率。KMC 还是发育支持护理的重要措施之一，是医护人员应当学习并实施的重要护理方法。

（一）袋鼠式护理的起源与定义

1. 起源 关于 KMC 的文献介绍最早出现于 1983 年，来自哥伦比亚的 Edgar Rey 教授等首先发表了关于 KMC 的相关文章。医疗人员参考仿生学的原理，模仿袋鼠育儿的方式，创造了 KMC。当时由于保暖设备不充足，KMC 最早被用于新生儿保暖，代替暖箱等设备帮助新生儿克服生理问题，并促进喂养和生长。在其后的研究与实践中，KMC 被发现具有更多的益处，而且更加适合早产儿。WHO 的《袋鼠式护理实践指南》定义，KMC 是为早产儿提供的与母亲进行皮肤接触的护理方式，皮肤接触（skin-to-skin contact）是 KMC 的核心内容。根据该指南，KMC 应当包含以下特点：

（1）早期、持续、长期的母婴皮肤接触。

（2）纯母乳喂养（理想情况下）。

（3）在医院开始，在家中也能继续。

（4）尽早出院。

（5）母亲回家后获得足够的支持和随访。

（6）避免早产儿在繁忙病房中被常规刺激的轻柔、有效的措施。

2. 定义 KMC 是指为住院或较早出院的低出生体重儿在出生早期同母亲进行即时、持续和间歇的皮肤接触，并将这种方式持续到校正胎龄 40 周。KMC 一般包括新生儿与照护者之间的皮肤接触、纯母乳喂养、早期出院及院后随访 4 个部分。

（二）KMC 的实施

1. 护士条件　与传统护理相比，KMC 并不需要更多的护士。但护士必须具备指导家属进行 KMC 的能力。医疗机构应当有自己的 KMC 循证实践流程，并对员工进行培训。参与 KMC 的医疗人员应当具备以下能力：

（1）判断何时开始 KMC。

（2）知道如何放置 KMC 体位以及母乳喂养时体位。

（3）掌握低出生体重儿和早产儿的喂养。

（4）母乳喂养技巧。

（5）教育能力，指导家属学会新生儿病情观察。

（6）出现紧急情况时的应变能力和抢救能力。

（7）判断何时出院。

（8）鼓励和支持家属的能力。

2. 家属条件　根据早产儿的护理需求，当其出生后医护人员就可开始与家属沟通关于开展 KMC 的事宜。KMC 常规由母亲提供，当母亲生病或有其他问题无法提供时，父亲可暂时替代母亲提供 KMC，但应避免经常更换，以保证母乳喂养和早产儿生理指标的稳定。参加 KMC 的父母应当身体健康，无呼吸道、接触性及特殊传染疾病，若提供 KMC 时出现以上疾病，则 KMC 应当暂停。父母进行 KMC 时宜穿着宽松的开衫衣服，提前洗澡、修剪指甲并注意个人卫生。

3. 环境条件　在医院内提供 KMC 时应做好生命体征监护，环境温度为 24 ～ 26℃，湿度为 55% ～ 65%。提供 KMC 时应准备躺椅或沙发、屏风、包布或大毛巾。

4. 实施时间　WHO 建议实施 KMC 的开始时间为婴儿生命体征平稳后尽快实施，至胎龄 40 周或胎儿体重 2500g 结束。这时的婴儿基本已经没有 KMC 的需要，在 KMC 时婴儿可能会表现烦躁、哭闹，或把四肢伸出包裹外。早产儿出生体重 1200 ～ 1799g，孕周 28 ～ 32 周，且出现与早产相关的并发症，如呼吸窘迫综合征及其他并发症等特殊情况下，需要待婴儿情况稳定后方可实施 KMC。关于 KMC 实施的持续时间，则与患儿及家属的耐受程度相关，一般每日 1 次或每日多次，每次 0.5 ～ 3 小时。见表 15-3-1。

表 15-3-1　袋鼠式护理实施时间

出生体重	孕周	开始时间
≥ 1800g	30 ～ 34 周	如无特殊情况出生后即可开始
1200 ～ 1799g	28 ～ 32 周	一般需要 1 周或更多的时间才可开始
< 1200g	小于 30 周	需要数周直至病情稳定才可开始

频繁改变环境会增加新生儿的压力，首次 KMC 的持续时间应当至少 60 分钟，其后可逐渐增加 KMC 的持续时间，直到全天 20 小时以上的 KMC。如条件有限，仅能进行间歇性的 KMC，则每次的持续时间应在 60 分钟以上。

5.KMC 的体位 皮肤接触是 KMC 的核心内容。在进行 KMC 时，母亲应当去除胸衣，暴露胸腹部的皮肤，可穿开衫的舒适衣物保暖。患儿除包裹尿片外，应保持其他部位皮肤暴露，可戴帽子进行保暖。患儿应放置在母亲两乳头中间位置，取"蛙形"姿势，与母亲胸贴胸地直立俯卧位，头偏向一侧。患儿放置好后使用包被或大毛巾沿其耳垂将其包裹在母亲身上。指导母亲注意观察并调整患儿颈部姿势，防止颈部过仰或屈曲，以免影响患儿呼吸。另外，操作过程中可播放舒缓的音乐，母亲可借助镜子观察患儿。对病情不稳定的早产儿进行间断性 KMC 操作时，医护人员应协助家属正确摆放早产儿头部位置，以确保气管插管、动静脉通路等设备稳定。操作过程中早产儿若出现皮肤冰凉、肤色改变等异常征象时，应立即结束操作并通知医生。

6.KMC 时的母乳喂养 KMC 的过程中出现伸舌、吸吮母亲皮肤的现象，即可调整体位，尝试母乳喂养。医护人员要向母亲宣教母乳喂养的好处，并指导母亲正确挤奶的方法，确保母亲奶量充足。此外要告知母亲早产儿一开始母乳喂养与足月儿的不同，可能会出现容易疲倦、吸吮弱、吸一会儿就要休息很长时间、容易睡着、喂养时间长等情况，同时鼓励母亲不放弃，因为随着患儿的成长，这些问题都会慢慢解决。

7. KMC 时呼吸暂停的处理 医护人员在 KMC 开始前就要指导母亲学会观察患儿的呼吸并让其知晓正常的变化范围，教会母亲学会观察监护仪上的数字。同时要向家属讲解患儿可能会出现的危险情况以及表现，并教会母亲在患儿呼吸暂停时进行触觉刺激，让母亲用自己的手摩擦刺激患儿的背部。告知母亲在发现患儿异常病情变化时及时通知护士，必要时暂停 KMC 并积极配合医护人员救治。

8. 其他注意事项 在进行 KMC 时医护人员要注意监测患儿的体温、观察患儿的表现及生命体征，并告诉母亲如何识别患儿发绀等异常表现。如患儿病情出现剧烈变化，KMC 应当暂停至患儿病情稳定后再次开始。

（三）实施 KMC 的意义

1. 对新生儿的影响

（1）促进新生儿神经及体格的发育：在新生儿的神经及体格发育方面，KMC 可增加早产儿深度睡眠时间，减少能量消耗，从而增加体重。同时，KMC 可改善新生儿脑血流量，促进早产儿神经系统突触的形成，进而促进大脑的发育。对于缺氧缺血性脑病的新生儿，KMC 能有效促进其神经和体格的发育，减少营养不良疾病的发生率，促进患儿康复和健康成长。KMC 对脑神经突触的积极影响能够持续到青春期，接受 KMC 的早产儿的自主神经功能、6 个月至 10 岁的认知发展和执行功能都优于未接受 KMC 的早产儿。

（2）改善新生儿的睡眠质量：新生儿期是建立睡眠模式及昼夜节律的关键时期，睡眠对于新生儿从应激状态中恢复起到了非常重要的作用。新生儿每天睡眠时间占70%～80%，深睡眠可以帮助新生儿减少能量消耗，保存热量。新生儿生长环境从子宫内到子宫外的变化会使新生儿产生应激反应，可刺激其体内儿茶酚胺和皮质激素的分泌，导致其出生后长时间处于觉醒状态，这种状态比睡眠状态更消耗能量，不利于新生儿生长发育，尤其是对早产儿。KMC 的姿势可使新生儿感到温暖、舒适、安全，俯卧位可使新生儿有效睡眠时间增加，觉醒时间减少。新生儿俯卧于母亲胸前，能够听到母亲的心跳，有利于新生儿进入深睡眠。在实施 KMC 的同时，新生儿母亲还可抚触新生儿背部等皮肤，轻轻亲吻新生儿，轻声与新生儿说话，从而减少新生儿哭闹的时间。

（3）提高新生儿母乳喂养成功率：KMC 中袋鼠式营养指纯母乳喂养，可辅以额外支持补充所需，但实现纯母乳喂养是最终目的。KMC 可有效提高母乳喂养率，提前首次母乳喂养时间，延长首次母乳喂养的持续时间，增加新生儿母乳摄入量，提高母亲泌乳量。在母亲与新生儿肌肤接触的过程中，婴儿舔舐以及用鼻子压蹭乳房的行为可以促进催产素的分泌，进而有效地促进乳汁分泌，提高母乳喂养成功率，还能降低婴儿院内感染的发生率。

（4）减轻新生儿对疼痛的感知：新生儿对疼痛的感知较年长儿和成年人更敏感、强烈、弥漫和持久。疼痛刺激可以导致新生儿出现心血管机能不稳定、代谢耗氧量增加、代谢加快等现象，甚至对新生儿的中枢神经系统造成永久性损伤，进而造成情感紊乱，远期影响则会造成发育迟缓。实施 KMC 时，新生儿俯卧于母亲的胸前，感受母亲的心跳和呼吸节律的起伏，温柔地刺激婴儿的本体、听觉、前庭、温度、触觉感受器，从而影响甚至改变痛觉的传导。KMC 对新生儿采足跟血期间的疼痛程度、心率、血氧饱和度等方面有明显的积极影响。实施 KMC 可以有效提高首针穿刺采血成功率，缩短采血持续时间，提高护理质量，并且能增加新生儿安全感，降低不适反应，保障新生儿的安全，同时提高家属对护理工作的满意度。在减轻注射给新生儿带来的疼痛方面，KMC 可有效减少新生儿啼哭时间、减轻新生儿疼痛。

（5）增强早产儿免疫力：相比于足月儿，早产儿机体免疫功能低下，更易感染。实施 KMC 后 7，14，28 天早产儿的 CD3+、CD4+ 及 CD4/CD8 水平明显升高，说明 KMC 可有效提高早产儿机体免疫力，同时有效降低新生儿败血症的风险，降低了新生儿的死亡率、低血糖率和再入院率。将 KMC 应用于黄疸的新生儿，接受 KMC 的患儿能够更早恢复健康，减少光疗持续时间，从而减少住院时间。

2. 对母亲的影响　皮肤接触除了有利于新生儿生理稳定和应对紧张压力源外，也是早产后母亲哺乳期的刺激源（母乳由蛋白、酶、微量元素、脂质和特殊的对早产儿生长发育重要的长链不饱和脂肪酸组成），并且能降低感染危险。尽管母乳对脆弱的早产儿来说尤其重要，但是当早产儿母亲面临挤奶困难时经常放弃母乳喂养。

（1）KMC可以提高早产儿母亲的照顾水平，从而缩短住院时间。评估极低出生体重儿母亲哺乳的相关性发现连续母乳喂养和KMC相关。在新德里的一个研究报道每天给予低出生体重的早产儿4小时KMC，其体重明显增加，更早出院，他们的母亲比对照组更有效地进行母乳喂养。

（2）皮肤接触增加了母亲垂体后叶素分泌水平，从而促进了母亲的哺乳行为，减轻产后抑郁症。垂体后叶素是一种和生产有关的激素，可反射性促进乳汁释放，通常作为哺乳母亲行为的开始。KMC时，将新生儿放在母亲的胸口，通过哺乳和手的移动刺激垂体后叶素的释放，母婴在新生儿生后立即进行KMC更有助于提升垂体后叶素水平。因为垂体后叶素的功能是降低紧张和抑郁程度，KMC被期望能减轻母亲的产后抑郁症。事实上，Dombrowski等对一名有产后抑郁症多危险因素的母亲进行研究，证实KMC可以减少母亲的抑郁。这些报道显示KMC可以帮助逆转早产对母亲造成的负面影响，并且减少伴随早产而来的内疚和焦虑。

3. 对母婴间关系的影响　早产儿出生后，母婴间关系发展更难，交互作用更不理想。在交互作用中，母亲表现出更低的敏感性。早产儿视觉注意和感情表达经常不清晰，表达减少可能和母亲的敏感度降低有关，这是因为母亲对早产儿的同步观察水平下降。皮肤接触可以促进母婴间的交互作用模式，亲近的接触增加了母亲对新生儿的熟悉感，改善了她的心情，增加了她作为母亲的投入。母婴间关系的发展依赖母亲对新生儿的交往信号的逐步了解和学习。在母亲和新生儿密切接触期间，可以获得这些信号。

4. 对父婴关系及家庭关系的影响　有学者比较了父亲和母亲对极低出生体重儿的KMC效果。方法是对孕28～34周，出生体重560～1450g和生后7～48天的极低出生体重儿在父亲和母亲KMC前、中、后进行研究，对肤温、肛温、心率、呼吸、动脉氧饱和度、耗氧量（V_{O_2}）、CO_2产出量（V_{CO_2}）（直接能量测定，Deltatrac Ⅱ）和行为状态进行比较。结果显示父亲和母亲KMC具有出相似的生理学效果，除了母亲做KMC外，应该提倡父亲做KMC。父母经常彼此探讨他们新生儿的行为，家庭成员间的交互作用更强，新生儿生长在这样一个更和谐的家庭环境中，可以展示出更好的社会适应性。

KMC作为一种科学、有效、人性化的早产儿护理模式，不仅可以降低早产儿的护理费用，而且可以提高母乳喂养率，减轻早产儿父母及其家庭成员的精神压力，完善家庭角色等。目前国内KMC相比国外仍存在一定差距，建议在借鉴国外开展KMC相关经验的基础上，逐步探寻符合我国国情的KMC模式。

第四节　新生儿疼痛管理

一、概述

疼痛作为一种常见的不舒适症状，如果不能对其进行充分管理和控制，将会对人们的身心健康造成严重危害。为改善各国的疼痛控制情况，1999年维也纳第九届世界疼痛医学大会将"疼痛"确认为继"脉搏""呼吸""体温""血压"后的"第五大生命体征"，我国原卫生部也于2007年下发第227号文件，要求有条件的二级以上医院开设疼痛治疗科。2010年，国际疼痛研究学会（IASP）又进一步提出关注易忽视人群或类型的疼痛，这些疼痛因得不到妥善治疗从而给患儿带来终生影响，因此，IASP呼吁世界各国应做好这类疼痛的管理和控制。在这种形势下，新生儿作为一个易被忽略的群体，其疼痛控制状况逐渐受到关注。

近年来的研究发现，新生儿疼痛神经元通路在解剖上已成熟，并且不同来源和类型的疼痛可以有不同程度的表现，新生儿对疼痛的感知比婴儿和成年人更弥漫、强烈和持久。疼痛对于新生儿，尤其是接受大量有痛性操作的早产儿和危重儿可造成一系列的近期和远期不良影响，如急性应激和对中枢神经系统的永久损伤和情感紊乱等。然而在临床实践中，由于医务人员对新生儿疼痛的认识不足甚至错误的观念，以及缺乏恰当的评估方法，新生儿的疼痛常得不到很好的控制。

（一）新生儿疼痛的定义

许多研究机构都对疼痛做了相应的解释。WHO（1979年）和IASP（1986年）定义疼痛为"不适感觉和情绪伴以实际/潜在性组织损伤或相关损伤"。美国新生儿学会及疼痛协会提出"疼痛是一种不舒适的主观感受，它不仅仅是一种简单的感觉，更是一种感受、情感、认知和行为的综合反映过程"。而新生儿是指人类生命的早期阶段，即刚刚出生，个体完全依赖于母亲的照顾得以生存和促进身心健康发展。因新生儿没有语言表达能力，因此，2001年IASP又增加了一项解释"无交流能力却不能否定一个个体有疼痛体验和需要适当控制疼痛的可能性"。

（二）对新生儿疼痛的认识

直到20世纪90年代末，人们还普遍认为婴儿尤其是新生儿通常感受不到疼痛。但随着研究人员对疼痛研究的不断深入，逐渐揭开了儿童疼痛的神秘面纱，对儿童疼痛有了初步的认识。研究发现，虽然小儿是随年龄增长而不断发育的个体，各器官的功能尚在完善、成熟过程之中，他们对疼痛的反应与情绪一直在变化，但是事实上，对疼痛神经生理学的研究表明，儿童的神经系统（即负责疼痛感觉和疼痛刺激传导的神经解剖和神经内分泌物质）早在出生前就已经发育完全。孕 7～20 周胎儿的皮肤中出现感受器，孕 6～26 周丘脑的神经传导通路也逐渐形成，这意味着新生儿完全有能力感觉和记忆发生在他们周围的一切。进一步的研究发现，儿童在新生儿或早产儿阶段就已经能够感知疼痛，而且当新生儿频繁接受疼痛刺激，下次即使医务人员在做操作前的准备（如足跟采血消毒皮肤）时，新生儿就已经开始针对预计痛进行反应了，这进一步说明新生儿能够记忆疼痛，这些记忆被同时储存在了短期和长期记忆中。还有研究发现，新生儿的疼痛是可以评估的。研究发现新生儿虽然不能说话，但它已经有能力通过肢体动作、呼吸情况、睡眠状态、血流速度等方面的改变来反映疼痛。研究者认为新生儿的疼痛也是可以控制的。他们认为虽然小儿疼痛与成年人相比，个体差异性很大，受年龄、性别、病史、情绪、智能等易变因素的影响更多，但是如果依据年龄、体重等方面的不同适当调整对新生儿的镇痛药物剂量及给药方法等，新生儿是可以安全地接受镇痛治疗的。

（三）新生儿疼痛的来源及现状

一些研究者发现新生儿从一出生就开始接受的诊疗会给新生儿带来身体上的疼痛，之后频繁的足跟采血、动脉血气分析、静脉采血、气管插管、引流管以及手术等让新生儿屡次暴露于疼痛当中。如研究者认为新生儿疼痛的来源主要是各种致痛性操作，如足跟采血、动静脉穿刺、各种注射、气管插管及吸引、腰穿、手术等。对于较小的早产儿，如更换尿布、体温测量等日常的护理操作都是疼痛刺激。国外也有些研究资料显示新生儿所处病房的声音水平（50～90dB）远远超过了美国儿科学院环境健康委员会推荐的安全声音水平（45dB 以下），这也会给新生儿带来疼痛的不适感觉。

在新生儿病房接受重症治疗、护理的早产儿及患病足月儿的住院时间较长，有时可持续数周至数月。医护人员必须实施的许多操作可能引起患儿的疼痛，如足跟采血、静脉穿刺、肌内注射、动静脉插管等。有研究者报道，平均每例早产儿在住院期间约经历766 次疼痛性操作。另外还有报道 54 例新生儿在住院期间经历 3000 余次疼痛性操作，其中胎龄＜31 周早产儿经历的疼痛性操作占 74%。研究者在 2003 年对 151 例新生儿调查后报道，在入院 2 周内每个新生儿每天经历 10～18 次疼痛性操作。还有专家对 124例早产儿调查后报道，胎龄为 27～31 周的早产儿在出生后 2 周内平均每人约经历 134次疼痛性操作。对 1995—2003 年 5 份针对新生儿疼痛的研究报告总结显示，在 23～42周的 603 名新生儿中，住院期间共有 38 426 次侵袭性的有痛操作，平均每名新生儿每天承受 14 次之多，而在我国还没有相关方面的统计数据及报道。有研究者对新生儿的各种疼痛进行了总结（表 15-4-1）；《新生儿疼痛评估与阵痛管理专家共识（2020）》提出的新生儿镇痛阶梯方案管理见表 15-4-2。

表 15-4-1　住院新生儿常用有痛操作及疼痛分度

疼痛程度	侵入性操作
轻微疼痛	足跟采血，鼻咽插管，脐动脉置管，插胃管
中等疼痛	气管插管，气管内吸引，经外周动静脉穿刺，肌内注射
剧烈疼痛	胸腔导管穿刺，外周动静脉切开，腰穿，眼底检查
尚不清楚	胸腔导管留置，鼻咽吸引，胸腔导管移除，取出静脉套管

表 15-4-2　新生儿镇痛阶梯方案管理

A　重度疼痛：切开式中心静脉置管、围术期疼痛。多需要使用局部及静脉联合镇静、镇痛、肌松药物，如 EMLA 霜、咪达唑仑、芬太尼、对乙酰氨基酚、吗啡，但目前我国尚缺少全国性大样本的多中心研究
B　中 - 重度疼痛：腰椎、胸腔、腹腔、侧脑室穿刺，气管插管，胸腔引流管，早产儿视网膜病筛查。操作前需要摆好体位，精准穿刺；操作前可局部应用麻醉药物，短暂应用静脉镇静及麻醉药物
C　中度疼痛：静脉及动脉穿刺，肌内及皮下注射。除轻度疼痛所用措施外，选用合适套管针（24～26G）和精准穿刺是减少疼痛的重要前提；另外，穿刺部位应用局部麻醉类药物（如 EMLA 霜、利多卡因霜）；不推荐静脉用药
D　轻度疼痛：如手指血及足跟血采样。主要以环境措施为主（温柔抚触、母亲亲喂），辅以非药物治疗措施（舒缓音乐疗法、非营养吸吮联合蔗糖水喂养）
E　慢性疼痛：各种深静脉、动脉、引流管、导尿管置管后慢性疼痛，术后后遗症及并发症期（如坏死性小肠结肠炎术后造瘘）等。可以应用中 - 强效镇静镇痛药物，如吗啡、芬太尼、咪达唑仑，但有一定成瘾性。长期使用镇痛镇静药物，应注意药物不良反应的产生。目前缺乏有效且不良反应较少的措施

（四）疼痛机制及影响因素

1. 疼痛机制　神经心理学研究已经证实，新生儿在解剖功能上已经完全具备感知传递和分析疼痛刺激的能力。孕 20 周时胎儿出现感受器，随后孕 30 周时大脑皮质细胞分化完成，同时，向脊索传递疼痛刺激的神经纤维和脊髓 - 丘脑束也初步形成，然后到孕 38 周时形成丘脑皮质纤维。孕 20 周时脑皮质就已经可以产生脑电图，最初是间断的，到孕 27 周时逐渐变得连续、对称和整齐，当到孕 30 周时就有可能引起脑皮质电位变化了。

进一步的研究表明，孕 15 周时胎儿垂体中的内啡肽细胞已发育成熟，孕 20 周时一旦受到刺激就可以产生内啡肽。分娩时胎儿因呼吸暂停、缺氧、感染和疼痛反应导致体内内啡肽的流速加快。有研究显示，因出生时的压迫，胎儿体内内啡肽的含量可以达到成年人的 3～5 倍。

近十年来，学术界又对新生儿的疼痛机制做了进一步完善。研究发现，胎儿的疼痛传导机制在成熟的神经系统中并不活跃，孕 30 周后，随着兴奋抑制系统的逐渐完善，过度兴奋状态就会受到抑制，呈下降趋势，这对今后刺激不完整胞突进一步连接具有重要意义。同时，新生儿因为在创伤和炎症阶段，受损组织会分泌大量神经生长因子，帮助神经末梢生长并促进痛敏反应保持到成人阶段，因此，新生儿有记忆疼痛经历的能力。

2. 影响因素　国内外研究人员对影响新生儿疼痛程度的因素做了大量研究，研究因素涉及家庭背景、疾病发展程度、父母态度、术前宣教、镇痛药使用、护士态度、护士性别、护士年龄、患儿自身因素等方面，目前还没有统一定论。研究发现在相同的情况下，年龄较小的孩子要比年长的孩子对疼痛更敏感。有的研究表明，当受到创伤后，女孩相比于男孩对疼痛更加敏感。相反，有研究却显示患儿所感受到的疼痛强度跟以上因素均没有太大关系。还有研究显示在静脉穿刺前或穿刺中做好充分准备的儿童，不论其性别、种族、年龄、注射史以及家庭稳定性，所承受的痛苦均要比未准备的儿童少。

（五）疼痛对新生儿的影响

疼痛给新生儿的生理和心理都带来了不利影响，尤其是接受了大量有创操作的早产儿和危重儿，可造成一系列的近期和远期危害，如应激损害、情感紊乱以及对中枢神经系统的永久损害等。

1. 短期影响　短期来看，有专家认为疼痛刺激可导致新生儿心率增加、血压升高、恐惧、焦虑等。也有报道指出心率的增加和血氧饱和度的下降与脑室出血及颅脑损伤有直接关系，即新生儿哭闹时，血液易自未闭合的卵圆孔分流。一旦发生血液分流，脑血流量及其氧含量发生改变，进而易致脑室内出血的发生，从而引起神经系统发育不良，影响脑的发育，尤其对早产儿影响严重。

急性手术引起的疼痛，则会引起血液中儿茶酚胺和胰高血糖素分泌增加，胰岛素分泌减少。儿茶酚胺增加会引起心率加快，心肌耗氧量增加，肾素 – 血管紧张素 – 醛固酮系统被激活，从而引起全身血管收缩，水、钠潴留，增加心血管系统的负担。胰高血糖素的分泌增加和胰岛素分泌的减少还会引起代谢紊乱，如高血糖、乳酸中毒等，从而增加手术后的复发率和死亡率。同时，专家认为多次疼痛刺激也会促进新生儿神经系统结构和功能的重组，如发现新生儿在多次静脉穿刺后会出现痛觉过敏，即外周感受器更加敏感，这样即使无痛的体格检查，也会成为其疼痛刺激。

由此看来，新生儿疼痛的近期不良影响主要有以下几方面。①明显的生理反应：表现为心率加快、血压升高、颅内压升高及血氧饱和度下降等。②脑血流的明显变化：引起周期性低氧血症和血压波动，可造成再灌注损伤和静脉淤血。对于需要稳定生理状态的极低出生体重儿和危重儿，操作性疼痛所致的生物行为变化可加重其病情。侵入性操作可使颅内压显著波动而诱发早产儿脑室内出血和脑室周围白质发育不良。③激素和代谢水平变化：表现为血浆肾素、血浆激素、儿茶酚胺、生长激素、高血糖素、醛固酮等水平升高，这些血浆物质水平的变化导致糖类水解、蛋白质和脂肪分解，引起血糖、乳酸、丙酮酸盐代谢物和酮体等升高，造成高代谢状态，使血糖过高或过低、免疫力下降、代谢性酸中毒和电解质失衡，进一步增加术后并发症和病死率。④新生儿期持续疼痛刺激可引起血压变化和脑室血流的再分布，直接导致低氧血症、脑缺血和脑缺氧，结果对神经－免疫内分泌网络正常发育造成影响，成年神经心理指数下降，痛觉和痛行为表现异常，病死率增高。⑤影响睡眠（觉醒）状态、食欲、母婴交流等。⑥引起烦躁不安、反应低下等精神性格的改变，同时还包括食欲减退以及睡眠／觉醒生物钟的改变，从而改变日常活动。

2.长期影响　长期来看，疼痛刺激可引起痛觉改变，并可能导致其成长后注意力不集中、学习困难等行为功能障碍。新生儿期未使用镇痛药行包皮环切术的男婴，在生后4～6个月常规预防接种时，对疼痛的反应较其他未行包皮环切术的男婴明显强烈。还有研究报道，新生儿重症监护室（NICU）的经历也会影响新生儿对疼痛的反应，与32周出生的早产儿相比，28周出生的早产儿（在NICU度过4周）满32周时表现出对疼痛的反应强烈，且强烈的程度与有创操作频率相关。与足月出生同年龄的儿童相比，长期住院和反复医疗干预的极低出生体重儿，在其4～5岁时容易出现躯体症状，并有可能存在儿童期注意力不集中、学习困难、认知行为障碍和适应能力差等问题。最近对足月儿疼痛刺激的长期随访研究显示，痛觉过敏可以持续数月乃至数年，从而导致患儿日后出现慢性疼痛综合征、躯体不适、社交困难、发育迟缓、儿童期注意力不集中、自我调节能力差、学习困难等功能障碍。而对于疼痛刺激远期不良影响的相关机制动物实验研究还在进行之中，其中有研究者针对新生儿远期疼痛敏感性问题建立了动物模型，其结果显示，疼痛刺激的远期影响比较复杂，疼痛敏感性因疼痛类型、持续时间以及疼痛程度的不同而存在差异，但总的来说新生儿如果多次接受各种疼痛刺激，将来其疼痛敏感性会增强。因此，无论从临床角度还是从伦理角度分析，疼痛对新生儿造成的影响是医护人员乃至家属不容忽视的问题，应给予充分的重视。

二、疼痛评估

一方面，新生儿感知疼痛比成年人更弥漫、强烈和持久，但临床症状不典型，没有明显的行为表现，再加上疼痛时间持续较短，常表现为阵发性疼痛，因此，疼痛发生后常不易被发现。另一方面，新生儿没有语言表达能力，不能采用自我汇报的金标准进行评估，只能通过观察生理生化指标及行为变化来评估。这些使得医护人员对新生儿的疼痛评估变得比较困难。

（一）疼痛的表现

从理论上说，伤害性刺激可通过兴奋交感神经系统、副交感神经系统使新生儿产生一系列疼痛反应：生理反应和行为反应。其中，生理反应包括：①心率和呼吸增快、血压升高、颅内压波动。②迷走神经张力降低，血氧饱和度、氧分压及一氧化碳分压降低，外周血流减少，掌心出汗。③自主神经系统改变：肤色苍白、恶心、呕吐、张口、呃逆、出汗、瞳孔扩大。④激素水平的变化：内啡肽、血清皮质醇、唾液皮质醇水平的升高等。行为反应包括面部表情、啼哭、粗大运动及行为状态（如睡眠和食欲）的改变。在上述生理与行为反应中，最常采用的评估新生儿疼痛的生理指标是心率和血氧饱和度，目前得到广泛认同的疼痛行为指标是啼哭和面部表情的改变。

综上，新生儿疼痛后的主要表现在以下 3 个方面：

1. 从听觉上表现为间歇性的轻声呻吟或持续大声尖叫、啼哭。

2. 从视觉上以面部表情的变化和肢体动作改变为主，还有呼吸加快，甚至屏气等。最明显的面部表情变化有几个主要方面。首先是皱眉，这个是最常见的，有研究者观察30 例新生儿均出现这个表情，占 100%；其次是张口，也较常见，占 93.3%；然后是挤眼、鼻唇沟加深、下颌颤动等。在肢体动作上表现为手或腿伸直或快速屈伸。

3. 从触觉上表现为肌肉收缩，肢体僵硬、摆动或扭动。由此可以看出，新生儿的确可能受到疼痛刺激，并且对疼痛刺激反应强烈。在疼痛后 1 分钟最为明显。由于患儿的认知、语言表达和发育水平的不同，各个年龄阶段的患儿疼痛时的表现也不同。6 个月内的婴儿和 6 个月后的表现不尽相同。小于 6 个月的婴儿，对于疼痛还没有痛苦的记忆，所以对于疼痛还未表现出恐惧感。6 个月后的婴儿，受以往疼痛经历以及父母情感影响进而形成记忆，产生恐惧感，表现为身体的反抗，如拒绝躺下，手足挥舞，不让医护人员靠近。此时如果采取分散注意力或说服的方式，只能增加恐惧感，最好是在约束的情况下进行操作。

（二）评估内容

1. 生理生化指标　新生儿受到疼痛刺激时，疼痛刺激会引发机体系列应激反应，包括心率、呼吸增快，血压升高，颅内压增高，血氧饱和度降低及促进肾上腺皮质激素的释放等，进而引起一些生化指标的改变。如研究表明新生儿疼痛刺激会引起血液中的自由基、高级氧化蛋白产物以及氢离子的增加。通过测量这些变化均可以反映疼痛变化，但因为这些生理指标个体差异性比较大，也没有特异性，如心率、呼吸等会因病情不同而反应不同等，可能导致测量结果不准确。生化指标可能是最敏感的疼痛评价参数，但因为大多需要有创操作，所以不能常规应用。临床发现近远红外光谱法检测大脑皮质血红蛋白浓度变化，可以评估早产儿疼痛。此方法具有无创性及检测结果客观等优点，但目前相关资料较少，尚待进一步研究。总之，生理生化指标的测量标准及方式都不是很具体，在日常检测中很难应用，因此，不能仅仅用生理生化指标来评估新生儿的疼痛，还要联合行为评估方法。

2. 行为变化　疼痛刺激时，新生儿会产生相应的行为变化。最常观察的是面部表情的变化，如皱眉、挤眼、缩鼻、下颌颤动、努嘴、舌肌紧张等，并辅助观察剧烈、刺耳、不规律的尖声啼哭以及躯体四肢的舞动等。但是由于不同时期新生儿的认知、语言表达和发育水平不同，疼痛时新生儿的表现也不尽相同。再如足月新生儿哭声较高且频繁，而早产儿较少哭，即使哭闹时间也较短。还有研究发现，有些新生儿对疼痛刺激没有反应，但并不代表不痛。

因此，在评估新生儿疼痛方面，行为变化和生理生化指标都有其局限性，这提示对于新生儿疼痛的评估应该选择综合测评方法。

（三）评估工具

有效的评估是做好疼痛管理的前提，新生儿因为没有语言表达的能力，对其进行疼痛的评估有很大困难，因此医护人员在选择疼痛的评估方法上也有很多限制。美国弗吉尼亚大学的 Marcia Buck 博士在 2005 年美国临床药学会年会上指出，对于新生儿疼痛的评价需要有高度判断信度和易于在床边使用的工具。目前尚无一种评估方法能够适用于各种情况下的疼痛评估，需要结合详细的体格检查、实验室检查（如血气分析）、胎龄等对新生儿疼痛进行评价。国外非常重视新生儿疼痛的评估，评估工具也较多，有 10 多种。国际上要求对新生儿重症监护室（NICU）的每位患儿，在监护其生命体征时均应对其进行疼痛评估。

目前新生儿疼痛的评估方法主要有一维性和多维性两类。前者仅以行为指标为基础进行测评，后者则采用生理和行为等多个指标进行主客观两方面的综合评估。

1. 一维性评估方法　一维性评估主要是观察患儿哭闹、面部表情等情况，主要有新生儿面部编码系统（neonatal facial coding system，NFCS）、CHIPPS 量表、FLACC 量表等。

（1）新生儿面部编码系统（NFCS）：由加拿大 British Columbia 儿童医院和大学制定，现已广泛应用于急性疼痛的评估，主要用于评估早产儿、新生儿和 18 个月龄及以下的婴儿的疼痛。NFCS 有 10 项指标：皱眉、挤眼、鼻唇沟加深、张口、嘴垂直伸展、嘴水平伸展、舌呈杯状、下颌颤动、嘴呈"O"形、伸舌（只用于评估胎龄＜32 周的早产儿）。每项 1 分，总分为 10 分（足月儿为 9 分），最高分为 10 分，最低分为 0 分，分值越高表明疼痛越严重。NFCS 对急性疼痛的评估敏感性较高，能区分出有害刺激（如足跟穿刺）和无害刺激（如足跟擦拭）之间的不同，也能辨别出控制侵入性操作引起的疼痛时使用蔗糖疗法和使用吗啡镇痛的不同。

（2）CHIPPS 量表：由哭声、面部表情、躯干姿势、下肢姿势和躁动不安 5 个行为指标构成，适用于术后疼痛评估。每个指标从 0 到 10 分计分，0 分表示没有痛苦，10 分表示非常痛苦。值得注意的是，一些特定情况如急性疼痛与该量表总分的相关性没有那么明显。

（3）其他：婴儿躯体编码系统（IBCS）通过手、足、上臂、腿、头和躯干的运动评

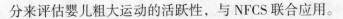

分来评估婴儿粗大运动的活跃性，与 NFCS 联合应用。

2. 多维性评估方法　多维性评估主要是综合新生儿生理和行为等多方面的因素进行评估。患儿生理指标监控法常与行为评估法一起应用，如疼痛引起的心率加快、血压升高、呼吸频率加快、体温升高、表情痛苦、肌肉紧张、掌心出汗、肤色改变、脉搏氧饱和度下降等。因此，多维性评估成为目前临床上较流行的评估方法。国外常用的有早产儿疼痛评分简表（PIPP）、CRIES 量表、新生儿疼痛评估量表（NIPS）、EASTERN ONTARIO 儿童医院低龄儿童疼痛评分量表（CHEOPS）和新生儿疼痛与不适量表等。

三、疼痛的非药物管理

非药物镇痛的手段主要包括有痛性操作前给予安慰，如口服蔗糖水、母乳喂养、非营养性吮吸等，襁褓包裹、使用保温箱增加其安全感，通过暗化早产儿保温箱以及加盖被单降低新生儿的视觉刺激和听觉刺激，选择舒适的听觉刺激如妈妈的声音、低柔的音乐等，KMC，新生儿按摩等。与药物治疗相比，非药物治疗具有简单、易行等特点，非药物治疗在控制新生儿疼痛方面发挥着重要作用。

（一）口服蔗糖水

有研究指出，新生儿口服蔗糖水可产生良好的镇痛效果。如单一致痛性操作前口服 12% ～ 24% 的蔗糖水 2ml 或反复致痛性操作时予小剂量 24% 的蔗糖水 0.5 ～ 1.0ml 持续口服（口服蔗糖水每天不宜超过 8 次），均可产生良好的镇痛效果。

（二）非营养性吸吮

非营养性吸吮（non-nutritive sucking，NNS）是指通过给婴儿口中放置无孔安慰奶嘴，以增加其吸吮动作而无母乳和配方乳摄入的过程。非营养性吸吮可通过刺激口腔触觉感受器提高疼痛阈值，促进能直接或间接调节伤害性感觉传导的 5- 羟色胺释放而产生镇痛效果。同时，吸吮对新生儿是一种有效的感受信息方式，能分散注意力，因而可以减轻疼痛。国内外研究均显示，非营养性吸吮能够减轻新生儿疼痛，当婴儿的吸吮频率达 30 次 / 分时，非营养性吸吮即可发挥镇痛作用，减少疼痛对新生儿生理、心理造成的不良影响。

（三）体位改变

疼痛的体位治疗主要为保持屈曲体位和包裹襁褓。研究发现，在给新生儿实施致痛性操作时，护士将两手分别置于新生儿的头部和双脚使其成屈曲体位，可显著降低各种致痛性操作所产生的疼痛。鸟巢式的体位是包裹襁褓方法之一，可以提高新生儿自我调节能力，减轻疼痛。

便利蜷曲（facilitated tucking）是指当婴儿侧卧、仰卧或俯卧时，四肢中线屈曲位且呈放松状的一种舒适体位。研究证实，"便利蜷曲"是一种有效的疼痛干预方法。在新生儿接受足跟采血时，能够减少其心率的变化幅度，缩短啼哭时间，但是对血氧饱和度无影响。仰卧位新生儿表现的哭吵、行为变化比俯卧位更明显，心率、呼吸、血氧饱和度的变化也较俯卧位明显。用被单毛毯包裹新生儿也可以降低新生儿的疼痛反应。一项Meta分析证实，襁褓能够减轻所有胎龄早产儿及足月儿的疼痛反应，而且对足月儿的镇痛效应维持时间（可达4分钟）较早产儿长。

（四）KMC

内容见本章第三节。

（五）心理护理

护士必须细致关心和耐心安慰患儿，用适合孩子年龄和发育程度的语言解释处理过程，以消除患儿的恐惧心理。可以采用松弛、意向干预、暗示、转移疗法等心理护理及治疗方法消除或缓解患儿疼痛。松弛是指运用某种身体活动，如节律性呼吸活动或有规律地松弛紧张肌肉以达到缓解紧张、减轻疼痛的目的；意向干预是指运用有目的的思想活动，设想能达到某种治疗目的，从而达到缓解疼痛的目的；通过暗示患儿治疗能达到某种效果，或淡化检查治疗措施的疼痛程度，以消除患儿恐惧和焦虑，从而改变患儿对疼痛的心理体验；转移疗法则通过转移患儿注意力的方式，减轻其对治疗措施的恐惧和对疼痛的感受从而缓解疼痛。心理护理的实施需要护士充分了解患儿特点，并取得家属的支持和配合，根据每名患儿的具体情况采用个性化的方式才能取得良好的效果。

（六）其他

抚触或按摩带来的温和刺激可通过β-内啡肽的释放、迷走神经张力的改变以及5-羟色胺的作用，满足新生儿情感上的需求，使其身心受到抚慰，消除孤独、焦虑、恐惧等不良情绪，减少应激行为，从而使疼痛缓解，并促进其生长发育，增强免疫力。还有一些方法，如保温箱的使用，暗化早产儿保温箱，以及选择舒适的听觉刺激如妈妈的声音、低柔的音乐等，都会或多或少地减轻新生儿的疼痛反应。

四、疼痛的药物治疗管理

新生儿由于器官发育尚未成熟如肝、肾功能不完善，在药物吸收、分布、代谢等方面有异于成年人，因此新生儿使用镇痛药物的种类、剂量及方式与成年人不同，长期或不当使用会产生一系列副作用，如恶心、呕吐、呼吸抑制以及成瘾等。另外，新生儿疼痛的病理生理以及新生儿镇痛药的药代学、药动学以及相关的药物拮抗资料比较缺乏，再加上许多制药公司出于经济和伦理方面的原因，不愿意投入精力去研究开发新生儿镇痛药，因此新生儿镇痛药物的安全性问题一直没有统一定论。自2003年2月起，美国国立儿童健康与人类发育研究所（NICHD）和美国食品药品监督管理局（FDA）携手新生儿专家开始倡议新生儿的药物开发（NDDI），探索新生儿用药的临床试验，从而确保新生儿药物使用的有效性和安全性，其中研究方向之一就是疼痛的控制，具体包括术前、术后疼痛及机械通气引起的疼痛控制等。工作小组制定了 3 种不同的临床试验框架评估疼痛的治疗效果，分别是手术疼痛、术后镇痛、麻醉和早产儿机械通气的疼痛控制，他们还着手开展了新生儿临床试验伦理问题的背景框架，为新生儿用药的临床试验奠定了理论基础。到目前为止，国外新生儿用药临床试验以及验证后安全有效的新生儿药物种类主要集中在抗炎、抗感染药物方面，镇痛药物的临床试验目前还没有报道，但是 NDDI 的倡议以及新生儿抗炎、抗感染药物的临床试验为以后镇痛药物的临床试验奠定了基础，使新生儿镇痛药物的临床试验成为可能，届时新生儿镇痛药物的安全性问题将会更加明朗。

（一）常用镇痛药物

新生儿生后处于急剧变化状态，危重儿更存在肝肾功能障碍，导致药物代谢异常，容易出现药物不良反应，因此个体间用药剂量和间隔时间应有不同。母亲分娩时使用镇痛药和其他 α 或 β 效应的药物，能加重吗啡或芬太尼对新生儿所产生的低血压等不良反应。镇痛药引起低血压对危重婴儿有害。由于新生儿的生理特点和母体激素的撤退，最初几周药动学与较大儿童有极大差异，早产儿更加明显。用药时可参考药动学参数调整镇痛药剂量，由于新生儿神经、脂肪和肌肉等组织存在诸多特殊性，药物剂量往往难于预测。

药物镇痛应考虑镇痛药物的种类、剂量、给药时机以及给药途径，主要分为阿片类药物和非阿片类药物。

1. 阿片类药物　目前最常用的阿片类药物是吗啡和芬太尼，推荐用于新生儿中度到重度的疼痛控制。给药方式可以选择口服，如果口服给药不耐受，可以改用静脉、持续透皮给药（ 药物涂布或敷贴于皮肤表面的一种给药方法 ）等。但是阿片类药物因其药物副作用，在治疗上不够理想。

大量分析表明，吗啡半衰期约 17 分钟，15 周胎儿就有代谢吗啡的能力，6 ～ 12 个月的婴儿吗啡清除率达到成年人水平。吗啡蛋白结合率低，早产儿 20%，成年人 35%。早产儿吗啡的消除周期平均为 9 小时，足月儿为 6.5 小时。吗啡的代谢产物经肾排出，而新生儿的肾功能尚未发育成熟，易引起蓄积，一旦蓄积即可导致呼吸抑制，甚至引起新生儿惊厥。因此，新生儿阿片类药物的用量除按体重计算外，应低于婴儿和儿童的给药标准（6 个月以下婴儿吗啡输注初始剂量为每小时 0.01mg/kg，12 个月以后每小时 0.025 ～ 0.04mg/kg），而且给药次数也应减少。

吗啡在早产儿仅限于静脉给药，不推荐肌内注射，硬膜外和鞘内注射会引起迟发性呼吸抑制。大型手术后，吗啡维持剂量 10 ～ 40μg/kg 能够有效减轻 0 ～ 14 岁儿童的疼痛，持续和间歇给药效果无差异。10 ～ 30μg/kg 持续静注能减轻人工通气婴儿的疼痛。通常认为吗啡镇痛的有效血药浓度是 15 ～ 20ng/ml。吗啡可能引起低血压。大剂量使用吗啡

[速度 25μg/（kg·h），持续 2 小时，总量 200μg/kg] 时，低血压效应似乎是明显的。吗啡血浆浓度愈高，不良反应愈大，因此采用推荐剂量可能减少低血压等不良反应。低血压也可能是吗啡使心脏交感神经活动增强的直接后果。有文章报道吗啡血浆浓度为 20ng/ml 时可发生呼吸抑制。新生儿使用镇痛药治疗时的个体差异限制了镇痛的效果。这些差异是由基因表达的差异所致。吗啡能减轻疼痛，也存在低血压的药物不良反应，因此 NICU 虽已广泛使用吗啡，但不赞同常规使用。相比之下，芬太尼副作用相对较小，常用于经外周或中心静脉置管给药，每 2～4 小时缓慢静脉推注 1～4μg/kg，持续给药剂量为 1～5μg/（kg·h），之后改为 0.01～0.02mg/（kg·h），副作用包括呼吸抑制、尿潴留等。

2. 非阿片类药物　非阿片类药物又分为对乙酰氨基酚类和苯二氮䓬类。对乙酰氨基酚类，常用药物如对乙酰氨基酚、布洛芬等，是最常用的非阿片类镇痛药物，可口服或直肠给药，也可静脉给药，适用于中度疼痛治疗。以对乙酰氨基酚为例，它在肝脏与硫酸根或葡糖醛酸结合，代谢产物由尿排出，适用于中度疼痛治疗，如胸腔引流术、包皮环切术等，也可作为全身用药的辅助治疗；特别是长期应用镇痛药或阿片类镇痛药物有依赖时，多采用口服或直肠给药，早产儿达到安全有效血药浓度的单次直肠给药剂量为 20mg/kg，足月新生儿及胎龄 32 周以上的早产儿口服或直肠给药日累积量不应超过 60mg/kg，胎龄 28～32 周的早产儿不应超过 40mg/kg，胎龄 30 周的早产儿直肠给药的适宜剂量为每 12 小时 20mg/kg。这类药物的不良反应较少，与阿片类药物合用可以使阿片类的用量减少，从而减少其副作用。因此，对于长期的镇痛治疗，因可能产生成瘾性，所以应减少阿片类药物的剂量，可用对乙酰氨基酚替代治疗。布洛芬由于有肝、肾损害及影响血小板功能等不良反应，目前很少用于新生儿。

苯二氮䓬类，作为脑和脊髓特异性受体激动药，是新生儿最常用的镇静药，如地西泮、阿普唑仑、艾司唑仑。这类药物虽无镇痛效果，但可联合阿片类药物用于创伤后疼痛治疗。但是，就目前研究而言，新生儿经常接受的诊疗性小操作，如输液、预防接种、足跟采血等，尚无合适的药物能够完全消除短暂的、急性的、反复的疼痛。

3. 其他　局部涂抹镇痛药也是一种镇痛的有效方法，使用利多卡因和丙胺卡因油剂，由局部麻醉药 2.5% 利多卡因和丙胺卡因以 1:1 混合组成，主要用于 > 36 周的新生儿，用于 < 36 周的早产儿时必须在婴儿出生 2 周以后。在操作前 1 小时直接涂于健康完整的皮肤，60～90 分钟产生麻醉效果，能最大限度地降低包皮环切、经皮中心静脉置管等操作带来的疼痛。先天性正铁血红蛋白症、葡萄糖 -6- 磷酸脱氢酶缺乏症患儿禁用，禁止用于眼睛和黏膜组织。使用时注意局部皮炎的发生，且不能重复使用。

（二）新生儿药物镇痛应注意的问题

新生儿药物镇痛一般适用于长期的比较严重的疼痛，使用药物镇痛应注意以下事项。

1. 新生儿不满 1 个月，与成年人或 1 岁以上的婴幼儿相比，体内药物的半衰期和清除时间均会延长，因此使用镇痛药物时间隔时间需要更长。

2. 在镇痛治疗期间对新生儿密切监测观察，使用阿片类药物镇痛后要中断几小时，因为与年长的孩子相比，早产儿和足月儿的体内再循环可能使得体内较长时间保持较高的血药浓度。

3. 由于早产儿的镇痛路径还不成熟，因此与成年人相比，只有更高的血药浓度才能达到相应的镇痛效果。

4. 镇痛治疗的效果应该用信效度较好的疼痛评估工具进行评估，定期评估镇痛的程度，监测是否达到预期的镇痛效果。

5. 阿片类药物对新生儿心肺功能的副作用是不常见的。

五、总结

随着对疼痛研究的不断深入，对新生儿疼痛的认知和控制也在不断地发展和完善，研究表明新生儿完全有能力感知和记忆疼痛，疼痛会对新生儿产生短期和长期影响。这些疼痛是可以评估的，如果采取适当的措施进行疼痛管理，新生儿的疼痛也是可以控制的。但是在新生儿疼痛领域仍然有些待解决的问题，如评估方法不够精确、评估内容不够全面等，尚需要研究者进一步讨论和完善。在新生儿疼痛治疗方面，多数新生儿疼痛没有得到较好的治疗和控制。因人们固有的观念，顾虑药物积累、镇痛药对新生儿的远期影响以及临床试验伦理和操作上的困难等原因，药物治疗应用现状并不令人满意。非药物治疗方法虽然较多，但研究对象多半没有具体细化，对于不同胎龄、不同刺激的疼痛，效果尚不确定，所以对于新生儿疼痛的治疗，还需要更深入的研究。

总之，未来新生儿疼痛的管理和控制将走向个性化评估、综合性治疗和护理，从而真正提高患儿的生活质量，为患儿及家属带来福音。

第五节　新生儿延续性护理

一、我国延续性护理现状

由于医疗资源限制和疾病康复的特点，绝大多数患者出院后仍有较高医疗和护理需求，开展延续性护理成为解决此问题的重要方式之一。近年来，国家政策对延续性护理的重视不断增加：《全国护理事业发展规划（2016—2020 年）》、2018 年 7 月《关于促进护理服务业改革与发展的指导意见》等均指出，要拓展护理服务领域，开展和推进延续性护理服务，将护理服务延伸至社区、家庭，逐步完善服务内容和方式，与基层医疗机构完善双向转诊机制，提高医疗效率，保障护理服务的连续性，满足群众健康需求。国外开展相关工作较早，模式相对成熟。我国学者从 20 世纪 80 年代起开始探讨，但至今没有形成定论和统一描述，且用词混乱，如存在延续护理、延续性护理、延伸护理、延续照护、连续性照护等词混用或随意使用的情况，概念内涵的模糊不清影响了该模式的有效实施和发展；同时由于我国医院和基层护理工作现状与国外有所不同，且护理发展形势日益变化，延续性护理尚未形成统一的服务内容、服务标准和实施方案，导致三级医院护士与基层护士之间职责界定不分明、延续连贯性较差，对于延续性护理工作的开展造成了阻碍和混乱。

国内目前概括延续性护理较为全面的定义是指设计一系列护理活动，确保患者在不同健康照顾场所之间转移或不同层次健康照顾机构之间转移时所接受的健康服务具有协调性和连续性，护士针对患者出院后最需要解决的护理问题，制订并落实具体随访计划，让患者享受到全程、专业的护理服务，实现护理服务的全面性、协调性、延续性和协作性。

我国延续性护理的概念属性：患者发生不同医疗机构转移或不同照护层次转变；提供连续性、协调性、整体性的照护服务；目的是维护患者健康或满足其健康需求；存在信息、关系和管理三方面的延续。这一概念属性从护理实践角度出发，结合新形势下护理发展特点，可为我国具体开展延续性护理实践或研究提供清晰的概念支持，并为各级医院和社区开展相关延续性护理工作提供一定的理论和实践指导。

我国延续性护理以多种样式呈现着，并不断变化和完善，比如从传统的以电话随访、家庭访视为主逐渐增加、演变到以护理专科门诊、微信、QQ、微博、手机 APP、"互联网 +"等多渠道多方式进行。但不论以何种形式呈现，健全的管理制度、工作流程、应急预案、质量控制等是保证其顺利进行的基本条件，并促进其趋向完善发展。

二、新生儿护理门诊

现代化医疗系统的发展，赋予护士日益增长的责任与自主性，护理工作的职责与功能不断扩展，使护理门诊产生并得以不断发展。专科护理门诊（Specific Nurse-Led Clinic，SNC）起源于国外，共有两类：基于医院的合作型护理门诊，即由数名临床护理专家和相关学科的临床医学专家组成，该类型门诊是由护士主导的医护合作型，如神经科门诊、慢病门诊；由开业护士（Nurse Practitioner，NP）独立开设的独立型专科护理门诊，如 PICC 门诊等。我国部分医院及研究者也开始进行专科护理门诊的探索。

（一）新生儿护理门诊的建立

1. 成立新生儿护理门诊管理小组

（1）明确职责及分工：组长负责新生儿护理门诊实施方案推进及各出诊人员培训效

果的监督；副组长负责配合组长的工作，共同讨论决定开诊时间、分工、诊治工作内容，解决开诊遇到的问题，负责出诊人员的培训等；组员为新生儿科的护理骨干，负责配合小组工作，接受培训及监督，选择符合准入资质的护理门诊出诊人员，按要求做好各类登记。

（2）制定工作进度表：如按计划制订出诊人员学习、培训、考核、授权；完成出诊场地确定、门诊出诊权限申请和开通，新生儿出院前向新生儿家长宣传新生儿护理门诊的开诊时间和服务范围。

2. 选拔新生儿护理门诊出诊护士 根据临床实践能力、教学和指导能力、咨询能力和科研能力等选拔出诊护士，要求：

（1）中级职称及以上。

（2）从事新生儿护理工作5年及以上，有丰富的专科护理经验。

（3）良好的沟通能力、教学能力、科研能力。

（4）能使用计算机处理数据信息。

（5）了解医学相关法律法规和伦理道德要求。

（6）取得新生儿专科护士资格。

3. 培训、考核和授权出诊护士

（1）培训：内容包括诊断学、门诊咨询流程及技巧、门诊电子病历系统使用流程及注意事项、新生儿营养评估、母乳喂养、新生儿生理状态、新生儿常见疾病治疗及指导、新生儿生长发育评估、儿童保健、儿童期主要行为检测技术及护理、高危儿门诊随访、新生儿常见检验检查结果判读、开诊注意事项及门诊排班要求等，由院内主任医生和副主任护师授课。

（2）闭卷考核：要求各课程考试合格。

（3）授权：护理部审核后，发放门诊出诊资格证。家长给患儿在新生儿护理门诊挂号后，即可在护理门诊就诊，由出诊护士独立进行各项专科操作。

4. 制定新生儿护理门诊出诊人员手册 手册内容如下：

（1）排班原则：新生儿护理门诊负责人每个月或每周排班一次，将下个月或下周的排班表发给相关人员，如果需要调班，应提前告知负责人；不得随意停诊或者不出诊；按时出诊，不迟到早退；通过官方微信公众号、挂号平台、现场窗口标识、门诊大堂显示屏等提醒患儿家长出诊时间（包括节假日）。

（2）服务规范：使用通俗易懂的语言与患儿家长沟通，语调亲切诚恳，表达得体、简洁明了。

（3）门诊系统简易操作流程：登录新生儿护理门诊界面→核对当前登录科室是否为就诊科室→选择诊区诊间→选择接诊患儿→写门诊病历→录入门诊诊断→开具检查或检

验单、治疗项目单、药品→结束就诊。

（4）其他：新生儿常见诊疗项目、新生儿常见疾病介绍、母乳喂养指导、新生儿医疗专科门诊和辅助科室的联系电话等。

5. 诊室设置　诊室面积约 15m²，紧邻新生儿医疗专科门诊，便于向新生儿科出诊医生寻求帮助和方便转诊，保障患儿的医疗安全。诊室配备：①电脑、桌椅、检查床、婴儿秤、体格检查工具、脐部护理用物等儿科门诊标准配置物品；②辐射台、氧气、负压吸引装置等抢救用物；③母乳间，设有沙发和隔帘；④诊室墙面粘贴母乳喂养、手卫生等健康教育壁报。

（二）新生儿护理门诊的工作内容

1. 新生儿评估　评估对象包括出院后返院复查和来院进行育儿咨询的新生儿及新生儿父母。评估项目包括：

（1）基本情况：胎龄、出生体重、就诊原因、简要病史及用药史。

（2）体格检查：体重、身长、前囟、精神状态、皮肤、肢体活动、肌张力。

（3）生活状况：喂养、睡眠、大小便等。

（4）心理社会状况：父母情绪、心理、家庭支持情况等。

2. 新生儿常见生理现象的指导　新生儿常见生理现象包括生理性体重下降、生理性黄疸、乳腺肿大、"马牙"和"螳螂嘴"、假月经、粟粒疹等。护理门诊常规对就诊新生儿进行经皮胆红素测定，对于黄疸指数达蓝光治疗指征者转诊至新生儿医疗门诊入住日间病房或住院实施蓝光治疗。

3. 喂养指导　包括母乳喂养、配方奶配置、特殊情况下喂养指导（如唇/腭裂、小下颌）、溢奶和呕吐窒息的预防及处理等。对产后缺乳（产后 3～28 天无乳或每天挤出奶量＜30ml）、乳头凹陷、乳头皲裂等产妇给予哺乳指导，发放母乳喂养健康宣教手册。

4. 皮肤黏膜护理　口腔、眼部、脐部、臀部护理，以及对鹅口疮、脓疱疮、脐炎、臀红的处理。指导产妇进行新生儿沐浴、抚触。

5. 疾病指导和评估检验报告　指导遗传性葡萄糖 -6- 磷酸脱氢酶缺乏症、脐疝等患儿的护理，评估血常规、生化等检验报告。

6. 转诊　按转诊规范转诊患儿：

（1）病理性及其他专科疾病的新生儿需要转介新生儿医疗门诊。

（2）转介需要入院治疗的新生儿至新生儿医疗门诊，开具入院证。

（3）转介需要开具检查、检验及药物治疗的新生儿至新生儿专科门诊。

（4）转介需要伤口、造口护理的患儿至伤口造口护理门诊。

（5）转介 PICC 患儿至 PICC 护理门诊。

（6）转介喂养不耐受及营养评估异常的新生儿至营养门诊。

（7）转介日龄＞28天或者纠正胎龄＞40周的婴儿至儿童早期发展门诊。

（三）新生儿护理门诊管理制度

1.新生儿门诊护士在门诊部、护理部、科室领导下进行工作。选派有资质的专科护士，并较长时间固定。

2.新生儿门诊护士必须热爱本职工作，以高度的责任心和同情心对待患儿及家属，文明礼貌、态度和蔼，全心全意为患儿及家属服务。

3.做好开诊前的准备工作，维持好门诊秩序；对危重及病情突变的患儿配合医生采取积极有效的抢救措施。

4.新生儿护理门诊环境要做到清洁、整齐、温馨有爱，并利用各种形式，根据不同季节宣传新生儿常见病、多发病的预防和治疗知识，提高患儿的免疫力及家长的照护能力。

5.严格执行消毒隔离制度，桌椅、诊查台每天用消毒液擦拭一次，医疗器械按规定消毒灭菌，防止交叉感染。

6.接触患儿及操作前后，应洗手或用快速手消毒剂消毒双手。每年接受医院感染控制相关知识的培训。

7.按感染控制标准进行物品和耗材管理，区分清洁区和污染区，物品定位放置。无菌物品与非无菌物品应分开放置，每月按时清查物品有效期，正确处理医疗废物。

8.严格执行交接班制度，认真填写门诊工作量统计。

9.新生儿门诊护士要负责各种医疗器械及医疗用品的保管和补充，以利于医疗护理工作的顺利进行，如有故障，及时联系维修处理。

10.下班前要整理好室内物品，关好水电开关及门窗，防止意外事故的发生。

11.新生儿门诊护士必须做好本职工作，刻苦钻研业务，熟练掌握本科的各种护理技术操作，提高护理质量。

（四）新生儿护理门诊质量控制

1.建立绩效考核及评价体系　从4个维度对出诊护士进行绩效考核，即服务对象及内部人员满意度（占40%）、工作态度（占20%）、工作数量与质量（占30%）、学习与成长（占10%）。服务对象及内部人员满意度包括服务对象满意度、内部人员满意度、投诉情况；工作态度包括履行岗位职责、出诊纪律情况；工作数量与质量包括就诊患者数量、就诊环境及文档书写情况；学习与成长包括三基考试合格率、继续教育完成率、参加培训或授课、文章发表、科研成果发表情况。由护理部与门诊部按照以上标准每年度组织考评1次，考评结果作为绩效分配、能级晋升、年度评优、是否继续聘任为出诊护士等的判定标准之一。

2.建立专科护理门诊三级督查体系　明确新生儿专科护理门诊护士岗位说明书，形成由护理部–门诊–专科护士三级团队管理模式，定期或不定期地对专科护理门诊执行督查计划。护理部督导组在此管理实施方案的基础上，制订具体实施方案，由门诊部协助修改相应的工作目标和实施计划，出诊护士将具体措施落实到实际的专科护理门诊工作中。在实际实施管理过程中遇到问题时，逐级向上级反馈，最终由护理部督导组协调，并对实施过程和效果进行评价，实现质量持续改进。

（五）须进一步解决的问题

1. 建立信息化管理平台　后期运行过程中考虑建立信息化管理平台，以进一步优化运行机制，并采取措施完善相关配套资料，如门诊专科护士基本资料及更新情况，专科护士资格的每年度审核结果，专科护士成长情况，专科护理会诊率等。建立健全资料收集流程，确定资料收集责任到人；对资料收集过程采取统一培训，进行质量控制；培训使用统一方便的工具或软件如 Excel、EpiData 等软件建立专科护理门诊数据库，对运行效果进行纵向跟踪与效果评价，实现专科护理门诊运行的信息化建设与管理。

2. 建立专科护理门诊运行不良事件上报系统　护理不良事件发生率是评价与衡量护理质量和护理管理水平的重要指标。保障患者安全、防范护理不良事件的发生同样是专科护理门诊实施过程中进行质量控制的重要内容。因此，应在医院门诊信息管理系统中建立专科护理门诊不良事件上报模块，规范化预防和管理门诊运行过程中出现的不良事件，以不断提高护理风险管理意识和护理风险防范能力。

3. 健全多专科护士协同门诊制度　在执行护理门诊专科护士会诊的过程中，绝大多数还仅限于住院部患者的会诊，而专科护理门诊仍然多为"一对一"的护理门诊模式。应该借鉴国外专科护理门诊经验，并结合自身实际情况，对存在 2 个或以上复杂问题患者，建立多专科护士合作门诊制度，发挥多专科护理门诊的优势，提高专科护理门诊的效率。但关于多专科协同门诊制度的工作流程、运行机制等，未来还需要进一步探索和细化。

4. 薪酬分配及处方权限　目前专科护理门诊未按出诊人员职称级别进行挂号付费，护理门诊收费项目及收入分配机制还需要进一步探讨。此外，护士没有处方权限制了护理门诊的发展，建议国家卫生行政等部门制定相关的配套政策和法律法规，以促进专科护理门诊的可持续发展。

三、互联网 + 护理服务

（一）概述

"互联网 + 护理服务"主要是指医疗机构利用在本机构注册的护士，依托互联网等信息技术，以"线上申请、线下服务"的模式为主，为出院患者或罹患疾病且行动不便的特殊人群提供的护理服务。

失能、高龄、空巢老人的增多，使得很多带病生存的老年人对上门护理服务需求激增。然而，此类服务的供给显然不那么充裕。上门护理服务的稀缺，与当前医疗资源的分布也有一定关系。一方面，大多数护理服务还是由传统医院提供，很少有区域性的专业护理机构。因此，大部分护士并不能随意出外勤，更多的护理服务还是发生在机构内部。另一方面，有部分地区出现由社会力量自发形成的护理团队，靠着社区间的口碑形成一定的规模，即已具备"互联网＋护理服务"的雏形，但由于其整个服务流程和由此产生的护理费用、医疗风险等情况很难控制，所以，这种方式的护理始终不能形成规模。并且，不少服务也存在与职业规定不相符的现象。

近年来，随着信息技术的不断发展和普及，互联网技术已被广泛应用于医疗卫生领域的众多方面。在"健康中国2030"战略背景下，医院从传统的以治病为中心的治疗模式向以健康为中心的管理模式改变，将医院各种功能互联网化，建设成为百姓随时随地享受医院门诊及住院管理服务的互联网医院平台。同时结合人工智能、大数据、物联网等技术手段，在时间上提供人由出生到死亡的疾病预防、医疗救治、健康管理、养老照护等全生命周期服务，在空间上提供让患者在家就能享受到在院的医疗、护理、药事、心理健康、康复等诊疗服务的"互联网＋"医疗及健康管理中心。

（二）"互联网＋护理服务"构建实例

"互联网＋护理服务"以医学信息学为理论基础，融入整体护理及优质护理服务理念，由护理部主要负责，与网络公司及临床科室协商后形成网络平台，平台端包括护士端、用户端和平台管理系统3个端口，并规范相关制度、上门护理服务工作流程、岗位职责及工作标准、紧急状态应急预案、服务过程的风险防控等。

1. 平台各模块内容

（1）用户端：包括首页、服务、商城及注册4个界面。①首页界面包括服务细则、用户注册操作指南、用户购买服务说明等，以便用户能便捷地使用该平台；②服务界面分类展示，包括临床护理、母婴护理、中医护理、专科护理等；③商城界面包括生理盐水、纱布等一次性医疗用品，以及交通费用的收取等；④注册界面主要用于用户注册，用户填写个人信息，经审核通过后可下单，并能查看已下单服务的进展情况。

（2）护士端：包括4个界面，分别是资料、服务、商城和注册。①资料界面主要为护士提供可学习的资料，如服务操作风险控制措施、紧急状态应急预案、上门服务工作步骤等；②服务及商城界面与用户端一致，护士在服务过程中可点击该界面向用户讲解其所下单服务及医疗用品，并能查看每项服务的具体购买情况；③注册界面主要用于护士注册，审核通过后可查看个人基本信息、接单情况、收入及服务评价等信息。

（3）平台管理系统：包括医疗服务维护、医疗用品维护、护士资料维护、分类管理、护士审核、用户审核、订单管理、用品管理、退费审核、护士收入报表、总收入报表、材料使用汇总、财务对账单等。护理部主任及2名干事具体负责医疗资源维护、服务团队组建与培训、患者和护士信息审核、派单，1名专职护士长负责后台数据管理，二线值班护士长轮流负责接听 24 小时咨询热线，信息技术部门负责平台维护和功能的完善。

2."互联网＋护理服务"管理

（1）"互联网＋护理服务"护理管理制度：为使"互联网＋护理服务"规范、安全、有序开展，保障护患双方的合法权益和安全，确保"互联网＋护理服务"质量，制定以下"互联网＋护理服务"护理管理制度。

①护理部对"互联网＋护理服务"进行统筹管理，负责服务项目审核确定、服务对象界定、上门服务人员资质审核、服务质量及安全管理等工作。

②根据国家相关管理规定和技术规范，结合工作实际建立、完善"互联网＋护理服务"相关管理制度、工作流程、服务规范和应急预案等。

③制定并落实岗前培训与考核，内容包括相关政策法规、服务流程、操作技术规范、沟通技巧、应急处置预案等，考核合格后方能提供上门服务。

④落实风险防控，与相关职能部门及临床科室协同成立应急工作小组，负责突发应急及特殊情况处理，确保护理安全。

⑤对"互联网＋护理服务"质量进行监测，定期分析总结，持续改进。

（2）"互联网＋护理服务"质量管理工作制度：

①护理部成立"互联网＋护理服务"质量管理小组，对"互联网＋护理服务"开展项目的质量进行全面监管。

②明确"互联网＋护理服务"质量管理目标，定期督查、分析，制定整改措施，持续改进"互联网＋护理服务"质量。

③定期督查"互联网＋护理服务"各项规章制度、岗位职责、服务规范等落实情况，发现问题及时纠正。

④检查形式：在平台上通过实时、回溯方式对服务质量进行督查，对各项指标进行综合分析。

⑤检查要求：护理部质量管理小组每月检查不得少于一次；检查有总结、分析、整改措施与记录；相关科室每月针对服务开展情况进行统计、总结及分析。

⑥对患儿及家属投诉、纠纷及护理安全隐患，做到三不放过（事件未调查清楚不放过；当事人未受教育不放过；整改措施未落实不放过）。对问题要调查核实讨论分析，提出改进措施和投诉反馈。

⑦护理不良事件及特殊病例记录完整，及时汇总上报登记。

⑧质量检查结果与个人后续是否具备出诊资格、工作奖惩挂钩。

⑨"互联网＋护理服务"质量管理指标：符合服务条件患儿的接单率；患者满意度；有效投诉、不良事件发生率。

（3）"互联网＋护理服务"出诊人员管理制度：

①"互联网＋护理服务"出诊人员资质和能力：自愿参与提供"互联网＋护理服务"的护士需要同时具备以下条件。 a.执业注册在本院并能在全国护士电子化注册系统中查询； b.5年及以上临床护理工作经验； c.护师及以上技术职称； d.无违反相关法律法规及不良执业行为记录； e.部分特殊服务项目需要护士具备相关资质认证。

②护理部对服务人员资质和能力进行审核并认证。

③经过认证的护士，须进行"互联网＋护理服务"培训，考核合格后由服务运营机构将信息录入"互联网＋护理服务"系统，授予护士移动工具账号，得到服务接单资格，方能开展服务。

④护理部定期对开展"互联网＋护理服务"的护士进行考核评价，考核不符合者，取消出诊资格。

（4）"互联网＋护理服务"出诊人员岗位职责：

①在护理部的领导及护士长的指导下进行工作。

②认真执行各项"互联网＋护理服务"管理制度、服务规范、工作流程和技术操作规程等，准确评估患儿，正确实施护理服务，做好查对及健康教育，防止差错、事故的发生。

③做好沟通，保护患儿隐私，避免纠纷。

④严格执行安全管理制度，及时、准确应对突发情况，配合相关人员做好抢救工作。

⑤落实消毒隔离及职业防护措施，医疗废弃物按规范处理。

⑥及时准确填写相关护理文书，上报相关数据。

⑦做好物资、耗材管理。

⑧及时上报不良事件及特殊病例。

（5）"互联网＋护理服务"出诊人员服务规范：

①仪表规范，按要求着装，有"互联网＋护理服务"上岗证。

②使用文明服务规范用语，态度和蔼，热情主动。

③严格执行相关法律法规，以及"互联网＋护理服务"管理制度、服务规范、工作流程和技术操作规程等。

④遵守平台服务流程，及时按流程时限要求完成流程任务。

⑤操作轻柔，体现爱伤观念。保护患儿隐私。

⑥落实首诊负责制，规范实施健康教育。

⑦严格遵守医德规范和医疗卫生行风建设"九项准则"。

⑧服务结束客观评价患儿。

（6）"互联网＋护理服务"药品与医用耗材外带管理制度：

①医用耗材、消毒剂使用管理制度：a.开展"互联网＋护理服务"项目的科室应建

立医用耗材、消毒剂出库登记，由专人进行管理。b.开展服务前，上门服务护士根据服务项目所需要的耗材、消毒剂，填写耗材申领单，领取耗材，结束服务后与专人进行交接，确认服务项目收费及耗材使用、收费情况，并进行出库登记。c.每月统计用量及金额。

②药品使用管理制度：a.开展"互联网＋护理服务"项目需要使用的药品，除生理盐水外，其他药品需要有在本医疗机构注册的医生开具处方，且经药师审核合格，患者凭处方到正规药店购买，方能使用。b.使用药品范围不得涉及含有麻醉药品、精神药品、医疗用毒性药品、放射性毒性药品、需要皮试的药品、强心药及抗心律失常药、中枢神经兴奋药、抗休克药、血液制品、生物制品等。c.生理盐水按耗材使用管理制度执行。

（7）"互联网＋护理服务"护理文书书写管理规定：

①"互联网＋护理服务"的护理文书是指实施"互联网＋护理服务"过程中需要护士进行填写的包括需要上传的照片、健康指导单等，以及患儿的相关病例资料，如维护手册、随访记录等。

②规范使用医学术语，文字工整，字迹清晰，表述准确，语句通顺，标点符号正确。

③书写内容应当与其他病历资料有机结合，相互统一，避免矛盾。

④错误应在错字上双线标识，保持原记录清晰可辨并签名。不得采用涂改、刀刮、胶粘、涂黑等方法掩盖或去除原来的字迹。

⑤签名必须是本人签全名，不得模仿或代签名。

⑥文书体现客观、真实、有效，须及时记录。不得编造或提前记录。

⑦文书记录应采用法定计量单位及相应外文缩写。时间须具体到小时、分钟，采用24小时制记录。

⑧上传的照片须清晰，能说明问题。

（8）"互联网＋护理服务"突发事件应急处置制度：为确保"互联网＋护理服务"的服务安全，及时妥善处理开展服务过程中出现的突发事件及患儿安全隐患，保证护患双方人身及医疗安全，规避医疗风险，防范医疗纠纷，特制定以下制度。

①服务实施过程中患儿出现突发事件应急处置：成立医院"互联网＋护理服务"应急工作小组，由医务处、护理部、门诊部、儿科、急诊内科、急诊创伤外科、ICU、MICU、心血管内科、神经内科、神经外科等科室组成，对"互联网＋护理服务"实施过程中患儿出现的突发事件进行急救处置。其工作职责是：当接到"互联网＋护理服务"人员急救电话时，立即综合评估情况，并组织人员进行急救（现场或院内）；负责急救后续的治疗及科室的联系、转诊；定期对"互联网＋护理服务"急救应急事件进行总结。

②服务实施过程中护士突发事件应急处置：a.通过信息技术平台系统对服务全过程实施安全监控、预警处置，并可追溯。b.对申请服务的患儿及提供上门服务护士的信息进行实名认证。c.上门服务的护士在实施服务的全过程，严格遵守信息技术平台的安全

监管措施。d.建立"互联网+护理服务"患儿安全告知及知情同意书等。e.对开展服务项目的安全性进行审核。f.上门服务护士加强对申请服务患儿的风险评估,符合上门服务条件的患儿,方可开展服务。g.保障护士执业安全和人身安全,购买相关的责任险、医疗意外险和人身意外险。

③"互联网+护理服务"突发事件应急预案及流程:

a.预防措施及注意事项:i.开展服务的护士应遵守"互联网+护理服务"各项规章制度、技术规程。ii.对患儿的病情及环境的安全性进行充分评估,符合条件方可开展服务。iii.在服务过程中确保服务平台的监控及报警功能全程开启。iv.确保应急工作小组及专家小组联系畅通。v.事件情况危急,且居家场景难以完成服务处置时,应立即呼120急救。同时联系应急工作小组,描述事件状态,获得指导或做好院前急救准备。vi.服务人员在完成突发事件的处理后,应记录此次事件的详细信息,包括发生时间、起因、应急工作小组建议、处理方式、处理结果,并在24小时内提交护理部备案。

b.应急流程图:见图15-5-1。

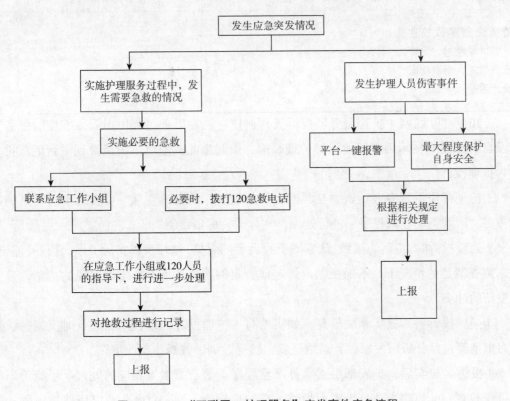

图 15-5-1 "互联网+护理服务"突发事件应急流程

(9)"互联网+护理服务"特殊病例处置及报告制度:

①护士在上门服务过程中,遇到特殊病例(如服务风险较大,有纠纷、安全隐患等)

应按相关制度执行，并及时向医院有关部门报告，以便使医院能全面掌握情况，协调各方面的工作，更好地组织力量进行及时有效的抢救、治疗或处理。

②特殊病例处置：a.护理过程中发现病例复杂，服务人员应主动联系专家小组，征求小组专家意见，辅助现场评估，根据小组讨论意见进行处理。b.护理过程中或事后发生突发应急事件按管理制度执行。

③特殊病例应报告的内容：开展服务项目、护士信息，特殊病例患儿姓名、性别、年龄、诊断、治疗抢救措施、目前状况及预后等（表15-5-1）。

④特殊病例报告程序及报告时限：24小时内上报应急工作小组及护理部。

表15-5-1 "互联网＋护理服务"特殊病例报告单

服务项目		服务时间		年　　月　　日　　时　　分		
患者姓名		性别	男□　　　女□		年龄	
诊断		出院科室				
上报类型	病情特殊/发生变化□　　突发意外情况□　　投诉纠纷医患□					
特殊病例事件描述（如事件经过、治疗抢救措施、目前状况及预后等）						

（10）"互联网＋护理服务"投诉管理制度：凡在服务过程中因服务态度、服务质量及自身原因或技术因素而发生的护理缺陷，引起患儿或家属不满反映到平台的意见，均为护理投诉。

①护理部应设置专人负责"互联网＋护理服务"的投诉管理。负责对平台转入的投诉按照"医院患儿投诉程序"进行处理，实行"首诉负责制"。

②处理投诉时，应耐心细致，认真倾听投诉者的意见，做好解释安抚工作，言行要谨慎，在未调查清楚的情况下，不随便做出肯定或否定的答复，也不作难以实现的承诺，避免引发新的冲突。

③接到投诉后，核实相关信息，如实填写《护理投诉处理程序》。及时反馈，认真核对事情经过，分析事发原因，总结经验，接受教训，并提出整改措施。

④投诉经核实后，护理部根据事件严重程序，给予当事人相应的处理。a.给予当事人批评教育。b.当事人认真做书面检查，在护理部备案。c.向患儿及家属赔礼道歉，取得谅解。d.护士违反操作规程给患儿造成损失或痛苦，或者服务态度恶劣，按医院投诉处理办法进行处理，情节严重的取消上门服务资格。

⑤护理部定期汇总、分析投诉信息，查找原因，制定整改措施。

（11）"互联网＋护理服务"医疗废弃物处理管理制度：该制度适用于"互联网＋护理服务"上门服务过程产生的医疗废弃物的处置。服务人员完成上门服务后，将产生的医疗废弃物带回执业医院丢弃。具体管理规范如下：

①服务人员需要将上门服务产生的医疗垃圾按医疗垃圾分类处理。

②由医疗废弃物处置单位集中统一处置，严防人为流失，如发生医疗废弃物流失、泄露、扩散应立即上报护理部，并进行紧急处理。

③禁止任何形式的转让、买卖医疗废弃物，禁止在运送过程中丢弃医疗废弃物，禁止在非贮存地点倾倒、堆放医疗废弃物，禁止将医疗废弃物混入其他废弃物。

医疗废弃物处理流程：操作完毕→医疗垃圾密封（外包装上标识：患儿姓名、日期等信息），封袋→拍照记录→携带医疗垃圾返回医院→处置医疗垃圾，再次拍照→将两次拍摄照片上传 APP。

（12）"互联网＋护理服务"居家护理服务流程：

①患儿家属下单：患儿基本信息、个人及家庭情况、目前存在问题的大致描述（下单时需要在系统里简单描述病情和目前护理问题）。

②护士进行接单前评估：护士根据患儿提供的信息，进行综合评估，判断是否符合上门服务的条件。

③若符合上门服务条件，护士在手机 APP 上进行接单。

④上门服务前准备。a. 物品：操作材料、护理评估单、手消毒液、垃圾处理用物、个人防护用品等，检查操作物品及通信设备。b. 环境：电话确认患儿住址，评估周围环境是否安全（宠物、争吵声等）。c. 仪容仪表：根据服务项目需要，规范着装。

⑤出发时，在手机 APP 端点击"出门"。

⑥到达时，在手机 APP 端点击"开始"。a. 身份核对及病情评估：主动向患儿或患儿家属展示工作证件，证明上门服务身份；核对患儿身份证件，确保服务对象正确；病情评估。b. 居家环境评估：评估室内环境是否适宜操作，包括光线、温度、清洁度等；评估室内人员。c. 符合条件的开展服务，不符合条件的与客服联系，停止服务。d. 操作前沟通：与患儿及家属沟通操作风险、配合要点及注意事项。e. 按照操作规程进行操作。f. 操作后整理物品，垃圾分类，将医疗垃圾进行密封，拍照记录并带走。g. 填写护理文书，做好健康宣教。h. 根据实际使用情况，护士勾选耗材（收费项目除外的耗材），患儿家属付费。

⑦在 APP 端完成护患双方评价后离开。

⑧回到医院后，医疗垃圾按医疗废弃物处理管理相关规定处理，拍照上传至 APP，此次上门服务全程方为结束。

第六节　以家庭为中心的护理模式

一、家庭在新生儿护理中的作用

（一）家庭参与护理的演变历程

1. 国外家庭参与的演变历程　从 20 世纪 30 年代开始至第二次世界大战后，国外社会开始由家庭分娩转变为医院内分娩。1957 年英国建立第一家婴儿特殊照顾病房，新生儿的照顾工作由专业的医生进行，人们逐渐忽略父母在新生儿照护中的独特作用以及亲子关系的建立对新生儿的重要性。同时医生的权威性也限制了护士为新生儿提供护理。

在抗生素广泛应用之前，医护人员认为家长是潜在的病菌携带者，因此大多数的新生儿病房限制家长的探视，即使家长进入病房也禁止与孩子进行身体接触。医院治疗的核心原则是保护脆弱的新生儿，保证清洁和无菌。为了避免新生儿死于感染，医院制定"家长不准探视"的规章制度，早产儿的生存率在逐渐提高，父母的参与度却不断下降。所以在 20 世纪 60 年代，很多医院的新生儿病房都建有透明玻璃窗口，父母可以通过玻璃看到自己的孩子但是却不允许进入病房内，只有当孩子出院时，才能够接触孩子。父母与孩子长期的身体和情感隔阂对新生儿后期的不良影响逐渐显现，如孩子可能出现生长迟缓，父母可能出现虐待孩子的现象等。

在 20 世纪 60—70 年代，开始有研究关注亲子关系的建立对新生儿的积极作用，鼓励护士让父母参与到新生儿的护理工作中来。20 世纪 70 年代，新生儿重症监护室开始出现，医疗技术和支持性治疗飞速发展，医疗性干预的水平不断提高，超低、极低出生体重儿的存活率不断提高，住院期间父母的参与逐渐被认为是未来家庭功能的一部分。

20 世纪 80 年代，社会上开始出现一些公益团体，旨在促进医疗健康，强调母乳喂养和母亲参与照护的重要性，同时倡导医疗环境的人性化。许多新生儿病房也逐渐认识到家庭是新生儿护理的核心。过去由医护人员造成的父母与孩子之间身体和情感上的隔阂都会因父母有效的参与而被打破，而且这种参与有助于新生儿出院后家庭完整性的建立。逐渐形成的以家庭为中心的医疗护理模式要求医护人员放弃控制，鼓励父母的参与。

近年来，越来越多的研究开始关注住院新生儿的心理和精神预后情况，大量研究指出父母的爱和亲子关系的建立在孩子的大脑发育上起着至关重要的作用，而且会影响其青少年期的精神成长。有专家指出，当孩子和父母开始接触，也正是其社会性大脑开始发育时，这时受到的不良影响越少，孩子成年后应对社会和情感困难的能力就越强。

2. 国内家庭参与的演变历程　国外已经针对新生儿的家庭参与做了大量研究并形成以家庭为中心的护理模式，而国内尚处于起步阶段。以家庭为中心的护理理念最早由范丽于 2001 年引入我国，随后开始有学者陆续进行研究。家庭参与和个体化照护指导能够有效促进父母积极情绪的形成，促进新生儿的生长发育和智能发育。医护人员和父母共同参与新生儿的住院护理能够使父母获得更多的护理知识，从而促进孩子行动的能力以及加强对孩子的支持性。家庭参与对新生儿及其父母的积极作用已经得到国内学者的广泛认同，但是就目前而言，家庭参与在国内新生儿的应用尚未得到普及。

（二）以家庭为中心的护理（FCC）

1. 定义　Yauger（1972）第一次定义其为"认识家庭面对的问题和其需求并提供家庭中的每位成员适宜的服务"。Porter（1979）更进一步地将其定义为一种开放的、多层面的健康管理体系，它重视每个人都无法从其身处的家庭与环境中孤立出来，应有效并高效地利用医疗服务机构包括患儿家庭中每位成员的能力并协调好这些能力。Rushton（1990）将其描述为"由患儿父母和医护工作者共同努力达成的一致"，被认为是这一思想在临床工作中的定义。

英国的Nethercott（1993）从事家庭为中心的护理研究工作，她将其概括为七个部分：

（1）家庭必须参与整个过程。

（2）必须评估家庭成员的个性特征。

（3）父母必须参与做决定。

（4）主要照顾者应参与照护计划的制订和评价。

（5）家庭应参与一些技术性的照顾。

（6）应在院内鼓励练习日常照护，除非对患儿不利。

（7）应在患儿出院后给予持续的支持。

由儿科保健协会（ACCH）对以家庭为中心的护理下的定义曾被认为向前迈了一大步，因为它使医护工作者开始认识到高质量的儿科护理必须是以家庭为中心的工作模式。这一模式要求，患儿的家庭将完全地参与治疗过程，同时医护工作者也将对其家庭表示尊重并给予足够的支持。ACCH认为以家庭为中心的护理和以家庭为中心的照护方式，都要求在患儿父母与医护人员之间建立起自由开放的沟通交流。最先，它包括八大要素，后由加拿大东部的以家庭为中心护理委员会讨论后增加了第九个要素，又经过一些修改和小的调整，最后的定义为：

（1）重视家庭的影响贯穿患儿的一生。

（2）强调家庭与医护人员之间的联系。

（3）认识到并重视不同家庭的不同文化背景。

（4）认识到并重视不同家庭的不同应对方式。

（5）满足家庭不同的需求，给予家庭发展上的、健康教育上的、心理及感情上的、环境上的及财力上的支持。

（6）重视家庭与家庭之间的支持以及社会支持。

（7）注重医院内、社区的医疗服务支持体系，应考虑灵活性、可行性及综合性。

（8）认识到患儿是家庭的一部分，但是又是独立的个体。

2. 内涵　FCC的核心概念包括尊重患儿及家庭，传播健康信息，尊重患儿选择权，强调患儿、家庭及照顾者间的协作，给予力量及支持，有弹性，授权。其中提高能力和授权最为根本。

（1）提高能力：医护人员为每个家庭成员创造机会，使其在现有能力的基础上为适应患儿的需求学习新的能力，从而提高整个家庭的能力。

（2）授权：医护人员与家庭间进行互动，家庭通过这种互动保持或获得对其生活的控制感，并在专业人员的帮助下做出积极改变，促进家庭自身力量、能力和行动的发展。

3. FCC在新生儿中应有的问题　在新生儿实施以家庭为中心的护理模式意味着医护人员应该认识到家庭在新生儿生活中的作用是恒久不变的；新生儿和家人间相互影响；若家庭参与，患儿将获得更优质的护理；医护人员和父母在照顾孩子的过程中是合作者的关系。FCC注重尊重家长的需求，通过与家长的共同合作、信息共享，更好地促进患儿的健康和家庭单元的稳固。FCC的实施应该从患儿入院开始直至患儿出院，甚至应该贯穿于产前、产中及产后等各个时期。尽管早就肯定以家庭为中心的护理在新生儿应用的重要性，但由于理论与临床间存在着较大差距，产生的诸多问题阻碍了以家庭为中心的护理工作在新生儿中的开展。

（1）角色压力：如果父母成为照护患儿的主体，意味着他们需要具备更多的经验和技能。面对从父母角色到照护者角色的大转变、大挑战，往往会给他们带来一定的角色压力。角色压力会在多方面影响患儿父母的参与性。当他们对自己孩子的病情不了解，需要面对环境变化和角色转变时可能使其不愿意参与接下来的照护工作。

（2）环境背景：每一个家庭都有其独特的背景环境，他们有自己的态度、信仰、价值观、习惯、语言和行动，这些既可能与卫生保健系统中工作人员的背景不同，也可能与社会中的其他大多数家庭的背景不同。这个背景影响家庭成员所能得到的卫生保健，决定其与护士间的角色关系并构成双方合作的基础。同时护士自己所处的背景环境，也同样能影响护士对患儿家庭情况的理解力和提供照护的能力。

（3）权力冲突：以家庭为中心的护理模式的出现，要求护士在进行患儿的照护工作中做到与患儿及其父母共享与病情有关的医学知识，从而帮助他们实现各自预期的角色功能。然而，在大多数情况下，护士总是在这层照护关系中掌握着最终的决定权。这往往会造成一种权力冲突。护士的个人观念常使得他们在父母参与或不参与患儿照护工作的问题上做出错误的判断。

（4）探视制度：国内目前的新生儿病房大多采取的是封闭式管理，即使部分医院允许患儿家长探视，但是严格限制探视的时间、探视的人员、一次探视的人数等，如此的限制将使得 24 小时里本该属于父母与其孩子相处的时间所剩无几。

（三）展望

以家庭为中心的护理模式是从传统的、以照护人员为中心的、完成照护任务为直接目的的护理向整体化的、个性化的、建立护患合作关系为基础的新型护理模式的转变。以家庭为中心的护理模式在新生儿临床实践应用中遇到了许多挑战，对于绝大多数医疗机构来说，接受并实施以家庭为中心的护理意味着一种医院文化的变更，而这种转变涉及观念、教育和运作等各个方面。同时，以家庭为中心的护理要求更多的人力物力，国内护士的短缺现状也限制了以家庭为中心的护理的开展；再者，护士本身观念和教育的缺乏也使其很难胜任以家庭为中心的护理模式。但是以家庭为中心的护理模式是新生儿护理发展的趋势，因此要更好地推行以家庭为中心的护理，真正做到以家庭为中心，必须转变护士的服务理念并进行专业化的培训，优化护理人力资源配备和人员结构，让医院管理者、患儿家属了解以家庭为中心的护理并参与进来，通过多方面的协作为患儿及其家庭提供全面有效的综合服务。

二、新生儿的家庭支持

（一）新生儿家庭系统的评估

家庭系统（family system）是经验家庭治疗首先提出的概念，它认为家庭是一个稳定的系统，家庭成员交互作用产生的有形或无形的规则构成了比较稳定的家庭结构。同时家庭又是一个开放的系统，不断与家庭外系统发生交互作用。每个个体都是家庭系统的一部分，家庭系统又包含各个子系统，如夫妻、母子、父子、兄弟姐妹等。在护理工作中应用"家庭系统"的概念能够帮助护士更好地描述一个家庭中各个个体之间的关系，从而更好地理解整个家庭。

1. 家庭评估的基本原则

（1）不能够脱离一个家庭系统的其他部分来评估其某一部分。

（2）整个家庭系统的功能要高于各个子系统的总和。

（3）一个家庭的结构和组织形式决定了家庭成员的行为。

（4）家庭成员之间的沟通和反馈对于整个家庭系统功能的运行至关重要。

2. 个体化的家庭系统评估　积极有效的家庭系统包括家庭成员有能力适应新的环境，能够从外界得到有效反馈并认识到家庭目前遇到的困难。当作为家庭成员的一部分，即刚出生的孩子需要入住医院进行治疗时，有效的家庭系统能够正确面对自己所面临的困难，积极地寻找新的信息和资源，并有效地利用各种外界支持系统，反之，则会害怕改变，质疑各种外界的帮助。

个体化的家庭系统评估是以家庭为中心的护理模式的基础，要求临床护理工作者能够评估每个家庭及家庭内部各个成员的特定需要，这也就要求护理工作者能够识别一个家庭结构上、功能上和发展上的需要，更确切地说是能够识别其生理、心理、情感以及社会等各种需要。需要指出的是，临床护理工作者在做评估时面对的家庭各不相同，应该在基本原则指导下根据具体的临床情境做出判断。

（二）新生儿家庭支持的策略

对于新生儿科护士来说，主要的护理目标是通过以家庭为中心的护理，使家长能够掌握适当的育儿技巧并以一个完整的家庭单元的形式出院。新生儿家庭支持（family support）的策略有很多，如家长探视制度，尤其是 24 小时开放的探视制度，为家长创造更多的与孩子接触的机会，这些都可以缓解家长的紧张、焦虑情绪。让家长参与到新生儿的照护工作中来，这是家庭支持策略中最重要的一部分。护士首先应该让家长认识到他们的孩子可能需要专业的医疗、护理，进而通过一系列的方法制造机会让家长感到自己能够参与到孩子的照护中来，并建立有效的亲子关系。

1. 促进亲子交流　父母与孩子之间的联系从出生就开始建立，但是对于一些需要入住医院的新生儿来说，亲子关系的建立会被推迟，只有当父母能够开始抚摸和照顾自己的孩子，建立眼神的交流，这种关系才开始正式形成。在孩子病情许可的情况下，让家长抚摸和拥抱自己的孩子能够为亲子关系的建立提供机会。但是当家长看到自己患有疾病或者早产的孩子外观与正常孩子不同、行为反应不完善以及各种病理性反应，都会使家长感到焦虑。此时需要责任护士能够进行观察，了解患儿家属的承受范围，并能对家长做出相应的解释。让家长能够理解自己的孩子是由于患有疾病或者早产而不能对眼神交流或者语言交流有反应，这样家长就不会误解孩子的行为或者感到与孩子的分离感。有研究发现，通过干预让家长理解新生儿行为并对其有所反应能够促进新生儿和整个家庭的健康。同时，护士也应该让家长能够识别孩子的一些危险信号，如打嗝、呼吸暂停、发绀、心动过缓等，这样家长自己也可以根据孩子的行为表现来评估自己的照护效果。

（1）促进亲子交流的策略：家属的参与应该从入院时开始。家长可以安慰、抚摸、怀抱孩子，可以给孩子洗澡、做抚触或者 KMC。所有住院新生儿应该都能够得到这些来自家长的照护。家长和孩子之间的这些交流有助于孩子的生理和行为发展，也能够使家长建立与孩子的早期联系，对育儿更加自信，增强自我控制感。同时护士可运用一些策略帮助患儿家长学习如何与孩子更好地交流，如何更好地参与到孩子的照护中来。①给予建设性的意见；②鼓励家长谈论他们的关注点和感受；③提供家长针对他们自己孩子护理的信息；④将家长的注意力引导到孩子的积极部分，让家长意识到孩子对自己的反应；⑤保持信息畅通并且不要带有偏见。

（2）促进亲子交流的相关项目：照顾孩子是家长育儿（parenting）生活的一部分。

但是对于患病或者早产的患儿家长来说，一般很难有信心照顾好自己的孩子。如果护士不为家长提供参与照护的机会，家长可能会对护士产生不满。只有通过与孩子的不断接触，照顾自己的孩子才能使家长建立信心。国外有学者提出了创造机会授权项目（COPE），该项目共分为4个阶段，通过医护人员对患儿家属进行健康教育，从而赋权给家庭（表15-6-1）。

表 15-6-1　COPE 健康教育项目

第一阶段： 入院后 2～4 天	1. 以文字和录像的形式向家长提供信息，包括如何识别孩子一些简单的行为模式、如何胜任父母的角色等 2. 家长的行为：开始确认自己孩子独特的行为，开始记录孩子生长过程中的一些重要时刻
第二阶段： 2～4 天之后	1. 在原有信息的基础上加强重要知识的健康教育，重点教会家长识别患儿的行为，认识患儿的发育过程。同时就父母如何参与照顾提供更进一步的建议 2. 家长的行为：家长确认自己孩子独特的行为，能够开始识别孩子的压力暗示以及其他一些表示孩子已经准备好做交流的暗示
第三阶段： 出院前 1～4 天	1. 以文字和录像的形式向家长提供信息，包括患儿的行为状态、进行交流的恰当时机、如何有效地进行医院向家庭的过渡、如何继续保持积极的亲子交流 2. 家长的行为：家长能够确认孩子的行为暗示，能够采取策略减少孩子的压力
出院后 1 周	1. 以文字和录像的形式向家长提供信息，包括早产儿和足月儿的正常生长发育规律，如何建立积极的亲子关系的建议 2. 举办的活动：根据具体情况制定，从而促进孩子的认知发育

在实施上述措施时需要遵循以下原则：①提供给患儿家长的文字和录像信息必须以患儿本身的外观和行为为基础，并且考虑家长如何才能满足孩子的需要，促进孩子的生长发育；②家长的行为实施必须建立在医护人员所提供的文字和录像信息基础上。

2. 信息的提供　在患儿的整个住院过程中，患儿家长希望能够及时准确地了解自己孩子的病情。医护人员在为患儿家长提供信息时应该遵循相应的原则。目的是增加患儿家长的自信，培养患儿家长照顾孩子的独立性。信息提供的原则：

（1）提供信息之前评估患儿家长已经知道的信息。

（2）与患儿家长建立和谐的工作伙伴关系，安慰家长，减轻焦虑和害怕，重塑信心。

（3）向家长了解他们想知道的信息，针对家长的需求提供信息，刚开始提供有关患儿的诊断和目前所处于的危险情况等方面的信息。

（4）使用通俗易懂的语言，尽量不使用医学专业术语。

（5）提供有关治疗的关键点，解释采用的医疗措施可能会造成的后果。

（6）运用不同的形式提供信息。提供口头信息之后应该有书面资料让患儿家长能够加强理解，可以采用宣传册的形式，在解释不良后果时避免使用恐吓策略。

（7）适当的赞美，增加家长的自信心，提供信息时包括注意事项。

有学者认为家长的育儿技能的学习需要一个过程，只有让家长及时准确地了解自己孩子目前的状况，才能满足孩子目前的需要，否则即使家长采取行动也有可能不会对孩子的照顾产生积极作用。医护人员提供给家长的信息必须直接、诚实，而且为了避免医护人员之间信息提供的差异性，应该限制为家长提供信息的人数。同时在为家长提供信息时可以用图、表的形式进行解释，让家长更好地理解，鼓励家长提出问题。一般来说，应该同时向患儿的父母双方提供患儿的病情信息，病情解答应简单明了。对于家长来说，此时面临巨大的压力，对于医护人员提供的信息也不熟悉，必要时医护人员可以重复信息以确保家长能够明白，从而能够对患儿的病情进行讨论。在提供信息时应该尽可能使用简单易懂的语言，当孩子病情不乐观时，医护人员应该学会如何向家长提供关于孩子的不好的消息。一般来说是由主治医生向患儿家长解释患儿的不良状况，但是护士作为团队的一员，应该知道如何在患儿家长困难的时期提供支持和帮助。提供信息时注意以下几点：

（1）如果条件允许的话，不好的消息应该提供给父母双方或者是双方中处于主导地位的一方。

（2）为家长提供清楚、直接、详细的信息，在与家长进行讨论时抓住重点。

（3）营造安静隐私的环境，温柔地向家长讲解，但要保持自信。

（4）制订个体化的方案，尽可能地使用的名字进行交流。

（5）允许家长表达自己的情绪或者提问，为这些情绪或者问题提供支持。

（6）提供患儿病情照顾中的注意事项。

（7）为家长提供机会，能够与同样经历这些困难的家庭进行交流。

（8）对患儿家庭进行随访，提供必要的支持。

同时，还需要告知家长探视制度，孩子可能接受的操作、治疗等。在为家长提供消息时，纸质的告知书能够使家长更清楚，也能在发生问题后作为解决问题的依据。但口头的信息交流仍然十分重要，应为家长提供机会，每天与医护人员进行交流，探讨孩子的病情。

3. 家长参与护理查房及护理操作　在许多 NICU，医护人员邀请患儿家长参与医疗护理查房。家庭是医疗护理决策制定时需要考虑的因素，通过家长与医疗团队的相互合作，家长可以决定自己能够并且愿意参与的医疗护理项目。家长参与医疗护理查房也有利于护士对患儿进行评估，制订护理计划。根据 FCC 的基本原则，家长是患儿主要的照顾者，而不仅仅是"拜访者"。家长可以根据自己的承受能力选择参与患儿的医疗护理过程。医护人员应该营造宽松支持的环境让家长主动参与到患儿的医疗护理过程中来。越来越多的 NICU 在新生儿复苏时让其父母在场，但需要注意的是，此时患儿父母处于巨大压力下，需要来自医疗机构的其他成员在此时安慰新生儿父母。就目前来说，大多数新生儿医护人员不愿意在进行有风险的操作时让新生儿父母在场。

4.促进护患合作关系的建立　良好的环境有利于护患合作关系的建立。在病房里应该尽量减少外在刺激，降级报警音量，医护人员尽量小声说话。有研究显示许多家长表示医院内各种各样的医疗设备让他们感到害怕，觉得自己像个"外来者"。因此该研究建议可以考虑使用远程监控系统、无线手提信息终端等，同时医疗设备的外观设计也应该考虑患儿家长的感受。

家长进入病房后，面对的都是穿着同样工作服的医护人员，容易造成混乱。因此病房应该采用责任制护理，在患儿入院时，由责任护士向家长介绍自己的姓名和职位，佩戴写有名字的胸牌，让家长意识到自己的孩子在住院期间有专门的护士照顾，减少家长的焦虑情绪，同时也有利于为住院患儿提供持续的优质护理。在护患合作关系的建立过程中，应该遵循以下原则：

（1）促进医护人员和患儿家庭之间关系的建立，为患儿及其家庭提供最好的服务。

（2）认识并且尊重医护人员和患儿家庭双方的知识、技能和经验。

（3）信任是合作关系建立的基础，协商是合作关系建立的根本。

（4）考虑各个家庭文化背景、价值观的不同，营造宽松的环境。

（5）促进开放的交流方式，医护人员和患儿家庭都能够自由地表达自己的观点和感受。

同时，护士应该学会使用一些话语来促进护患之间合作性关系的建立，如"我是这样想的，你是怎么想的呢？""我们医院是这样处理这件事情的，这种方法你觉得对于你来说，可以吗？""这件事听起来很重要，请你帮助我了解你的需要""你对你孩子的护理有什么好的建议吗？"患儿的责任护士应该是患儿家庭和医疗团队之间的联络员，患儿当前的情况、病情的变化、预后等信息都应该及时提供给患儿家长。

5.其他家庭成员的参与　积极的家庭网络是促进亲子关系建立的重要工具。当新生儿家长面临危机时，需要重新"定义"家庭的概念，从而动用多方面的力量度过困难时期。

（1）患儿的祖父母：一般来说，患儿的祖父母是患儿家长的支持来源。但是当祖父母看到自己的孩子经受痛苦而无能为力时，也会产生悲伤情绪，这样反而增加了患儿家长的压力水平，起不到支持的作用。

（2）朋友：患儿家长的朋友可以作为很好的倾听者缓解其悲伤情绪，也可以帮忙照顾独自在家的其他的孩子。

（3）患儿的同胞：患儿的同胞姐姐或者哥哥是患儿日后生活中的重要成员。家里诞生一个新生命，弟弟或者妹妹长期住院、出院回家，这些时刻都会对未成年的孩子产生巨大的影响。父母需要去照顾患病的弟弟或妹妹，孩子会感到自己被忽视。而且有的时候父亲不能够很好地适应自己的角色，选择把精力和时间放在工作上，母亲仅有的时间都花在住院的孩子身上，而忽略了家里另外的孩子。父母在弟弟妹妹住院期间会经历各种不良情绪，如焦虑、悲伤、害怕等，而这些情绪会传递给家里其他孩子，而且还有可能会造成他们的怨恨心理，埋怨这个刚出生的弟弟或妹妹剥夺了父母对自己的爱，打乱了家庭原有的正常生活，而这些可能会对孩子今后的生理、心理和社会发展产生巨大的影响。有研究显示，让患儿的哥哥或姐姐去医院探视患儿能够有效地降低其焦虑情绪。根据 FCC 的要求，不仅应该鼓励患儿父母的参与，还应该注重患儿同胞兄弟姐妹的参与。通过参与，新生儿的同胞哥哥或姐姐开始接受这个新生命的诞生，并把其视作这个家庭的一部分。他们可以不必通过想象放大恐惧，而是通过认清事实缓解不良情绪。

目前很多医院已经允许新生儿的同胞进入病房进行探视。但是尽管让同胞探视患儿符合 FCC 的理念，关于同胞参与的效果研究却很少。较早之前的研究结果显示这种参与可以为年长的哥哥或者姐姐提供看望、抚摸自己弟弟或妹妹的机会，这种经历能够帮助其接受现实。许多病房在呼吸道合胞病毒流行期间限制患儿同胞的探视，但是没有指定严格的探视政策，而且如果允许患儿同胞进入，如何保证这些孩子的安全也是今后研究值得探讨的问题。

（三）新生儿家庭支持的循证依据

当医护人员在实施这些家庭支持时，必须认识到每个人的个体性以及家庭单元的完整性。有研究显示，许多护士并不认为照顾整个家庭在职责范围之内，或者认为只有当时间充足的情况下，才会考虑患儿整个家庭的护理，这些观念都与 FCC 的理念相违背。也有研究指出，只有从医院管理层面上，贯彻 FCC 的理念，注重 FCC 的实施，让医护人员尤其是护士能够有时间与家长进行沟通交流，才能够真正使 FCC 的实施落到实处。从家长的角度来说，有研究显示很多家长认为自己照顾孩子的作用并没有得到医护人员的充分重视，从而导致了医护人员和家长之间的不信任，家长压力过大，进而不利于双方合作关系的建立。但是就目前来讲，许多医护人员还很难转变观念，认识到家长才是孩子的照顾者，而医护人员只是家长在照顾孩子的过程中可以提供信息和帮助的"顾问"。但是，随着 FCC 的实施，医护人员应该尊重患儿家长，授权给家长让其能够参与到患儿的医疗护理计划中来。

第七节　新生儿临终关怀

在 NICU，医护人员向患儿家长保证"尽一切可能救治孩子"，但在现有的医疗技术水平之下，仍然不能避免死亡的发生。如果医护人员在患儿临终阶段忽视对患儿及其整个家庭的关怀护理，最终的结果可能不仅仅是患儿的死亡，还有可能失去患儿家庭对医院的信任。从伦理学角度来说，为患儿及其家长提供临终关怀是医护人员的责任。因此面对临终患儿，医护人员要考虑到患儿及其家长双方的需求，对患儿进行临终护理（hospice care），对患儿家长进行安慰，有效减轻他们失去孩子的痛苦。优质的医疗护理服务不仅体现在疾病的救治过程中，也体现在医护人员进行高质量的临终关怀之中。

一、患儿家长的情感体验

悲伤、哀悼、丧亲都是失去亲人时的情感体验，但是这些词语内在的意思有所不同，明白这些词语各自的意思有利于医护人员更有效地进行患儿家长的安慰护理。

1. 丧亲（bereavement） 丧亲是一种既定的事实，类似于对失去某种东西的陈述。在很多时候，这种失去伴随着某种原有状态的改变。当家长失去孩子，尤其这是唯一的孩子时，护士需要评估这种失去是否让家长感到社会身份的改变，即感到他们失去了社会意义上的父母的角色。

2. 哀悼（mourning） 哀悼是由于失去而引起的悲痛表现。可以表现为一系列的行为，如穿特定的衣服、改变原来的某种习惯或行为来表明亲人的失去等。但是对于新生儿的父母来说，很难去完成这种哀悼的形式。其他家人和朋友可能会认为刚出生孩子的死亡并不会像一个成年人的离去那样让人感到悲伤。因此护士应该帮助失去孩子的父母采用合适的方法去表达自己的悲伤，获得其他家人和朋友的支持。

3. 悲伤（grief） 悲伤是一种痛苦的体验，每个人的悲伤表现各不相同。有的人表现为不愿意和别人接触，有的人表现为拒食，有的人表现为身体上的不适或疼痛，还有的人会表现为失眠和自尊的缺失。悲伤以及如何经历悲伤是一种个人的行为，没有对错之分。但是有研究显示医护人员应该为经受悲伤的家长提供信息，让其认识到此时的悲伤如果在正常范围内是可以被接受的，他们并不是孤军奋战。个人和文化因素决定了一个人悲伤的持续时间。一般来说，大部分的家长需要 6 个月至 1 年才能走出失去孩子的悲伤，但是也有家长需要 2～3 年，甚至长达 7 年。有专家指出，家长需要时间摆脱痛苦，但是如果这种悲伤和痛苦使他们不能进行日常生活且时间超过 6 个月，则需要求助医疗机构专业人员。

二、父亲的情感体验

当失去孩子时，为了安慰自己的伴侣，男性一般会压抑自己的悲伤情绪。但有研究显示，虽然男性看似比女性更快地走出悲伤，但有可能对今后的生活产生影响，可能会选择酒精来释放自己的情绪。一个孩子的死亡对整个家庭来说是个创伤性事件，有研究显示孩子的死亡可能会造成夫妻的离婚或分居。护士无法左右患儿父母之间的关系，但是应该鼓励他们寻求帮助。祖父母、兄弟姐妹和其他家庭成员也会产生悲伤的情绪，程度取决于他们与父母之间的关系，与死去的孩子之间的关系以及之前的丧亲体验。

三、可以预见的悲伤

可以预见的悲伤是指患儿家长已经认识到即将面临孩子的死亡而产生的悲伤。当家长被告知孩子的病情处于不可逆转的情况时，患儿家长会经历这种可以预见的悲伤。患儿家长可以为孩子的失去做计划，如准备告别仪式，为孩子购买衣服等。但是有的时候家长为了避免即将到来的失去所带来的悲伤，会选择不和孩子继续接触交流，但是又会对孩子有愧疚心理。因此，护士应该理解家长的这种复杂心理。

四、新生儿临终关怀护理措施

（一）困境

患儿的死亡使护士的任务从治疗和照顾转变为安慰和支持，同时家庭成员面对患儿的死亡出现的各种负面情绪也会增加护理的难度。有学者列举了护士面临的困境。

1. 当护士面对患儿的死亡时，也会产生不良情绪，但又要作为专业人员为家属提供安慰和支持。

2. 护士需要在短时间内处理患儿的善后事宜，如果对自己期望过高，可能会为自己没有达到自己的期望而产生负罪情绪。

3. 家长可能拒绝护士的安慰和支持或者仅仅接受某一位医护人员的护理，护士会产生挫败感。

4. 护士需要学会评估患儿家长需要安慰和支持的程度。

5. 患儿家长处于脆弱困难的时候，容易误解护士的安慰，从而对护士产生敌意。

（二）措施

在临终患儿的护理中，护士应该帮助患儿家长接受死亡，应对悲伤。

1. 提供舒适的环境　首先，应该为患儿及其家长提供舒适、隐私的物理环境，让家长有机会和自己的孩子独处，有条件的话，NICU应该为临终患儿提供家庭套房。但是需要指出的是，并不是所有的家长都愿意和自己刚刚死亡的孩子单独待在一起，因此需要评估家长的需要，根据其不同的需求给予护理。

2. 给予安慰和支持　护士应该为患儿家长提供安慰和支持护理。帮助家长承认孩子死亡这一既定事实，确定并适时地宣泄自己的情绪。为家长提供宣泄悲伤情绪的时间，根据家长的不同表现制定个体化的措施。同时护士应该认识到自身能力的有限性，适当的时候需要专业心理医生的参与。

3. 家长参与死亡患儿的护理　由于个人信念、信仰的不同，所生活的环境不同，患儿父母及其整个家庭是否愿意参与死亡患儿的护理的态度也各不相同。有研究显示有些父母不愿意参与死亡患儿的临终护理，但又担心自己会被医护人员认为是"不好"的父母。护士应该充分尊重家长的意愿，最好不要使用"父母应……"这样的陈述方式，否则家长会认为这是他们的责任而不是有所选择。如果家长愿意参与死亡患儿的护理，护士应该为其提供支持，让孩子有尊严地、有价值地离去。父母可以抱着自己的孩子，可以为孩子洗澡穿衣；为父母提供一些可供纪念的东西，如足印、头发、照片等。现在许多 NICU 在患儿入院时都会进行拍照留念或者留下手印、足印、头发等，但是推荐医院在进行这些项目时应该充分告知家长。家长有改变自己选择的权利，如可能刚开始不愿意抱着自己死去的孩子，但是之后又改变主意。同时护士应该提醒家长死去的孩子会出现的变化，以免造成恐慌。尸体会逐渐变冷，如果此时父母还希望继续抱着孩子，可以尽量靠近远红外辐射床。

4. 葬礼的举办　在西方国家，当孩子死亡之后，家长会选择举办葬礼来纪念自己的孩子。通过葬礼的举办，能够让其他的家人或者朋友意识到这个死去的孩子曾经的存在并逐渐接受孩子的死亡，而且如果医护人员能够表达同情、参加葬礼也会让家长很感动。因此，在很大程度上葬礼的举办能够起到安慰家长的作用。但是在国内，由于宗教信仰的差异，很少会有家庭举办葬礼来纪念刚出生就死去的孩子，可能会把思念寄托在孩子的照片、头发、足印等其他东西上。

5. 纪念　国外许多 NICU 会为死去患儿的整个家庭提供纪念日服务，可以在患儿的诞生日给家庭寄一张卡片等。

在为临终患儿进行以家庭为中心的护理时，还需要注意如果死去的患儿是双胎或多胎患儿时，家长此时不仅要面对一个孩子的死亡，还要照顾另一个相对健康的孩子。家长可能会推迟悲伤的感受，而且有些家长感到和存活的孩子交流很困难，因为这会使他们想起自己死去的孩子。因此，应该让家长意识到他们失去的是一个单独的孩子，而不是所有。如果家长愿意的话，可以把死去孩子的照片放在存活孩子的身边，让家长感觉到他们的完整性。

患儿的临终护理是 NICU 护理工作中重要的一部分。护士应该具有同情心、同理心，同时还要掌握临终护理的技巧，通过理论的学习和实践的经验给予患儿最好的护理，让其有尊严而体面地离开，安慰悲伤的患儿家长，真正做到以家庭为中心的护理。

人乳库团体标准

ICS 01.040.11
C 00/09

团 体 标 准

T/CNSS 2020—003

医疗机构人乳库建立与管理规范

Establishment and operation standard of human milk bank
in medical institutions

2020−07−31 发布

2020−09−01 实施

中国营养学会　发布

目　次

前　言

本标准由中国营养学会归口。

本标准参照 GB/T 1.1—2009 给出的规则起草。

本标准主要起草单位：中国医学科学院北京协和医院、中国疾病预防控制中心营养与健康所、中山大学、南京医科大学、中国疾病预防控制中心病毒病预防控制所、陆军军医大学第一附属医院、内蒙古自治区人民医院、上海复旦大学附属儿科医院、深圳宝安区妇幼保健院、陕西省第四人民医院、吉林省妇幼保健院。

本标准起草人：李正红、王丹华、赖建强、苏宜香、汪之顼、杨晓光、毛萌、韩树萍、陈平洋、许文波、韩军花、曹玉玺、王丹、张春丽、曹云、郑凤英、张炼、孙智勇、杨启文、高劲松、郭丹、苑静。

医疗机构人乳库建设及管理规范

1 范围

本标准规定了人乳库建筑与设施、人员、设备、操作流程和文件管理的基本要求，捐赠者筛查和捐赠母乳的采集、处理、分配及使用的管理策略和方法。

本标准适用于医疗机构人乳库建设和管理。

2 规范性引用文件

下列文件对于本规范的应用是必不可少的。凡是注明日期的引用文件，仅注明日期的版本适用于本规范。凡是不注明日期的引用文件，其最新版本适用于本规范。

GB 12693 食品安全国家标准乳制品良好生产规范

GB 31621 食品安全国家标准食品经营过程卫生规范

GB 18467 献血者健康检查要求

3 术语和定义

下列术语与定义适用于本文件。

3.1

人乳库 human Milk Bank

人乳库是招募母乳捐赠者、收集捐赠母乳，并负责母乳的筛查、加工、储存、分配工作的非营利性专业机构。医疗机构人乳库由医疗机构建设与运营，以满足医疗需要，应由有相关执业资格的医生开据处方使用。

3.2

捐赠 donation

经过筛查合格的哺乳期妇女，自愿无偿地将其乳汁捐赠给人乳库的行为。

3.3

捐赠者 donor

将自己的乳汁捐赠给人乳库的哺乳期妇女。

3.4

捐赠母乳 donor Human Milk

由哺乳期妇女捐赠给人乳库，经过巴氏消毒，分配给他人婴儿使用的乳汁。

3.5

新鲜未加工母乳 fresh–raw milk

吸出后在 0 ～ 4℃条件下储存 96 小时内的乳汁。

3.6

新鲜冰冻母乳 fresh–frozen milk

吸出后储存在 –20℃，不超过 6 个月的乳汁。

3.7

混合人乳 pooled milk

将 2 份及以上捐赠母乳混合后形成的人乳混合物。

3.8

早产儿母乳 preterm milk

分娩孕周小于 37 周的母亲分娩后 4 周内的母乳。

3.9

足月母乳 term milk

分娩孕周满 37 周或早产儿母亲生产 4 周后吸出的母乳。

3.10

巴氏消毒人乳 holder pasteurized milk

新鲜未加工或新鲜冰冻母乳经过 62.5℃消毒 30 分钟处理的人乳。

3.11

批次 batch

在人乳混合及巴氏消毒过程中，同一次操作制备的确定数量的乳汁。

3.12

质量保证 quality assurance

为确保母乳质量安全所采取的所有控制措施。

3.13

质量管理 quality management

在质量方面指导和控制组织协调的活动。

3.14

危害分析和关键控制点 hazard analysis critical control point（HACCP）

在捐赠母乳处理过程中，对可能发生的任何物理、化学或生物危害的分析，并确定各环节关键控制点。

3.15

分发 distribution

提供给其他医疗机构的部门或另一家人乳库。

3.16

分配 dispensing

根据医嘱将巴氏消毒人乳发放给医院的患儿。

3.17

可溯源性 traceability

在捐赠者、捐赠过程和接受捐赠者之间建立联系。从个人捐赠母乳的收集、处理和分配到接受捐赠者的所有过程保留唯一性标志、信息，便于追溯。

4 建筑和设施

4.1 建筑

4.1.1 屋顶和墙壁建造材料应不易脱落、易于清洗并具有防霉的特性。

4.1.2 地面应易于清扫。

4.1.3 门窗应便于清洁、易于维修，并配备防尘、防虫的设施。

4.1.4 建筑面积应满足各功能区要求。

4.2 空间分配

4.2.1 应有放置设备和储存捐赠母乳的空间。

4.2.2 应有进行母乳捐赠咨询接待和登记工作的区域或房间。

4.2.3 应有吸奶功能的独立区域或房间。

4.2.4 应有接收、处理并储存退换的捐赠母乳的特定区域或房间。

4.2.5 应有配备无菌设备的专用洁净区以进行捐赠母乳混合、消毒、冷却及标识等操作。

4.2.6 应有进行清洗设备及容器的独立区域。

4.3 基础设施

4.3.1 温湿度要求

4.3.1.1 温度

室内温度宜控制在 18 ～ 26℃。

4.3.1.2 湿度

人乳库的相对湿度宜控制在 30% ～ 70% 范围内。

4.3.2 通风设施

人乳库应具有自然通风或人工通风措施。捐赠母乳加工区域宜安装具有过滤装置的独立空气净化系统，并保持正压。

4.3.3 供电设施

应有持续、恒定的电力供应。

4.3.4 供水设施

供水应按照国家、城市或者乡镇的饮用水标准执行。

4.3.5 照明设施

人乳库应有充足的自然采光或人工照明,应具备应急照明灯。

4.4 清洁设施

4.4.1 应配备适当的专门用于器具清洁处理的设施,以及存放废弃物的设施等。

4.4.2 器具清洁处理的设施和存放废弃物的设施应有明确分区。

4.5 卫生设施

4.5.1 环境的清洁与消毒依照医疗机构环境表面清洁与消毒管理规范进行。

4.5.2 对于地板、墙壁和天花板这些建筑构造应定期进行充分清洗,保持清洁。

4.5.3 清洁剂和消毒剂应有明确标识,储存在特定容器中,并远离捐赠母乳加工区。

4.5.4 应定期杀虫。

4.6 消防设施

人乳库的建设布局应遵守消防相关规定。

5 设备管理

5.1 总则

5.1.1 人乳库设备必备:医用冷藏冰箱、医用低温保存冰箱、巴氏消毒设备、超净工作台、吸奶设备和温度计;选配报警装置、医用超低温保存冰箱、母乳分析仪和计算机出入库系统等设备;可配备:洗碗机、一次性医用物品等。

5.1.2 所有人乳库设备与器具在设计和制作材料选择时都应考虑易于清洗和维护。设备和器具的设计、构造和使用应避免润滑剂、燃料、金属碎片、污染的水或其他物质污染人乳。

5.1.3 在加工人乳的区域,接触人乳的相关设备应保持干净。不与人乳接触的设备,结构应便于保持清洁状态。

5.1.4 人乳接触面应由无毒材料制成,具有防腐蚀作用。应能耐受其使用的环境和人乳的作用,并能承受清洁试剂和消毒剂的作用。

5.1.5 用于加工或者存储人乳的设备应仅在人乳库中使用。

5.1.6 设备的清洁与消毒过程及评价依照医疗机构环境表面清洁与消毒管理规范和医院感染预防与控制评价规范进行。

5.1.7 所有设备均应按照制造商的说明进行维护,并定期核查和认证。

5.1.8 在维护、修理设备时，应保证在适当的卫生条件下进行施工，并在施工后对环境、设备重新进行清洁。

5.2 人乳库专用冰箱

人乳库专用冰箱应配备医用冷藏冰箱、低温保存冰箱，宜具备超低温保存冰箱。

5.2.1 总则

5.2.1.1 存储母乳的冷藏冰箱应放在安全的区域。

5.2.1.2 应有 2 个独立并经过正确校正的温度计对冰箱的温度定期进行监测，或根据生产厂商的说明和要求定期进行检测和校正。

5.2.1.3 冰箱宜配备对温度敏感的警报器。

5.2.1.4 应每日记录冰箱温度并保留记录。

5.2.1.5 允许由于短暂的打开冰箱门或者自动除霜循环而出现轻微温度波动。

5.2.1.6 未加工人乳与巴氏消毒人乳应分区存放。

5.2.2 医用冷藏冰箱

5.2.2.1 冰箱温度应控制在 $0 \sim 4℃$。

5.2.2.2 用于存放新鲜未加工母乳、解冻或巴氏消毒人乳。

5.2.3 医用低温保存冰箱

5.2.3.1 冰箱温度不应高于 $-20℃$．

5.2.3.2 用于存放未加工母乳、巴氏消毒人乳等。

5.2.4 医用超低温保存冰箱

5.2.4.1 冰箱温度应满足标本、试剂等所需的特殊温度。

5.2.4.2 用于存放人乳库检测标本、科研用标本或退回人乳中留取的标本。

5.3 巴氏消毒设备

5.3.1 应放置在人乳加工区域。

5.3.2 巴氏消毒设备的温度应定期进行监测。

5.4 超净工作台

5.4.1 应放置在人乳加工区域。

5.4.2 应在每次人乳操作前后进行清洁、消毒。

5.4.3 应根据生产厂商的说明和要求定期更换滤膜。

5.5 专用吸奶设备

5.5.1 人乳库专用吸奶设备应放置于捐赠者吸奶区域。

5.5.2 每位捐赠者在使用吸奶设备前应确保配件已消毒。使用一次性配件时，应检查配件的可用状态。

5.6 母乳成分分析仪

5.6.1 人乳库选配母乳成分分析仪。

5.6.2 人乳库应定期总结报告该仪器的分析结果，并留档备查。

5.7 人乳库出入库系统

5.7.1 入库要求

5.7.1.1 所有捐赠母乳与捐赠者信息应完全对应。

5.7.1.2 捐赠母乳应包装完整、标识清晰，保持冷链状态。

5.7.1.3 捐赠母乳信息登记应包括：捐赠者姓名、捐赠日期、母乳采集时间、捐赠乳量、捐赠母乳的状态，及加工处理、储存等信息。

5.7.2 捐赠母乳标记

捐赠母乳储存容器上应标注批号、采集日期和/或失效日期，失效时间从同批次混合人乳中最早的吸奶时间开始计算。

5.7.3 出库要求

5.7.3.1 根据医生开具的处方，将捐赠母乳配送至临床使用部门。处方应包括接收者的姓名、诊断、医嘱日期、每日或每周的基础需求量或再补充的量。

5.7.3.2 其他医疗机构申请分发前，应与人乳库签署相关协议，凭医生处方申请使用。

6 人员管理

6.1 人乳库人员构成

人乳库应建立在国家批准的医疗机构，并具有人员管理体系。人乳库人员应包括人乳库运行人员、质量管理小组和顾问小组。

6.2 人乳库运行人员

人乳库运行人员应包括负责人、管理人员、专职工作人员、质量管理人员。

6.2.1 人乳库负责人

由医院科室负责人或项目负责人担任，可为该领域的高资历医生，并接受过人乳库建立及运行的相关培训。负责人乳库的行政管理、教育培训以及人乳库的运行监测，并接受人乳库顾问小组的监督。

6.2.2 人乳库管理人员

可由医院相关部门、医生或高年资执业护士担任，或者由医疗专业人士组成的顾问委员会管理。

6.2.3 人乳库专职工作人员

人乳库专职工作人员包括操作员和管理员。

操作员可由接受过"捐赠母乳安全供给"教育和培训并通过岗前考核的医务人员担任，

负责人乳库捐赠者招募与筛选、捐赠母乳的加工处理及分配；管理员可由医护人员或经过培训的非医护人员担任，负责人乳库登记、接待、管理或审计等事物。

6.2.4 人乳库质量管理人

上岗前应接受食品加工技术和食品保护原则的岗前培训，可由人乳库相关专业的高年资医护人员担任。负责定期对人乳库捐赠母乳的需求，捐赠母乳处理、分发或分配等过程进行评估，对存在的问题进行纠正并保持持续改进。

6.3 人乳库质量管理小组

人乳库质量管理小组可由人乳库负责人、人乳库质量管理人、医院质量管理人组成。负责制定人乳库的不良反应报告系统及捐赠母乳监测机制。

6.4 人乳库顾问小组

人乳库顾问小组的基本核心成员宜由来自新生儿科／儿科、哺乳学、微生物学／传染性疾病领域的专家担任，可包括以下各领域专家：护理学、免疫学、药理学、营养学、公共卫生学、妇产科学、病理学、食品技术学、法学、医学伦理学，以及临床检验医学的专家，负责为人乳库提供相关理论知识和技术支持。

7 质量管理

7.1 概述

规范运营和严格管理是人乳库控制捐赠母乳传播疾病的前提，应对人乳库工作人员、捐赠者招募与筛查（附录 A）、捐赠母乳的采集、处理到分发、使用等环节（附录 B）建立标准操作流程和质量监测体系。

7.2 人乳库环境质量管理

7.2.1 对母乳的处理区域进行清洁和消毒的过程及评价应依照医疗机构环境表面清洁与消毒管理规范和医院感染预防与控制评价规范执行。

7.2.2 人乳库环境相关的质量控制文件应由专人记录并存档。

7.2.3 所有设施的操作手册应便于工作人员随时查阅。

7.3 人乳库捐赠母乳的质量管理

7.3.1 危害分析和关键点控制（HACCP）

为了达到特定的质量目标，应有良好的操作规范和危害关键点分析管理计划来提供质量保证，并对其进行全面记录，监控其有效性（附录 A）。

7.3.2 捐赠者筛选（附录 B）

7.3.2.1 规定捐赠者筛查人应具备的能力和条件。

7.3.2.2 建立捐赠者必要的筛查内容及关键限值。

7.3.3 捐赠母乳的收集和储存

在加工处理捐赠母乳之前应始终评估母乳的感官特性：有不适当的气味或外观等情况时应丢弃。

7.3.4 捐赠母乳的巴氏消毒

7.3.4.1 应建立工作人员的着装要求及操作规范。

7.3.4.2 应建立适合人乳库人乳巴氏消毒的技术标准。

7.3.5 细菌学检测

人乳库应建立细菌学检测时间表，并定义细菌学检测中的可接受标准。细菌学检测应由有资质的专业实验室进行，乳汁标本应在无菌条件下采取。

示例：

a）细菌学检测时间表：

1）巴氏消毒前：在第一次捐赠时、在捐赠者不能保证卫生条件是否适当时，或者应定期在任何情况下随机进行细菌学检测。乳汁标本应从混合均匀的人乳中采取。

2）巴氏消毒后：确定巴氏消毒程序正确的情况下，同一批次混合均匀的人乳可认为是同质的。巴氏消毒人乳应每批次进行检测。乳汁标本应从随机选取的批次中任意一瓶巴氏消毒人乳中采取。

b）进行细菌学分析时定义捐赠母乳可接受性的标准如下：

1）巴氏消毒前：捐赠母乳的总活菌量≤10^5CFU/ml，且金黄色葡萄球菌≤10^4CFU/ml，且任何能够产生热稳定肠毒素的肠杆菌科、肠球菌或其他致病菌≤10^4CFU/ml。

2）巴氏消毒后：验收标准为无任何细菌生长。

7.3.6 人乳库标准操作程序（附录C）

7.3.6.1 人乳库应对所有程序进行完整、明确的记录，对捐赠母乳的收集、加工、储存及分发等过程中所有的操作制定标准操作规程。

7.3.6.2 建立人乳库SOP手册，内容应包括：人乳库相关人员的职责、工作流程。人乳库仪器设备的使用、维护、维修、保管和检定/校准。人乳库环境清洁与消毒管理规定。人乳库标准操作规程：捐赠者筛查，书面知情同意书，人乳库捐赠母乳登记，捐赠母乳使用的伦理要求以及捐赠母乳的追溯、召回等。

7.3.7 人乳库突发事件应急流程

人乳库突发事件应急流程应包括停电、停水、火灾、捐赠母乳召回等方面。

7.3.8 质量管理文件

质量管理文件应包括捐赠者记录、捐赠母乳入库记录、捐赠母乳处理记录和捐赠母乳出库记录。

a）捐赠者记录

1）捐赠者原始筛查表：包括病史（尤其是传染病史）、饮食、生活方式（包括饮酒和抽烟状况）、用药（包括中药）等情况。

2）六个月内的血清学检查结果。

3）捐赠者知情同意书。

4）捐赠者婴儿的出生日期和胎龄，及医疗机构提供的健康状况。

5）每次捐赠记录，包括捐赠母乳量等。

b）捐赠母乳入库记录

对所有捐赠母乳进行编码，每一份捐赠母乳均有一个特定的编码（可采用：捐赠者编码、批次、采集日期及失效日期等）。

c）捐赠母乳加工记录

1）信息记录应包括加工日期、加工的奶量、巴氏消毒的温度信息、采集日期、失效日期。

2）巴氏消毒前后细菌检测结果。

3）冷冻和冷藏的温度、时间。

4）所有设备校正记录。

d）捐赠母乳出库记录

1）处方医生的姓名、处方、医院以及处方要求的捐赠母乳量。

2）接受捐赠者出生日期、孕周、诊断及病案号等。

3）应用之前签署捐赠母乳知情同意书。

4）记录所有捐赠母乳的分发日期、批号、瓶数、每瓶奶量。

e）信息存档

有关捐赠者的相关信息应归档留存保存期不少于 20 年。存档信息内容应包括：

1）知情同意书。

2）血清学筛查和其他检测结果。

3）捐赠母乳的微生物筛查结果。

4）关于捐赠者编码，捐赠母乳收集日期和收集量的记录。

附录 A

（资料性附录）

危害分析和关键点控制 (HACCP) 系统的建立

人乳库应建立 HACCP 系统，以评估捐赠母乳加工过程中相关的风险，包括识别可能发生风险的重要环节，并评估风险发生的可能性或概率。建立 HACCP 系统的关键环节包括建立良好操作规范（GMP, good manufacturing practice）和确定关键控制点（CCP, Critical Control Point）。GMP 包括环境、设备、捐赠者及工作人员的卫生、培训及其他风险危害度不高，但需要监控的环节，这些环节应定期监控其有效性。CCP 确定了捐赠母乳加工过程中特别关键的环节，这些环节需要特别关注可能发生的风险，可以使用预定义的数值范围进行量化。CCP 的监控程序和纠正措施旨在消除风险或将其降低到可接受的水平。

在进行 HACCP 时宜采用以下步骤：

1. 组建多学科 HACCP 小组；

2. 描述生产或流程；

3. 确定预期用途；

4. 构建流程图；

5. 流程图的现场验证；

6. 列出潜在危险，进行危害分析并确定控制措施；

7. 确定 CCP；

8. 为每个 CCP 建立关键限值；

9. 为每个 CCP 建立一个监控系统；

10. 针对偏离关键限值制定纠正措施；

11. 建立验证程序；

12. 建立文字记录。

建立人乳库 HACCP 系统可在操作流程图（图 1）中的每个步骤如前所述识别 GMP 和 CCP。

人乳库操作流程图

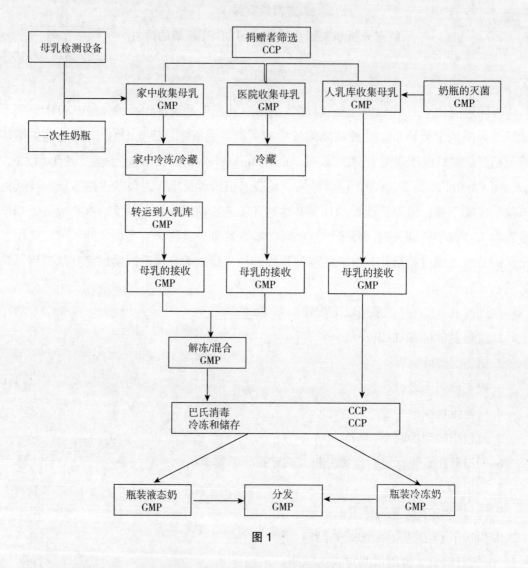

图1

在捐赠母乳采集、储存、转运、加工及分配的每个阶段，HACCP 系统可有效识别和预防可能发生的任何生物、化学或物理危害，使之达到捐赠母乳接受者使用的可接受水平。人乳库 HACCP 系统应定义关键限值（例如在巴氏消毒过程中可接受的温度和加热时间），并且在加工过程中监测这些关键限值。还要求建立文件以验证每批处理的批次是否符合这些关键限值。具体的关键限制和文档要求在正文（7.3.5）和附录的相应部分（附录 B.3.3，附录 C.6.2）中定义。

附录 B

（资料性附录）

人乳库捐赠者的招募和筛查

捐赠者筛查的目的是确定捐赠条件，不仅要符合接受者的利益，而且符合捐赠者本人和她自己婴儿的利益。捐赠者筛查人应通过准确的临床和血清学数据的评估，确保捐赠者的适合性。

B.1 招募

人乳库捐赠者应具备以下基本条件：

B.1.1 年满 18 岁女性，健康。

B.1.2 自分娩之日至分娩后 10 个月内。

B.1.3 自愿无偿捐赠。

B.1.4 捐赠前，签署知情同意书、提供真实的健康证明并配合人乳库的捐赠者筛查工作。

B.2 捐赠者筛查人

捐赠者筛查人可由人乳库专职操作人员担任，应具备以下条件：

B.2.1 熟知最新版人乳库的建立和运行指南。

B.2.2 熟知最新版人乳库捐赠者筛查形式和基本原理。

B.2.3 熟知解决问题的程序。例如，非常规问题应提交于人乳库负责人解决，如果没有解决办法则提交给人乳库质量管理小组和顾问小组。如果问题不能内部通过本单位解决，则可申请中国营养学会人乳研究与应用工作组的帮助。

B.3 捐赠者筛查内容

B.3.1 书面筛查

对候选捐赠者进行口头和书面筛查，人乳库提供宣教资料，告知可能感染血液传染疾病的高危人群或危险行为的特征。在捐赠者捐赠前进行捐赠筛查，如果出现下述医学情况，将禁止捐赠。

B.3.1.1 过去 6 个月内曾接受输血或者血液制品。

注：如果曾经接受血液制品或输血，应在输血后 6 个月进行血清检测。

B.3.1.2 过去 12 个月内曾接受器官 / 组织移植。

B.3.1.3　过去 6 个月内，曾用多人用器械进行耳朵或其他身体部位穿刺，或在任何机构进行刺青、用针进行纹绣等。

B.3.1.4　过去 24 小时内饮用超过 60ml 或相当量烈性酒，每天饮用 30 ～ 40ml 烈酒或 100ml 红酒或 200ml 啤酒。

B.3.1.5　每天使用不适合进行哺乳的非处方药或全身性处方药。

B.3.1.6　经常使用大剂量维生素（至少 20 倍每日推荐摄取量 RDA）和 / 或药用草药产品，包括维生素 / 草药组合。

B.3.1.7　未补充维生素 B_{12} 的全素食者。

B.3.1.8　过去 12 个月内曾使用成瘾药物。

B.3.1.9　抽烟或尼古丁产品，包括口胶和贴片，无论数量多少。

B.3.1.10　过去 12 个月内的性伴侣曾在此期间在非正规场所使用非灭菌针或多人用染料进行刺青、纹绣，使用非单人用器械进行穿耳或其他身体部位穿刺者，或意外被污染的针刺破者。

B.3.1.11　有慢性感染史（如 HIV、活动性结核病等，有乙肝或丙肝病史），有白血病或淋巴瘤病史，过去 3 年内曾有其他癌症治疗病史。某些低危癌症，包括鳞状细胞癌或基底细胞癌，可根据个体实际情况排除。

B.3.1.12　使用人脑垂体生长激素，硬脑膜移植，牛胰岛素或有克雅氏病家族史者。

B.3.1.13　患有或接触流行性感染性疾病者，以各国家发生的流行性感染性疾病为依据。

B.3.2　临床病史记录

捐赠者应提供由本人和婴儿的责任医生提供的住院分娩记录和新生儿记录。

B.3.3　实验室检测

B.3.3.1　捐赠前 6 个月内应完善以下血清学检查：

　　a）HIV 抗体

　　b）梅毒抗体

　　c）乙型肝炎表面抗原

　　d）丙型肝炎抗体

　　检测结果为异常者应被排除在捐赠之外。

　　HTLV（人类 T 细胞淋巴病毒）或其他病毒和细菌，可根据当地情况评估是否进行筛查。

B.3.3.2　血清检查应由有资质的专业实验室进行。

B.3.3.3　初次捐赠时，应在巴氏消毒前后对捐赠母乳进行细菌学分析，其结果在人乳库设定的安全限值内方可使用。

B.4 筛查及捐赠要求

B.4.1 筛选应进行面对面或者电话沟通，不能仅限于电子信件交流，不允许公开昭示详细的人乳库筛选文件。

B.4.2 已经完成的捐赠者筛选应经过两名经过培训的医务人员进行复审、批准并进行记录。

B.4.3 捐赠者应通过筛查方可进行捐赠。

B.4.4 捐赠前应签署知情同意，知情同意宜由捐赠者本人亲笔签名。

B.4.5 捐赠者应在满足自家婴儿哺乳需求的前提下，捐赠剩余母乳。

B.4.6 候选捐赠者应提供本人和本人婴儿的责任医生签署的健康报告 / 医疗风险声明（除非婴儿不在 : 死亡或由他人收养等）。

B.5 捐赠资格认可及暂停

B.5.1 资格认可

B.5.1.1 人乳库应设定专人负责批准捐赠，确认筛查程序的完整。

B.5.1.2 捐赠者获得批准后将接到人乳库捐赠通知，同时将被告知关于自身或家人出现健康、用药或生活方式改变时定期积极沟通，并记录在案。

B.5.2 资格暂停

捐赠者出现书面筛查中所述禁止捐赠情况时，由人乳库工作人员通知捐赠者其未获得捐赠资格，并记录在案。如果捐赠者出现生活方式改变或出现疾病，可能影响捐赠母乳的安全时，应由该人乳库自行决定是否需要暂停捐赠或者重新检测。

B.5.2.1 使用下列药物的捐赠者应根据药物使用情况决定暂停捐赠时间：

a）放射性药物（如：放射碘）–2 个月。

b）接种活病毒疫苗，包括：

　1）麻疹 –2 个月。

　2）腮腺炎 –2 个月。

　3）脊髓灰质炎 –3 个月。

　4）轮状病毒 –3 个月。

　5）黄热病 –3 个月。

　6）水痘 –3 个月。

　7）风疹 –2 个月。

c）家庭成员发生风疹或水痘——4 周（从开始结痂时间计算）。

d）乳房或胸部发生潜伏单纯疱疹病毒感染或水痘（带状疱疹）急性感染 –1 周（从结痂

时间计算）。

e）在任何疾病的急性感染期，包括临床乳腺炎、念珠菌感染，乳房或乳头真菌感染需要治疗时。也包括自身免疫性疾病，如系统性红斑狼疮等疾病的活动期需要药物治疗时。

B.5.2.2　捐赠者用下列药物不影响捐赠：

a）计生用药：杀精剂、含铜或含孕酮的宫内节育器、单纯孕激素避孕药或低剂量雌激素（＜25mg）避孕药。

b）乳头、乳晕之外的皮肤局部用药。

c）不经胃肠吸收的口服药物：如含铝、钙、镁的抗酸药、粪便软化剂、纤维素、二甲基硅油。

d）用于哮喘、感冒或过敏的吸入剂。

e）非镇静抗组胺药：非索非那定、地洛他定、氯雷他定、西替利嗪等。

f）眼药水。

g）激素替代药：甲状腺激素替代药物、氢化可的松、胰岛素。

h）灭活疫苗、鼻喷式流感疫苗、类毒素、脱敏针。

i）人免疫球蛋白产品：静脉注射免疫球蛋白、抗D免疫球蛋白、破伤风免疫球蛋白、狂犬病免疫球蛋白。

j）营养补充剂：维生素、矿物质、鱼油、Ω-3脂肪酸、卵磷脂、益生菌。

B.5.2.3　其他药物是否影响捐赠可参考药物说明书及其他哺乳期用药指导文件。

B.6　捐赠过程的审查

B.6.1　人乳库应有相应的人员决定捐赠者捐赠资格的变更。

B.6.2　人乳库与捐赠者应至少每两个月进行一次沟通交流，并记录在案。

B.6.3　对于捐赠者在联系人乳库前吸出的乳汁，筛查程序中应包括与捐赠者讨论和评估吸乳及储存过程的安全性，以及吸乳期间用药或者营养添加剂应用情况。

附录 C

（资料性附录）

人乳库捐赠母乳操作流程

C.1　捐赠者宣教

　　培训新捐赠者洗手等卫生要求以及母乳采集，标记，储存和运输要求，并提供给捐赠者书面资料。应对所有捐赠者提供持续的支持，尤其在捐赠母乳反复出现污染的情况下。

　　书面资料应包括以下内容：

C.1.1　母乳采集知识的宣教材料。

C.1.2　母乳采集过程中的卫生（包括吸奶配件的清洁、手卫生、母乳储存容器的选择和处理）及保持良好卫生习惯的重要性。

C.1.3　可能影响捐赠者成为合格捐赠者的健康状态或生活方式的改变。

C.1.4　捐赠者应停止捐赠的应急情况。

C.1.5　正确的标记方法和内容。

C.1.6　正确的母乳储存方式。

C.1.7　母乳安全运送到人乳库的方法。

C.2　捐赠母乳的收集、储存和处理

C.2.1　接收手挤奶、手动吸奶器和电动吸奶器所吸出的乳汁。

C.2.2　人乳库宜接收捐赠者现场采集的母乳。对于依从性较好的捐赠者，经过筛查人的充分评估（筛查人与捐献者讨论并评估吸乳储存过程的安全性，以及吸乳期间用药或者营养添加剂等情况）后，人乳库可接收其家中采集的母乳。

C.2.3　在人乳库采集并储存的新鲜母乳不超过48h，在家中采集母乳的捐赠者尽快冷冻母乳或冷藏 时间不超过24h。

C.2.4　检查捐赠母乳的标签是否符合规定，标签内容应包括捐赠者姓名，收集日期、奶量。

C.2.5　检查完毕，应立即将捐赠的人乳放入冷藏冰箱或冷冻冰箱保存。

C.2.6　新鲜未加工母乳和巴氏消毒人乳应分别存放在不同冰箱中或放在同一冰箱不同的分区，并标有清晰标签。

C.3 操作人员要求

C.3.1 操作人员应定期接受培训、考核并记录在案。

C.3.2 操作人员应每年定期体检并备案。

C.3.3 操作人员如有疾病、开放性伤口或其他可能导致异常微生物污染时，都不得进入人乳加工区域，并应主动及时向相关负责人报告，并登记备案。

C.3.4 如操作人员可能处于某些疾病的潜伏期（如密切接触某种传染病患者）也应主动及时向相关负责人报告，以决定是否可被允许进入人乳库，并登记备案。

C.3.5 操作过程中，操作人员应戴帽子、口罩，穿隔离衣、鞋套，不得佩戴任何首饰。

C.3.6 保持个人清洁卫生。操作前应按六步洗手法用医用皂液清洗双手至腕部，操作中途离开操作台后返回时，或其他可能导致手部污染时应再次重新清洗。

C.3.7 与人乳库不相关的物品不得放入人乳库或出现在人乳处理、设备器具清洗等工作区域。

C.4 捐赠母乳的加工

C.4.1 解冻与混合

C.4.1.1 新鲜冰冻母乳宜在冰箱冷藏室缓慢解冻至完全解冻，并在 24h 内进行巴氏消毒。如使用水浴箱解冻，应确保所有容器的盖子在水位线之上。

C.4.1.2 母乳应避免阳光直射，远离热源 1.8m 以上。

C.4.1.3 新鲜未加工母乳或解冻后的新鲜冰冻母乳混合时，操作人员应戴手套并在超净工作台上进行。

C.4.1.4 未加工母乳混合后应立即进行巴氏消毒。

C.4.2 分装

C.4.2.1 人乳混合均匀后方可进行分装。

C.4.2.2 分装瓶应使用一次性或可进行清洁消毒的容器。

C.4.2.3 分装瓶应选择安全无毒食品级的材质，耐热温度可达 75℃，耐冷温度应达到 −20℃。

C.4.2.4 分装时分装瓶内保留足够的空间。

C.4.2.5 所有分装瓶的奶量应基本一致。

C.4.2.6 消毒前，应确保每个分装瓶处于密闭状态。

C.4.2.7 一次混合的人乳可分为多个批次，同一批次的人乳应一次混合。

C.4.3 捐赠母乳的巴氏消毒

C.4.3.1 水浴箱应使用灭菌水或离子水，并定期更换水浴箱中的水和对水箱进行消毒。

C.4.3.2 水浴箱预加热至 62.5℃，分装瓶浸入在水浴箱中。

C.4.3.3　水浴箱内水位线应超过分装瓶中人乳的液面，但不应超过分装瓶的瓶盖。

C.4.3.4　设置检测瓶，瓶中装入同等体积的人乳或水，检测瓶的处理和其他装有人乳的分装瓶一致。

C.4.3.5　检测瓶与其他奶瓶一起放入水浴箱，置于所有奶瓶的中央位置。

C.4.3.6　装入经校验的温度计以记录热加工过程中的检测瓶内温度。温度计的检测点应置于瓶底至液面的 25% 处，或按说明书进行。

C.4.3.7　监测并记录检测瓶内母乳或水的温度和水浴箱的温度。

C.4.3.8　如分装人乳的奶瓶中出现气泡意味着瓶盖不严，应弃之不用。

C.4.3.9　当检测瓶中温度达到 62.5℃时开始计时，加热 30 分钟后停止。

C.4.4　冷却

C.4.4.1　人乳在热加工处理后，应迅速冷却。

C.4.4.2　如使用冰水浴，应保证冰水水源洁净并根据厂商说明维护。

C.4.4.3　冰水浴冷却时，水位线应超过分装瓶中人乳的液面，且保持瓶盖在水位线之上。

C.5　细菌学检测

C.5.1　捐赠者首次捐赠的母乳应进行细菌学检测，以明确采集过程是否合格，有无致病细菌。

C.5.2　每批巴氏消毒人乳应取一瓶抽检做细菌学分析，并记录结果。

C.5.3　每批次用于细菌学检测的样本应随机选取。

C.5.4　样本应在无菌条件下留取。

C.5.5　检测结果应无任何细菌生长，巴氏消毒人乳应在已知结果合格后使用，不符合细菌学检测标准的人乳不得分发至受捐者。

C.6　标记

C.6.1　每瓶巴氏消毒人乳应有唯一的编号。

C.6.2　奶瓶标记应包括批号和失效时间。

C.7　捐赠母乳的入库登记

C.7.1　应记录捐赠母乳对应的捐赠信息。捐赠母乳的信息包括：估计奶量、捐赠时间、日期、捐赠者编号、标记是否清晰完整、微生物检测是否合格、目测是否有外源物质或掺杂物、是否有容器破裂等导致的污染，存储条件及期限。

C.7.2　对所有的捐赠母乳进行编码，每一份捐赠母乳应有一个特定的编码（可采用：捐赠者编码、批次、采集日期及失效日期等）。

C.7.3 巴氏消毒人乳包装应完整，标识清晰，保持冷链状态。

C.8 储存

C.8.1 应使用专用的冰箱储存捐赠母乳。

C.8.2 巴氏消毒人乳应与新鲜未加工母乳分别放置于独立的冰箱或分区存放。

C.8.3 经冷却的巴氏消毒人乳可密封保存在 0～4℃冰箱内 72 小时。如预计 72h 内不用，应立即冷冻保存待用；自该批次捐赠母乳最早采集日期计算，在冰箱（≤ −20℃）内冷冻时间不宜超过 6 个月。

C.8.4 使用前应对冷冻的巴氏消毒人乳进行解冻。完全解冻后的巴氏消毒人乳，在 0～4℃冷藏冰箱内储存时间不应超过 24h。

C.8.5 冰箱温度应每日记录，并尽可能减少冰箱的开门次数。

C.9 捐赠母乳的出库登记

C.9.1 捐赠母乳出库时应有记录，记录内容包括出库日期、时间、去向并有操作人员的签字。

C.9.2 应在接受捐赠者的资料中记录所使用捐赠母乳的批号或编号。

C.10 分配和分发

C.10.1 符合适应证的接受捐赠者，应由具有相关资格的执业医生开具的医嘱或处方进行分配。

C.10.2 其他医疗机构申请分发前，应与人乳库签署相关协议，凭医生处方申请使用。

C.10.3 使用对象为早产儿时，宜分发储存时间不超过 3 个月的巴氏消毒人乳。

C.11 运输

人乳在运输过程中应按照人乳运输的标准操作准则进行，确保人乳运输至目的地过程中的冷链状态。

C.12 使用

C.12.1 知情同意

使用捐赠母乳前，接受捐赠患儿的监护人应签署知情同意书。

C.12.2 适应证

如果母亲自己的母乳不足或有亲母母乳喂养禁忌，捐赠母乳可用于包括但不仅限于：

C.12.2.1 早产儿；

C.12.2.2 吸收不良的婴儿;

C.12.2.3 喂养不耐受;

C.12.2.4 免疫缺陷;

C.12.2.5 术后营养不良;

C.12.2.6 其他需要添加的医学指征;

C.12.2.7 如果人乳库捐赠母乳充足,还可以扩大适应证。

示例:

在人乳库中捐赠母乳充足的情况下,增加以下适应证:

a)婴儿由于医疗原因需要母乳喂养,但亲母无母乳或泌乳不足;

b)母亲疾病需暂停母乳喂养;

c)亲母母乳可能对婴儿有健康危害。

C.12.3 优先使用原则

如果人乳库的捐赠母乳供应不足,应根据具体情况制定优先使用原则。

示例:

以下婴儿优先使用人乳库中捐赠母乳:

a)胎龄≤30周或体重<1500g的早产儿;

b)胎龄≤32周,胎儿脐血流持续舒张末期血流消失或反向;

c)医疗诊断坏死性小肠结肠炎(NEC)。

C.12.4 临床记录

C.12.4.1 接受捐赠者病历中记录使用捐赠母乳喂养的原因。

C.12.4.2 捐赠母乳使用过程中,如果患儿出现不良反应,临床医生应及时向人乳库汇报。

C.13 到期巴氏消毒人乳的处理

C.13.1 到期未用的巴氏消毒人乳不可分配至临床使用。

C.13.2 到期未用的巴氏消毒人乳可做科研用,做科研用的巴氏消毒人乳应标识用途。

C.13.3 到期未用的巴氏消毒人乳可丢弃,处理方式可按生活垃圾处理。

C.14 追溯

应建立文件记录,保证从个人捐赠到分配给接受者使用整个过程的完全可追溯性(图2)。

人乳库文件记录

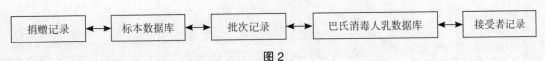

图2

C.14.1 捐赠记录

应包括捐赠者独有的编号、知情同意、病史调查问卷和实验室检查结果，该记录应根据医院政策进行维护。

C.14.2 标本数据库

每份捐赠母乳应有唯一的样本编号。

C.14.3 批次记录

C.14.3.1 同一批次混合均匀的人乳可认为是同质的，每批次人乳应对应唯一的批号。

C.14.3.2 批次记录应包括每批次捐赠母乳加工温度和时间的记录。

C.14.3.3 批次记录应有细菌学检测的电子或文字记录。

C.14.4 巴氏消毒人乳编码

巴氏消毒人乳分装后，每瓶应标签清晰、编号唯一。

C.14.5 接受者记录

包括接受者监护人对捐赠母乳喂养的书面同意书，及接受的捐赠母乳编号。

人乳库团体标准编制说明

中国营养学会团体标准
医疗机构人乳库建立与管理规范
编制说明

一、任务来源

本标准由中国营养学会人乳研究与应用工作组提出任务与计划，报中国营养学会中国营养学会法规标准委员会论证审核并立项（项目编号：T/CNSS 2020–003）。

二、起草单位、协作单位

起草单位：本标准由中国医学科学院北京协和医院牵头，中山大学公共卫生学院，南京医科大学公共卫生学院，中国疾病预防控制中心营养与健康所，中国疾病预防中心病毒所，陆军军医大学第一附属医院，内蒙古自治区人民医院，上海复旦大学附属儿科医院，深圳宝安区妇幼保健院，陕西省第四人民医院，吉林省妇幼保健院共同制定。

起草人：李正红、王丹华、赖建强、苏宜香、杨晓光、毛萌、陈平洋、许文波、韩军花、曹玉玺、王丹、张春丽、曹云、郑凤英、张炼、孙智勇、杨启文、高劲松、郭丹、苑静。

三、制定标准的重要性和意义

母乳含有早期婴儿成长所需要的所有营养成分和重要抗体，母乳喂养是为婴儿提供健康成长和发育所需的最理想方式。目前住院新生儿母乳喂养是我国新生儿重症监护室（NICU）薄弱环节之一，推进住院早产儿母乳喂养更是意义重大。国内外的早产儿喂养指南均提倡首选亲母母乳喂养，当亲母乳汁不足时，巴氏消毒的 DHM 是次优选择，而在两者都无法取得的情况下才考虑使用早产配方奶。但由于各种各样的原因，很多母亲不能为他们的婴儿提供母乳或者不能提供充足的母乳，这时 DHM 就是亲母母乳补充的最佳选择。大量的研究证据表明，与配方奶相比，DHM 对提高早产儿的喂养耐受性、降低坏死性小肠结肠炎（NEC）、降低支气管肺发育不良（BPD）的发生率、减少用氧率、降低晚发败血症的发生率以及缩短住院时间、降低医疗经济支出、改善远期预后等有不可替代的优势。

现全球共有来自 27 个国家的约 500 所正规人乳库，主要分布在澳大利亚、英国、美国、巴西、德国、法国、意大利、挪威等国家。自 20 世纪 90 年代世界各国开始建立人乳库，大部分国家建立具有自己特色的人乳库管理方法，但是主要内容相似。北美人乳库协会参照疾病控制中心及食品药品管理局对食品及药品的管理内容，结合人乳库具体情况制定了《人乳库建立和运行指南》；英国国立健康与临床优化研究所制定了《人乳库的运营》；各国结合本国本地区的实际情况建立了各自的人乳库，并制定了人乳库运营指南。

我国人乳库建立和运行才刚刚起步，目前没有捐赠母乳配送中心，主要以医院为主体的人乳库。2013 年广州市妇女儿童医疗中心建立内地第一家人乳库。迄今为止尚未形成我国的人乳库运营与管理规范，中国营养学会人乳研究与应用工作组认真总结了我国人乳库建立以来的情况，于 2019 年着手制定《医疗机构人乳库建立与管理规范》，使中国的人乳库建立与运营有标可依，使人乳库真正步入常态管理和科学管理，形成长效机制，全面提升捐赠人乳的安全质量，从而惠及更多早产儿。

四、主要内容及编制过程

根据中国营养学会团体标准工作任务，参考了北美人乳库协会制定的《人乳库建立与运营指南》、英国国立健康与临床优化研究所制定的《人乳库的运营》、法国人乳库协会制定的《人乳库中捐赠母乳的收集、准备、质量鉴定、处理、储存、分发及基于医嘱的分配的良好操作规程》、意大利人乳库协会制定的《人乳库建立和管理指南》等国家的人乳库运行标准。

考虑到捐赠母乳作为体液传播疾病的风险，在标准制定过程中参考了 2017 年世界卫生组织制定的《关于献血和管理血液、血液成分和其他人类源性医疗产品的原则》及我国的《献血者健康检查要求》，并结合我国《食品安全国家标准》制订了符合我国国情的《医疗机构人乳库建立与管理规范》。该规范规定了人乳库建立和运营要求，包括对建筑、设施、仪器设备、人员配置，捐赠者筛查、捐赠母乳从收集到使用过程的标准等。本标准适用于医疗机构人乳库的建立与运营。

标准参与起草人员的专业性和代表性保证了标准的科学性和实用性。2019 年 3 月，通过充分讨论、参考相关的标准和规范，结合了各医院的实际经验先提出了标准的初稿，由北京市协和医院牵头，组织召开多次座谈会，分别由新生儿、营养、药理、感染、检验等多名专家参加，从人乳库建立和运营两方面，对初稿进行研究讨论。经过专家反复的认真讨论、达成共识后，修改完善。

五、标准的制定与起草原则，与现行法律、法规、规范性文件和其他标准的关系

本标准制定以国家标准化管理委员会、民政部关于印发《团体标准管理规定》及中国营养学会《中国营养学会团体标准制定工作程序（试行）》（中营学发〔2017〕023 号）进行制定和管理。

2017 年 8 月，中国医生协会儿童健康专业委员会人乳库学组、中华医学会儿科学分会儿童保健学组撰写了中国大陆地区人乳库运行管理专家建议，目前我国尚无人乳库建立与管理的标准。本标准引用了《食品安全国家标准乳制品良好生产规范》《食品安全国家标准食品经营过程卫生规范》《献血者健康检查要求》相关内容。

六、采用国际标准和国外先进标准的，说明采标程度以及与国内外同类标准水平的对比情况

国外人乳库大多参照各国疾病控制中心及食品药品管理局对食品及药品的管理等制定，目前人乳库的运营尚无国际统一标准。由于中国和国外人群在遗传特征、膳食结构、民族风俗、传染性疾病的地域性等方面存在较大差异，以国外制定的人乳库标准不适合指导我国的人乳库。

制定组进行了比较广泛深入的调查研究，总结了国内外的经验，吸取了近年来相关的科技成果，查阅了大量的资料，征求权威专家的意见，进行多次修改，对其中的一些重要问题进行专门研究和反复论证。

本规范主要参考我国《献血者健康检查要求》、各国家的人乳库指南并结合我国国情规定了人乳库必须满足各功能要求的建筑设施、仪器设备的使用维护、人员的配置与职责；以及运营过程中捐赠者的筛查、捐赠乳的处理、使用等必须要求。

七、主要指标与编制依据

本规范共七章和两个附录，主要内容包括：人乳库的建筑、设施、仪器设备的使用维护、人员的配置与职责；以及运营过程中捐赠者的筛查、捐赠母乳的处理、分发使用等要求。其内容参考国外人乳库的建立与运营规范，并结合我国人乳库建立的规模及形式、传染性疾病的地域性等进行了引用、合并，调整了个别技术指标，删除了部分管理条款。

本次修订的主要条款、技术指标如下：

1. 捐赠者血清学检测项目内容和时间

人乳库所有捐赠者血清学筛查内容应包括乙型肝炎、丙型肝炎、梅毒和艾滋病毒，对于其他可能在捐赠母乳中传播的疾病，考虑到国家或地方传染病发病率的较大差异性及危害范围，各地区人乳库可参考国家/地方的《献血者健康者检查要求》增加必须检测项目，如人类嗜T细胞病毒（HTLV-1、HTLV-2）。

捐赠者血清学筛查时间应考虑可能在孕期或哺乳期中传染病发生的潜伏期及部分地区产后的民族文化，血清学检测时间可在产前，但要求检测时间在第一次母乳捐献时间的6个月内。

2. 捐赠母乳的消毒方法

文献中有多种方法处理捐赠母乳，包括巴氏消毒法、紫外线消毒法、超声波消毒法、高压脉冲电场杀菌法、微波消毒法、高压消毒法等。目前国际上对人乳库捐献母乳一般均采用巴氏消毒法消毒。有Holder巴氏消毒法（62.5℃下加热30分钟）、闪热巴氏消毒法（72℃持续15秒），巴氏消毒方法的选择可因人乳库设置而异。Holder巴氏消毒法可以杀死除芽孢杆菌以外的细菌和病毒、人类免疫缺陷病毒（human immunodeficiency virus, HIV）、巨细胞病毒（cytomegaoviyns, CMV）等，特别是结核杆菌，但同时也破坏了母乳中的免疫活性物质（部分或全部淋巴细胞和部分免疫球蛋白，如分泌型IgA、IgG和IgM等）。2018年有研究显示闪热巴氏消毒法比较Holder巴氏消毒法可以更好地保留母乳的蛋白质成分和生物活性物质，但是目前大多数人乳库现有条件下无可用设备进行这种消毒方式。考虑到人乳库设置的具体需要，Holder巴氏消毒仍是目前确保捐赠母乳中微生物安全并有效保留母乳特性的最常用方法。

3. 巴氏消毒前后微生物筛查

目前已发布的人乳库指南中，不同国家和地方人乳库因当地疾病患病率、安全卫生及储存条件、筛查成本，捐赠母乳的可用性和使用需求的不同，巴氏消毒前后微生物筛查的时间、频率以及验收标准都有所不同。在全球范围内，巴氏消毒之前和之后进行的微生物筛查尚未提供共识。工作组从最大程度地提高捐赠母乳接受者安全性的角度考虑，结合欧美国家人乳库微生物筛查和验收标准（表1），总结了目前最安全的筛查标准为：

• 巴氏消毒前

1）巴氏消毒前对所有捐赠母乳进行检测；

2）验收标准：10^5CFU/ml或更少的非致病性生物体，巴氏消毒前测试的每批母乳均无致病菌，不符合该标准的捐赠母乳丢弃。

• 巴氏消毒后：

1）巴氏消毒后对每批捐赠母乳进行检测；

2）如果在巴氏消毒后抽取的随机样本中检测到任何微生物生长，则丢弃该批次捐赠母乳。

巴氏消毒前筛查捐赠母乳是监测母乳的卫生程度和污染程度的常用方法，巴氏消毒后筛查是监测巴氏消毒过程中是否引入的污染及检测巴氏消毒是否合格的最佳方法。筛查越多，识别受污染的捐赠母乳和预防问题的可能性越大；但微生物筛查是一项额外费用，同时适当的放宽微生物筛查标准将会使更多的捐赠母乳可用。因此，工作组以捐赠母乳接受者的安全为前提，结合我国人乳库建立的资源和运行的成熟度，制定了微生物筛查标准的目标：

1）捐赠母乳筛查应保证最低的安全要求；

2）对每批捐赠母乳进行筛查不会产生显著的成本影响。

以安全和成本为目标，工作组就巴氏消毒前筛查的必要性和筛查标准，巴氏消毒后筛查的标准和频率进行讨论：

（1）巴氏消毒前

捐赠母乳巴氏消毒前的筛查是一种预防措施。目前大多数人乳库在巴氏消毒前微生物筛查捐赠母乳时，使用的是细菌污染水平的标准：需氧菌≤10^5CFU/ml，且肠杆菌科或金黄色葡萄球菌或任何能够产生热稳定的肠毒素的病原菌，肠球菌或潜在致病菌≤10^4 CFU/ml，超过该水平的捐赠奶被认为严重污染应丢弃。这些标准主要基于食品工业中使用的标准，推荐的金黄色葡萄球菌限制与即食食品和供人食用牛奶的限制一致。而只有几家人乳库使用未经过处理的捐赠母乳，大多数人乳库将捐赠母乳进行热加工处理（包括巴氏消毒），且处理后微生物筛查符合验收标准，再将捐赠母乳发放给接受者使用。且母乳不是无菌的，不可避免地会被细菌污染，这是可以接受的。基于以往的研究结果，尚不清楚不同生物和不同污染程度对接受者尤其早产儿的影响，以及这是否因接受者群体而异。

巴氏消毒会杀死大多数微生物，但严重污染母乳中的金黄色葡萄球菌，肠杆菌属和铜绿假单胞菌等，在巴氏杀菌后可能会产生热稳定的肠毒素，内毒素和孢子，这些物质理论上有导致使用者发生呕吐、腹泻等胃肠道症状的风险。

然而，目前尚未有对新生儿有害的临床影响的报道。母乳中可能存在两组细菌，低毒力的皮肤共生物，如凝固酶阴性葡萄球菌等需氧菌群，和具有更高毒力的细菌，如金黄色葡萄球菌和大肠杆菌，其可以源自皮肤或其他来源。任何类型细菌的高水平更可能与母乳的采集，储存或处理相关，而不是捐赠者的健康问题。

所以，使用食品工业中细菌污染水平的标准用于捐赠母乳的预筛查标准是否适合人乳库巴氏消毒前的筛查还有待考证。严格应用 HACCP 原则，特别是在母乳的采集，储存和巴氏消毒阶段，确保捐赠母乳在这些理论风险方面的安全性，并没有必要在每批次巴氏消毒前进行微生物筛查。出于成本或效益等原因，在巴氏消毒之前进行预筛查的做法并未在全球的人乳库中统一。人乳库可能会放弃预巴氏消毒筛查，仅在巴氏消毒后进行筛查以节省时间和金钱，并保留更多的捐赠母乳。

（2）巴氏消毒后：

已发布的指南有不太严格的筛选标准和不接受有任何微生物的验收标准（表1）。关于用于确定巴氏消毒后母乳的可接受性的微生物标准尚未达成共识。放宽微生物的筛查标准将使更多的捐赠母乳可用。英国国家临床卓越研究所（NICE）于2010年制定的指南中改变了原"巴氏消毒后每批次母乳进行筛查，无任何细菌生长为合格"的验收标准和筛查频率，新建议是"验收标准：≤10CFU/ml，任何生物体。筛查频率：至少每月或每10个周期定期测试巴氏消毒母乳，如果引入任何新流程、设备或员工，或者对流程的任何部分存在顾虑时，则进行微生物筛查以提供依据"。

表1 已发布的巴氏灭菌前后可接受捐赠母乳的微生物筛查验收标准和检测时间

指南	巴氏消毒前		巴氏消毒后	检测时间
	混合后细菌落数	附加标准		
北美人乳库协会	指南未包括巴氏消毒前测试	指南未包括巴氏消毒前测试	无任何细菌生长	每批次
英国：NICE（英国国立健康与临床优化研究所）	需氧菌 ≤ 10^5CFU/ml	肠杆菌属或金黄色葡萄球菌 ≤ 10^4CFU/ml	≤10CFU/ml，任何生物体	根据母乳的体积和产量确定微生物检测时间表。至少每月一次或每10个周期，取决于哪个先到，和如果引入任何新流程、设备或员工，或者对流程的任何部分存在顾虑时，则需要检测
澳大利亚	需氧菌总数 ≤ 10^5CFU/ml	任何能够产生热稳定肠毒素的肠杆菌科，肠球菌或潜在病原体	无任何细菌生长	每批次
法国	需氧菌总数 ≤ 10^6CFU/ml	金黄色葡萄球菌 ≤ 10^4CFU/ml	无任何细菌生长	每批次
意大利	需氧菌总数 ≤ 10^5CFU/ml	肠杆菌科或金黄色葡萄球菌 ≤ 10^4CFU/ml	≤10CFU的任何生物	巴氏消毒前：第一次捐赠时以及捐赠者似乎不能保证适当的卫生条件或在任何情况下，定期以随机的方式 巴氏消毒后：以常规方式（例如每天/月1次或每10批次1次），或对加工有顾虑时

续表

指南	巴氏消毒前		巴氏消毒后	检测时间
	混合后细菌落数	附加标准		
瑞典	需氧菌总数：无上限	以下任何致病菌总量≤10⁴CFU/ml： • 溶血性链球菌A、C或G型，B型链球菌，李斯特菌或沙门氏菌 • 肠杆菌科 • 金黄色葡萄球菌 • 铜绿假单胞菌或其他假单胞菌 • 嗜麦芽窄食单胞菌 • 大肠杆菌属	总需氧菌≤10CFU/ml 无致病菌	巴氏消毒前：同一捐赠者每月一次 巴氏消毒后：未提及

相较欧美国家人乳库的百年历史，我国人乳库最早于2013年成立，在各方面尚有不足，这个方案可能不能为我们提供相同的安全保证。考虑上述的各种因素，关于巴氏消毒前后微生物筛查，我们工作组制定了符合我们国情的安全可接受标准。主要结合运营成本和安全性两方面，工作组决定：巴氏消毒前，采用类似意大利人乳库指南中建议"第一次捐赠时及捐赠者似乎不能保证适当的卫生条件或在任何情况下，定期以随机的方式进行微生物筛查"的方案；巴氏消毒后，采用北美人乳库协会、法国、澳大利亚等大多数国家采用的"不接受任何细菌生长"的最佳安全性方案。对于方案的具体解释如下：

• 巴氏消毒前

1）所有捐赠者第一次捐赠时，对捐赠母乳进行微生物筛查，以了解其卫生情况；验收标准为：捐赠母乳的总活菌量≤10⁵CFU/ml，且肠杆菌科或金黄色葡萄球菌等任何能够产生热稳定肠毒素的致病菌≤10⁴CFU/ml；符合验收标准视为卫生良好。

2）卫生良好（符合细菌污染水平的标准）的捐赠者，在其每次捐赠的混合母乳中，留取2ml新鲜未加工母乳样本冻存用于追溯，巴氏消毒前不再常规进行筛查。

3）捐赠者似乎不能保证适当的卫生条件时，进行筛查；

4）在常规情况下，定期（每周或月一次，或每10批次一次）以随机的方式进行筛查。

• 巴氏消毒后：

1）对每批次捐赠母乳进行筛查，取样要求：在无菌环境下，取该批次捐赠母乳中任意一份捐赠母乳2ml作为样本；

2）验收标准：无任何细菌生长。

4. 冰箱储存温度和储存时间

关于母乳冷冻的温度和储存时间已有多项研究，冷冻温度在 –13 ～ –20℃之间，捐赠母乳的保存时间差异较大。在 −13 ～ −15℃ 条件下，母乳储存时间仅 2 周；−18 ～ −20℃ 条件下，母乳储存时间 3 ～ 12 个月。

美国营养协会儿童营养实践组制定的新生儿喂养指南、意大利人乳库协会制定的人乳库指南、英国英国国立健康与临床优化研究所制定的人乳库指南指出：冰冻母乳在 −20℃ 保存 3 个月时，其 SIgA、IgG、C3、溶菌酶、乳铁蛋白和营养素如氨基酸、维生素 E、维生素 A 不受影响。延长贮存期，由于脂肪膜的破坏，导致游离脂肪酸浓度的增加。这些游离脂肪酸，尽管对致病微生物细胞有溶解的作用，但是会导致母乳味道的变化。考虑捐赠母乳主要应用于 NICU 早产儿及术后患儿等，本标准规定了捐赠母乳的储存温度不得高于 −20℃，储存时间不宜超过 6 个月，早产儿宜使用储存时间不超过 3 个月的冷冻母乳。

八、重大意见分歧的处理依据和结果

无

九、贯彻标准的措施建议

该标准正式实施后，我们将结合食品安全国家标准对人乳库建筑设施、仪器设备及工作场所进行要求，保证工作场所的卫生和安全；对捐赠者和捐赠母乳进行合理检测保证捐赠乳的安全；建立优先使用原则保证伦理要求。

为了很好地贯彻执行该标准我们将采取以下措施：

1. 加强队伍建设提高监督检测能力和标准的执行水平。

2. 加大宣贯力度：开展宣传培训工作，提高社会对捐赠人乳的知晓率和认知程度。

3. 对标准的执行情况开展评估和检查工作。

十、其他应说明的事项

无

参考文献

[1] GB 12693 食品安全国家标准　乳制品良好生产规范
[2] GB 31621 食品安全国家标准　食品经营过程卫生规范
[3] National institute of Health and Clinical Excellence (NICE). Donor breast milk banks: the operation of donor milk bank service. London,2016.
[4] Human Milk Banking Association of North America. Guidelines for the establishment and operation of a donor human milk bank.2018.
[5] French Human Milk Bank Association. The good practice rules for the collection, preparation, qualification,

treatment, storage, distribution and dispensing on medical prescription of human milk by the milk banks. Paris,2007.

[6] Arslanoglu S, Bertino E, et al. Guidelines for the establishment and operation of a donor human milk bank. Italian Association of Human Milk Banks. The Journal of Maternal-Fetal & Neonatal Medicine.2010; 23(S2):1-20.

[7] Steffen Bonn, Magnus Domellöf, et al. Guidelines for use of human milk and milk handling in Sweden. Lund,2011.

[8] Anne Hagen Grøvslien, Morten Grønn. Donor Milk Banking and Breastfeeding in Norway. J Hum Lact 25(2),2009.

[9] Simone G. Almeida, MSc, José G. Dórea, P. Quality Control of Banked Milk in Brasilia, Brazil. J Hum Lact 22(3),2006.

[10] Hartmann BT, Pang WW, Keil AD, Hartmann PE, Simmer K. Best practice guidelines for the operation of a donor human milk bank in an Australian NICU. Early human development.2007 Oct 1;83(10):667-73.

[11] Arnold LD. The ethics of donor human milk banking. Breastfeeding Medicine. 2006;1(1):3-13.

[12] PATH. Strengthening Human Milk Banking: A Resource Toolkit for Establishing and Integrating Human Milk Bank Programs--A Global Implementation Framework. Version 2.0. Seattle, Washington, USA: PATH;2019.

[13] Peila C, Emmerik NE, Giribaldi M, et al. Human milk processing: a systematic review of innovative techniques to ensure the safety and quality of donor milk. Journal of Pediatric Gastroenterology and Nutrition.2017;64(3):353-361.

[14] World Health Assembly, 70. Principles on the donation and management of blood, blood components and other medical products of human origin: report by the Secretariat. World Health Organization;2017.

[15] GB 18467 献血者健康检查要求

[16] DeMarchis A, Israel-Ballard K, et al. Establishing an integrated human milk banking approach to strengthen newborn care. Journal of Perinatology. 2017;37(5):469.

[17] Diana E V, Irene E M, et al. High-Temperature Short-Time Pasteurization System for Donor Milk in a Human Milk Bank Setting[J]. Frontiers in Microbiology, 2018, 9:926-942.

新生儿临床常用参考数值

一、新生儿生命体征正常值

脉搏、呼吸正常值

年龄	脉搏（次/分）	呼吸（次/分）	血压（mmHg）			血容量（ml/kg）	心搏出量[ml/（min·m²）]
			收缩压	舒张压	平均压		
胎儿(足月)	130～140	—	—	—	—	—	
出生	180	—	70, 50～90	45	53	76, 61～92	
1天	125	20～60	66	—	50	83	35～51
1周	125	30～70	73	—	—	83, 67～100	
2周	135	33～35	75	—	—	87	
2个月	130		84	60		86	

新生儿体温正常值

测量部位	足月儿（℃）	早产儿（℃）
直肠温度	36.5～37.5	36.5～37.5
腋温	36.5～37.5	36.5～37.5
腹部皮肤温度	35.5～36.5	36.5～37.0

二、负压吸引参数

新生儿负压吸引压力选择		负压吸引单位换算
单位	数值	
		1bar=0.1MPa=760mmHg
mmHg	60～100	

续表

新生儿负压吸引压力选择		负压吸引单位换算
MPa	0.008 ～ 0.013	1MPa=1000Pa=10bar
bar	0.08 ～ 0.13	

三、心电监护仪参数

新生儿心电报警设置	SpO$_2$（%）		心率
分类	用氧	未用氧	基础心率上下 10% ～ 20%
早产	90/95	100/85	
足月	98/85	100/85	

四、气管导管的选择、插入深度计算

胎龄（周）	体重（g）	插管内径（mm）	插管深度（cm）（唇至管端）	常用吸痰管大小（Fr）
< 28	< 1000	2.5	7	5 ～ 6
～ 34	～ 2000	3.0	8	6 ～ 8
～ 38	～ 3000	3.5	9	8
> 38	> 3000	3.5 ～ 4.0	10	8 ～ 10

五、新生儿正常血压

足月儿血压参考值（无创）

年龄	男婴		女婴	
	收缩压（mmHg）	舒张压（mmHg）	收缩压（mmHg）	舒张压（mmHg）
1 天	67 ± 7	37 ± 7	68 ± 8	38 ± 7
4 天	76 ± 8	44 ± 9	75 ± 8	45 ± 8
1 个月	84 ± 10	46 ± 9	82 ± 9	46 ± 10

早产儿血压参考值（无创）

出生体重（g）	平均血压（mmHg）	收缩压（mmHg）	舒张压（mmHg）
501 ～ 750	38 ～ 49	50 ～ 62	26 ～ 36
751 ～ 1000	35.5 ～ 47.5	48 ～ 59	23 ～ 36
1001 ～ 1250	37.5 ～ 48	49 ～ 61	26 ～ 35
1251 ～ 1500	34.5 ～ 44.5	46 ～ 56	23 ～ 33

续表

出生体重（g）	平均血压（mmHg）	收缩压（mmHg）	舒张压（mmHg）
1501～1750	34.5～55.5	46～58	23～33
1751～2000	36～48	48～61	24～35

有创动脉血压监测参考范围 单位：mmHg

按体重（g）	收缩压	舒张压	按孕周	收缩压	舒张压
750	38～60	12～14	22	22～55	14～31
1000	29～62	14～45	23	24～56	16～32
1250	32～64	15～47	24	25～57	17～33
1500	34～66	16～48	25	28～58	18～35
1750	36～68	17～49	26	29～60	19～36
2000	38～72	19～50	27	30～62	20～37
2250	40～74	20～51	28	31～63	21～38
2500	44～76	22～52	29	32～64	22～39
2750	45～78	23～53	30	34～65	23～40
3000	48～80	24～54	31	35～67	24～41
3250	50～82	25～58	32	37～68	25～42
3500	53～85	27～60	33	39～69	26～44
3750	55～89	28～61	34	40～70	27～45
4000	58～92	29～63	35	42～71	28～46
			36	43～72	29～47
			37	44～74	30～48
			38	45～75	31～49
			39	47～77	32～50
			40	48～78	33～51
			41	49～79	34～52
			42	50～80	35～53

六、新生儿微量血糖

血糖测定值（血清）　　　　　　　　单位：mmol/L（mg/L）

年龄	血糖值	年龄	血糖值
脐血	2.5 ～ 5.3（45 ～ 96）	＞1 天	2.8 ～ 5.0（50 ～ 90）
早产儿	1.1 ～ 3.3（20 ～ 60）	小儿	3.3 ～ 5.5（60 ～ 100）
足月儿	1.7 ～ 3.3（30 ～ 60）	成人	3.9 ～ 5.8（70 ～ 105）
1 天	2.2 ～ 3.3（40 ～ 60）	全血成人	3.6 ～ 5.3（65 ～ 95）

注：换算系数为 0.056

七、新生儿体格测量正常值

新生儿体重、身长、头围预期增长平均值

测量指标	年龄（月）	预期增长值	测量指标	年龄（月）	预期增长值
体重	出生～ 3	25 ～ 35g/d	头围	出生～ 3	2cm/ 月
	3 ～ 6	12 ～ 21g/d		4 ～ 6	1cm/ 月
	6 ～ 12	10 ～ 13g/d		7 ～ 12	0.5cm/ 月
身长	出生～ 12	25cm/y			

八、常用临床检验参考值

足月儿血清胆红素平均值　　　　　　单位：μmol/L（mg/L）

日龄	均值	标准差	日龄	均值	标准差
脐血	34.37（2.01）	10.60（0.62）	第 7 天	196.65（11.50）	80.30（4.68）
第 1 天	70.45（4.12）	32.49（1.9）	第 8 天	183.83（10.75）	85.50（5.88）
第 2 天	110.64（6.47）	30.78（1.8）	第 9 天	176.64（10.33）	89.95（5.26）
第 3 天	160.91（9.41）	66.69（3.9）	第 10 天	162.11（9.48）	78.15（4.57）
第 4 天	182.80（10.69）	76.95（4.5）	第 11 天	142.10（8.31）	81.57（4.77）
第 5 天	196.48（11.49）	63.27（3.7）	第 12 天	134.92（7.89）	60.88（3.56）
第 6 天	200.93（11.75）	54.72（3.2）	第 13 天	113.03（6.61）	71.82（4.2）

注：换算系数为 17.1

足月儿免疫球蛋白

年龄	IgG（g/L）	IgA（g/L）	IgM（g/L）
脐血	7.6～17	0～50	40～240
新生儿	7～14.8	0～22	50～300
1～6个月	5～12	30～820	150～1090
成人	6～16	760～3900	400～3450

足月儿T细胞各项检测参考值

T细胞各项值	2～7天（%）	正常成人（%）
CD3细胞	54.4±4.1	58.3±4.3
CD4细胞	38.5±5.7	41.2±9.8
CD8细胞	27.4±3.5	30.5±7.2
CD4/CD8	1.4±0.1	1.35±0.3

不同孕周早产儿及足月儿血清T₄浓度   单位：$\bar{x}±SD\mu g/L$

生后时间	血清T_4浓度				
	30～31周	32～33周	34～35周	36～37周	足月
脐血	6.5±1.5	7.5±2.1	6.7±1.2	7.5±2.8	8.2±1.8
12～72小时	11.5±2.1	12.3±3.2	12.4±3.1	15.5±2.6	19.0±2.1
3～10天	7.71±1.8	8.51±1.9	10.0±2.4	12.7±2.5	15.9±3.0
11～20天	7.5±1.8	8.3±1.6	10.5±1.8	11.2±2.9	12.2±2.0
21～45天	7.8±1.5	8.0±1.7	9.3±1.3	11.4±4.2	12.1±1.5
46～90天	9.6±1.7	9.6±1.7	9.6±1.7	9.6±1.7	—

骨髓象正常值   单位：%

测定项目	0～24小时	7天	成人
原始粒细胞	0～2.0	0～3.0	3.0～5.0
早幼粒细胞	0.5～6.0	0.5～7.0	1.8～8.0
中幼粒细胞	1.0～9.0	1.0～11.0	5.5～22.5
晚幼粒细胞	4.5～25.0	7.0～35.0	13.0～32.0
带状粒细胞	10.0～40.0	11.0～45.0	

续表

测定项目	0～24 小时	7 天	成人
成红细胞	0～1.0	0～0.5	1.0～8.0
原红细胞	0.5～9.0	0～0.5	2.0～10.0
幼红细胞	18.0～41.0	0～15.0	7.0～32.0
粒：红	1.5：1.0	6.5：1.0	3.5：1.0

新生儿正常血液学检查

测定项目	28 周	34 周	足月脐血	第 1 天	第 2～3 天	第 4～5 天	第 6～7 天	2 周
WBC（×10⁹/L）				23.4±5.8	12.0±4.4	10.7±2.6	10.1±2.3	9.9±2.2
N（%）				78.7±5.8	69.6±6.3	61.5±6.7	51.5±8.8	47.6±8.2
RBC（×10¹²/L）	4.0	4.4	5.25	5.67±0.75	5.52±0.64	5.41±0.82	5.28±0.87	48.9±0.73
Hb（g/L）	145	150	168	190±24.5	180±16.8	174±19.5	170±20.5	154±17.7
HCT（%）	45	47	53	59.2±8.4	55.6±4.9	54.4±6.8	54.2±7.1	47.8±6.2
Ret（%）	5～10	3～10	3～7	4.0±1.0	3.8±1.4	2.2±0.9	1.2±0.6	1.0±0.7
PL（×10⁹/L）			150～400	252±53.2	260±49.6	260±58.2	280±68.8	392±87.0

注：WBC，白细胞计数；N，中性粒细胞；RBC，红细胞计数；Hb，血红蛋白；HCT，血细胞比容；Ret，网织红细胞；PL，血小板计数

新生儿血红蛋白值　　　　　　　　单位：$\bar{x}±SD$ g/L

体重（孕周）	3 天	1 周	2 周	3 周	4 周	6 周	8 周	10 周
＜1500g（28～32w）	175±15	155±15	135±11	115±10	100±9	85±5	85±5	90±5
1500～2000g（32～34w）	190±20	165±15	145±11	130±11	120±20	95±8	95±5	95±5
2000～2500g（34～36w）	190±20	165±15	150±15	140±11	125±10	105±9	105±9	110±10
＞2500g（足月儿）	190±20	170±15	155±15	140±11	125±10	110±10	115±10	120±10

足月儿白细胞值及分类计数　　　　　　单位：×10⁹/L

年龄(小时)	白细胞计数	中性粒细胞	杆状核细胞	淋巴细胞	单核细胞	嗜酸性粒细胞
0	10.0～20.0	5.0～13.0	0.4～1.8	3.5～8.5	0.7～1.5	0.2～2.0
12	13.5～31.0	9.0～18.0	0.4～2.0	3.0～7.0	1.0～2.0	0.2～2.0
72	5.0～14.5	2.0～7.0	0.2～0.4	2.0～5.0	0.5～1.0	0.2～1.0
144	6.0～14.5	2.0～6.0	0.2～0.5	3.0～6.0	0.7～1.2	0.2～0.8

正常足月儿血小板计数

单位：× 10^9 /L

日期（天）	均值	范围
脐血	200	100 ～ 280
1	192	100 ～ 260
3	213	80 ～ 320
7	248	100 ～ 300
14	252	

早产儿血小板计数

单位：× 10^9 /L

日期（天）	均值	范围	日期（天）	均值	范围
0	203	80 ～ 356	10	399	172 ～ 680
3	207	61 ～ 335	14	386	147 ～ 670
5	233	100 ～ 502	21	388	201 ～ 720
7	319	124 ～ 678	28	384	212 ～ 625

足月儿正常血生化指标

项目测定	脐带血	1 ～ 12 小时	～ 24 小时	～ 48 小时	～ 72 小时
钠（mmol/L）	126 ～ 166	124 ～ 156	132 ～ 160	134 ～ 160	139 ～ 162
钾（mmol/L）	5.6 ～ 12.0	5.3 ～ 7.3	5.3 ～ 8.9	5.2 ～ 7.3	5.0 ～ 7.0
氯（mmol/L）	98 ～ 110	90 ～ 111	87 ～ 114	92 ～ 114	93 ～ 112
钙（mmol/L） （mg/dl）	2.05 ～ 2.78 8.2 ～ 11.1	1.82 ～ 2.3 7.3 ～ 9.2	1.73 ～ 2.35 6.9 ～ 9.4	1.53 ～ 2.48 6.1 ～ 9.9	1.48 ～ 2.43 5.9 ～ 9.7
磷（mmol/L） （mg/dl）	1.20 ～ 2.62 3.7 ～ 8.1	1.13 ～ 2.78 3.5 ～ 8.6	0.94 ～ 2.62 2.9 ～ 8.1	0.97 ～ 2.81 3.0 ～ 8.7	0.90 ～ 2.45 2.8 ～ 7.6
血尿素氮（mmol/L） （mg/dl）	3.51 ～ 6.68 21 ～ 40	1.34 ～ 4.01 8 ～ 24	1.50 ～ 10.52 9 ～ 63	2.17 ～ 12.86 13 ～ 77	2.17 ～ 11.36 13 ～ 68
总蛋白（g/L）	48 ～ 73	56 ～ 85	58 ～ 82	59 ～ 82	60 ～ 85
血糖（mmol/L）	2.52 ～ 5.38	2.24 ～ 5.43	2.35 ～ 5.82	1.68 ～ 5.10	2.24 ～ 5.04
乳酸（mmol/L）	1.22 ～ 3.33	1.22 ～ 2.66	1.11 ～ 2.55	1.00 ～ 2.44	0.78 ～ 2.33

早产儿血生化指标

项目测定	1 周	3 周	5 周	7 周
钠（mmol/L）	133～146	129～142	133～148	133～142
钾（mmol/L）	4.6～6.7	4.5～7.1	4.5～6.6	4.6～7.1
氯（mmol/L）	100～117	102～116	100～115	101～115
钙（mmol/L） （mg/dl）	1.53～2.9 6.1～11.6	2.03～2.75 8.1～11.0	2.15～2.63 8.6～10.5	2.15～2.7 8.6～10.8
磷（mmol/L） （mg/dl）	1.8～3.5 5.4～10.9	2.0～2.8 6.2～8.7	1.8～2.6 5.6～7.9	
血尿素氮（mmol/L） （mg/dl）	1.11～9.1 3.1～25.5	0.75～11.21 2.1～31.4	0.71～9.46 2.0～26.5	0.89～10.89 2.5～30.5
总蛋白（g/L）	44.0～62.6	42.8～67.0	41.4～69.0	40.2～58.6
白蛋白（g/L）	32.8～45.0	31.6～52.6	32.0～43.4	34.0～36.0
球蛋白（g/L）	8.8～22.0	6.2～29.0	4.8～14.8	5.0～26.0
血红蛋白（g/L）	114～248	90～194	72～186	75～139

新生儿正常血气分析值

测定项目	样本来源	出生	1 小时	3 小时	24 小时	2 天	3 天
阴道分娩足月儿							
pH	动脉	7.26(脐血，以下同）	7.30	7.30	7.30	7.39	7.39
	静脉	7.29	—	—	—	—	—
PO_2（mmHg）	动脉	8～24	55～80		54～95		83～108
PCO_2（mmHg）	动脉	54.5	38.8	38.3	33.6	34	35
	静脉	42.8	—	—	—	—	—
SO_2（%）	动脉	19.8	93.8	94.7	93.2	94	96
	静脉	47.6	—	—	—	—	—
早产儿（＜1250g）							
pH	毛细血管				7.36	7.35	7.35
PCO_2（mmHg）	毛细血管				38	44	37
早产儿（＞1250g）							
pH	毛细血管				7.39	7.39	7.38
PCO_2（mmHg）	毛细血管				38	39	38

早产儿平均脐血血气值

指标	平均值	
	动脉	静脉
pH	7.26 ± 0.08	7.33 ± 0.07
$PaCO_2$（mmHg）	53.0 ± 10.0	43.4 ± 8.3
PaO_2（mmHg）	19.0 ± 7.9	29.2 ± 9.7
HCO_3^-（mmol/L）	24.0 ± 2.3	22.8 ± 2.1
BE（mmol/L）	−3.2 ± 2.9	−2.6 ± 2.5

健康足月儿脐动脉血气值

指标	范围	百分位		
		10	50	90
pH	7.04 ～ 7.49	7.21	7.29	7.37
$PaCO_2$（mmHg）	27.2 ～ 75.4	38.9	49.5	62.0
PaO_2（mmHg）	4.6 ～ 48.4	10.1	18.0	32.0
HCO_3^-（mmol/L）	13.9 ～ 29.4	20.3	23.4	25.9

脑脊液正常值

人群	指标参考值	人群	指标参考值
	开放压力（mmHg）		蛋白（mg/ml）
新生儿	80 ～ 110	早产儿	65 ～ 150
婴儿	< 200	足月儿	20 ～ 170
	葡萄糖（mg/dl）		白细胞计数 $/mm^3$
早产儿	24 ～ 63（脑脊液 - 血液比率 55% ～ 105%）	早产儿	0 ～ 25（57% 多形核粒细胞）
足月儿	44 ～ 128（脑脊液 - 血液比率 44% ～ 128%）	足月儿	0 ～ 22（61% 多形核粒细胞）

新生儿尿常规

指标	时间	参考值
量（ml/d）	出生至 6 天	20 ～ 40
	1 周	200
比重	—	1.001 ～ 1.020
蛋白（mg/24h）	—	8 ～ 12

续表

指标	时间	参考值
管型及红细胞	—	出生 2～4 天可出现
渗透压（mmol/L）	出生时	100
	24 小时后	115～232
pH		5～7

主要参考文献

[1] 张玉侠.实用新生儿护理学[M].第5版.北京：人民卫生出版社，2019.

[2] 崔焱，张玉侠.儿科护理学[M].第7版.北京：人民卫生出版社，2021.

[3] 张琳琪，王天有.实用儿科护理学[M].北京：人民卫生出版社，2018.

[4] 郑显兰.儿科危重症护理学[M].北京：人民卫生出版社，2016.

[5] 周伟，周文浩.新生儿治疗技术[M].北京：人民卫生出版社，2022.

[6] 李杨，彭文涛，张欣.实用早产儿护理学[M].北京：人民卫生出版社，2015.

[7] 袁玲，邢红.中心静脉通路穿刺引导及尖端定位技术[M].南京：江苏凤凰科学技术出版社，2019.

[8] 邵肖梅，叶鸿瑁，丘小汕.实用新生儿学[M].第5版.北京：人民卫生出版社，2019.

[9] 胡雁，郝玉芳.循证护理学[M].第2版.北京：人民卫生出版社，2018.

[10] 张弘，杨一华，刘建兵，等.我国新生儿医学领域基础研究的发展与展望[J].中华新生儿科杂志（中英文），2019，34（2）：155-158.

[11] 柴西英，邵春梅，于莉，等.8S管理模式在消毒供应中心呼吸机管路全流程管理中的应用[J].中国护理管理，2021，21（9）：1404-1408.

[12] 应巧燕，徐克珮，刘桂英，等.我国延续性护理的概念分析[J].护理学杂志，2020，35（4）：82-85.

[13] 王茹霞，邹镒严，陈京立.以家庭为中心实施新生儿临终关怀护理的研究进展[J].护理学杂志，2019，34（20）：95-98.

[14] 李梦婷，陈朔晖，陈晓飞，等.医护人员对新生儿安宁疗护感受和经验的质性研究[J].中华护理杂志，2022，57（8）：908-913.

[15] 温秀兰，林艳，孙黎，等.新生儿护理门诊的建立与实施[J].中华护理杂志，2019，54（7）：1056-1059.

[16] 魏丽，潘红英，黄晨，等.基于互联网云平台的新生儿护理咨询门诊实施效果[J].中国护理管理，2021，21（12）：1890-1893.

[17] 田雨同，张艳，侯小花，等."互联网+护理服务"平台的构建及应用研究[J].中华护理杂志，2020，55（10）：1537-1542.

[18] 卢明，俞燕娟，李中东，等.基于家庭医护平台延续性护理模式的构建及应用[J].中华护理杂志，2019，54（12）：1851-1855.

[19] 杨艳林.专科护士分层级岗位管理体系的构建研究[D].兰州：兰州大学，2021.

[20] 贾会学，赵艳春，贾建侠，等.医院感染管理风险评估的效果[J].中国感染控制杂志，2020，19（4）：347-352.

[21] 李秀兰，吴艳，钟晓云，等.新生儿重症监护室早产儿母乳喂养促进策略研究[J].北京大学学报（医学版），2019，51（4）：711-715.

[22] 王建军.不同皮肤消毒方法对新生儿手术伤口感染发生的影响[J].中国卫生标准管理，2022，13（12）：163-166.

[23] 中华医学会围产医学分会，中华护理学会妇产科专业委员会，中国疾病预防控制中心妇幼保健中心.新生儿早期基本保健技术的临床实施建议（2017年，北京)[J].中华围产医学杂志，2017，20（9）：625-629.

[24] 中国医生协会新生儿科医生分会.新生儿转运工作指南（2017版）[J].中华实用儿科临床杂志，

2017，32（20）：1543–1546.

[25] 王莉，付阿丹，黄艳，等 [M].北京："互联网 +"医院 – 社区 – 家庭合作型护理服务模式的建立与实践 [J].中国护理管理，2019，19（11）：1617–1621.

[26] 程静，卢立，关鑫磊，等 .复方硝酸甘油凝胶剂对慢性难愈性创面的作用 [J].医药导报 ,2022,41（12）:1735–1740.

[27] 丁炎明，邓俊 .新护士规范化培训手册 [M].北京：人民卫生出版社，2017.

[28] 北京市医院管理局，北京市属医院护士规范化培训指南 [M].北京：人民卫生出版社，2016.

[29] 王卫平，孙锟，常立文 .儿科学 [M].第 9 版 .北京 :人民卫生出版社 ,2018.

[30] 张李霞，姜琳，李昉，等 .根据生长指标及胎龄建立早产儿经口留置胃管长度公式的研究 [J].中华新生儿科杂志（中英文）,2023,38（3）:171–174.

[31] 中国营养学会人乳研究与应用工作组、医疗机构人乳库建立与管理规范（T/CNSS 2020–003）团体标准 [S].北京：中国营养学会，2020.07.31.

[32] 中国新生儿复苏项目专家组,中华医学会围产医学分会新生儿复苏学组 .中国新生儿复苏指南（2021年修订）[J].中华围产医学杂志 ,2022,25（1）:4–12.

[33] 中国新生儿复苏项目专家组 .国际新生儿复苏教程更新及中国实施意见 [J].中华围产医学杂志 ,2018,21（2）:73–80.

[34] 中国医生协会新生儿科医生分会循证专业委员会,中国医生协会新生儿科医生分会呼吸专业委员会 .2020 新生儿机械通气时气道内吸引操作指南 [J].临床医学研究与实践 ,2020,5（20）：封 2.

[35] 中国医生协会新生儿科医生分会循证专业委员会 .重症监护室新生儿皮肤管理指南（2021）[J].中国当代儿科杂志 ,2021,23（7）:659–670.

[36] 郑家伟，王绪凯，秦中平，等 .口服普萘洛尔治疗婴幼儿血管瘤中国专家共识（2022 版）[J].中国口腔颌面外科杂志 ,2022,20（4）:313–319.

[37] 新生儿医源性皮肤损伤处理的专家共识专家组,中国医药教育协会新生儿护理分会 .新生儿医源性皮肤损伤处理的专家共识 [J].中国循证儿科杂志 ,2021,16（4）:255–261.

[38] 新生儿医源性皮肤损伤的评估要点和预见性护理的专家共识工作组,海峡两岸医药卫生交流协会第一届新生儿专业委员会新生儿护理与护理管理学组 .新生儿医源性皮肤损伤的评估要点和预见性护理的专家共识 [J].中国循证儿科杂志 ,2020,15（3）:161–165.

[39] 新生儿重症监护室母乳使用专家共识核心组,中华医学会儿科学分会营养学组（筹）.新生儿重症监护室母乳使用专家共识 [J].中国循证儿科杂志 ,2021,16（3）:171–178.

[40] 早产儿母乳强化剂使用专家共识工作组,中华新生儿科杂志编辑委员会 .早产儿母乳强化剂使用专家共识 [J].中华新生儿科杂志（中英文）,2019,34（5）:321–328.

[41] 中国医生协会新生儿科医生分会,中国当代儿科杂志编辑委员会 .新生儿疼痛评估与镇痛管理专家共识（2020 版）[J].中国当代儿科杂志 ,2020,22（9）:923–930.

[42] 中华医学会儿科学分会新生儿学组,中国妇幼保健协会医院感染控制专业委员会,国家儿童医学中心,首都医科大学附属北京儿童医院 .新生儿脐静脉置管相关并发症防控指南 [J].中华新生儿科杂志 ,2021,36（2）:1–9.

[43] 中国医生协会新生儿科医生分会循证专业委员会 .新生儿经外周置入中心静脉导管操作及管理指南（2021）[J].中国当代儿科杂志 ,2021,23（3）:201–212.